新编临床医学影像技术与诊断

主编 李敏轶等

吉林科学技术出版社

JiLin Science & Techonlogy Publishing House

图书在版编目（CIP）数据

新编临床医学影像技术与诊断/李敏轶等主编．——
长春：吉林科学技术出版社，2022.12
　　ISBN 978-7-5744-0107-5

　　Ⅰ.①新… Ⅱ.①李… Ⅲ.①影像诊断 Ⅳ.
①R445

中国版本图书馆CIP数据核字（2022）第247576号

新编临床医学影像技术与诊断

主　　编　李敏轶等
出 版 人　宛　霞
责任编辑　赵　兵
助力编辑　张　卓
装帧设计　李艳梅
幅面尺寸　185mm×260mm
开　　本　16
字　　数　520千字
印　　张　20.75
印　　数　1-1500册
版　　次　2023年8月第1版
印　　次　2023年10月第1次印刷

出　　版　吉林科学技术出版社
发　　行　吉林科学技术出版社
地　　址　长春市福祉大路5788号
邮　　编　130118
发行部电话/传真　0431-81629529 81629530 81629531
　　　　　　　　　81629532 81629533 81629534
储运部电话　0431-86059116
编辑部电话　0431-81629518
印　　刷　廊坊市印艺阁数字科技有限公司

书　　号　ISBN 978-7-5744-0107-5
定　　价　70.00元

《新编临床医学影像技术与诊断》编委会

主编

李敏轶　刘丽娜　单慧明
程佳文　谭志成　冉寅芳

副主编

刘三英　叶枝盈　樊文科　任　燕
周建宏　朱　静　杨　燕　王文秀

编　委

前　言

　　医学影像学源于19世纪末德国物理学家伦琴发现X线，迄今已有100多年的历史。近年来，随着计算机等工程技术的发展和自然科学理论的渗透及技术交叉，医学影像学得到了飞速发展，新技术、新设备不断涌现，在临床应用中总结了大量丰富的诊疗经验。与其他检查技术相比，影像学成像原理复杂、内容繁多，一定程度上造成了理解和掌握上的困难，为了便于年轻的临床医师掌握相关知识并指导临床实践，我们特组织编写了这本《新编临床医学影像技术与诊断》。

　　本书共分为三篇，全面介绍了影像技术在临床常见疾病诊断与治疗中的应用。第一篇为超声，分别介绍了腹部超声、妇产科超声、心脏超声与血管成像等超声应用技术；第二篇为放射影像，介绍了X线、CT、MRI在中枢神经系统疾病、头颈部疾病、胸部疾病、腹部疾病、骨关节疾病等临床专科疾病中的应用；第三篇是核医学，重点介绍了核医学在各类临床疾病中的应用，最后介绍了放射性核素治疗技术。本书在编撰过程中，坚持学术性与实用性相结合、基础性与创新性相结合，力求全面、系统、准确地阐述现代医学影像学的基本理论、知识和技能，实现科学性和实践性的有机统一。

　　本书编者大多来自临床一线，尽管在编撰过程中各位编者都付出了巨大的努力，对稿件进行了多次认真的修改校对，但由于编写经验不足，书中恐存在遗漏或不足之处，敬请广大读者提出宝贵意见和修改建议，不胜感激！

编　者

目 录

第一篇 超声

第二篇　放射影像

第三篇　核医学

第一篇　超声

第一章　腹部超声

第一节　肝脏疾病

一、肝脏的扫查方法和正常声像图表现

(一)检查前准备

肝脏超声检查一般无特殊要求,但有时为了减少肠道气体对检查的干扰,尽可能禁食;应在钡餐、胃镜检查前或检查后 2~3 天行肝脏超声检查;如果临床情况允许,婴儿检查前应禁食 3 小时;如肠道气体干扰严重,可做胃肠道准备,如服用消胀药物、清洁灌肠等。急诊患者可不做严格要求。

(二)仪器选择与探头

检查肝脏对仪器无特殊要求,实时 B 型超声或彩色多普勒血流成像(color Doppler flow imaging, CDFI) 诊断仪均可,它能动态实时地显示并识别肝脏及其周围脏器和血管等结构。肝脏的超声检查首选凸阵探头,频率为 2~5MHz。但应根据不同情况选用不同频率的探头,体型肥胖者或观察较深部位,可选用低频探头,体型瘦小者可选用较高频探头,观察肝脏浅表部位(如肝包膜)或肝内细节时,婴幼儿的检查可采用高频率的线阵探头。目前在很多仪器上都具备自然组织谐波技术或具有高穿透力的高频技术,可获得高质量的图像,另外,扩展成像技术和三维成像能够获得较完整的断面和空间图像,更有利于详尽的分析与诊断。如果要开展肝脏增强超声检查,则需配备具有增强超声功能的相应超声设备、探头及与造影剂匹配的软件。同样,如果要开展肝脏弹性超声检查,也需配备具备弹性检测的设备、探头及相应的软件。

(三)检查方法

1.仰卧位检查法　最常用体位。双手可置于头顶,使肋间隙增宽,以便于肋间扫查,受检者平静呼吸,适合于显示肝脏左右叶的大部分区域,但对肝右后叶上段、肝膈顶部等处显示不佳。

2.左侧卧位检查法　是一个重要的补充体位,该体位可以使肝脏位置下移,右肋弓变得相对平直,便于肋缘下及右肋间扫查,主要用于详细观察肝右后叶、右肝膈顶部、右肝、肾区等部位。

3.右侧卧位检查法　当胃腔内气体较多,影响对肝左外叶观察时,可使用该体位;或显示左外叶的巨大肿瘤时,也可选用该体位。

4.坐位或半卧位检查法　主要是肝脏位置较高,或显示肝左、右膈顶部小病灶时,此体位可使肝脏下移,便于从肋下或胸骨下进行探查。

5.呼吸配合　正常和深吸气后屏气的方法常用来优化肝脏的超声检查,两种技术均可使肝脏下降至肋缘下方,推开下方的肠气,便于观察;屏住呼吸通常对肋间检查是最好的。

6.左肝明显增大时,需要到左侧肋间继续扫查;怀疑内脏易位时,也需要到左侧肋间检测。

（四）标准扫查切面和显示内容

1.扫查切面

(1)右侧肋间扫查:经右侧肋间扫查通常是肝脏超声检查最先采用的途径,可从上至下逐一肋间隙进行,通常能够显示右肝实质、胆囊、门静脉及右支、第一肝门结构、下腔静脉、肾脏等。

经门静脉主干及分支斜切面:沿右侧肋间扫查,重点显示门静脉主干及第一肝门结构,同时可显示门静脉右支、右前支及右后支等肝内分支,有时还可能显示胆囊、十二指肠及下腔静脉。

经肝-胆囊切面:沿肋间隙扫查,显示肝脏与胆囊的关系,在此肝脏断面的中心部位可见门静脉右支主干断面,胆囊颈部指向门静脉右支主干,两者之间的线状高回声代表肝主叶间裂的纤维结构。有时胆囊游离面与右肾之间可见十二指肠、横结肠或结肠肝曲。

经肝-右肾切面:沿右侧肋间隙,显示肝右叶、右肾的关系,在此断面上,右肝与右肾相邻,两者之间的腹腔间隙称为肝肾隐窝,少量腹腔积液容易使这一间隙增宽。肝内可见门静脉右前支及右后支的横断面呈圆形,也可显示右肝静脉断面。

右肋间扫查能显示右肝的大部分区域、左肝的少部分区域,是日常超声检查中非常重要的检查途径。检查时需要特别注意右肝膈顶部的显示,由于该部位常常被肺气遮盖,通常需要患者呼吸配合来更好地显示;个别疑难病例可以采用与计算机体层成像(computer tomography,CT)或磁共振成像(magnetic resonance imaging,MRI)图像融合的方式来帮助寻找与定位。同样,还需注意右肝下缘的检查,避免漏检,特别是有右叶增大或者患者肝右叶向下伸展形成 Reidel 叶时。

(2)右肋下斜扫:显示第一肝门、右肝静脉长轴及肝右叶最大斜径、尾状叶、肝后段下腔静脉、胆囊、胆总管等结构。

右侧肋间扫查显示右肝最大斜径:在右肋缘下扫查显示右肝静脉长轴汇入下腔静脉,同时清楚显示右膈肌,测量肝表面至膈内缘的最大垂直距离。

右侧肋缘下扫查显示第二肝门:此断面显示左肝、中肝及右肝静脉呈放射状汇入下腔静脉,有时难以将三支肝静脉同时在同一断面上进行显示。此断面可进行右肝最大斜径的测量。

(3)剑突下横断面:在剑突下横断面扫查可以显示第一肝门、门静脉左支、肝圆韧带、静脉韧带、三支肝静脉及第二肝门。在剑突下偏左侧横或半横扫查可以显示第一肝门、门静脉及其左干分支、肝圆韧带、静脉韧带等;探头向右侧倾斜可以显示三支肝静脉,第二肝门与部分下腔静脉。门静脉左支矢状部走行于左叶间裂中,横部走行于尾状叶与左内叶之间。要特别注意左叶膈顶部区域、左肝下缘肝实质的显示,避免漏检。

(4)剑突下纵切扫查:显示左外叶及左内叶的肝实质、肝边缘形态、肝内管道、肝圆韧带及静脉韧带等结构。要特别注意左外叶边缘、左叶膈顶部及下缘角的显示,避免漏检。

经腹主动脉纵切面:在剑突下沿腹正中线旁行纵切扫查,此断面以显示腹主动脉的纵断面为特征,同时显示肝左外叶的纵断面呈三角形,还可显示胰体、胃体及上腹部一些重要血管。该切面是测量肝脏左叶厚度及长度的标准切面。

经下腔静脉纵切面:在剑突下偏右侧行纵切扫查,主要特点为肝脏后面见纵行的下腔静脉纵贯上腹,它向头端穿过膈肌腔静脉孔与右心房相连,在穿过横隔前,有时可见中肝静脉入口;还可显示部分肝右叶、左内叶、尾状叶等;此断面上可见门静脉,与下腔静脉直接相邻处为门静脉主干。

2.正常超声声像图表现

(1)大小:通常在剑突下经腹主动脉纵切面测量肝左叶大小,左叶厚度为 5~6cm,长度为 5~9cm;右侧肋缘下经第二肝门斜切面测量肝右叶最大斜径,其大小为 12~14cm。其中以肝右叶最大斜径的测量较能反映肝脏的大小。

(2)形态:正常肝脏的外形及轮廓因体型而异,一般呈楔形,右叶厚而圆钝,左叶小、薄及锐利。

(3)边缘:正常肝脏轮廓光滑而整齐,膈面呈弧形,表面呈均匀一致的线状高回声,边缘锐利,左叶下缘角和外缘角均小于45°,右叶下缘角小于75°。

(4)内部回声:正常肝实质呈均匀一致的中等回声,与脾脏回声相当,较胰腺回声弱,较肾皮质回声强。

(5)CDFI:正常门静脉为入肝血流,CDFI 因切面不同而表现不同。肝静脉为离肝血流,呈向心血流束,于心房收缩期可见短暂的逆流。肝动脉血流方向与门静脉一致,为入肝血流,肝内肝动脉因管径细,CDFI 不易显示。

(6)脉冲多普勒(pulsed wave Doppler,PW)超声:正常门静脉血流频谱呈单向、连续的带状,受呼吸和心脏搏动的影响,略有波动,平均流速 15~30cm/s。

正常肝静脉因受心动周期的影响,血流频谱为三相波波型,S 波位于基线下方,为心室收缩时,心房舒张充盈,肝静脉血液快速流入下腔静脉所致;D 波亦位于基线下方,在 S 波后出现,幅度较 S 波低,为心室舒张时,血液从右房流入右室所致;a 波为右房收缩时部分血液返回入下腔静脉及肝静脉所形成的一反向波小波,位于基线下方。肝静脉频谱为空窗窄带状层流频谱,除受心动周期影响外,还受到呼吸及心率的影响。

正常肝动脉血流频谱为单峰搏动性频谱,收缩期上升支陡峭,舒张期下降支较平缓,RI 为 0.5~0.7,平均流速 55~70cm/s。

3.扫查技巧及注意事项

(1)肝脏的扫查可以采取剑突下、肋缘下、经右肋间斜切、经上腹部途径。切面则可以是水平面、矢状面及各种斜断面。且在每一切面均应将探头做缓慢的侧动以获得整个肝脏的最佳图像。

(2)在观察肝右叶膈顶部和左外叶最容易漏诊的区域时,应利用患者呼吸的动静结合,让患者深呼气或吸气后屏气,以避开肋骨、肋弓及肺气的干扰,使上述区域得到最佳显示。

(3)检查前,根据患者自身条件,选用合适的检查条件及探头,动态调节仪器至最佳状态。

(4)超声检查时,还应仔细询问患者病史,如有无乙肝、肿瘤史等;了解相关临床表现、实验室检查及其他影像学资料,再结合超声综合评估,以提高超声诊断的准确性及诊断信心。

二、脂肪肝

(一)临床表现与病理学概要

正常肝脏脂肪含量约 5%,当肝内脏脂肪含量大量增加,肝细胞内出现大量脂肪颗粒时,称为脂肪肝(fatty liver,FL)。长期营养不良、慢性感染或中毒、蛋白质、抗脂肪肝因素和 B 族维生素缺乏,以及代谢相关疾病均可引起脂肪肝。轻度的脂肪肝多无自觉症状,较重病例最常见的临床表现是肝大、肝区痛及压痛,少数患者可伴轻度黄疸、脾大,严重的脂肪肝患者最后将演变为肝硬化。

(二)超声声像图特点

根据病理学特征,脂肪在肝内可呈弥漫性和局限性分布,两者的超声表现有所不同。

单纯性弥漫性脂肪肝的二维灰阶超声表现:肝脏轻度或中度增大,轮廓尚平整,肝缘可较圆钝,回声衰减和散射明显增加,近场回声细密、增强;远场回声衰减,微弱而稀少。肝脏回声衰减程度与脂肪积累程度成正比。肝肾回声反差增大,有时甚至在正常灵敏度条件下不能显示,而呈无回声区;肝脏后方轮廓回声显著减弱,甚至极难观察到。肝内管道分布走向常不太明显,各级分支多不易显示。

根据二维灰阶超声表现,可将脂肪肝可分为三度。

1.轻度　肝脏大小正常,回声轻度增强、细密,分布均匀,远场回声衰减不明显,可见肝内管道。

2.中度　肝脏大小正常或稍大,肝回声中度增强、细密,分布较均匀,远场回声轻度衰减,肝内管道尚可见。

3.重度　肝脏体积增大,实质回声明显增强、细密,肝内管道结构模糊不清,远场回声明显衰减。

局限性脂肪肝又称非均匀性脂肪肝,脂肪可以局限累积于某肝叶或段,也可以呈局灶性累积。局限于叶或段分布的脂肪肝超声表现与弥漫性脂肪肝相似,而局限性脂肪肝可为单发或多发,多见于胆囊床旁、门静脉肝内分支周围、肝包膜下或肝尾状叶,多表现为低回声,无占位效应,注意与肝占位性病变相鉴别。对可疑为肝癌者,应建议进一步检查或定期随访复查,如有条件可在超声引导下细针穿刺行细胞学检查,以明确诊断。

(三)诊断要点

肝实质回声改变,脂肪堆积越多,回声越强。同时并存明显的声衰减。肝区回声增强由积聚于肝细胞内脂肪微粒产生的弥漫性超声散射引起,大量的散射使得入射的超声能量偏离传播方向,再加上组织吸收致使透射波的能量显著衰减,以致深部肝组织回声减弱,甚至无回声。

(四)鉴别诊断

脂肪肝为常见疾病,依据典型声像图表现即可做出相应诊断。局限性脂肪肝须注意与肝内占位性病变的鉴别。

1.肝细胞癌　局限性脂肪肝与肝细胞癌有相似的声像图表现,前者多呈不规则形,不同方向断面观察往往不是圆球状,内部常可有血管穿行,走行正常,无受压改变,其余肝实质回声呈弥漫性增强;而肝细胞癌有球体感,外围有声晕和后方回声增强,如瘤体较大,邻近的肝静脉或门静脉可有移位或狭窄,甚至引起肝内胆管扩张。两者鉴别诊断困难者,应及时考虑做超声造影检查或穿刺活检。

2.肝血管瘤　血管瘤周边常有"浮雕征",病灶内部有网络状结构显示,仔细检查周缘区可见小血管穿越并进入血管瘤内部。当两者的鉴别诊断有困难时,可选择超声造影加以鉴别。

(五)超声检查的临床价值及其他影像学检查方法的选择

通常,弥漫性脂肪肝超声诊断并不困难,许多作者报告其诊断灵敏度超过90%,其灵敏度和特异度与其他成像技术相似(包括CT和MRI)。超声是临床和人群中脂肪肝筛查优先选择的成像技术。

但是超声检查也有其局限性:不能对脂肪肝患者的纤维化程度进行分级,这一点上超声不能替代活组织检查。

(六)研究热点、难点与发展趋势

最近的研究通过背向散射信号检查技术、CDFI及直方图技术,致力于建立一种定量超声分析来诊断脂肪肝,结果证明准确性不亚于磁共振检查,鉴于无创、可重复的优点,具有很好的发展前景。今后对脂肪肝超声诊断方向应是量化的多指标体系的综合评价,以综合积分判断脂肪肝的程度。

三、酒精性肝病

(一)临床表现与病理学概要

酒精性肝病(alcoholic liver disease,ALD)是由于长期大量饮酒所致的肝脏疾病,乙醇进入肝细胞后,经肝乙醇脱氢酶、过氧化氢物分解酶和肝微粒体乙醇氧化酶氧化,形成乙醛;乙醛对肝细胞有明显的毒性作用,使其代谢发生阻碍,导致肝细胞的变性和坏死。初期通常表现为脂肪肝,继而可发展成酒精性肝炎、酒精性肝纤维化而致酒精性肝硬化,严重酗酒时可诱发广泛肝细胞坏死甚或肝衰竭。

(二)超声声像图特点

根据肝脏受损程度,超声表现可分为以下四种类型。

1.轻症酒精性肝病　肝脏生物化学和组织病理学检查基本正常或轻微异常,无临床症状或较轻,声像图显示肝脏大小及内部回声基本正常。

2.单纯脂肪变　肝内脂肪增多,肝细胞内存在脂滴空泡,但肝脏体积一般无明显增大。超声表现类似脂肪肝,肝区回声近场较密,深部回声逐渐减弱;肝内管道结构较模糊;CDFI显示血流不够满意。

3.酒精性肝炎　超声表现为肝脏增大,肝实质回声较粗大,分布欠均匀,管道结构和彩色血流无明显改变。

4.酒精性肝纤维化-肝硬化　为酒精性肝病较严重阶段,肝内纤维组织增生明显,肝小叶被重新分隔,肝细胞增生形成结节,周围被增生的结缔组织包围。患者可出现黄疸、肝衰竭或门静脉高压等。酒精性肝纤维化的超声表现为肝大,肝内回声增粗、增高,肝内管道结构尚可显示;酒精性肝硬化的超声表现参见肝硬化章节。

(三)诊断要点

超声诊断酒精性肝病需要声像图表现结合患者饮酒史,才能做出判断。

四、肝淀粉样变性

(一)临床表现与病理学概要

肝淀粉样变性(hepatic amyloidosis,HS)是指淀粉样物质沉着于肝内血管和肝实质细胞间,致肝内循环受阻、肝细胞呈压迫性萎缩而引起的一类疾病。全身淀粉样变性可分为原发性和继发性,原发性淀粉样变性指在临床上没有其他可能引起淀粉样变性的疾病存在,继发性淀粉样变常继发于类风湿关节炎、多发性骨髓瘤、慢性感染性疾病等。常见症状有疲乏、无力、体重下降、劳累后气促、全身水肿、感觉异常等,根据受累器官不同可出现相应的症状,肝脏受累者表现为肝脏质地较硬,触痛不明显,表面尚光滑,还有部分患者伴有腹腔积液。

(二)超声声像图特点

肝淀粉样变性在声像图上表现为肝脏体积增大,表面平滑,形态、轮廓多无改变,肝内回声粗大,分布不均;伴脾脏增大;部分患者可见腹腔积液。声像图上无明显特征改变,故应结合临床进行诊断,或在超声引导下做肝穿刺活检确诊。

(三)鉴别诊断

1.肝脏肿瘤 部分原发性肝淀粉样变性影像学上可表现为肝脏占位,易误诊为肝脏肿瘤,可通过检查甲胎蛋白(α-fetal protein,AFP)及病理活检加以鉴别。

2.胆汁淤积性肝炎 少数有严重肝内胆汁淤积表现的原发性肝淀粉样变性需同胆汁淤积性肝炎相鉴别,前者往往肝内外胆管无异常,胆红素升高以直接胆红素为主,同时可伴血小板计数和单克隆免疫球蛋白水平的升高;而病毒性胆汁淤积性肝炎则有病毒检测阳性而无血小板计数异常,黄疸常为混合性或间接胆红素升高为主。

(四)易误漏诊原因及预防

原发性肝淀粉样变性临床上罕见,患者症状常缺乏特异性,故容易误诊、漏诊。然而,根据以上的分析总结,我们可以得出以下几条有助于该病诊断的依据:①原因不明的肝脏显著增大。②碱性磷酸酶(alkaline phosphatase,ALP)及γ-谷氨酰转肽酶(γ-glutamyl transpeptidase,γ-GT)显著升高而其他肝脏生化指标仅轻度异常。③尿或血中检测到单克隆免疫球蛋白。④不明原因的总胆固醇及血小板计数升高。⑤有其他部位(如皮下脂肪组织、骨髓、直肠等)原发性淀粉样变的证据,必要时行肝脏穿刺活检以明确诊断。

五、急性肝炎

急性肝炎(acute hepatitis,AH)是指肝炎病程不超过6个月者,在我国最常见的急性肝炎是急性甲型肝炎、急性乙型肝炎,前者多可治愈。根据临床表现可分为急性无黄疸型肝炎和急性黄疸型肝炎,以前者多见,有畏寒、发热、乏力、食欲缺乏、恶心、厌油、腹部不适、肝区隐痛、尿色逐渐加深等,肝功能有轻度损害;后者起病较急,常表现畏寒、发热、恶心呕吐、腹胀乏力等,2~8天后出现巩膜、皮肤黄染,并逐渐加深。

急性肝炎病理上可见肝大,表面光滑,镜下见肝细胞变性和坏死,以气球样变最常见,肝细胞坏死可表现为单个或小群肝细胞坏死,伴局部以淋巴细胞为主的炎症细胞浸润。汇管区的改变多不明显,也有病例出现较明显的炎症细胞浸润,主要是淋巴细胞,其次是单核细胞和浆细胞,肝窦内库普弗细胞增生肥大,肝细胞再生表现为肝细胞体积增大,有丝分裂部分呈双核现象,肝细胞索排列紊乱。急性黄疸型肝炎的病理改变较无黄疸型者相似而重,小叶内淤胆的现象较明显,肝细胞质内有胆色素潴留,肝细胞之间有毛细胆管淤胆。

超声表现:①轻度急性肝炎无明显异常。②中重度急性肝炎肝脏略增大,增厚;肝脏实质回声减低,回声均匀,后方回声增强等,如若进一步发展,肝脏实质内回声逐渐增密、增高、增粗,高低回声分布不均匀。③部分患者在超声上尚可出现胆系的改变,常见的有胆囊腔缩小、囊壁增厚,黏膜水肿而呈低回声,胆囊充盈不佳或充满弱至中等的点状回声。④肝内管道走行多清晰,门静脉管壁回声偏强或增厚,内径无增宽。⑤脾可轻度增大。⑥部分病例肝门处可见数目不等的椭圆形肿大淋巴结,大小一般为1~2cm。

六、慢性肝炎

慢性肝炎(chronic hepatitis,CH)一般多由急性乙型肝炎、急性丙型肝炎久治不愈迁延而成。病程超过6个月迁延不愈,目前仍有肝炎症状、体征及肝功能异常者,可以诊断为慢性肝炎。也可由感染肝炎病毒后,隐匿起病,病程较长。慢性肝炎传染性较强,甲肝和戊肝一般不会发展为慢性肝炎,急性甲肝偶有迁延不愈的现象。临床上一般无特征性的表现,主要常见症状为乏力、全身不适、食欲减退、肝区不适或疼痛、腹胀、低热,体征为面色晦暗、巩膜黄染,可有蜘蛛痣或肝掌、肝大、肝质地中等或充实感,有叩痛,脾大严重者可有黄疸加深、腹腔积液、下肢水肿、出血倾向及肝性脑病等。

以往根据症状体征及肝脏的病理改变,将慢性肝炎分为慢性迁延性肝炎和慢性活动性肝炎,前者肝脏大小多正常,质地较软,镜下病变程度轻且无碎片状改变;后者肝脏体积增大或不大,质地中等,镜下可见碎片状坏死。

随着对慢性肝炎认识研究的加深,提出了更加符合临床需要的慢性肝病分类方法。以病理组织学改变来确定病变的程度,以分级(G1~G4)表示炎症的活动度,以分期(S0~S4)来表示纤维化的程度,慢性肝炎分为轻、中、重三度。

超声表现:①轻度慢性肝炎肝脏大小、轮廓、包膜正常,超声检查上无明显改变。②中度慢性肝炎肝脏可稍增大或正常,轮廓清楚,包膜一般平整,部分重度慢性肝炎肝包膜可不光整;肝内回声增粗、增多,分布尚均匀;肝内管道(主要指肝静脉)走行多清晰,门静脉和脾静脉内径无增宽。③重度慢性肝炎肝脏大小一般正常,轮廓清楚,部分病例肝包膜欠光整,边缘变钝;肝内回声增粗、增多,分布欠均匀,肝内管道可显示欠清,门静脉和脾静脉内径可增宽;脾稍大;胆囊壁增厚,有时可见"双轨征"。④部分病例可见肝门处数目不等的椭圆形肿大淋巴结,大小一般为1~2cm。

七、新生儿肝炎

新生儿肝炎(neonatal hepatitis syndrome,NHS)是指出生后第1~2周发生的肝脏炎症性疾病,病因可为乙型肝炎病毒、巨细胞病毒、单纯疱疹病毒、柯萨奇病毒和风疹病毒等,也可由ECHO病毒、EB病毒、弓形虫、李斯特菌或各种细菌所致。这些病原体可通过胎盘感染胎儿,也可在产程中或产后感染。少数病例与先天性代谢缺陷有关。临床主要表现为进行性黄疸,可伴有食欲下降、恶心、呕吐、消化不良、腹部膨胀及体重不增等。

超声上见肝大,轮廓清晰,表面光滑或稍不平整,肝区回声较粗,分布欠均。胆囊小而细长,充盈差,常显示不清。少数患儿脾脏增大,常在肋缘下探及,回声尚均匀。

八、血吸虫肝病

血吸虫肝病是血吸虫寄生在门静脉系统所引起的肝脏疾病,我国多为日本血吸虫感染,以长江流域地区多见,由皮肤接触含尾蚴的疫水而感染。急性期可有发热、肝痛、排脓血便,血中嗜酸性粒细胞显著增多;慢性期以肝硬化、脾大为主。晚期以门静脉周围纤维硬化为主,可进展为门静脉高压、巨脾和腹腔积液。

(一)急性血吸虫肝病

如一次性大量血吸虫尾蚴侵入人体,经过 20~60 天的潜伏期后,可引发急性血吸虫病。

超声声像图表现:肝血吸虫在急性期缺乏特征性变化,主要为肝脏有轻度增大,以左叶明显;肝区回声稍增高、增密,分布不均匀;有时可有散在分布、边界模糊的点状低回声;脾脏体积增大;腹腔内肝动脉旁淋巴结肿大。CDFI 未显示异常改变。

(二)慢性血吸虫肝病

慢性血吸虫肝病常由血吸虫在急性期未积极治疗或反复多次感染,肝内虫卵不断沉着而演变成慢性增生性病变。肝内可见慢性虫卵结节、虫卵钙化和汇管区周围大量纤维组织增生,肝因严重纤维化而变硬、变小,形成血吸虫性肝硬化。肝表面高低不平,由浅的沟纹分割成若干大小不等的稍隆起的不规则分区,切面上,增生的结缔组织沿门静脉分支呈树枝状分布,门静脉分支管壁增厚,管腔内有时可见血栓形成。

超声声像图表现:慢性血吸虫肝病早期,肝脏体积可轻度增大。慢性血吸虫肝病晚期,肝脏体积缩小,肝叶比例失调,左叶增大,右叶萎缩,左外叶呈钝圆角。肝表面高低不平可呈结节状。因沿门静脉主干及分支分布的结缔组织增生程度不同,肝脏内部可呈现鳞片状、网格状、地图状回声增强。鳞片状回声增强在肝实质内呈弥漫性分布,常伴有分布不均匀的粗大点状及斑片状增强回声。网格状回声增强的回声带一般较细而整齐,将肝实质分割成数厘米大小的小分区,使肝脏呈"马赛克"。地图状回声明显增强,网格回声带粗厚,将肝实质分割为 3cm 以下的分区,类圆形,内部回声较低,故易误诊为结节性肝癌。门静脉管壁明显增厚,内径多数不增宽,甚至部分患者门静脉反而变细、变窄,走行扭曲。合并门静脉高压症时,门静脉及其属支脾静脉、肠系膜上静脉均可有不同程度的扩张,有时还可探及门静脉内实质性伴有漂浮的血栓低回声区。

(三)晚期血吸虫肝病

晚期血吸虫肝病由于血吸虫病不及时治疗、治疗不彻底或重复大量感染尾蚴所致。患者进一步发展为不可逆性肝硬化,进而引起严重的门静脉高压,严重者可导致死亡。超声表现主要是大量腹腔积液,肝脏常被腹腔积液的大片无回声区所包围,肝脏表面明显高低不平,肝包膜呈波浪状。脾脏增大,脾门区静脉增宽。CDFI 显示晚期门静脉高压的征象,包括门静脉血流速度降低、血流反向、静脉曲张等。

(四)鉴别诊断

原发性肝癌:血吸虫肝病中纤维化呈粗网格增强时,可在高回声网络中形成低回声的假性占位性病变,易误诊为肝癌,但肝癌呈低回声者有晕环,占位灶明显。CDFI 可在瘤体中探及动脉血流,超声造影时表现为"快进快出",可明确诊断。

九、华支睾吸虫病

华支睾吸虫病又称肝吸虫病,成虫寄生于宿主胆管内。在我国主要流行于华南地区,患者通过生食或半生食含华支睾吸虫囊蚴的淡水鱼、虾而感染。虫体及其代谢物有高度异源性,能引起肝脏免疫性损伤。

主要病理改变为肝内胆管有不同程度的扩张,管壁增厚,周围有炎症现象,邻近的肝细胞有脂肪变性和局灶性坏死等。感染者多无特征性临床表现,早期症状隐匿不典型,部分患者可有食欲缺乏、腹胀、轻度腹泻、疲乏、肝大等;重者可有慢性胆管炎及胆囊炎症状。

超声声像图表现:肝脏呈轻度增大,以左叶明显,这可能与肝左管较平直,幼虫更易入侵有关。肝脏内部回声不均匀、增粗。肝内胆管壁增厚、回声增强,伴肝内胆管呈不同程度增宽扩张。有时可观察到有小回声带在肝内外胆管内活动的景象。胆囊积液性增大,内透声差。

鉴别诊断:华支睾吸虫病有地域性,结合患者有无进入疫区、接触过疫水,超声发现肝胆系有上述超声声图像变化时,应考虑本病的可能性,但需注意与胆总管蛔虫病鉴别。

十、心源性肝淤血

(一)病理与临床

心源性肝淤血以风湿性心脏病、慢性缩窄性心包炎、高血压性心脏病、缺血性心脏病、肺源性心脏病、先天性心脏病等为常见的原因。这些疾病导致右心衰竭,静脉回流受阻,使下腔静脉、肝静脉等压力升高,继而肝内中央小静脉扩张、淤血,使其周围肝细胞发生缺血、缺氧、坏死;晚期肝脏网状纤维组织增生,形成肝硬化的假小叶。临床上可在短时间内迅速加重原有症状,肝脏急剧增大,肝包膜迅速被牵张,疼痛明显,并出现黄疸、转氨酶升高、腹腔积液等征象。改善心功能可使此病稳定而不发展。

(二)超声表现

1.二维灰阶超声

(1)早期肝脏体积常增大,形态饱满,肝缘较钝,肝包膜平整;肝脏内部回声减低,分布均匀。

(2)肝淤血最典型的表现为下腔静脉明显增宽(有时可达3cm左右),3支肝静脉扩张(内径可>1cm);下腔静脉生理性搏动减弱或消失,并时而见腔内由于血流速度缓慢所致的云雾状回声。

(3)随着肝淤血时间延长,肝脏逐渐向肝硬化方向发展。肝脏体积渐渐缩小,肝缘锐薄,肝脏轮廓一般尚光滑。肝内回声增多、增高、分布一般较均匀。晚期可出现门静脉高压的变化,如脾大、门静脉系统内径增宽等征象。

2.CDFI显示增宽的肝静脉血流信号饱满,PW显示流速变慢,波形平坦。

十一、肝硬化

肝硬化(cirrhosis of liver,CL)是由一种或多种原因引起的,以肝组织弥漫性纤维化、假小叶和再生结节为组织学特征的进行性慢性肝病。在我国,目前引起肝硬化的病因以病毒性肝炎为主;在欧美国家,酒精性肝硬化占全部肝硬化的50%~90%。

(一)临床表现

肝硬化通常起病隐匿,病程发展缓慢。临床上大致分为肝功能代偿期和失代偿期。

代偿期:大部分患者无症状或症状较轻,可有腹部不适、乏力、食欲减退、消化不良等症状,多呈间歇性。肝功能实验室检查正常或轻度异常。

失代偿期:症状比较明显。主要有肝功能减退和门静脉高压两类临床表现。肝功能减退表现为消化吸收不良、营养不良、黄疸、出血和贫血、内分泌失调、不规则低热、低白蛋白血症。门静脉高压多属肝内型,可导致食管胃底静脉曲张破裂出血、腹腔积液、脾大、脾功能亢进、肝肾综合征、肝肺综合征等,被认为是继病因之后的推动肝功能减退的重要病理生理环节,是肝硬化的主要死因之一。

(二)超声表现

1.肝硬化早期超声表现　肝硬化早期的病理改变类似肝纤维化,未见明显结节形成及肝内血管改建。超声可见肝脏各径线均有不同程度增宽,实质回声增粗、密集、分布较均匀,肝包膜尚光滑;门静脉、肝静脉、肝动脉内径、血流频谱及结构变化不明显;脾脏可不大。超声对早期肝硬化诊断特异度不强,需要结合病史、实验室检查、肝穿刺活组织检查进行鉴别。

2.典型肝硬化超声表现

(1)形态轮廓:中晚期肝硬化,正常肝细胞被破坏,结缔组织大量增生,纤维间隔明显增多,假小叶形成,肝脏形态发生变化,主要表现为肝右叶和左内叶萎缩,而尾状叶及左外叶肥大,严重者尾状叶形如结节使肝门右移。超声下可见肝脏包膜不光滑,边缘变钝,可成波浪状、锯齿状或凹凸状等。

(2)肝实质:肝内回声增高、增粗、增多,分布不均匀。若形成再生结节,可见大小不等的圆形或类圆形稍高回声或低回声,密集分布,直径多为0.1~0.5cm,少数可超过1cm;当结节较大时,可表现为边界清楚的近似圆形或稍不规则形低回声;当肝实质发生大片状坏死,可见大于5cm高回声区,周围常常有较粗的高回声带包绕,有的可夹杂形态不规则的低回声区。

(3)肝血管:肝硬化时,纤维组织收缩、牵拉和再生结节压迫,使肝静脉及其属支走行僵直、狭窄,甚至闭塞。CDFI示肝静脉内血流走向僵直,可双向流动,偶可见充盈缺损,表示血栓形成。

肝内正常结构破坏、假小叶压迫、肝内血管网减少、异常吻合形成,使门静脉主干及其属支扩张,压力逐渐增高。门静脉内径大于1.4cm,脾静脉可扩张至2.0cm,肠系膜上静脉可扩张至1.5cm及以上。CDFI显示门静脉主干及其分支血流颜色变淡,门静脉可成双向血流,色彩随血流方向发生变化。脉冲多普勒示门静脉流速减慢,峰值流速低于15~20cm/s。若形成血栓,多见门静脉主干,也可向左右分支延伸,血栓形成时间不同,回声强度不同,血栓内部多无血流信号。门静脉主干栓塞后,局部侧支循环形成,门静脉呈海绵样变性。二维灰阶超声可见网格状管道,CDFI可显示有向肝性静脉性血流。

肝脏由门静脉、肝动脉双重供血。肝硬化时,多种因素致使门静脉血流量减少,肝动脉弹性较好,对肝脏起了代偿供血作用。二维灰阶超声可见肝动脉内径增宽,为3~5mm,较正常肝动脉易显示;CDFI在肝门部见与门静脉伴行的搏动性条状血流,在肝内也可见点状闪烁搏动血流;脉冲多普勒超声示肝动脉血流速度增高。

11

在肝内血流阻力的作用下,多重侧支循环可开放。常见的有脐静脉开放、胃冠状静脉增宽、食管胃底静脉曲张,胰腺体部周围的脾-肾及胃-肾静脉侧支增宽、增多。CDFI 可见门静脉流向肝静脉的血流信号。

(4)脾脏:因门静脉高压,脾脏长期慢性淤血而增大,一般厚度大于 4cm,长径大于12cm。脾实质一般无明显改变,晚期实质回声稍增高,偶可见脾内弥漫分布的小结节状高回声,后方多无声影。脾静脉在脾门部和脾实质内可迂曲扩张。

(5)其他:肝硬化时,在多种因素作用下可产生腹腔积液。少量腹腔积液可在盆腔最低处、肝肾隐窝、脾肾隐窝探及无回声;随着腹腔积液量增加,肝周可见无回声区,呈带状,与腹腔相同;大量腹腔积液时,可见肠管漂浮于其中,两侧膈下、侧腹、盆腔均可见无回声。中晚期肝硬化有时可探及少量或中等量胸腔积液。胆囊壁水肿较常见,超声下可见胆囊壁增厚,呈内层低回声、外层高回声的双层结构;增厚明显时,可显示为高低回声相间的多层结构。

(三)诊断要点

1.肝表面凹凸不平,肝包膜不光滑,肝缘变钝。

2.肝实质回声增强、增粗或可见增生结节。

3.肝静脉及其属支走行僵直、狭窄,甚至闭塞。

4.肝动脉较平常易显示。

5.门静脉及其属支迂曲扩张,门静脉血流速度减低,可呈双向。

6.侧支循环开放、脐旁静脉可再通。

7.脾大。

8.腹腔积液。

(四)鉴别诊断

与肝细胞癌鉴别:肝硬化与弥漫性肝癌难于鉴别,肝癌的门静脉分支多能观察到癌栓。单发性肝再生结节与肝细胞癌难于鉴别,可结合超声造影、CT、MRI 等其他检查。

(五)超声检查的临床价值及其他检查方法

肝硬化是一种以肝实质破坏、纤维化和结节再生为特征的慢性肝脏疾病。早期超声声像图缺乏特征性,与其他原因引起的慢性肝脏疾病声像图变化难于鉴别。肝硬化后期,超声表现较为明显,容易做出诊断。二维灰阶超声可见肝脏形态、实质及肝内管道系统改变。CDFI 及 PW 超声可显示门静脉血流速度降低,可有双向血流。超声引导下肝穿刺活检是肝硬化最直接和可靠的诊断方法。

十二、肝囊肿

(一)临床表现与病理学概要

肝囊肿是较常见的良性肝脏局灶性病变,分为先天性和后天性两大类,病因不清。一般认为起源于肝内迷走胆管、肝内胆管或淋巴管在胚胎时期的发育障碍所致。目前尚不能解释为何中年以后肝囊肿检出率逐渐升高,可能是一种胆管退行性变。单纯性肝囊肿内部充满清亮透声好的液体,囊肿壁衬以上皮细胞。肝囊肿可单发或多发,大小不一,小者仅数毫米,大者可达 20cm 以上。先天性肝囊肿生长缓慢,囊肿较小时可无症状,较大的囊肿可以导致占位或压迫症状,如右上腹不适或隐痛。极少数患者可因囊肿内出血或囊肿破裂而发生急性腹痛。

(二)超声声像图特点

1.二维灰阶超声　肝内显示一个或多个类圆形无回声区,边界清楚,周边可见光整菲薄的高回声包膜,可有侧壁回声失落征象,后方回声增强。部分囊肿内可出现纤细的条带状分隔。囊肿合并出血或感染时,囊内可见细小的点状回声,可随体位改变移动。囊肿较大时可导致所在肝叶增大,也可出现肝界下移或膈肌抬高等间接形态改变。

2.CDFI　囊肿内部无血流信号显示,较大囊肿的壁上有时可见点状或细线状血流信号,PW检测多为静脉血流或低阻动脉血流信号。较大的囊肿可以导致正常肝脏血管推移,出现相应血流改变。

3.超声造影　肝囊肿内部表现为无增强,囊壁一般为等增强,增强后囊壁光整,与囊腔界限分明。部分较大的分隔上也可见增强。

(三)诊断要点

1.通常无临床症状,实验室检查正常。

2.肝内类圆形无回声区,边界清楚,后方回声增强。

3.CDFI囊肿内无血流信号显示。

4.超声造影囊肿内无增强,与周边组织界限清楚。

(四)鉴别诊断

1.肝脓肿　多数患者有发热病史,可伴有右上腹疼痛,实验室检查白细胞计数升高。可以表现为不均匀高回声或低回声病灶,边界不清,脓肿液化后可见分层或随体位改变移动,囊壁厚而毛糙。超声造影可见周边环状增强,病灶内部可见分隔增强,分隔之间可见大小不等的因坏死液化而出现的无增强区。

2.肝包虫病　与囊性包虫病鉴别,有疫区生活史。可见"囊中囊"或囊内泥沙样回声,囊壁较厚,常伴囊壁钙化,出现强回声伴声影。

3.肝转移癌坏死液化　少数肝转移癌因内部明显坏死液化,呈类圆形无回声结构,可误诊为肝囊肿。但前者通常有肝外恶性肿瘤病史,囊壁较厚而不光整,有时可见小的壁结节,超声造影动脉期周边可见较厚的环状增强,门脉期快速消退为低增强。

(五)超声检查的临床价值及其他影像学检查方法的选择

由于肝囊肿的超声表现通常明显而典型,超声对肝囊肿诊断的准确性可高达98%以上,且对于直径<1cm的肝囊肿诊断灵敏度和特异度高于增强CT或MRI检查,是肝囊肿诊断和随访的首选影像学方法。但少数明显肥胖、严重脂肪肝,而肝囊肿位置深在的患者,CT或MRI检查是必要的补充手段。

(六)研究热点、难点与发展趋势

1.对于增强CT与MRI不能确诊的肝脏小囊肿,超声造影具有重要的诊断价值。

2.超声造影有助于鉴别内部明显坏死液化的转移性肝癌与肝囊肿。

3.对于肝包膜下的小囊肿,由于近场的多重反射伪像干扰,常规腹部探头扫查可发生漏诊,采用频率较高的探头进行超声造影能够提高检出率。

4.肝囊肿较大且伴有症状者,可采用超声引导穿刺抽吸及硬化治疗,避免患者手术。

十三、肝脓肿

(一)临床表现与病理学概要

肝脓肿是临床常见的肝内感染性病变,可分为细菌性肝脓肿和阿米巴肝脓肿,由于人口老龄化和糖尿病患者增多等因素,细菌性肝脓肿更为常见。细菌性肝脓肿通常起病急,可表现为突发的寒战、高热、上腹痛,肝大、触痛,白细胞计数升高等。细菌性肝脓肿的病理改变具有一定的阶段性,早期表现为局部充血水肿和炎症细胞浸润,继而病灶内发生不同程度坏死液化,形成许多小脓腔,可进一步融合成一个或多个较大的脓腔。近年来,肝脓肿治疗中由于抗生素的早期使用,部分肝脓肿患者的病理过程不典型,可以不出现明显的坏死液化。

(二)超声声像图特点

1.二维灰阶超声　细菌性肝脓肿在不同病理阶段具有不同的超声改变。早期可在肝内出现大小不等的不均匀低回声或高回声区,类圆形或不规则形,边界不清。随着病程进展,组织坏死液化,病灶内出现极低回声或无回声区,其内壁不光整。脓液较稀薄时,可随体位改变移动,有时可见分层现象。脓肿成熟期可出现典型的无回声区,或无回声与密集细点状回声分层,后方回声增强。脓肿壁一般为高回声,厚约几毫米,壁的内面不光整,呈虫蚀样改变。部分细菌性肝脓肿内部伴有气体形成,出现斑片状强回声,后方伴声影及声尾闪烁伪像。至脓肿吸收期,病灶可明显缩小,残留物和脓肿壁呈不均匀高回声,边界不清,有时可见强回声的钙化斑,后方伴有干净的声影。此外,超声也可以显示肝脓肿的继发间接改变,如局部肝包膜外凸、胸腔积液、腹腔积液,肝内管道受压移位、扩张等。

2.CDFI　细菌性肝脓肿早期病灶周边及内部可见点状或条状彩色血流信号,可检出搏动性血流频谱,通常为低阻型(RI<0.6)。脓肿成熟期,坏死液化区不显示彩色血流信号,而在脓肿壁上可显示彩色血流信号,多呈低阻型动脉血流。

3.超声造影　细菌性肝脓肿超声造影表现与其病理阶段密切相关。脓肿早期多表现为动脉相不均匀高增强,门脉相迅速廓清为低增强,延迟相为明显低增强。病灶内组织部分坏死出现无增强区,可见残留组织的分隔增强而呈蜂窝样改变。脓肿完全液化后,病灶内呈无增强,周边充血带可表现为动脉期厚环状高增强,门脉期及延迟期呈低增强。

(三)诊断要点

1.起病急,寒战、高热、上腹痛,白细胞计数升高等临床表现。

2.肝脏内不均匀回声病灶,边界不清,病灶内可见透声较差的液体移动或分层,或病灶内出现气体反射,壁呈厚薄不一的高回声,内壁不光整,与周边肝组织界限不清。

3.超声造影见大小不等的无增强区和分隔增强,呈"蜂窝状",或病灶周边动脉期呈厚环状增强,门脉期消退为低增强,病灶内部无增强。

(四)鉴别诊断

1.肝囊肿　无发热、白细胞计数升高的临床表现。囊壁纤细、完整,厚度均匀一致,与肝组织界限清晰,囊内无回声区透声好,无杂乱回声出现。

2.肝血肿 常有外伤史,病灶形态不规则,内部回声不均匀,超声造影呈杂乱的低增强和(或)无增强。

3.肝脏恶性肿瘤 部分肝脏恶性肿瘤内部明显坏死或出血,出现无回声区,容易与肝脓肿混淆。早期肝脓肿无明显坏死液化,超声造影动脉期表现为不均匀高增强,门脉期及延迟期消退为低增强,也需要同肝脏恶性肿瘤鉴别。肝脏恶性肿瘤通常没有突发的寒战、高热和白细胞计数明显升高,多普勒超声多显示为高阻型血流频谱,肿瘤标志物可升高。

(五)超声检查的临床价值及其他影像学检查方法的选择

结合病史、实验室检查和典型的超声影像学改变,肝脓肿的诊断符合率可高达90%以上。但肝脓肿的不同阶段,其声像图错综复杂,由于抗生素的早期广泛使用和高龄患者增多,使得肝脓肿的临床表现更加不典型。对于少数内部没有明显坏死液化的不典型肝脓肿,与肝脏肿瘤的鉴别较为困难,还需要超声引导穿刺活检进行鉴别诊断。利用超声无创的特点,可以动态观察肝脓肿的变化过程及帮助判断疗效。超声引导穿刺抽吸或置管引流,也成为肝脓肿治疗的主流方法。

(六)研究热点、难点与发展趋势

1.超声造影提示脓肿不同阶段的病理变化特点,观察治疗的效果。

2.对于超声造影及增强 CT/MRI 不能明确的病例,可在超声造影引导下进行穿刺活检,获得病理诊断。

3.超声造影可以明确病灶内坏死液化的确切位置、范围、有无分隔等,精确引导穿刺置管引流。

十四、肝血管瘤

(一)临床表现与病理学概要

肝血管瘤是肝脏最常见的良性肿瘤,可发生于任何年龄,但以中年女性最为常见。该肿瘤的成因不明,一般认为是先天性的肝内血管发育异常。绝大多数肝血管瘤无临床症状,少数邻近肝包膜的大血管瘤,可以出现右上腹胀痛不适,偶有大血管瘤发生出血或血栓导致急性腹痛。少数巨大的肝血管瘤内可发生血小板滞留和破坏,导致血小板减少症。肝血管瘤常为单发,约 10% 为多发,右肝较左肝多见。肝血管瘤在随访中通常大小无明显变化,仅有少数肿瘤缓慢长大,尤其是妊娠和长期服用雌激素药物的患者,提示该肿瘤可能具有雌激素依赖性。组织学观察,肝血管瘤内具有众多的血管腔隙,衬以单层内皮细胞,其外有纤维间隔支撑。肝血管瘤的血管腔隙内通常为血液充填,少数肿瘤的血管腔隙内可见血栓及机化的纤维组织。

(二)超声声像图特点

1.二维灰阶超声 肝血管瘤多呈类圆形,边界清晰,约 20% 的肝血管瘤呈分叶状或不规则形。较大且位置浅表的肝血管瘤按压时可以出现压瘪或凹陷,放松后即恢复原状。肝血管瘤的回声可以分为三种:①高回声型。最多见,通常肿瘤较小,内部回声均匀、致密,呈筛孔状。②低回声型。多见于中等大小的肝血管瘤,内部以低回声为主,周边可见纤细的高回声结构环绕,后方可见不同程度的回声增强。③混合回声型。见于较大的血管瘤(通常>

5cm),内部可见高回声、低回声及无回声混合,分布不均,呈网格状或蜂窝状结构,偶见强回声钙化斑块,后方伴声影。肿瘤周边也可见纤细的高回声结构环绕。

2.CDFI 血流检出率为10%~30%。其内血流速度低,如果能够检测到血流信号,多出现在其边缘部位,RI 通常不高(<0.6)。偶见肝血管瘤内有粗大的血管,CDFI 表现为丰富的血流信号。

3.超声造影 肝血管瘤的超声造影表现可以分为四类:①动脉期周边环状、结节状增强,门脉期向心性增强,延迟期不均匀高增强,或整体高增强。②常规超声一般为较小的高回声结节,动脉期、门脉期及延迟期周边可见结节状增强,无明显向心性增强,内部伴明显的纤维化,较少见。③常规超声一般为较小的低回声结节,早期动脉相周边环状、结节状增强,随即呈快速的向心性增强,门脉相及延迟相高增强,也称为高灌注的血管瘤或动静脉短路的血管瘤,较少见。④肿瘤较大(通常>5cm),边界清楚,内部可见粗大的管状结构,注射造影剂后动脉相早期病灶内粗大的动脉血管首先增强,随即呈快速的离心性增强,门脉相及延迟相呈高增强,该型血管瘤最少见,超声造影易误诊为局灶性结节增生(focal nodular hyperplasia,FNH),增强 CT 易误诊为肝癌。

(三)诊断要点

1.患者通常无症状,肿瘤标志物阴性,肝功能正常。

2.常规超声病灶边界清晰,内部可见网格状或细小的蜂窝状结构。

3.超声造影动脉相周边可见结节状增强,门脉相及延迟相呈向心性增强。

(四)鉴别诊断

1.肝癌 对于具有慢性病毒性肝炎或肝硬化背景的患者,无论是高回声还是低回声的血管瘤,都需要与肝癌鉴别。典型的肝癌内部可见镶嵌征,周边可见低回声"晕环",CDFI 可以检测到高阻型动脉血流信号,超声造影动脉期呈高增强,门脉期或延迟期消退为低增强。

2.局灶性结节增生 常规超声可以表现为不均匀低回声或高回声,但周边无纤细的高回声带环绕,CDFI 可见轮辐状血流,超声造影可见轮辐状增强或离心性增强。

3.血管平滑肌脂肪瘤 多数为明显的高回声,边界清楚,但周边无纤细的高回声带环绕。超声造影无周边结节状增强及随后的向心性增强,而表现为不均匀高增强。

(五)超声检查的临床价值及其他影像学检查方法的选择

结合常规超声和超声造影的特点,肝血管瘤的诊断符合率高达95%以上,超声造影明确诊断后,不需要增加其他的影像学检查,可以缩短确诊时间,节约患者费用。对于只表现为周边持续结节状增强,无向心性增强的小血管瘤(通常<1.5cm),超声造影的准确性高于增强 CT 和增强 MRI,具有独立的诊断价值。但是,对于少数明显肥胖或严重脂肪肝的患者,如果病灶位置深在,超声造影的显影效果不佳,则应该选择增强 MRI 或增强 CT 进行鉴别诊断。

(六)研究热点、难点与发展趋势

1.少数病灶内部形成血栓或纤维化的小血管瘤(通常<1.5cm),超声造影三个时相均仅显示病灶周边细小的结节状增强,无向心性增强,需要放大图像仔细动态分析方能做出诊断,而增强 CT 或 MRI 常不能明确诊断。

2.少数高灌注小血管瘤,由于早期动脉相的快速灌注,增强 CT 或 MRI 显示为动脉相整体高增强,门脉相及延迟相呈稍高增强,与局灶性结节增生、肝细胞腺瘤及高分化肝细胞癌等难以鉴别。超声造影可实时动态显示早期动脉相的增强过程,发现病灶的快速向心性增强特点,帮助明确血管瘤诊断。

3.对于有症状的大血管瘤,或部位浅表、容易发生破裂出血的大血管瘤,除了手术切除、经肝动脉栓塞等方法,也可以根据患者具体情况,采用超声引导经皮穿刺消融治疗,以微创的方法达到使肿瘤明显缩小和减轻症状的目的。

第二节 消化道疾病

一、超声检查方法和超声表现

(一)检查前准备

除急腹症外,检查前须禁食 8~12 小时以上。行胃超声检查需准备温水 350~500mL 作为造影剂。行肠道超声检查需服用泻药或晨起灌肠进行肠道准备,以减少气体及粪便的影响,并使膀胱良好充盈。如果检查同日还有 X 线钡剂造影或消化内镜,应先行超声以避免钡剂和气体的影响。

(二)仪器选择与探头

选用高分辨率实时超声诊断仪。建议用"双探头"模式,即宽频带凸阵探头(频率 2~6MHz)与宽频带线阵探头(频率 3~10MHz)相结合进行扫查。凸阵探头用于系统扫查整个胃肠道,尤其适用于位置较深的部位和腹壁较厚的患者,然后换用线阵探头观察细节及测量胃肠道管壁厚度。

(三)检查方法

1.禁食后扫查 可疑消化道梗阻者应先空腹扫查了解胃肠潴留物多少和梗阻情况,再确定是否需要口服造影剂。可疑急性胃扩张、胃肠穿孔者禁用造影剂。

2.胃充盈扫查 嘱患者一次饮入造影剂(温开水或胃肠造影剂)350~500mL,然后依次采取右前斜位、仰卧位、坐位或站立位、右侧卧位对贲门胃底、胃体窦、幽门和十二指肠做系统观察。

3.小肠扫查 小肠分布范围广,为全面扫查可从回盲部开始,先尽量向小肠近端追踪扫查,至无法追踪后,再从左到右、从上到下部分重叠式地系列扫查(割草坪式)。建议采用逐级加压法扫查,以使探头接近扫查目标,并可排挤开肠道内气体使肠壁清晰显示,还可观察肠壁和周围脂肪组织的硬度。

4.结肠扫查 宜采用连续追踪扫查法,以横切面扫查为主。因回盲部(位于右髂窝右侧髂腰肌前方)和乙状结肠(左侧髂腰肌前方)相对容易辨认,所以可先找到回盲部顺行扫查至乙状结肠,或找到乙状结肠后逆行扫查至回盲部。乙状结肠远端和直肠需充盈膀胱后观察,但因位置较深常无法全面显示。

5.阑尾扫查 先选用腹部探头在盲肠周围进行扫查,发现可疑回声和最大压痛点后,换用高频探头进一步观察。逐级加压法尤其适用于检查阑尾。

6.直肠扫查　经腹扫查时需充盈膀胱。推荐用直肠腔内探头经直肠扫查,需先排便,采取左侧卧位并屈髋屈膝。

(四)主要扫查切面和内容

1.胃

(1)食管-胃连接部长轴切面:探头沿左肋弓方向放置,并向外上倾斜,于肝左外叶脏面深部见管状结构。这一结构上端始于膈肌食管裂孔,下端左侧转向左上连接胃底部,右侧壁连接胃小弯(图1-1A)。

(2)食管-胃连接部短轴切面:探头置于剑突下,与长轴切面垂直,于肝左叶与腹主动脉间或左侧可见一靶环样结构(图1-1B)。

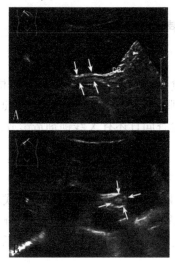

图1-1　食管-胃连接部长轴切面(A)和短轴切面(B)

(3)胃底切面:患者仰卧位或身体稍向左倾斜,饮水胃充盈后探头沿左肋弓放置,声束向左肩方向倾斜。胃底呈椭圆形,靠后与左侧膈肌紧贴,外后侧壁与脾相邻,后方可见胰体尾和左肾。如果这些脏器增大,常对胃部产生压迹。

(4)胃体长轴切面:探头在左上腹部沿胃体长轴移动,显示胃前、后壁。

(5)胃体短轴切面:探头在左上腹横向移动扫查,即可显示胃体短轴切面,呈椭圆形,图像左侧为胃大弯,右侧为胃小弯。

(6)胃角切面:在上腹部横切面上,首先可见左右两个互相分离的圆或类圆形液腔,分别为胃体和胃窦横切面。探头向下移行,胃体、胃窦两个液腔相互靠拢,并最终汇合成横"8"字状,中央胃壁汇合处为胃角。

(7)胃窦长轴切面:其右侧通过幽门与十二指肠相连,左侧与胃体部相连。此切面主要显示胃窦部前后壁及幽门(图1-2A)。

(8)胃窦短轴切面:胃窦部短轴切面呈类圆形,腹侧是胃窦前壁,背侧是胃窦后壁,图像左上方为胃小弯侧,右下方为胃大弯侧(图1-2B)。

胃窦部壁厚及胃腔大小随胃蠕动而变化。

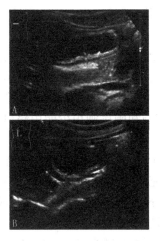

图1-2　胃窦长轴切面(A)和短轴切面(B)

(9)正常胃壁:绝大多数呈五层结构,从内向外,第一层强回声为胃腔与黏膜层所形成的界面及黏膜浅层,第二层低回声为黏膜层,第三层强回声为黏膜下层,第四层低回声为肌层(分辨率较高的探头可分辨出环、纵肌的分界),第五层强回声为浆膜层及其与周围组织的界面。

探头频率低或患者腹壁较厚时分层减少。胃壁厚度测量应在胃腔适度充盈,声束垂直于胃壁时进行,胃底体壁厚一般<5mm,胃窦部壁厚<7mm。

(10)胃蠕动:餐后胃蠕动常起自胃体,向幽门部传送,其收缩呈节律性、对称性,每分钟约3次。每分钟<2次或蠕动幅度减小(蠕动切迹不明显)即为蠕动减弱。

2.肠道

(1)位置:十二指肠位置固定,球部位于肝左内叶下方,紧邻胆囊内下方。幽门开放时可见液体充盈。

降部位于胰头外侧。水平段位于胰头下方,在下腔静脉与腹主动脉前方横过,其前方为肠系膜上动脉。升部较短,一般难以明确辨认。在Treitz韧带处十二指肠移行为空肠。空肠和回肠走行迂曲,移动度大。空肠主要位于左上、中腹,回肠主要位于右中、下腹,两者间无明确界限。

结肠位于腹部外周部位。升结肠和降结肠位置相对固定,位于腹部两侧。而横结肠、乙状结肠位置则与肠系膜长度有关,变化较大。横结肠可位于胃后方或下垂至下腹部;乙状结肠有时会冗长,跨过腹前正中线到右髂窝,甚至伸至肝下方。

阑尾位置因盲肠而异,根部附着于回盲瓣下3cm、三条结肠带汇合处。

直肠位于骶尾骨前方、膀胱和前列腺或子宫后方。

(2)超声特征:小肠的特征是具有环形皱襞,肠腔充盈状态下易显示,长轴切面呈"阶梯状"结构或称为"琴键征"。

从近端空肠到远端回肠,环形皱襞的数量和高度逐渐减少和减低。而空虚状态下,除少量强回声肠气外,小肠多呈低回声,皱襞堆积难显示。

结肠的特征性表现是结肠袋,在结肠内有粪便或气体时长轴切面上易显示而收缩状态下(此状态左半结肠常见)难显示。结肠袋之间的半月襞则只有在肠道清洁后才可显示。

正常阑尾呈管壁分层的靶环状(高频探头),腔内可见气体。

直肠位置深在盆腔,内含"液体"时可较清楚地显示为骶尾骨前方的管状结构。

(3)运动:空腹时小肠蠕动减弱,进食或饮水后蠕动增强,可见内容物在腔内往返运动,正常情况下固定一个切面上观察,肠管蠕动较缓,肠壁显示相对较清楚,左上腹空肠的蠕动较中下和右下腹回肠稍明显。另外,小肠肠管会随呼吸出现上下一定范围的移动,探头加压也可显示肠管良好的移动性。结肠和阑尾则很少能用超声观察到其明显的运动,但用探头加压同样可见其柔韧性。

(4)肠壁:分层情况与胃相似,并且与探头频率、肠腔状态、探头加压等情况较有关系。肠腔空虚、含少量内容物或少量充盈状态下用中高频探头观察,从内向外肠壁也呈五层,回声强度依次为强、弱、强、弱、强,分别代表肠腔与黏膜间形成的界面、黏膜层、黏膜下层及其与黏膜间界面、固有肌层、固有肌层与浆膜间界面。

肠腔内容物或充盈较多时分层则会减少,后壁显示难度加大。分层显示在结肠要多于、清晰于小肠。

(5)厚度:厚度应在近探头侧管壁、垂直的方向上测量。充盈或有内容物的状态下,正常小肠和结肠管壁厚度<2mm(十二指肠球部和直肠较特殊,相应厚度分别<3mm 和<4mm)。空虚或收缩状态下管壁厚度会加大,此时不宜测量或测值是不准确的。正常阑尾壁厚度<3mm,直径<6mm。

(6)肠腔:空腹时小肠空虚或其内仅见少量液体和气体。

进食后,肠腔内气体增多,液体回声强度依食物不同而强弱不等。饮水、肠内营养或小肠梗阻时小肠内容物回声相对更低。正常小肠直径上限为 2.0~3.0cm。

结肠内粪便较多、留存时间较长甚至便秘时,结肠内容物回声变得较强。正常结肠直径<5cm,盲肠偏大。

(7)肠周组织:包括大网膜、肠系膜、腹腔和肠系膜淋巴结等。大网膜位于前腹壁(壁层腹膜)后方、小肠襻前方,上缘附着于胃大弯,下缘游离,其厚度随体型而异,肥胖者呈均匀稍强回声的偏厚盘状结构,可随呼吸上下移动。小肠系膜位于后腹膜与小肠间,略呈层状分布的稍低回声结构,厚度为 7~12mm,各层间界面形成条带状强回声。结肠系膜则位于结肠内侧,因含脂肪呈稍强回声。

腹腔淋巴结主要位于腹腔干、肝动脉、胃大小弯侧及幽门、贲门等部位;肠系膜淋巴结主要位于其根部和肠系膜侧,前者在其右下段和脐水平易显示,尤其是儿童。正常淋巴结一般呈长椭圆或扁圆形,可见高回声索条状髓质门结构,常伴有少量中央型血流。

3.注意事项

(1)以温水为造影剂扫查胃腔,应注意在饮用后让患者左侧卧位静躺片刻以消除气泡。

(2)胃肠道内有气体时,可借用探头加压或改变患者体位驱除气体。

二、胃溃疡

(一)临床表现与病理学概要

胃溃疡是消化道最常见的疾病之一。男性较女性易患,以中青年多见。典型临床症状为上腹深在或深部的疼痛,大多发生于餐后,常伴有恶心、呕吐,患者因畏食而体重下降。病程呈慢性,易反复发作,可并发呕血、便血、幽门梗阻和急性胃穿孔等。

胃溃疡由胃黏膜变性坏死脱落而成,其深浅不一,大多达肌层。多发生于胃体小弯侧和胃窦部,尤其是胃角处,而胃底和大弯侧少见。大多单发,1~2.5cm多见,平均1.5cm。较圆整,边缘整齐,周围常有放射状皱襞。活动期溃疡底部常有典型的四层结构,从内到外依次为炎症渗出层、凝固性坏死层、修复性肉芽组织层和瘢痕层。溃疡周围有水肿时可稍隆起。溃疡外侧浆膜常有慢性炎症与周围粘连。较大而较深的慢性溃疡,其底部及周围瘢痕组织明显,可引起胃变形。

(二)超声表现

1.胃壁局限性增厚,部分黏膜面回声中断,出现凹陷,凹陷处强回声嵌入(坏死组织和炎性渗出物所致),凹陷面不随胃蠕动消失。

2.凹陷处及周围胃壁增厚,呈低回声,范围常小于5cm,厚度小于1.5cm。

3.凹陷处胃壁层次消失,其余部位胃壁层次清晰(图1-3)。

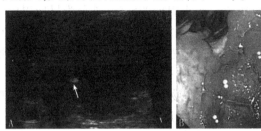

图1-3　胃溃疡超声表现

A.胃体下段短轴切面;B.同一患者胃镜图像

(三)诊断要点

局部胃壁增厚,中央见凹陷性缺损,内嵌有强回声。

(四)鉴别诊断

1.良性溃疡　在胃壁厚度、增厚范围、溃疡大小和深度等测量值均要小于恶性溃疡(溃疡型胃癌)。良性溃疡呈口大底小状,恶性溃疡则口小底大。但上述指标特异度较差,假阳性率偏高,所以原则上超声不宜作为鉴别溃疡良恶性的主要手段。在随访中若出现溃疡短期内迅速增大,或凹陷缩小而周围隆起明显增厚扩大,应高度警惕溃疡恶变。

2.胃壁局部气体或黏液附着时也呈强回声,加压探头或改变体位可消失。

(五)超声检查的临床价值及其他影像学检查方法的选择

1.超声诊断或检出胃溃疡的灵敏度较低,尤其对较浅表或较小的溃疡、胃体大弯侧和胃体上下部交界处小弯侧的溃疡容易漏诊,且胃肠内气体、残胃或患者肥胖等均可导致假阴性。另外,超声对良恶性溃疡的鉴别也有一定难度。因此超声诊断不宜作为胃溃疡的首选检查方法。

2.胃溃疡的首选影像学检查应是X线钡餐造影和内镜检查。对部分无法接受此两项检查或检查不成功者,超声可作为替代或补充的方法。

(六)研究热点、难点与发展趋势

良、恶性胃溃疡的鉴别是影像诊断的难点。以往临床上依靠普通内镜检查及活检,但前者通常无法精确判断,后者则对机体创伤大,且操作复杂,可接受度差。而胃镜怀疑恶性溃疡,活检未见癌细胞者更是临床难题。

近年来超声内镜越来越普及,可清晰显示胃壁层次,可更清晰地显示溃疡及周围结构的细节,如发现溃疡与周围正常组织分界清晰、局部增厚程度较轻、表面凹陷呈口大底小状等,则倾向于良性溃疡。放大内镜和色素内镜能更清晰地显示溃疡的轮廓、与周围正常区域的颜色差异及周围腺管的结构、血管的形态,提高了诊断溃疡性质的准确率。

三、胃癌

(一)临床表现与病理学概要

胃癌是最常见的恶性肿瘤之一,在我国消化道恶性肿瘤中占第一位。可发生于胃的任何部位,半数以上发生于胃窦部、胃小弯及前后壁,其次在贲门部,胃体部相对较少。可侵犯胃壁的不同深度和广度。按照胃癌侵犯胃壁的深浅,被分为早期胃癌与进展期胃癌。侵犯深度不超过黏膜下层者称早期胃癌,患者常无症状。侵至肌层者称中期胃癌,侵及浆膜及浆膜以外者称晚期胃癌,中、晚期胃癌合称进展期胃癌,患者可出现胃部饱胀疼痛、餐后加重、食欲下降、体重减轻等非特异性症状。如有转移,可出现相应脏器受累的表现。

进展期胃癌大体形态常能反映其生物学特性,故常为人所重视。1923年 Borrmann 提出的分型方法简便实用,一直为国内外所沿用。Borrmann Ⅰ型:隆起型,向胃腔内隆起,可有浅表溃疡或糜烂,浸润不明显,生长缓慢,转移晚。Borrmann Ⅱ型:局限溃疡型,溃疡明显,边缘隆起,浸润现象不明显。Borrmann Ⅲ型:浸润溃疡型,明显溃疡伴明显浸润。Borrmann Ⅳ型:弥漫浸润型,病变浸润胃壁各层且广泛,边界不清,黏膜皱襞消失,胃壁增厚变硬,故称"皮革胃"。四型中以Ⅲ型和Ⅱ型多见,Ⅰ型则少见。

按照组织学分类,胃癌则可分为肠型和浸润型(弥漫型)。肠型胃癌多见于胃癌高发国家,可能与肠化生或萎缩性胃炎有关,预后比弥漫型胃癌好。而弥漫型多见于低危人群。

(二)超声表现

1.早期胃癌经腹超声难以显示。

2.进展期胃癌

(1)胃壁局限性、较广泛或全胃弥漫性增厚,胃壁分层不清或消失。

(2)病变部位多呈不均质低回声。

(3)胃壁局部明显隆起呈肿物状,表面不规则或不平整。

(4)溃疡型胃癌病变腔内侧表面可见凹陷,内含强回声。

(5)局部蠕动消失,表现僵硬。

(6)病灶较大时可引起胃腔狭窄。

(7)胃周围可见肿大淋巴结。

(三)诊断要点

胃壁局限性或弥漫性增厚,分层被破坏或消失,病变处蠕动消失。

(四)鉴别诊断

1.胃淋巴瘤 与胃癌相比,累及范围更广,病灶质韧而非僵硬,管腔明显狭窄的发生率低,无明显外侵征象。

2.溃疡型胃癌 需与胃消化性溃疡鉴别(详见胃溃疡部分)。

(五)超声检查的临床价值及其他影像学检查方法的选择

经腹超声能显示胃壁全层,可发现大部分进展期胃癌,可提供病灶部位、大小和大体分型等信息,估计病变侵犯胃壁的范围和深度,了解腹部器官转移情况,是胃镜和 X 线检查的有力补充手段,尤其是对老年体弱晚期患者,它是不可缺少的替代方法。但对早期胃癌检出率低,其灵敏度仅 15%,故不能作为早期胃癌的筛查手段。

胃镜能够直接观察胃黏膜变化,并可对病变组织进行活检,是诊断上消化道疾病的最重要的手段。而且对胃的癌前病变如胃息肉、胃溃疡、慢性萎缩性胃炎,尤其是伴肠上皮中度化生或不典型增生者可活检确诊后予以积极治疗,确保了胃癌的早期发现早期治疗。

X 线钡餐检查是胃肠道肿瘤检查的主要方法,对于老年人、儿童、有心血管并发症及恐惧胃镜者,X 线检查应是除胃镜外的首选。此外,X 线在诊断"皮革胃"中的价值高于胃镜。其诊断胃癌的局限性为假阴性率高。

超声内镜可准确地判断肿瘤浸润深度,特别是对 T1/2 和 T3/4 之间的区分准确性高。对评估肿瘤 N 分期也有一定价值。但该技术目前尚未广泛开展。

盆腹部 CT 主要用于肿瘤 M 分期,在评估 T 和 N 分期方面价值有限。

正电子发射断层显像(positron emission tomography,PET)在肿瘤 M 分期方面灵敏度高于CT。

(六)研究热点、难点与发展趋势

新生血管是胃癌组织生长、侵袭及转移的基础。因此术前判断肿瘤的血管生成情况对治疗策略选择和预后评估有重要价值。应用超声造影评估肿瘤内血管生成情况是目前研究热点。

四、结直肠癌

(一)临床表现与病理学概要

结直肠癌在我国的发病率和死亡率均保持上升趋势,其中城市高于农村,且结肠癌的发病率上升显著。大多单发,以直肠最常见,其次为乙状结肠和盲肠。早期结直肠癌可无明显症状,病情发展到一定程度可出现:①排便习惯改变。②大便性状改变(变细、血便、黏液便等)。③腹痛或腹部不适。④腹部包块。⑤肠梗阻相关症状。⑥贫血及全身症状,如消瘦、乏力、低热等。

与胃癌一样,根据肿瘤浸润深度可分为早期癌(局限于黏膜或黏膜下层,尚未累及肌层者)和进展期癌。进展期结直肠癌大体类型:①隆起型:肿瘤主体向肠腔内突出,边界清楚,有蒂或广基,表面可有溃疡,切面上肿瘤与周围组织分界较清楚,浸润较为表浅、局限。②溃疡型:是最常见的大体类型,肿瘤形成深达或贯穿肌层之溃疡。③浸润型:肿瘤向肠壁各层弥漫浸润,使局部肠壁增厚,但表面无明显隆起或溃疡。

(二)超声表现

1.肠壁局限性、非均匀性增厚,分层不清或消失,与内侧肠腔侧气体混合形成"假肾征",

无气体时可呈不规则肿物。

2.病灶内部呈较低回声。

3.病变肠段管壁僵硬,蠕动消失,横断面上可为全周性或非全周性累及。

4.可出现肠腔狭窄,病灶近端梗阻或正反向套叠。

5.肠周淋巴结或肝脏转移。

(三)诊断要点

排便习惯或大便性状改变,大便潜血试验阳性,血癌胚抗原(carcinoembryonic antigen,CEA)、糖类抗原19-9(carbohydrate antigen 19-9,CA 19-9)等肿瘤标志物增高。超声发现肠壁局限性增厚或不规则肿物,分层消失,管壁僵硬无蠕动。

(四)鉴别诊断

1.炎性肠病 与肿瘤相比,累及肠道范围要更广(常常长于10cm),并可累及多段肠管。肠壁增厚程度较肿瘤轻,严重时也可分层消失,但比较均匀,僵硬度不高。炎症可累及肠管周围,肠周脂肪组织较一致地增厚。

2.肠结核 在国内较常见,好发于回肠末端、盲肠和升结肠。与结肠癌症状相似,但全身症状更加明显,如午后低热或不规则发热、盗汗、消瘦乏力。超声表现与结肠癌难以鉴别,管腔狭窄较明显,但腹腔积液相对较多且出现较早,可作为参考。

3.淋巴瘤 好发于回肠末端和盲肠、升结肠。黏膜相对比较完整,出血较少见。超声表现为肠壁增厚或形成肿物。与结肠癌相比,病灶回声更低,肠腔狭窄和肠梗阻发生率低。

4.回盲部晚期癌 局部常发生坏死溃烂和感染,易误诊为阑尾脓肿。在包块中发现尚未破坏的阑尾管状结构有助于明确诊断。

(五)超声检查的临床价值及其他影像学检查方法的选择

1.经腹超声对进展期结肠癌有较高显示率,可显示肿瘤部位、大小、与周围组织关系,方便快捷。但其对早期结肠癌的检出率低,故不宜作为首选方法。经腹超声在显示肿瘤有无腹部转移灶,包括腹腔、腹膜后淋巴结转移,大网膜、肠系膜、盆腔及肝脏转移灶等,有一定的价值,但对于较小的(小于5mm)淋巴结的检出与判断有难度。直肠腔内超声除可发现肿瘤外,还可用于T分期,可作为中低位直肠癌诊断及T分期的常规检查。

2.所有疑似结直肠癌的患者在情况允许时均推荐行结肠镜检查,可直接显示病灶,了解其距肛缘距离、大小、形态、单发或多发,并可对可疑病变进行组织活检。

3.超声内镜是判断结直肠癌侵入肠壁深度及了解有无局部淋巴结转移的首选手段,尤其适用于较表浅的病灶。但此技术目前尚未广泛开展。

4.MRI 软组织分辨率高,可清晰显示肠壁,因而可用于肿瘤分期。与超声内镜相比,MRI因显示范围大,更适用于评估较大肿瘤的分期情况,且其对淋巴结转移的评价更具优势。MRI对直肠壁显示更清晰,可显示分层情况,因而可常规用于直肠癌分期。此外,MRI对肝脏较小的转移灶灵敏度高。

5.CT 不建议作为诊断结直肠癌的常规方法,但是是肿瘤 M 分期的首选方法。

6.气钡双重造影是诊断结直肠癌的常用和重要手段,可发现肿瘤,并显示其大体形态。但疑有肠梗阻的患者应慎重选择。

7.PET/CT 可用于病情复杂、常规检查无法明确诊断者;术前检查提示为Ⅲ期以上肿瘤,了解有无远处转移者。

(六)研究热点、难点与发展趋势

结直肠癌的预后和治疗方法选择与病变分期紧密相关。如何提高术前分期的准确性是目前临床难点。超声方面,有研究显示超声造影可通过检测病灶血管密度预测结直肠癌浸润范围。随着分子生物学技术及基因组学研究的进步,在传统解剖学分期的基础上系统联合肿瘤生物学标志物及基因信息,是未来癌症分期的发展趋势。

五、胃肠道淋巴瘤

(一)临床表现与病理学概要

胃肠道淋巴瘤多为非霍奇金淋巴瘤,是结外淋巴瘤最常累及的部位。原发性胃肠道淋巴瘤(primary gastrointestinal lymphoma,PGIL)极为少见,仅占胃肠道恶性肿瘤的 1%~4%,而继发性受累相对常见,占非进展期非霍奇金淋巴瘤的 10%。该病可累及整个消化道,最常累及胃(68%~75%),又以胃窦及胃体部多见,其余依次为包括十二指肠的小肠(约 9%)、回盲部(7%)、直肠(2%)、结肠广泛受累(1%)。6%~13%累及多个部位。

胃淋巴瘤发病高峰年龄为 50~60 岁,男性稍多。常见临床表现有上腹痛或不适、厌食、体重减轻、恶心、呕吐及大便潜血阳性。由于溃疡坏死不如胃癌明显,故消化道出血和贫血症状不明显。

小肠淋巴瘤发病年龄呈双峰状,部分特殊类型的淋巴瘤青少年多见,另外的则多见于中老年。病程较胃淋巴瘤短,症状较明显,主要有腹痛、腹泻、吸收不良、体重下降、间歇性出血及腹部包块等。

胃肠道淋巴瘤起自黏膜固有层和黏膜下层的淋巴组织,在此层面沿管腔长轴生长。大体形态分为肿块型、溃疡型、浸润型(黏膜下浸润,使黏膜皱襞增厚隆起)及多结节型,以浸润型多见。胃肠道淋巴瘤无成纤维反应,受累肠壁蠕动尚存在。当病变破坏肠壁内自主神经丛时,肠壁肌张力下降,出现肠腔局部扩张、运动减弱。从组织类型来说最常见的为弥漫大 B 细胞淋巴瘤,其次为黏膜相关淋巴组织(mucosal-associated lymphoid tissue,MALT)淋巴瘤。

(二)超声表现

1.胃肠管壁增厚,以黏膜下层为著,晚期则分层消失。

2.局部肿物,但长度较长、范围较大。

3.病变内呈极低回声,但后方回声可增强,部分病变内呈结节融合状。

4.病变质地较软,有时加压可变形,可见蠕动。

5.胃肠腔狭窄但少见,部分可扩张呈"动脉瘤样"的表现。

6.病变周围可见多发肿大淋巴结。

(三)诊断要点

中青年发病,胃或肠道管壁较大范围增厚,回声极低,质地相对偏软,可有蠕动,周围淋巴结肿大。

(四)鉴别诊断

1.胃癌、结直肠癌　发病年龄相对较大,管壁受侵范围一般较淋巴瘤小,更倾向于向外浸润,僵硬突出,易出现管腔狭窄。另外,淋巴瘤胃周、肠周淋巴结肿大比癌要多见。

2.胃肠道间质瘤　多表现为向腔外生长的肿块,多为孤立肿物,常有中心坏死,淋巴结转移少见。

3.克罗恩病　一般为肠道多节段性病变,范围较长较广,常致肠梗阻。周围肠系膜内可有淋巴结肿大,但体积一般较小。

(五)超声检查的临床价值及其他影像学检查方法的选择

1.超声可显示胃肠道淋巴瘤的部位、范围、病变浸润深度,判断淋巴结及邻近器官有无累及,并进行初步的鉴别诊断。

2.增强 CT 是诊断小肠淋巴瘤的重要手段。胃肠道黏膜线样强化,此征象与相邻胃肠黏膜相延续是本病较为特异的征象。多部位增强 CT 检查可用于对淋巴瘤进行分期。

3.内镜是发现胃、结直肠淋巴瘤最常见的手段,且内镜下取活检是目前常用的确诊方法,但因取材较表浅,活检成功率较低。由于淋巴瘤起源于胃肠壁淋巴组织,沿黏膜下层生长,晚期才累及黏膜层,因此内镜早期诊断率偏低。

4.消化道造影常常只能显示胃肠道淋巴瘤的一些间接征象,诊断特异度较低。

5.PET/CT 不仅可以显示胃肠道淋巴瘤病灶形态和分布范围,还能提供病灶功能和代谢信息,有较高的诊断价值,同时对评价化疗效果具有重要意义。

6.超声内镜用于判断肿瘤浸润深度和有无胃肠周围淋巴结肿大。

7.胶囊内镜可用于其他影像难以判断的、可疑的小肠病变,但该方法难以对可疑部位重复观察。

(六)研究热点、难点与发展趋势

1.内镜下对黏膜下病变活检成功率低。超声内镜引导下穿刺活检是目前研究热点之一。

2.小肠疾病是临床难点或"盲点",缺乏有效的检查手段,尤其是对黏膜下病变如淋巴瘤等。2007 年,国外学者提出小肠超声内镜检查的理念,理论上小肠超声内镜可显示小肠壁层次,对微小病灶诊断应优于经腹超声和 CT。但该项技术目前尚处于研究阶段。

六、胃肠道间质瘤

(一)临床表现与病理学概要

胃肠道间质瘤(gastrointestinal stromal tumor,GIST)是胃肠道最常见的间叶源性肿瘤,具有广谱生物学潜能,临床表现可以从良性到恶性,免疫组化检测通常 CD117 和 CD34 有表达,显示有卡哈尔(Cajal)细胞分化,大多数病例具有酪氨酸激酶受体(c-kit)或血小板源性生长因子(platelet-derived growth factor,PDGF)活化突变。好发于中老年,40 岁以下少见。男性略多于女性。临床表现取决于肿瘤发生的部位及大小,最常见的症状是贫血、体重下降、消化道出血、腹痛和肿块相关症状,也可出现梗阻、套叠症状或肿瘤破裂引起的腹膜炎症状。肿瘤较小者(径线<2cm)常无症状,多为偶然发现。

GIST 可发生于胃肠道的任何部位,好发于胃(50%~60%)和小肠(30%~35%),其次为结直肠(5%)、食管(1%),偶发于消化道外(网膜、肠系膜和腹膜)。最常见的转移部位为肝脏、腹膜和网膜。大体标本表现为起源于胃肠道管壁肌层内的肿块,可向腔内生长,使黏膜隆起,引起继发性溃疡;或同时向腔内外生长形成"哑铃"状;部分肿瘤向外生长,表现为浆膜下肿物;肿瘤多边界清楚,圆形或分叶状,切面灰白或灰红色,可有出血、坏死、囊性变等。

(二)超声表现

1.来源于胃壁或肠壁的实性肿物,多呈类圆形,突向腔内或腔外,大小数毫米至十几厘米不等,有包膜回声(图1-4,图1-5)。

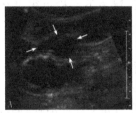
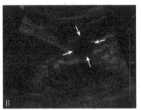

图1-4　胃间质瘤(箭头所示)的超声表现

A.胃体下段长轴切面;B.胃体下段短轴切面

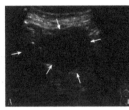
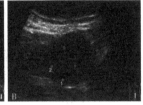

图1-5　小肠间质瘤(箭头所示)的超声表现

A.左下腹腔实性为主肿物,边界清楚,葫芦状,可随体位改变而移动;B.肿物内见不规则坏死液化区

2.内部回声不均质,较大者可有出血坏死,偶见钙化。因与胃肠道不相通,内部一般不会出现气体回声。

3.肿物处胃肠道黏膜多完整光滑。

4.部分肿物活动度较大。

5.肝内转移灶易发生液化坏死。

(三)诊断要点

胃或小肠壁内或外生性肿物,但与管壁关系均密切,其边界清楚,常见包膜回声,较大者内部回声不均质。

(四)鉴别诊断

1.**胃癌或结肠癌**　多呈浸润性生长,致管壁不规则增厚,并且僵硬,易导致胃肠道梗阻。而 GIST 多垂直于胃肠道管壁生长,具有体积大但附着点局限的特点,一般不影响胃肠道蠕动功能,很少发生梗阻。此外,GIST 以血行转移为主,肝脏转移多见,其次为种植转移。而胃癌、结肠癌常首先发生淋巴结转移。

2.淋巴瘤 累及腹腔或腹膜后肿大的淋巴结,部分可堆积形成较大肿物,常环绕动脉形成"三明治"征象。

(五)超声检查的临床价值及其他影像学检查方法的选择

1.超声除可发现 GIST 病灶外,可用于判断 GIST 生物学行为,恶变的间质瘤常体积较大(≥5cm),多位于小肠或直肠,形态不规则,内部回声明显不均匀,坏死液化灶较多见,超声造影显示内部呈显著的不均匀性增强。

2.盆腹腔增强 CT 是 GIST 的主要诊断手段,并常用于分期和评估疗效及术后随访。但有时无法判断外生性肿瘤起源部位。MRI 常用于无法行增强 CT 者和直肠、肝脏病变。

3.GIST 为黏膜下病变,胃镜诊断价值有限,胃镜下活检也很难获得足够的组织量以供诊断。

4.超声内镜

(1)判断较小 GIST(直径<2cm)的生物学行为,边缘不规则、表面有溃疡、内部回声不均质和出现高回声均为恶性指征,应首先考虑手术治疗。

(2)如果术前需要靶向治疗,首选超声内镜引导下细针活检,而经皮穿刺有一定的针道种植和肿瘤破溃导致腹腔播撒的风险,直肠中下段 GIST 可经直肠壁进行穿刺活检。

(六)研究热点、难点与发展趋势

用伊马替尼做靶向治疗是 GIST 治疗的突破性进展。如何评估疗效是目前临床难点之一。目前认为使用靶向药物治疗后,肿瘤在大小不出现变化的情况下,可出现内部性状改变,如出血、坏死等。PET 作为功能影像学成像,在如何更有效、更准确地判断 GIST 靶向治疗疗效方面有较大价值,但仍有约 20%病灶无法显示。应用超声造影进行评估是目前研究热点,进一步制订评估标准是研究重点。

七、肠梗阻

(一)临床表现与病理学概要

任何原因引起的肠内容物通过障碍统称肠梗阻,是常见的外科急腹症之一。肠梗阻按病因可分为机械性和非机械性两大类。机械性肠梗阻临床上最常见,可由下列原因引起:①肠管本身病变,如肿瘤、炎症或狭窄,肿瘤是结肠梗阻最常见的原因。②肠管外压迫,如粘连、腹内外疝或肿块压迫,其中术后粘连是小肠梗阻的首位病因(75%)。③肠管内异物阻塞,如胆结石、粪石或蛔虫等。非机械性肠梗阻是由于各种类型的神经肌肉功能紊乱所致,又分为动力性(包括麻痹性和痉挛性)和血运性(由于肠管的动脉或静脉血液循环障碍所致,前者占75%)两大类,肠壁血运障碍且有缺血坏死,又称为绞窄性肠梗阻。

按梗阻部位可分为高位小肠梗阻(十二指肠和空肠近端梗阻)、低位小肠梗阻和结肠梗阻。肠梗阻的主要症状包括腹痛、呕吐、腹胀和肛门停止排气排便。机械性肠梗阻腹痛的特点是阵发性绞痛,麻痹性肠梗阻腹痛则为持续性胀痛。高位小肠梗阻呕吐频繁,腹胀不明显;低位小肠梗阻和结肠梗阻时则腹胀常见,且早出现。

肠梗阻的主要病理生理表现为梗阻部位以上肠管内积聚大量气体和液体,肠管扩张。肠管扩张引起肠腔压力增高,肠壁变薄,血液循环障碍。首先肠壁静脉回流受阻,血管通透性增加,液体可渗入腹腔引起腹腔积液;进而动脉血运障碍,严重缺血缺氧时可出现肠坏死、穿孔。机械性肠梗阻时,梗阻部位近端肠管蠕动亢进;麻痹性肠梗阻时则肠蠕动减弱甚至消失。

(二)超声表现

1.机械性肠梗阻

(1)梗阻部位以上肠管扩张,小肠直径大于 2cm,结肠直径大于 4cm;管腔内积气、积液;蠕动亢进,可见肠内容物"往返运动"。

(2)梗阻部位远端肠管塌陷空虚。

(3)有时可发现肠梗阻的原因,如梗阻末端结石或粪石、肿瘤、肠套叠、腹外疝等。

(4)腹腔积液。

2.麻痹性肠梗阻　表现为全小肠或小肠和结肠扩张,肠蠕动明显减弱或消失,腹腔积液。

3.血运性肠梗阻　发病急,肠壁均匀性显著增厚,回声减低,血流信号明显减少,腹腔积液。

(三)诊断要点

1.临床表现为"痛、吐、胀、闭"。

2.有腹部手术、腹部或盆腔肿瘤、炎性肠病和放疗病史。

3.超声检出肠管扩张,积气、积液,蠕动亢进或减弱等。

(四)鉴别诊断

机械性肠梗阻应与麻痹性肠梗阻或血运性肠梗阻进行鉴别。麻痹性肠梗阻多发生于腹部手术后,或由腹膜炎、创伤、肠缺血、精神药物等引起。除病史外,观察肠蠕动情况非常重要,机械性肠梗阻近端肠管蠕动增强,而后两者则表现为肠管蠕动减弱或消失。

(五)超声检查的临床价值及其他影像学检查方法的选择

1.超声在肠梗阻诊断中的价值

(1)明确是否为肠梗阻,并与部分急腹症进行鉴别诊断。

(2)鉴别机械性还是麻痹性肠梗阻。

(3)提示病情严重程度,如短期内腹腔积液大量增加,或肠蠕动由强变弱,说明肠壁血供障碍,应尽快手术。

(4)可以发现部分肠梗阻的原因。

(5)超声尤其适合重症患者出现急腹症时行床旁检查。其局限性为当肠管明显积气时,超声的显示会受到明显影响,此时 CT 的优势就得以显现。

2.腹部 X 线平片是肠梗阻首选的、最基本的检查方法,可以判断是否存在肠梗阻及初步判断梗阻水平,但难以确定梗阻部位、原因及肠管血运情况。

3.增强 CT 是诊断肠梗阻的重要影像手段,常用于判断梗阻部位和严重程度、明确病因,判断有无并发症。

4.MRI 多方位成像、多序列扫描,良好的软组织分辨率及丰富的后处理软件在判断小肠疾病方面较其他影像具有优势,但因其成像时间长,且需患者反复屏气,限制了其在急腹症中的应用。因此,目前多用于慢性疾病,如克罗恩病等引起的肠梗阻。

(六)研究热点、难点与发展趋势

临床上判断是否为绞窄性肠梗阻对选择手术时机至关重要。以往缺乏灵敏度高、特异度强的血清学检测指标和早期影像学诊断依据。新近研究发现一些新的血清学指标,如肠脂肪酸结合蛋白、D-二聚体等,能提高临床诊断的准确性。目前已有应用增强 CT 判断肠管血供情况的研究,结果显示缺血的肠管其 CT 值低于正常肠管,坏死者则无增强。理论上也可应用超声造影判断肠管血供情况,但目前尚无该方面的研究。

第二章　妇科超声

第一节　子宫疾病

一、子宫先天性发育异常

子宫先天性发育异常是生殖器官发育异常中最常见的,临床意义较大。受某些因素影响,两侧副中肾管在演化过程的不同阶段停止发育,形成各种子宫发育异常,包括子宫未发育或发育不全(无子宫、始基子宫、幼稚子宫)、两侧副中肾管会合受阻(残角子宫、双子宫、双角子宫),以及副中肾管会合后中隔吸收受阻所致的纵隔子宫等。

(一)子宫未发育或发育不全

1.病理与临床

(1)先天性无子宫:两侧副中肾管向中线融合形成子宫,如未到中线前即停止发育,则无子宫形成;先天性无子宫常合并先天性无阴道;卵巢可正常。临床表现为原发性闭经,但第二性征可正常。

(2)始基子宫:两侧副中肾管向中线融合后不久即停止发育,导致子宫发育停留在胎儿期,子宫很小且多数无宫腔或虽有宫腔但无内膜。临床亦表现为原发性闭经,第二性征可正常。

(3)幼稚子宫:青春期以前的任何时期,子宫停止发育,导致青春期后子宫仍为幼儿时期的大小。幼稚子宫临床可表现为原发性闭经、痛经、月经量过少、不孕等。

(4)单角子宫:一侧副中肾管发育完好,一侧未发育所致。发育完好的一侧形成单角子宫,该侧有一发育正常的输卵管。约65%合并残角子宫畸形,常伴同侧肾发育异常。临床表现包括痛经或原发性不育等;妊娠时可能引起流产或难产。

(5)残角子宫:一侧副中肾管发育正常(发育侧子宫),另一侧副中肾管中下段在发育过程中停滞,形成不同程度的残角子宫。表现为发育侧子宫旁有一小子宫及其附件,小子宫有纤维组织束与发育侧的单角子宫相连。

残角子宫类型:残角子宫可分为无内膜型及有内膜型,后者根据其内膜腔与发育侧宫腔是否相通分为有内膜相通型与有内膜不相通型。当内膜有功能的残角子宫与发育侧子宫腔不相通时,月经来潮后即出现周期性下腹疼痛症状,经血逆流至腹腔可发生子宫内膜异位症。

残角子宫妊娠:残角子宫妊娠早期多无症状,有症状时与输卵管间质部妊娠相似。由于残角子宫壁肌层发育不良,肌壁较薄,不能随胎儿生长而相应增长;如未能及时发现和诊断,随着胚胎生长发育,常在妊娠3~4个月时自然破裂,引起大出血危及孕妇生命,因此,及时诊治非常重要。

2.超声表现

(1)先天性无子宫:纵切或横切扫查时下腹部均探查不到膀胱后方的子宫图像。常合并无阴道,双侧卵巢表现可正常。

(2)始基子宫：子宫表现为一很小的条索状低回声结构，子宫长径<2.0cm，宫体、宫颈分界不清；无宫腔线回声及内膜回声。双侧卵巢表现可正常。

(3)幼稚子宫：子宫各径线均明显小于正常，经腔内超声测量子宫前后径(即子宫厚径)<2.0cm，宫颈相对较长，宫体与宫颈之比约为1：2，内膜薄。双侧卵巢表现可正常。

(4)单角子宫：子宫外形呈梭形，横径较小，宫腔内膜呈管状，向一侧稍弯曲，同侧可见正常卵巢。当二维超声上子宫横径小或宫腔内膜位置偏于一侧时应考虑到单角子宫可能。二维超声上可能漏诊，三维超声能清晰显示宫腔呈香蕉形偏向单角一侧，可做出明确诊断。

(5)残角子宫：①盆腔内见一发育正常或偏小的子宫，其一侧可见一低回声包块与宫体相连，回声与子宫肌层相似，但与宫颈不相连。易与浆膜下肌瘤混淆。②内膜不相通型残角子宫，月经初潮后即形成残角子宫腔积血，表现为一相对正常子宫的一侧有中心为无回声的囊实性包块。③残角子宫妊娠：子宫一侧上方见圆形包块，内见妊娠囊及胎芽，周围可见肌层回声；较大时见成形胎儿，但肌层较薄。超声特点为偏向一侧盆腔的妊娠包块，另一侧见与之相连的相对正常的子宫；妊娠囊周围内膜层与正常宫颈管不相通；正常子宫腔内可见厚的蜕膜回声(内膜增厚)或假妊娠囊回声。

3.临床价值　超声检查是诊断子宫未发育或发育不全的主要影像检查方法。由于此类畸形患者常因合并先天性无阴道，或有阴道但处女膜未破(无性生活)而不能进行经阴道超声检查，因此，经直肠超声检查是此类子宫发育异常的最佳检查途径，对临床诊断帮助很大。

此外，残角子宫妊娠是需要特别引起注意的，避免漏、误诊的关键是要提高对此种异位妊娠的认识。

(二)两侧副中肾管会合受阻

1.病理与临床

(1)双子宫：两侧副中肾管发育后未完全会合，形成两个分离的子宫体和宫颈，附有各自的输卵管。常伴有阴道纵隔或斜隔。双子宫的宫颈可分开或相连。双子宫可无临床症状，月经正常，妊娠期分娩过程可无并发症。有症状者表现为月经过多、痛经、易流产、胎儿生长受限(fetal growth restriction，FGR)等。

(2)双角子宫：两侧副中肾管已大部会合，但子宫体仍有部分会合不全，子宫体在宫颈内口水平以上的某一部位分开，导致子宫两侧各有一角突出，称双角子宫。双角子宫妊娠可发生流产或早产。

(3)弓形子宫：为子宫底部未完全会合，宫底部中央区有轻度凹陷，宫壁向宫底部宫腔轻微突出，是症状最轻的一种子宫发育异常。

2.超声表现

(1)双子宫：可见两个完全分开的子宫，横切面观察尤为清楚，两子宫间有深的凹陷，均有内膜、肌层和浆膜层；多可见横径较宽的双宫颈，两个宫颈管回声彼此相邻但完全分开。偶也可为双子宫、单宫颈。

(2)双角子宫：子宫外形异常，上段分开、下段仍为一体，横切面上可见两个分开的宫角，中间凹陷呈"Y"形或马鞍形；宫腔内膜回声也呈"Y"形。三维超声表现：三维超声冠状切面可以直观显示子宫底中央的凹陷及两侧的子宫角，整个子宫外形呈"Y"形或呈蝶状、分叶状；宫腔内膜也呈"Y"形或蝶状。

(3)弓形子宫:子宫外形、轮廓正常或仅宫底处略凹陷;子宫横切面见宫底部肌层增厚,此特点在三维超声冠状面上显示更清楚,可见宫底部内膜呈弧形内凹;在冠状面上于两侧宫角内膜处做一连线,计算宫底处子宫内膜弧形内凹的垂直距离(内凹的深度),弓形子宫此深度<1cm,两内膜所成夹角通常 >90°。这一点有助于与不全纵隔子宫相鉴别。

3.临床价值及注意事项　超声检查是子宫先天性发育异常首选检查方法及主要诊断手段,特别是三维超声成像大大提高了超声对子宫发育异常的诊断能力,对临床帮助很大。

(三)两侧副中肾管会合后中隔吸收受阻

1.病理与临床

(1)纵隔子宫:两侧副中肾管会合后,中隔吸收的某一过程受阻,使中隔完全性或部分性未吸收,即形成不同程度的子宫纵隔,称纵隔子宫,是最常见的子宫发育异常。子宫外形、轮廓正常。

纵隔子宫分为两种类型:①完全纵隔子宫,纵隔由子宫底直至子宫颈内口或外口,未吸收的中隔将子宫腔完全分为两半,即有 2 个子宫腔;此型常伴有阴道纵隔。②不完全纵隔子宫,纵隔终止于子宫颈内口以上任何部位。

纵隔子宫可正常生育,也可导致不孕、自然流产、习惯性流产、宫颈功能不全、早产或FGR 等。

2.超声表现

(1)二维超声表现:①子宫外形、轮廓正常,但宫底横径较宽。②横切面见 2 个宫腔内膜回声,间以一带状低回声,即中隔回声。③若纵隔延续至宫颈,见 2 个完整的宫腔内膜回声,为完全纵隔子宫;若两侧内膜回声在宫腔中部或下部汇合,则为不完全纵隔子宫。

(2)三维超声表现:①纵隔(中隔):三维超声成像的冠状面图像上子宫体中央可见一清晰的与子宫肌壁回声相似的低回声带(纵隔),自子宫底部向下延伸达到(完全纵隔子宫)或未达到宫颈(不完全纵隔子宫)。三维超声不仅可以清晰显示宫腔中的纵隔长度,鉴别完全与不完全纵隔子宫,还可以显示纵隔的形态、厚度等。②内膜:由于完全纵隔子宫的纵隔达到宫颈,因此,宫腔内膜回声呈很深的"V"形或彼此并列;不完全纵隔子宫的纵隔未达到宫颈,宫腔下段为一个宫腔,因此,宫腔内膜回声呈"Y"形,两内膜所成夹角常<90°。

3.鉴别诊断

(1)子宫发育异常与子宫肌瘤的鉴别:①双子宫可能误诊为子宫肌瘤,子宫肌瘤向外突使子宫外形改变也可能误诊为双子宫。鉴别要点是子宫肌瘤结节内无宫腔内膜回声,回声水平通常较正常子宫肌层回声低。②残角子宫时,由于有一相对正常的子宫回声,可能将残角子宫误诊为子宫浆膜下肌瘤或阔韧带肌瘤,应仔细观察其回声水平与子宫肌层的一致性、与子宫相连情况及有无内膜回声。

(2)双角子宫与双子宫的鉴别:双角子宫表现为子宫底中央凹陷,呈 2 个形状完整的宫角(常呈锐角,有时膀胱可见"V"形切迹),宫体仍有部分是融合的;而双子宫则见 2 个完全分开的完整宫体,两宫体间常见肠管回声。

(3)双子宫与纵隔子宫的鉴别:前者外形为 2 个完全分离的子宫,后者外形正常或仅宫底处略凹陷,易于鉴别。

(4)双角子宫与纵隔子宫的鉴别:双角子宫内膜形态与不完全纵隔子宫很相似,尤其需要仔细鉴别。双角子宫外形异常,子宫底中央明显凹陷,呈双角表现,而不完全纵隔子宫宫底形态正常或略凹陷,可资鉴别。

(5)弓形子宫与不完全纵隔子宫的鉴别:两者的子宫外形、轮廓均呈正常表现或宫底轻度凹陷,二者的鉴别诊断需依靠三维超声成像。三维超声冠状面上于两侧宫角内膜处做一连线,计算宫底处子宫内膜弧形内凹的垂直距离(内凹的深度),弓形子宫此深度≤1cm,且两内膜所成夹角常>90°;而不完全纵隔子宫此深度>1cm,两内膜所成夹角多<90°。

4.临床价值

(1)经阴道探头更靠近子宫,对双角子宫、残角子宫、纵隔子宫及一些复杂子宫畸形观察更佳;经腹超声可以观察整个子宫外形、轮廓,对双子宫等外形的观察会更全面。因此,二者结合可提高对子宫畸形的诊断准确性,避免不必要的漏诊或误诊。

(2)三维超声成像显示子宫冠状面,能更准确、直观地显示宫腔内膜结构,较好地对纵隔子宫进行分型判断,为手术治疗提供可靠参考资料,是纵隔子宫最佳的诊断手段。

(四)先天性阴道斜隔综合征

1.病理与临床　阴道斜隔综合征指双子宫、双宫颈时,阴道内隔膜自宫颈一侧斜行附着于阴道壁一侧(阴道斜隔),影响该侧宫腔、宫颈通畅性;多伴有斜隔侧的泌尿系畸形(肾阙如)。

临床表现为初潮后痛经、下腹部坠痛、白带多、有异味或经期延长等。

2.超声表现

(1)横切面显示2个完全分离的子宫体回声,两侧子宫可对称或大小不一;两宫腔内均见宫腔内膜回声;一侧宫腔(斜隔侧)常伴有明显积液(即积血)。

(2)一侧(斜隔侧)子宫下方见一边界清楚的无回声区,内见稀疏至密集的点状回声,其上方可见与之相连的宫颈及宫体回声,有时可见包块与宫颈管及宫腔内积血的相连关系,该包块即为阴道内斜隔上方积血所致的囊性包块。

(3)腹部检查见一侧肾阙如,多为宫腔积血侧(斜隔侧)肾阙如。

(4)经会阴超声检查可观察阴道内斜隔走行及其距宫颈外口距离等。

3.鉴别诊断　处女膜闭锁:也可表现为宫颈下方囊性包块,但阴道斜隔综合征有双子宫畸形,并伴一侧宫腔积液、一侧肾阙如。经会阴超声有助明确阴道内斜隔的诊断。

4.临床价值　超声检查以其准确、快捷、实时、无创等优势成为本病的首选诊断方法。超声不仅能显示子宫及宫颈的数目、形态、阴道积血情况,还能准确诊断肾阙如。

(五)三维超声在子宫发育异常中的诊断作用

二维超声,特别是经阴道二维超声可以提供子宫、宫颈、附件区域及部分阴道的清晰图像,在女性生殖道发育异常中的诊断价值是不容置疑的,但由于二维超声无法显示子宫冠状切面,在一定程度上限制了其对子宫发育异常的诊断能力。三维超声成像是对二维超声的很好补充。

三维超声成像的子宫冠状切面可显示整个子宫外形轮廓、宫腔内膜回声及宫腔形态,操作可重复性强,能更清晰、直观、立体地观察子宫及内膜的空间位置关系,较准确地对子宫先天性发育异常进行分类及鉴别诊断。国内外文献报道,三维超声对子宫发育异常的诊断灵敏度和特异度均较高(92%~100%),能为临床治疗和手术提供更为准确的信息。特别是对纵隔子宫、双角子宫、弓形子宫等在二维超声检查上不易鉴别的子宫发育异常,三维超声有较强的诊断与鉴别诊断能力,是目前诊断子宫发育异常的最佳影像检查方法之一,值得推广应用。

二、子宫肌层病变

(一)子宫肌瘤

1.病理与临床　子宫肌瘤是女性生殖器官中最常见的良性肿瘤,育龄妇女中发生率高达20%~25%。子宫肌瘤发生原因尚不清楚,多数学者认为与长期和过度雌激素刺激有关。

根据子宫肌瘤与子宫肌壁的关系可分为3类。①肌壁间肌瘤:最多见,肿瘤位于子宫肌层内,周围有正常肌层受压形成的假包膜包绕。②浆膜下肌瘤:肌壁间肌瘤向子宫表面方向发展,大部分突出于子宫表面,肌瘤表面仅覆盖一层浆膜;当肌瘤向外生长,形成仅有一蒂与子宫相连时,称带蒂浆膜下肌瘤。③黏膜下肌瘤:靠近宫腔的肌壁间肌瘤向宫腔方向生长,使肌瘤大部分或完全突向宫腔内,肌瘤表面覆以子宫内膜。

肌瘤大小不一,大者可达10cm以上,使子宫明显增大、变形;小者仅黄豆大小,不改变子宫形态;数目上,子宫肌瘤常多发,甚至可多达几十上百个。

病理上,子宫肌瘤为实性肿瘤,质地较子宫硬,表面并无包膜,但有肌瘤压迫周围肌纤维所形成的假包膜;肌瘤供血主要来自假包膜;肌瘤切面可见瘤内平滑肌组织排列致密,呈旋涡样或编织样结构。

临床症状与肌瘤生长部位、大小、数目及并发症相关。①小的肌瘤多无症状,由超声检查发现。②经量增多、经期延长是子宫肌瘤最常见的症状,最易发生于黏膜下肌瘤和多发肌壁间肌瘤。③腹部包块多见于较大的浆膜下肌瘤或肌壁间肌瘤较大时。④肌瘤恶性变时,表现为短期内迅速增大,可伴有阴道不规则出血,若绝经期后肌瘤不缩小,反而继续快速增大时,尤应警惕。

妊娠期子宫肌瘤:妊娠期子宫血供丰富,肌瘤组织充血、水肿、肌细胞肥大,因此,妊娠时肌瘤常见增大(少部分肌瘤妊娠期可无明显变化);肌瘤变性也常见于妊娠合并的肌瘤,妊娠期特别要注意肌瘤的红色样变性,这是一种特殊类型的肌瘤坏死,可能由于子宫肌瘤增长较快,瘤体内的血供受阻,引起肌瘤充血、水肿,进而缺血、坏死,坏死区域血红蛋白自血管壁渗透到瘤组织内而呈现红色,故称红色样变性。其多发生在6cm以上的妊娠期肌瘤,患者可有发热、腹痛并伴有呕吐,局部明显压痛及白细胞增多。此外研究发现,妊娠早期肌瘤会增加流产危险性。

2.超声表现

(1)声像图特点:①子宫肌瘤以低回声为主,回声可不均匀,有时可见肌瘤特有的螺旋样回声排列;部分肌瘤后方回声有衰减或伴声影,使瘤体后边界显示欠清;肌瘤较大发生坏死、囊性变时,出现明显回声不均区域或无回声区。②肌瘤伴钙化时,于肌瘤内见灶状、团块状、半环状或环状强回声区,后方伴声影,有时整个肌瘤呈中强回声为弥散性钙化的表现。肌瘤钙化更多见于绝经后。③肌壁间小肌瘤并不引起子宫形态与大小的明显变化;较大肌壁间肌瘤使子宫体积增大,宫腔线可因肌瘤受压而变形、移位;较大肌瘤及多发肌瘤常向子宫表面突出,使子宫形态失常,表面凹凸不平。

(2)CDFI表现:肌瘤病灶周边的假包膜区域常可见半环状、环状或条状血流;肌瘤内部的彩色血流信号多分布在病灶周边区域,表现为病灶周边区域内条状或星点状散在分布的血流信号。

(3)黏膜下肌瘤的超声特点:宫腔内见低回声或中等回声区,使宫腔内膜回声受压移位;完全突向宫腔内的黏膜下肌瘤表现为宫腔内实性低回声病灶,内膜回声则包绕在病灶周围。最好用经阴道超声观察,以鉴别黏膜下肌瘤与内膜息肉等。宫腔生理盐水造影对鉴别黏膜下肌瘤与内膜息肉有帮助,并可以确定肌瘤的准确位置及肌瘤向宫腔内突出的百分比,为临床选择宫腔镜下切除或其他手术方式提供较大帮助。

(4)浆膜下肌瘤的超声特点:表现为向子宫表面明显突出的低回声区,边界清、形态规则;或表现为完全位于子宫外但有蒂与子宫相连的低回声包块,多数情况下可通过经腹或经阴道超声(transvaginal ultrasound,TVUS)的仔细观察找到肌瘤与子宫相连的蒂部,且 CDFI 下可发现肌瘤的血供来自子宫。

(5)妊娠期肌瘤红色样变性:超声表现以低回声为主,间以不规则无回声的混合回声区,为囊实性包块的特点。

(6)绝经后肌瘤:多数肌瘤在绝经后趋于稳定或缩小,但较常见钙化。这种钙化多由于肌瘤营养缺乏所致,钙化有时可仅表现为肌瘤回声弥散性增强,并无声影。此外,激素替代治疗的绝经后妇女,其肌瘤可能增大。绝经后患者肌瘤快速增大时,应警惕肌瘤恶变或子宫肉瘤的可能性。

3.鉴别诊断

(1)子宫腺肌瘤:子宫肌瘤与子宫腺肌瘤的鉴别,不论临床还是超声上都比较困难,需仔细判断。①包膜回声:子宫肌瘤有假包膜,边界较清楚,占位效应较明显;而腺肌瘤无包膜,无明显占位效应,病灶与周围肌层分界不清。②部位、数目和大小:子宫肌瘤可发生于子宫各部位,多发、数目不等,大小不一,小者仅数毫米,大者可达 10cm 以上;而腺肌瘤多发生于子宫后壁,以单发为主,平均大小在 4cm 左右。③内部回声:肌瘤以低回声多见,少数为稍强回声或等回声,多数回声较均匀,可伴钙化;而腺肌瘤多内部回声明显不均,见条索状或短线状强回声,有时可见小囊性区域,不伴钙化。④子宫形态:肌瘤因部位及数目不同,常致子宫表面形态不规则或凹凸不平,腺肌瘤多数不突出于子宫表面或仅轻度突出。⑤CDFI:肌瘤周边可见环绕或部分环绕血流信号,而腺肌瘤并非真正的肿瘤,周边血供不丰富,内部血供可稍丰富,有时可见正常血管穿行。值得注意的是,约有半数子宫腺肌症患者同时合并子宫肌瘤,这两种疾病常同时存在,增加了鉴别诊断的难度。

(2)卵巢肿瘤:带蒂浆膜下肌瘤完全向外生长,可能误诊为卵巢实性肿瘤,特别是肌瘤内部发生缺血、变性坏死、钙化等改变时,其声像图表现呈现多样化,更易误诊为卵巢肿瘤。鉴别要点是弄清楚肿块与子宫的关系,如能找到浆膜下肌瘤与子宫相连的蒂,则可明确诊断;TVUS 对蒂的观察优于经腹超声,仔细观察肿物内血流情况及血供的来源,尽量寻找蒂部血流,有助二者的鉴别;但 TVUS 观察范围有限,必须结合经腹超声以避免漏诊远离子宫的带蒂浆膜下肌瘤。当然,找到同侧正常卵巢结构是更有说服力的鉴别诊断的要点。

(3)内膜息肉:黏膜下肌瘤需与内膜息肉鉴别。黏膜下肌瘤多为低回声区,内膜受压移位;而内膜息肉回声多为中强回声,若在月经周期的增生期观察,内膜息肉的中强回声周边有低回声的增生期内膜包绕,易于鉴别;此外,CDFI 也有助二者的鉴别,息肉常见滋养血管自蒂部伸入病灶中央,而黏膜下肌瘤则以周边血流为主,带蒂黏膜下肌瘤亦可见自蒂部伸入病灶内的滋养血管,鉴别相对困难。

(4)子宫畸形:双角子宫或残角子宫有时可能误诊为子宫肌瘤。鉴别要点是双角子宫或残角子宫回声与子宫肌层回声一致,且可见宫腔内膜回声,而子宫肌瘤的回声多较正常子宫肌层回声低或高,且无宫腔内回声。

4.临床价值及注意事项　超声检查是子宫肌瘤诊断与随诊的最佳影像学检查方法,准确、详细的超声报告对临床制订手术方案有很大帮助。超声诊断子宫肌瘤时尚需注意以下几点。

(1)子宫肌瘤的超声报告应尽量详细描述肌瘤大小、位置、数目,以及血流情况等。近子宫表面的小肌瘤仅使子宫轮廓轻度变形,应注意观察避免漏诊;CDFI 评价肌瘤血流对临床决策有一定帮助。

(2)浆膜下肌瘤的蒂部通常有丰富血流信号,由子宫进入肿块内,应仔细寻找肿块与子宫连接部有无蒂,并不断改变声束与扫查角度,若能显示一支或数支血流由子宫穿入肿块内,即可判断其为浆膜下肌瘤。

(3)对小肌瘤的识别,对浆膜下、黏膜下及变性肌瘤等较复杂情况的观察,以及寻找肌瘤的蒂与血供来源等,TVUS 都明显优于经腹超声;但对巨大肌瘤、多发较大肌瘤,需结合经腹超声才能更全面观察。

(二)子宫腺肌症

1.病理与临床　正常情况下,子宫内膜覆盖于子宫体腔面,如因某些原因,使子宫内膜在子宫内膜区域以外的其他部位生长,即称为子宫内膜异位症。根据其发生的部位不同,可分为腹膜子宫内膜异位症、卵巢子宫内膜异位症及子宫腺肌症。

子宫肌腺症指子宫内膜组织(包括腺体和基质组织)弥散性或局灶性侵入子宫肌层内形成的一种病症,是子宫内膜异位最常见的形式之一。这种异位的子宫内膜随雌激素水平变化产生周期性少量出血,形成弥散性分布的局部微小囊腔。如入侵的子宫内膜仅局限于子宫肌层的某一处,形成一局灶性的内膜异位病灶,则称为子宫腺肌瘤。近年来,子宫肌腺症的发病率呈不断上升趋势,已成为妇科常见病、多发病,特别是由于其与不孕密切相关,正日益受到临床重视。

大体病理上,子宫均匀性增大、质硬,但很少超过孕 12 周大小。一般为弥散性生长,即弥散性子宫腺肌症,多累及后壁;剖面上子宫肌壁明显增厚且硬,肌层组织内见增粗的肌纤维和微小囊腔,腔内可含有陈旧性积血。子宫腺肌瘤则表现为局灶性病灶,与子宫肌瘤易自肌层内剥出的特点相反,很难将腺肌瘤自肌层内剥出。

子宫腺肌症镜下表现为子宫肌层内异位内膜小岛,内膜小岛由典型的子宫内膜腺体与间质组成,伴有周围纤维组织增生。

子宫肌腺症多见于 30~45 岁的妇女,主要临床症状包括进行性痛经、月经量增多、经期延长及不孕。妇科检查时发现子宫均匀性增大、质地较硬,有时有压痛。子宫腺肌瘤的局部结节触诊也较硬。

2.超声表现

(1)弥散性子宫腺肌症:①子宫呈球形弥散性增大;前后壁肌层常呈不对称性增厚,多为后壁增厚更明显;或仅表现为后壁或前壁的明显增厚。②受累肌层回声增强、明显不均,见紊乱的点状或条索状强回声,间以蜂窝状样小低回声区,有时也可见散在数毫米大小的无回声区。③后方常伴有放射状或栅栏状细条淡声影。

(2)子宫腺肌瘤:子宫肌层内局灶性不均质中等回声区,边界不清,回声结构特点与弥散性子宫腺肌症相似,病灶处子宫可有局限性隆起。

(3)子宫腺肌症常合并卵巢子宫内膜异位症:受累卵巢有内膜异位囊肿的相应表现。

3.鉴别诊断

(1)弥散性子宫腺肌症与子宫多发肌瘤:子宫肌瘤表现为子宫内多个大小不等的低回声区域,与子宫肌层分界较清,且子宫增大伴形态轮廓改变,见多个突起;而子宫腺肌症时子宫呈弥散性增大、饱满,外形轮廓规则,肌层呈弥散性不均质回声,根据这些超声特点不难鉴别弥散性子宫腺肌症与子宫肌瘤。

(2)子宫腺肌瘤与子宫肌瘤:鉴别要点见子宫肌瘤章节。对育龄妇女、有进行性痛经、病灶边界欠清、内部回声明显不均或见小囊者应首先考虑子宫腺肌瘤。

4.临床价值及注意事项

(1)根据声像图表现,结合临床病史、症状、体征及妇科检查,超声可对大多数子宫腺肌症做出判断,特别是对有典型声像图表现的弥散性子宫腺肌症,超声完全可以做出较明确的诊断。因此,超声在子宫腺肌症的诊断中发挥着越来越重要的作用。

(2)TVUS 能清楚观察子宫内部回声结构,有利于发现微小的囊性病灶,且 CDFI 观察也优于经腹超声,诊断困难时应进行 TVUS 检查,尤其是对过度肥胖、术后盆腔脏器粘连所致的解剖结构不清或肠胀气等患者,应采用此检查方法。

(3)部分子宫腺肌症患者同时合并子宫肌瘤,给诊断带来困难,应仔细观察子宫形态、回声及 CDFI 表现,并结合临床资料综合判断。

(4)误、漏诊原因:①对子宫腺肌症超声特征认识不足。②仅采用经腹超声检查,加上受肠气、肥胖等因素干扰,导致漏、误诊。③满足单一的诊断,对腺肌症常与子宫肌瘤同时存在的情况缺乏足够了解。④对局灶性腺肌瘤的声像图特征观察不充分,未能仔细辨认其边界及内部回声。应进行全面、仔细、多方位的扫查,并结合临床综合判断以减少漏诊和误诊。

(三)子宫肉瘤

1.病理与临床　子宫肉瘤是一组起源于子宫平滑肌组织或子宫肌层内结缔组织的子宫恶性肿瘤。多发生于 40~60 岁绝期前后的妇女。

子宫肉瘤组织学成分复杂,包括子宫平滑肌、内膜间质、结缔组织、上皮或非上皮等成分。分类繁多,且分类仍未统一。有学者按发生部位分为子宫平滑肌肉瘤、子宫内膜间质肉瘤、淋巴肉瘤等;按组织来源又主要分为间质来源及上皮与间质混合来源的混合型两类,间质来源包括子宫平滑肌肉瘤及内膜间质肉瘤,上皮与间质混合来源常见的如恶性中胚叶混合瘤(又称为恶性米勒管混合瘤,即子宫癌肉瘤)。

大体病理上,肿瘤体积较大,多位于肌壁间,可有较清楚假包膜或呈弥散性生长,与肌层完全分界不清;切面呈鱼肉样,肌瘤典型的螺旋样或编织样结构消失;瘤内常见出血、坏死。

阴道不规则出血为其最常见临床症状。表现为月经不规律或绝经后阴道出血;下腹疼痛也是较常见的症状,这是由于肿瘤增大迅速或瘤内出血、坏死或肿瘤穿透子宫壁所致;下腹部常可扪及包块;其他症状包括压迫症状(如尿频、尿急或尿潴留、大便困难、下肢水肿)。

子宫肉瘤虽罕见,但恶性程度高,较早血行转移,以及复发率高,预后差。

2.超声表现

(1)二维超声表现:①典型表现为子宫内形态不规则(或呈分叶状)、边界不清、回声不均的混合回声包块,内部回声为不规则无回声、低回声或中强回声相间分布,有时呈蜂窝样或网格样表现。②病灶以单发多见,少数表现为多发病灶。③病灶质地较软,探头加压可见变形。④子宫正常肌层变薄或受侵犯。

(2)CDFI:典型表现为内部及周边较丰富的血流信号,不规则且方向紊乱(杂乱彩色血流信号);可探及高速低阻型动脉频谱。

3.鉴别诊断

(1)子宫肌瘤:①子宫肌瘤形态规则,呈圆或椭圆形,而子宫肉瘤形态不规则。②子宫肌瘤以实性为主,见旋涡样回声结构,而子宫肉瘤多以囊实性包块为主,呈蜂窝样。③肌瘤边界清晰,肉瘤则边界模糊。④肌瘤的 CDFI 呈周边分布,边缘或可见环状或半环状血流,而肉瘤内部可见丰富血流,且多见杂色血流。

(2)子宫内膜癌:子宫内膜间质肉瘤可表现为位于黏膜下的病灶,需与子宫内膜癌进行鉴别。内膜癌多呈宫腔内不均匀中强回声,病灶内很少见无回声区。而黏膜下子宫内膜间质肉瘤一般多呈息肉状或实性肿物,回声不均匀常见病变坏死液化形成的无回声区。但文献报道约半数分化较好的内膜间质肉瘤可以局限于内膜层,呈内膜不均匀增厚,超声上很难与Ⅰ、Ⅱ期内膜癌鉴别,诊断性刮宫有助明确诊断。

4.临床价值　影像学检查仍是子宫肉瘤主要的术前诊断方法,超声为首选检查方法。根据超声表现及其他影像学检查结果,结合临床症状、体征及诊断性刮宫,可在术前对一部分病例做出诊断。

三、子宫内膜病变

(一)子宫内膜息肉

1.病理与临床　子宫内膜息肉是妇科常见疾病,其形成可能与炎症、雌激素水平过高相关。

大体病理上,息肉可单发或多发,呈卵圆形或舌形向宫腔内突起;病灶小者仅 1~2mm,一般直径多在 1cm 以下,最大者可达 5cm,充满整个宫腔;息肉质地柔软,表面光滑,呈粉红色;有蒂,蒂粗细、长短不一,蒂较长时息肉可突向宫颈管或阴道内;息肉表面可有出血坏死,也可合并感染。子宫内膜息肉由子宫内膜腺体及间质组成,表面被覆一层立方上皮或低柱状上皮;息肉中央部分形成纤维性纵轴,内含血管。

临床上,本病可发生于青春期后任何年龄,常见于 35~50 岁妇女。较小息肉常无临床症状。较大者或多发者常见症状:①月经改变,如月经过多、经期延长、月经淋漓不尽等。②阴道不规则出血,如经间出血或血性白带。③绝经后阴道出血。④息肉突入宫颈管或阴道内时,易发生坏死、感染等,引起不规则出血及脓性分泌物。

2.超声表现

(1)二维超声表现:①典型单发内膜息肉表现为宫腔内中强回声或中等回声区,与肌层分界清楚,呈卵圆形或舌形,回声常不均。②宫腔内膜线局部变形或消失。③增生期内膜呈低回声时观察,可见息肉的中等回声与正常内膜的低回声分界清楚。④多发内膜息肉则更多表现为子宫内膜回声增厚、不均,见多个中强回声区,与正常内膜分界欠清。⑤合并宫腔积液时,则形成自然的宫腔造影表现,内膜息肉显示清晰。

(2)超声检查时机:由于增生晚期与分泌期子宫内膜明显增生,声像图上表现为中强回声,与息肉回声相近,超声上难以清楚显示内膜息肉;增生早期子宫内膜较薄且呈低回声,与内膜息肉回声差别较大,此时检查,内膜息肉易于检出。因此,超声检查较合适的时机是月经干净后第1~7天。

(3)少数息肉病灶内可见多个小无回声区,为腺体扩张囊性变的表现,常见于绝经后妇女的内膜息肉。

(4)CDFI:典型表现为自息肉蒂部伸入息肉中央区的短条状彩色血流信号。

3.鉴别诊断　内膜息肉需与黏膜下肌瘤、内膜增生、内膜癌等子宫内膜病变鉴别。

(1)黏膜下子宫肌瘤:①黏膜下子宫肌瘤多呈圆形,而息肉以椭圆形多见。②肌瘤多以低回声为主,较明显球体感,后方可伴衰减,而息肉呈中等或中强回声,不伴衰减。③肌瘤致内膜基底层变形或中断,息肉时内膜基底层完整无变形。生理盐水宫腔超声造影有助明确诊断。

(2)子宫内膜增生:多表现为内膜均匀性增厚,宫腔线居中,不难与息肉鉴别。但当内膜增生表现为内膜不均匀性增厚时,则较难与多发小息肉鉴别。内膜囊性增生也难以与内膜息肉的囊性变区分。

(3)子宫内膜癌:内膜癌的内膜回声明显不均、与肌层分界不清,CDFI可见内膜癌病灶内及受浸润肌层处有丰富的彩色血流信号。但息肉体积较大且形态不规则、回声不均匀时难以与内膜癌鉴别。

4.临床价值　超声检查是子宫内膜息肉的首选影像检查方法,经阴道超声观察内膜更清晰,对于具有典型超声表现的息肉病灶,经阴道超声多可明确诊断。生理盐水宫腔超声造影对子宫内膜病变鉴别诊断有很大价值,有助鉴别内膜息肉、黏膜下肌瘤、内膜增生及内膜癌,当然,确诊仍需宫腔镜检查和刮宫病理检查。

(二)子宫内膜增生症

1.病理与临床　子宫内膜增生指发生在子宫内膜的一组增生性病变,是由于内源性或外源性雌激素增高引起的子宫内膜腺体或间质增生;其具有一定的癌变倾向,子宫内膜增生、不典型增生和子宫内膜癌,无论是形态学还是生物学上都呈一连续演变的过程。但研究表明,绝大多数子宫内膜增生是一种可逆性病变或保持长期良性状态,仅少数发展为癌。

病因学上,内源性雌激素刺激包括:①不排卵,见于青春期、围绝经期或内分泌失调、多囊卵巢综合征等,卵巢不排卵时子宫内膜持续性受到雌激素作用,无孕激素拮抗。②肥胖。③内分泌功能性肿瘤。外源性雌激素刺激包括:①雌激素替代疗法,若替代疗法仅用雌激素则会刺激内膜增生,需同时联合应用孕激素以避免内膜增生。②三苯氧胺等抗雌激素作用的药物应用,在雌激素低的条件下,三苯氧胺又有微弱的类似雌激素作用。

大体病理上,一般可见子宫内膜普遍增厚,可达0.5~1cm以上(指内膜实际厚度,而超声测量的为双层内膜厚度),表面光滑,柔软。

组织学上一般将子宫内膜增生分类为单纯增生、囊性增生、腺瘤样增生及不典型增生,按病变程度不同,不典型增生又可分为轻、中、重三度。重度不典型增生有时与内膜高分化腺癌较难鉴别。

子宫内膜增生可发生于任何年龄段,青春期、生育期、围绝经期或绝经期均可发生,以>40岁更多见。而子宫内膜不典型增生主要发生在育龄妇女。月经异常是本病突出症状之一,以不规则出血为最常见,一般为无排卵性功血;因内分泌失调造成长期不排卵使此类患者生育能力低、不孕。

2.超声表现

(1)子宫内膜增厚:育龄妇女内膜厚度>15mm;绝经后妇女的内膜厚度≥5mm。内膜增厚常为弥散性,也可为局灶或不对称性增厚。

(2)内膜回声:内膜呈均匀强回声,宫腔线清晰、居中;有时回声不均匀,见小囊性区域,为囊状扩张的腺体,又称内膜囊性增生。

3.鉴别诊断

(1)内膜息肉:①内膜息肉表现为宫腔内中强回声区,一个或多个,宫腔线不清或变形;内膜增厚则多表现为均匀强回声,宫腔线居中。②可选择在月经干净后1~7天进行超声检查,此时内膜处于增生期,易于识别息肉的中强回声;但对于月经异常不规则出血的患者,有时则较难鉴别内膜增生与息肉。③CDFI上如可见滋养血管自蒂部伸入息肉内,则可能有一定帮助。④绝经后妇女的内膜息肉较难与内膜增生鉴别。⑤宫腔生理盐水超声造影检查可鉴别内膜增生与息肉。

(2)子宫内膜癌:多发生于绝经后妇女,常有阴道不规则出血。超声检查见局部或弥散性宫腔内不均匀性中强回声区;但早期内膜癌可仅表现为内膜不均匀性增厚,与单纯内膜增生难以鉴别;诊断性刮宫是明确诊断的最佳检查方法,对绝经后阴道出血妇女内膜厚度≥5mm时,应进行诊刮以避免漏诊子宫内膜癌。

4.临床价值　超声检查是子宫内膜增生首选的影像检查方法。经阴道超声能够更好地观察内膜病变,特别是对绝经后妇女应强调采用经阴道超声评价。宫腔生理盐水造影在进一步评价内膜病变方面有一定价值。

但超声检查难以鉴别内膜增生与早期内膜癌、增生与小息肉等,均需通过诊断性刮宫及病理检查来明确诊断。

(三)子宫内膜癌

1.病理与临床　子宫内膜癌又称为子宫体癌,是女性生殖器官最常见恶性肿瘤之一,仅次于子宫颈癌,占女性生殖道恶性肿瘤的20%~30%。过去20年中子宫内膜癌的发病率呈明显上升趋势。发病率升高与内外环境因素均可能有关。

可以肯定雌激素和内膜癌的发生有密切关系,雌激素长期持续刺激,引起子宫内膜的过度增生、不典型增生,进而发生内膜癌。

子宫内膜癌的危险因素:肥胖、糖尿病、高血压三者可能与高脂饮食有关,而高脂饮食与子宫内膜癌有直接关系。其他危险因素:多囊卵巢综合征;月经失调;分泌雌激素的卵巢肿瘤如颗粒细胞瘤、卵泡膜细胞瘤等;外源性雌激素。

大体病理上,子宫内膜癌表现为癌组织局灶性或弥散性侵犯子宫内膜组织,局灶性者病变多位于子宫底部和宫角,后壁较前壁多见。早期局部病灶表现为内膜表面粗糙,可无明确肿物表现;当肿块向宫腔内生长时,形成突向宫腔的菜花状或息肉状肿块。

子宫内膜癌虽可发生于任何年龄,但平均年龄在 55 岁左右。主要表现为阴道不规则出血或绝经后出血。由于 50%~70% 患者发病于绝经之后,因此,绝经后出血是最常见的症状;未绝经者,则表现为不规则出血或经量增多、经期延长等。其他症状还包括阴道异常分泌物。

2.超声表现

(1)子宫内膜增厚:绝经后妇女未用激素替代疗法时,若子宫内膜厚度≥5mm,视为内膜增厚。子宫内膜癌的早期病灶可仅表现为内膜轻度增厚,且回声尚均匀,难与内膜增生鉴别,需诊断性刮宫。若内膜厚度<5mm,内膜癌的可能性小。

(2)病灶回声特性:子宫内膜癌病灶局灶性或弥散性累及宫腔,回声表现为局灶性或弥散性不均匀中强回声或低回声;中央出现坏死出血时可呈低回声或无回声区。内膜癌病灶形态通常不规则。病灶较大时,子宫肌层受压变薄。

(3)病灶边界:内膜癌病灶可以有较清楚的边界。但当肿瘤浸润肌层时病灶与肌层分界不清,局部受累肌层呈低而不均匀回声,与周围正常肌层界限不清。

(4)当病灶位于子宫颈内口附近或累及宫颈或癌肿脱入宫颈管引起阻塞时,可出现宫腔积液。

(5)CDFI 病灶内可见较丰富点状或短条状血流信号,有肌层浸润时,受累肌层局部血流信号也增加。

3.鉴别诊断

(1)子宫内膜息肉:详见子宫内膜息肉相关内容。

(2)子宫内膜增生:①内膜增生时内膜多呈较均匀性增厚,而内膜癌回声则不均匀、不规则。②内膜增生时增厚内膜与肌层分界清,而内膜癌累及肌层时分界不清。③内膜癌病灶及受浸润的肌层内有较丰富的血流信号,对鉴别诊断也有较大帮助。当然,早期子宫内膜癌与内膜增生在超声上是较难鉴别的。

(3)晚期子宫内膜癌偶尔需与多发性子宫肌瘤鉴别。多发性子宫肌瘤结节周边可见假包膜,子宫内膜回声正常,而晚期内膜癌内膜增厚明显,与肌层分界不清。

内膜癌的超声诊断与鉴别诊断应密切结合临床病史,对有不规则阴道出血的中老年妇女,尤其是绝经后妇女,超声发现内膜增厚、回声异常时应高度警惕子宫内膜癌的可能性。

4.临床价值　经阴道超声是目前评价子宫内膜癌最好的检查途径,尤其对绝经后妇女强调采用经阴道超声评价子宫内膜病变。但尽管如此,早期子宫内膜癌与内膜增生及息肉的鉴别仍比较困难,必须进行诊断性刮宫才能明确诊断。因此,诊刮仍是目前临床获得内膜癌病理诊断及制订治疗方案的必要手段。

四、宫颈癌

1.病理与临床　宫颈癌是最常见的妇科恶性肿瘤之一,其发病率有明显地域差异,在发展中国家其发病率仍居妇女恶性肿瘤第一位,而在欧美等发达国家其发病率远低于乳腺癌。

早婚、性生活过早、性生活紊乱、多产等是宫颈癌的高危因素,也与患者经济状况、种族及环境等因素有一定关系。近年研究发现,人乳头状瘤病毒(human papilloma virus,HPV)感染与宫颈癌发病有密切关系,HPV 感染也成为宫颈癌的主要危险因素。

病理学上,宫颈上皮内瘤变(cervical intraepithelial neoplasia,CIN)是一组与宫颈浸润癌密切相关的癌前病变的统称,包括宫颈不典型增生及宫颈原位癌,反映了宫颈癌发生中连续发展的过程,即宫颈不典型增生(轻→中→重)→原位癌→早期浸润癌→浸润癌的一系列病理变化。

宫颈癌好发部位在宫颈管单层柱状上皮与宫颈外口鳞状上皮间的移行区域。宫颈浸润癌中90%为鳞状细胞癌,约5%为腺癌,其余5%为混合癌。

大体病理上,宫颈浸润癌可分为4种类型:外生型、内生型、溃疡型及宫颈管型,前3种类型常向阴道内生长,阴道窥器检查时容易观察到病灶。后一种类型病灶位于子宫颈管内,多为腺癌,可向上累及宫体。

临床表现上,宫颈癌早期常无症状。宫颈浸润癌的主要症状:①接触性出血。②阴道排液,早期为稀薄水样液,晚期合并感染时可见脓性恶臭白带。③肿瘤侵犯周围器官时可出现尿道刺激症状、大便异常、肾盂积水等。妇科检查时可见宫颈肥大、质硬及宫颈口处肿物。

子宫颈细胞学检查,特别是液基薄层细胞学检查(thin-prep cytology test,TCT)是早期宫颈癌诊断的必要手段。

子宫颈癌的分期如下。

0期:即原位癌(carcinoma in situ,CIS),肿瘤仅局限于宫颈上皮内。

Ⅰ期:病变局限于子宫颈部位。依肿瘤侵犯程度分Ⅰa与Ⅰb两期。

Ⅱ期:病变超出宫颈,但未达盆壁。阴道浸润未达阴道下1/3。

Ⅲ期:病变浸润达盆壁,阴道浸润达阴道下1/3。

Ⅳ期:病变浸润已超出真骨盆,或已浸润膀胱、直肠(Ⅳa),甚至发生远处转移(Ⅳb)。

2.超声表现　首先需指出,声像图上并不能显示宫颈不典型增生与宫颈原位癌,而且宫颈浸润癌早期因病灶较小,宫颈大小、形态、宫颈管梭形结构等仍可无异常表现;随着肿瘤增大,宫颈形态学改变较明显时,超声检查特别是经阴道超声检查有助宫颈浸润癌及病变范围与宫旁浸润情况的判断。宫颈浸润癌的超声表现包括以下几点。

(1)宫颈增大,宫颈管回声线中断。

(2)宫颈区域可见实性肿物,外生型肿瘤表现为宫颈外口处呈不均质低回声的实性肿物;内生型肿瘤则表现为宫颈肌层内不规则低回声区,与周围组织分界不清,有时可见蟹足状表现;宫颈腺癌时可见宫颈管回声弥散性增强(较宫颈肌层回声强),呈实体性结构。

(3)侵犯周围组织的表现:宫颈癌侵犯阴道时,阴道与宫颈分界不清,阴道缩短;侵犯宫体时,子宫下段内膜和肌层与宫颈界限不清;侵犯膀胱时,可致膀胱后壁回声连续性中断或可见肿物向膀胱内突起,与宫颈分界不清;肿物压迫输尿管时,可致肾输尿管积水。宫旁转移时则表现为子宫颈两侧混合回声包块。

需要注意的是对向阴道内生长的宫颈浸润癌,经阴道超声检查时可能出现接触性出血,应注意尽量小心操作、动作轻柔,避免接触性出血,特别是较多量的出血。

(4)CDFI:宫颈肿块内见丰富血流信号,呈散在点、条状或不规则状;可见低阻型动脉频谱,RI多低于0.50,甚至可以小于0.40。

3.鉴别诊断　目前,临床有很好的辅助检查手段来诊断子宫颈癌,即子宫颈细胞学检查(TCT),因此,宫颈癌的诊断并不困难。超声上需要与宫颈浸润癌鉴别的主要是宫颈炎性改变,如慢性宫颈炎、宫颈肥大等,慢性宫颈炎可表现为宫颈增大、变硬,但无肿物的局灶性表现,可助鉴别。慢性宫颈炎与早期宫颈癌的鉴别仍主要依靠宫颈细胞学检查。要提出的是,较早期的宫颈管型宫颈癌病变,妇科检查及子宫颈细胞学检查可无任何发现,经阴道超声仔细观察宫颈管回声及彩色血流分布,有助于提高早期诊断率。

4.临床价值

(1)超声检查尤其是经阴道超声检查对了解宫颈癌病灶的浸润范围及盆腔内转移情况有很大临床价值,如了解宫腔内、膀胱、直肠浸润及宫旁浸润等情况,为临床分期及治疗提供帮助。

(2)对宫颈管型宫颈癌,经阴道超声结合彩色多普勒超声检查(CDFI)可对宫颈管病变做出较早期诊断,有较大的临床价值。

(3)宫颈癌放射治疗(放疗)期间,超声随诊观察、评价宫颈癌病灶大小的变化、血流改变等有较大临床意义。

CT、磁共振(MRI)及正电子发射计算机体层显像(positron emission tomography and computed tomography,PET-CT)检查对了解宫颈癌周围脏器浸润情况也有较大帮助。

第二节　卵巢疾病

一、卵巢上皮性肿瘤

卵巢肿瘤是女性生殖系统常见肿瘤,其中恶性肿瘤约占卵巢肿瘤的10%。卵巢恶性肿瘤是仅次子宫颈癌和子宫内膜癌的女性生殖道第三大癌瘤,恶性程度高、病死率高,尽早发现、及时手术与治疗是提高卵巢癌生存率的关键。

卵巢肿瘤组织类型繁多而复杂,以上皮性肿瘤最为多见,约占所有原发卵巢肿瘤的2/3、卵巢良性肿瘤的50%、原发卵巢恶性肿瘤的85%~90%。上皮性肿瘤又分为良性、交界性、恶性肿瘤;根据细胞类型,上皮性肿瘤分为浆液性肿瘤、黏液性肿瘤、子宫内膜样肿瘤、透明细胞瘤等。良性上皮性肿瘤包括囊腺瘤、乳头状囊腺瘤等;恶性包括囊腺癌、乳头状囊腺癌、腺癌等。

卵巢上皮性肿瘤多发生于40~60岁,很少发生于青春期前。

(一)卵巢浆液性肿瘤

卵巢浆液性肿瘤是卵巢上皮性肿瘤中最常见的,占卵巢肿瘤的30%~40%,而恶性浆液性肿瘤约占卵巢癌的50%。卵巢浆液性肿瘤包括:①良性浆液性肿瘤。②交界性浆液性肿瘤。③浆液性乳头状囊腺癌。其中良性约占70%。

1.良性浆液性肿瘤

(1)病理与临床:主要有囊腺瘤及乳头状囊腺瘤两种。大体病理上为囊性肿物,大多单侧发生,直径1~20cm,单房或多房;囊内壁无明显乳头或有简单乳头者为囊腺瘤;有较复杂乳头者为乳头状囊腺瘤。囊的内壁、外壁均光滑,多数囊内含清亮的浆液,少数也可能含黏液。

可发生于任何年龄,但以育龄期多见。小者无临床症状,大者可及下腹包块或有压迫症状、腹痛等。

交界性浆液性肿瘤:9%~15%的浆液性肿瘤为交界性。肿瘤外观与良性浆液性囊腺瘤或乳头状囊腺瘤相似,唯乳头结构更多而细密复杂,且体积较大,可伴腹腔积液。镜下表现为交界性肿瘤的细胞核特点。

（2）超声表现:①单纯性浆液性囊腺瘤,肿块呈圆形或椭圆形无回声区,边界清楚,单房多见,囊壁薄而完整、内壁光滑,囊内含清亮透明浆液或略浑浊囊液;直径多在 5~10cm,较黏液性囊腺瘤小。②浆液性乳头状囊腺瘤,单房或多房囊性肿物,边界清楚,囊内见单个或多个内生性和(或)外生性乳头状突起。囊内液体多为完全性无回声区,当囊内为浑浊囊液时,无回声区内可充满点状回声。CDFI 显示乳头上可见少许血流信号。③交界性浆液性乳头状囊腺瘤的表现与上述相似,但乳头可能更多、更大,CDFI 可能显示乳头上较丰富血流信号。

（3）鉴别诊断:①单纯性浆液性囊腺瘤与其他单纯性卵巢囊肿表现相似,一次超声检查有时鉴别较困难,可结合临床并通过随诊观察大小变化等加以区别。滤泡囊肿属生理性囊肿,多会自行消失;卵巢冠囊肿位于卵巢旁;黄素囊肿多与高人绒毛膜促性腺激素(human chorionic gonadotropin,hCG)状态有关。②浆液性乳头状囊腺瘤需与巧克力囊肿等鉴别,巧克力囊肿内或壁上的实性回声 CDFI 上无血流信号,乳头状囊腺瘤的乳头上可见血流信号,超声造影可帮助明确诊断。

（4）临床价值:超声是良性浆液性肿瘤较为可靠的首选影像检查方法。

2.浆液性乳头状囊腺癌

（1）病理与临床:浆液性乳头状囊腺癌是最常见的卵巢原发恶性肿瘤,好发于 40~60 岁。肿瘤直径 10~15cm,常以形成囊腔和乳头为特征,切面为囊实性,有多数乳头和实性结节。囊内容物为浆液性或浑浊血性液。

临床上,早期常无症状而不易发现,后期随着肿瘤增大扪及包块或出现腹腔积液时才被发现,对高危人群的重点普查有助早期发现卵巢肿瘤。

（2）超声表现:①常表现为多房性囊实性混合回声肿块,囊壁及分隔较厚且不规则及厚薄不均;内部回声呈多样性,实性回声不均质、不规则,囊内壁或隔上可见较大乳头状或不规则状实性回声团块向无回声区内突起。②常合并腹腔积液。③CDFI 于囊壁、分隔及肿瘤实性部分均可探及丰富的低阻血流信号,RI 值常<0.5。

（3）鉴别诊断:见后述卵巢良恶性肿瘤的鉴别。

（4）临床价值:超声检查是诊断卵巢肿瘤的首选检查方法,能发现附件区肿物,判断其为实性、囊性或囊实性肿块,并能对肿物良、恶性做出一定判断,为临床诊治提供较充分的依据。应充分利用超声检查这一便捷手段,结合生化检查,如 CA125 检测等,对高危人群重点普查,以助早期发现卵巢肿瘤。

(二)卵巢黏液性肿瘤

卵巢黏液性肿瘤亦是卵巢常见的上皮性肿瘤。良性黏液性囊腺瘤约占卵巢良性肿瘤的20%,恶性黏液性肿瘤约占卵巢癌的 15%。

1.黏液性囊腺瘤

（1）病理与临床:①良性黏液性囊腺瘤,大体病理上,肿瘤为囊性,呈圆形,体积可巨大;表面光滑,切面常为多房性,囊壁薄而光滑,有时因过密而呈实性。囊腔内充满胶冻样黏稠的黏液,乳头少,但少数囊内为浆液性液。②交界性黏液性囊腺瘤,较交界性的浆液性肿瘤少见。大体病理与黏液性囊腺瘤或囊腺癌很难区别。一般体积较大,切面多房性,有时囊壁较厚,有囊内乳头。

（2）超声表现:常为单侧性,囊肿较大,直径 15~30cm,多数为多房性,且分隔较多,囊壁及分隔光滑而均匀;囊内无回声区中充满较密或稀疏点状回声(由于黏液物质引起)。少数可见乳头状突起。

(3)鉴别诊断:与卵巢囊性畸胎瘤鉴别。①肿瘤大小:卵巢畸胎瘤中等大小,黏液性囊腺瘤则多见较大。②肿瘤内部回声:畸胎瘤内可见团块状强回声区,后方有衰减或声影,囊内可见脂液分层。黏液性囊腺瘤的无回声区内多见充满较密或稀疏点状回声(也可表现为单纯性无回声区),分隔较多,后方回声增强,无声影等,可资鉴别。

(4)临床价值:超声是良性黏液性肿瘤较为可靠的首选影像检查方法。

2.黏液性囊腺癌

(1)病理与临床:大体病理上肿瘤切面多房性,囊腔多而密集,囊内壁可见乳头,囊内见实性区及实性壁内结节。囊液为黏稠黏液或血性液,但有约1/4囊内含浆液性液。

临床症状、表现与浆液性癌相似,一般表现为腹部肿物、腹胀、腹痛或压迫症状。晚期出现恶病质、消瘦等。

(2)超声表现:①超声表现与浆液性囊腺癌相似,不同的是黏液性囊腺癌的无回声区内可充满密集或稀疏点状回声(黏液)。②部分黏液性囊腺瘤包膜穿透或破裂后,发生腹膜种植,形成腹腔内巨大囊肿,又称腹膜假性黏液瘤。超声表现为腹腔积液,腹腔积液内有特征性点状回声和无数的小分隔,充满盆腹腔,这种情况也可发生在阑尾和结肠的黏液瘤。

(三)卵巢子宫内膜样癌

1.病理与临床　子宫内膜样癌占卵巢癌的16%~31%,约1/3为双侧性;大体上肿物为囊实性或大部分为实性,大多数直径10~20cm,囊内可有乳头状突起,但很少有表面乳头。如囊内含血性液则应仔细检查是否有子宫内膜异位囊肿。其镜下组织结构与子宫内膜癌极相似。

临床表现包括盆腔包块、腹胀、腹痛、不规则阴道出血、腹腔积液等。

2.超声表现　声像图表现类似卵巢乳头状囊腺癌,以实性为主的囊实性肿块,肿瘤内有许多乳头状突起和实性回声。

3.鉴别诊断　需要指出的是术前超声很难做出卵巢癌组织类型的判断。良恶性鉴别见后述卵巢良、恶性肿瘤鉴别的相关内容。

本病可能为子宫内膜异位囊肿恶变,也可与子宫内膜癌并发,因此,当发现囊实性类似囊腺癌的肿块时,若有内异症囊肿病史或同时发现子宫内膜癌时,应注意子宫内膜样腺癌的可能。

4.临床价值　参考浆液性囊腺癌。

二、卵巢性索间质肿瘤

卵巢性索间质肿瘤包括由性腺间质来源的颗粒细胞、成纤维细胞、支持细胞或间质细胞发生的肿瘤,性索间质肿瘤的很多类型能分泌类固醇激素,从而导致临床出现相应的内分泌症状,如月经紊乱、绝经后出血等,有助于临床诊断,但最终诊断要根据肿瘤的病理形态。

(一)颗粒细胞瘤

1.病理与临床　卵巢颗粒细胞瘤属低度恶性的卵巢肿瘤,是性索间质肿瘤的主要类型之一;约75%以上的肿瘤分泌雌激素。自然病程较长,有易复发的特点。

大体病理上,肿瘤大小不等,圆形、卵圆形或分叶状,表面光滑;切面实性或囊实性,可有灶性出血或坏死;少数颗粒细胞瘤以囊性为主,内充满淡黄色液体,大体病理上似囊腺瘤。

颗粒细胞瘤可分为成年人型及幼年型,成年人型约占95%,而幼年型约占5%。幼年型患者可出现性早熟症状。

成年患者好发年龄为40~50岁,主要临床症状包括月经紊乱、绝经后阴道不规则出血;其他临床症状包括盆腔包块、腹胀、腹痛等。颗粒细胞瘤的临床症状与肿瘤分泌雌激素相关,幼女发病(幼女型)可出现性早熟;育龄妇女可出现月经紊乱、月经过多、经期延长或闭经等症状;而绝经后妇女表现为绝经后阴道出血,甚至出现月经周期;高水平雌激素的长期刺激使子宫内膜增生或出现息肉甚至癌变,还会出现子宫肌瘤等。

2.超声表现

(1)颗粒细胞瘤可以为实性、囊实性或囊性,因而声像图表现呈多样性。小者以实性不均质低回声为主,后方无明显声衰减。大者可因出血、坏死、囊性变而呈囊实性或囊性,可有多个分隔而呈多房囊实性,有时表现为实性包块中见蜂窝状无回声区;囊性为主包块可表现为多房性或大的单房性囊肿。

(2)CDFI:由于颗粒细胞瘤产生雌激素,使瘤体内部血管扩张明显,多数肿瘤实性部分和分隔上可检出较丰富血流信号。

(3)子宫:肿瘤产生的雌激素可导致子宫内膜增生、息肉甚至内膜癌表现。

3.鉴别诊断

(1)实性的卵巢颗粒细胞瘤需与浆膜下子宫肌瘤鉴别:肌瘤内部回声一般无囊腔,且多数情况下可发现蒂或通过CDFI观察发现浆膜下肌瘤与子宫间血流的密切关系;颗粒细胞瘤内部常见小囊腔回声,结合临床资料一般可以鉴别。

(2)多房囊实性的卵巢颗粒细胞瘤与其他卵巢肿瘤,如浆液性囊腺癌、黏液性囊腺瘤/癌等较难鉴别:典型浆液性囊腺癌囊壁及分隔厚而不均,囊内实性回声不规则,常见乳头;黏液性囊腺瘤/癌囊内有含黏液的密集云雾状低回声。而颗粒细胞瘤囊内分隔有时呈蜂窝样或网络状,形态相对规则,囊壁及分隔尚光滑,无乳头状结节突入囊腔。需结合临床资料综合判断,但多数情况下鉴别仍困难。

(3)囊肿型颗粒细胞瘤内含清亮液体回声且壁薄,需与囊腺瘤甚或卵巢单纯性囊肿鉴别:多数情况下鉴别较困难,需密切结合临床资料综合判断。

4.临床价值　超声检查有助于本病的诊断,是必不可少的影像检查方法。

(二)卵泡膜细胞瘤

1.病理与临床　卵泡膜细胞瘤基本为良性肿瘤,也有分泌雌激素的功能。多中等大且质实,瘤细胞含脂质使肿瘤切面呈黄色,间以灰白色的纤维组织。卵泡膜细胞瘤好发于绝经前后,约65%发生在绝经后,几乎不发生在月经初潮之前。临床症状与颗粒细胞瘤非常相似,雌激素增高引起的功能性表现尤为明显,包括月经紊乱、绝经后阴道出血等。

需要注意的是,卵泡膜细胞瘤分泌雌激素的功能并不如颗粒细胞瘤明显,部分患者可无雌激素增高引起的症状。

卵泡膜细胞瘤与卵巢纤维瘤常混合存在,故有泡膜纤维瘤之称。

2.超声表现

(1)肿物以实性低回声或中等强回声为主,呈圆形或卵圆形,边界清楚;伴出血、坏死、囊性变时可见无回声区;偶可见钙化灶。

(2)卵泡膜细胞瘤中纤维组织成分较多时,实性包块后方常伴回声衰减;细胞成分多、纤维成分少时,以均匀低回声为主,后方不伴回声衰减;肿物囊性变时则后方回声呈增强效应。

(3)CDFI:肿瘤内部血流一般不丰富,但有时也可见血流较丰富者。

(4)少部分病例伴胸腔积液、腹腔积液。

3.鉴别诊断

(1)子宫浆膜下肌瘤:向子宫外生长,可仅有细蒂与子宫相连,可以通过经阴道彩色多普勒显示细蒂及肿块血供来源,从而判定肿块来自子宫;如能探及卵巢,且肿物与卵巢分离,则浆膜下肌瘤可能性大。肌瘤的内部漩涡状回声表现也有助鉴别诊断。

(2)卵巢纤维瘤:亦是性索间质肿瘤常见的类型,与卵泡膜细胞瘤存在连续组织学谱系,故两者声像图不易区分。由于纤维细胞含量不同,声像图有一些区别,如卵泡膜细胞瘤后方回声衰减程度较轻,而纤维瘤则衰减更明显。

(3)卵巢恶性肿瘤:大量腹腔积液、盆腔包块及 CA125 水平升高是卵巢癌的典型临床表现,但卵巢卵泡膜细胞瘤有时也有类似表现,这种情况下无论临床还是超声都难以与卵巢恶性肿瘤鉴别。超声上卵巢恶性肿瘤以囊实性为主、形态不规则、内部血流丰富有助鉴别诊断。

4.临床价值　卵泡膜细胞瘤声像图表现有一定特点,超声检查有助于本病的诊断,是常规的影像检查方法。

(三)卵巢纤维瘤

1.病理与临床　卵巢纤维瘤发生率明显高于卵泡膜细胞瘤,约占卵巢性索间质肿瘤的76.5%。肿瘤呈圆形、肾形或分叶状;质实而硬,表面光滑,有包膜。切面白色、灰白或粉白色编织状。镜下形态与一般纤维瘤相同。

临床上,卵巢纤维瘤多发于中、老年妇女。主要临床症状包括腹痛、腹部包块,以及由于肿瘤压迫引起的泌尿系症状等。特别是卵巢纤维瘤多为中等大小、光滑活动、质实而沉,易扭转而发生急性腹痛。有相当比例的病例并没有临床症状,于体检及其他手术时发现或因急性扭转始来就诊。

少部分卵巢纤维瘤可能合并腹腔积液或胸、腹腔积液,称梅格斯综合征(Meigs 综合征,指卵巢肿瘤合并胸、腹腔积液),肿瘤切除后胸、腹腔积液消失。

2.超声表现

(1)为圆形或椭圆形低回声区(回声水平常较子宫肌瘤更低),边界轮廓清晰,常伴后方衰减。有时难与带蒂的子宫浆膜下肌瘤或阔韧带肌瘤鉴别。

(2)需指出的是卵泡膜细胞瘤与卵巢纤维瘤都起自卵巢基质,即使病理上都可能很难将二者鉴别开来,有大量卵泡膜细胞的肿瘤确定为卵泡膜细胞瘤,而卵泡膜组织很少但有大量纤维细胞时定义为卵泡膜纤维瘤或纤维瘤,卵泡膜细胞瘤可产生雌激素,而纤维瘤罕见产生雌激素,因此,常无症状。纤维瘤较大时可合并胸、腹腔积液,即 Meigs 综合征。

(3)CDFI:卵巢纤维瘤内可见走行规则的条状血流。

3.鉴别诊断

(1)子宫浆膜下肌瘤:大多数情况下,可以发现浆膜下肌瘤与子宫相连的蒂,鉴别较易;不能观察到蒂时,若见双侧正常卵巢,也可以判断浆膜下子宫肌瘤的可能性大,若同侧的卵巢未显示则卵巢纤维瘤可能性大。

（2）卵巢囊肿：少数质地致密的纤维瘤,声像图上回声极低,尤其经腹扫查时可表现为无回声样包块,可能误诊为卵巢囊肿。经阴道超声仔细观察后方增强特征及病灶内有否血流信号可帮助明确诊断。

4.临床价值　卵巢纤维瘤的声像图表现有一定特点,超声检查有助于本病的诊断,是首选而常规的影像检查方法。

三、卵巢生殖细胞肿瘤

卵巢生殖细胞肿瘤发病率低于上皮性肿瘤,占原发性卵巢肿瘤的第二位,其中95%为良性。大多数生殖细胞肿瘤来源于胚胎期性腺的原始生殖细胞,包括畸胎瘤、无性细胞瘤、卵黄囊瘤（内胚窦瘤）、胚胎癌等。

（一）成熟畸胎瘤

1.病理与临床　成熟畸胎瘤即良性畸胎瘤,肿瘤以外胚层来源的皮肤附件成分构成的囊性畸胎瘤为多,故又称皮样囊肿,是最常见卵巢肿瘤之一。占卵巢肿瘤的10%~20%,卵巢生殖细胞肿瘤的97%。

大体病理上,肿瘤最小的仅1cm,最大者可达30cm或充满腹腔,双侧性占8%~24%;肿瘤为圆形或卵圆形,包膜完整光滑;切面多为单房,也可多房性。囊内含黄色皮脂样物和毛发等。囊壁内常有一个或数个乳头或头结节。头结节常为脂肪、骨、软骨,可见到一个或数个完好的牙齿长出,偶可见部分肠、气管等结构。镜下头结节处可见多胚层组织,但外胚层最多。

成熟畸胎瘤可发生在任何年龄,但80%~90%为育龄妇女。通常无临床症状,多在盆腔检查或影像检查时发现。肿瘤大者可及腹部包块。并发症有扭转、破裂和继发感染。扭转和破裂均可导致急腹症发生。

2.超声表现　成熟畸胎瘤的声像图表现多样,从完全无回声到完全强回声均有,特征性表现与其成分密切相关。

（1）皮脂部分表现为密集的细点状中强回声,而毛发多表现为短线状回声或团块状强回声。以皮脂和毛发为主要成分者表现为强回声区间以少部分无回声,或无回声区内团块状强回声,或整个肿物完全呈强回声。瘤内有时可见牙齿或骨骼的灶状强回声,后方伴声影,也是成熟畸胎瘤的特征性表现。

（2）肿物多呈圆形或椭圆形,表面光滑,形态规则,但常见边界不清,特别是肿物后方伴衰减时,后壁很难显示。

（3）有时可见脂-液平面,为特征性表现之一。

（4）少数成熟畸胎瘤表现为多房性,内壁或分隔上可见单个或多个低回声或强回声结节样突起,病理上称头节,可为牙齿、骨骼或其他组织的化生,因此结节突起后方可伴声影。

（5）CDFI:肿物内部无血流信号,偶可于壁或分隔上见规则的短条状血流。

（6）有时仍可见患侧的部分卵巢结构（卵巢组织）。

3.鉴别诊断　成熟畸胎瘤的声像图表现较典型,鉴别较容易。但仍需与下列疾病相鉴别。

（1）卵巢巧克力囊肿:巧克力囊肿可能与良性囊性畸胎瘤混淆,需仔细观察。畸胎瘤内密集点状回声的水平常高于巧克力囊肿,且常见有后方声影的团状强回声。

（2）卵巢出血性囊肿：囊内回声水平较畸胎瘤低。

（3）盆腔脓肿：临床有腹痛、发热等急性感染症状，不难与畸胎瘤鉴别。

特别需要注意的是畸胎瘤可能被误认为肠道内气体回声而漏诊，应仔细观察肠管蠕动，必要时嘱患者排便后复查。

4.临床价值　超声检查是成熟畸胎瘤最佳影像检查方法，可以使绝大多数成熟畸胎瘤的诊断得以明确；当肿瘤较小、尚不具备手术指征时，超声检查也是随诊的主要手段。其他影像检查，如CT检查也有助于本病的诊断。

（二）未成熟畸胎瘤

1.病理与临床　卵巢未成熟畸胎瘤即恶性畸胎瘤，较少见，仅占卵巢畸胎瘤的1%~3%。除三胚层来的成熟组织外还有未成熟组织，最常见的成分是神经上皮。

大体病理上，大多数肿瘤为单侧性巨大肿物。肿瘤多数呈囊实性，实性部分质软，肿瘤可自行破裂或在手术中撕裂。可见毛发、骨、软骨、黑色脉络膜及脑组织等，但牙齿少见。

未成熟畸胎瘤多见于年轻患者，平均年龄17~19岁。常见症状为腹部包块、腹痛等；因腹腔种植率高，60%有腹腔积液。血清甲胎蛋白（α-fetal protein，AFP）可升高。

2.超声表现　未成熟畸胎瘤病理上以神经外胚层多见，如脑及神经组织；毛发、皮脂则较少见，牙齿、肠袢、骨骼等器官样结构也很少见，因此，声像图表现可无特异性。

（1）常为囊实性包块，无回声区内可见呈"云雾样"或"破絮状"实性中等回声，有时可见伴声影的团状强回声（钙化）。

（2）部分型未成熟畸胎瘤，与成熟囊性畸胎瘤并存，因此，可合并成熟囊性畸胎瘤的特征性声像图表现，给鉴别带来困难。

（3）CDFI：肿瘤内实性区域可显示血流信号，可见低阻力血流RI≤40。

3.鉴别诊断

（1）成熟畸胎瘤：未成熟畸胎瘤肿物更大，且短期内增大明显，内部无毛发、皮脂、牙齿、骨骼等成熟畸胎瘤常见组织结构的特征性声图像表现，且CDFI上常见血流信号；而成熟畸胎瘤内无血流信号，有助鉴别。年轻患者，包块迅速增大，超声上表现为囊实性肿物，实性成分呈"云雾样"表现等，应考虑到卵巢未成熟畸胎瘤的可能性。

（2）其他卵巢恶性肿瘤：由于未成熟畸胎瘤的超声表现特征性不强，鉴别较困难，需密切结合临床资料判断。

4.临床价值　超声检查有助于本病的诊断，是必不可少的影像检查方法。

（三）无性细胞瘤

1.病理与临床　卵巢无性细胞瘤来源于尚未分化的原始生殖细胞，其病理形态及组织来源与睾丸精原细胞瘤很相似。为少见的肿瘤，但为儿童、青少年和妊娠妇女常见的卵巢恶性肿瘤，好发年龄10~30岁，平均20岁，17%的患者合并妊娠。

大体病理上，肿物呈圆形或卵圆形，切面实性，可有灶性出血坏死，囊性变不常见。肿瘤平均直径15cm。

常见症状包括盆腔包块、腹胀。肿瘤生长迅速，病程较短。

2.超声表现

（1）以低回声为主的实性包块，回声较均匀，有时瘤内可见树枝状稍强回声分隔，将实性肿瘤组织分隔成小叶状低回声区;囊性变可呈混合回声(囊实性)。

（2）肿物边界清楚,边缘规则,后方回声无衰减或呈后方回声增强效应。

（3）肿块大,且增大速度快,腹腔积液常见。

（4）CDFI 显示瘤内散在血流信号,可为高速低阻血流。

3.鉴别诊断　需与其他卵巢肿瘤鉴别,无性细胞瘤患者年轻,肿物大、实性回声、边界清、后方无衰减等特点可资鉴别。

4.临床价值　本病的声像图表现较具特征性,结合临床资料,超声检查可在一定程度上做出较明确判断,是首选的影像检查方法,对临床诊治帮助较大。

（四）卵巢转移瘤

1.病理与临床　卵巢转移瘤指从其他脏器转移至卵巢的恶性肿瘤。不少原发于消化道的肿瘤及乳腺癌都可能转移到卵巢,以胃肠道肿瘤转移为多见,典型者为库肯勃瘤转移。大体形态上,来源于生殖器官以外的卵巢转移瘤一般均保持卵巢的原状,卵巢均匀增大,呈肾形或长圆形,表面光滑或结节状,可有完整的包膜,极少与周围组织粘连;切面实性。双侧性是卵巢转移瘤的另一个突出特点,报道双侧性卵巢转移占 60%~80%。

卵巢转移瘤一般无自觉症状,原发于胃肠道的转移瘤可有腹痛、腹胀,以及原发肿瘤的相应症状。腹腔积液在转移性卵巢癌中相当常见。

2.超声表现　卵巢转移瘤常表现为双侧卵巢增大,但形态仍为肾形或卵圆形,呈双侧性实性包块,表面可结节状改变;无明显包膜回声,但边界清晰。常伴腹腔积液,腹腔积液既可为原发性也可为转移性。CDFI 显示瘤内血流丰富。

3.鉴别诊断　主要需要与原发性卵巢肿瘤鉴别。卵巢转移瘤常有卵巢以外部位的原发肿瘤病史,且多为双侧性;而原发肿瘤无其他部位肿瘤病史,单侧多见,可资鉴别。

四、超声对附件包块的鉴别诊断价值

（一）卵巢肿瘤良、恶性鉴别

根据声像图特征结合 CDFI 表现可对一部分卵巢肿瘤的良、恶性进行判断。

1.良性肿瘤多表现为囊性或以囊性为主的混合性包块,如单房囊肿、无实性成分或乳头,或者多房囊肿,有分隔,但无实性成分或乳头,一般为良性;有乳头但数目少且规则,也多为良性。

2.有实性成分的单房或多房囊肿,乳头数目较多、不规则时要考虑到恶性;以实性为主的囊实性或回声不均匀的实性肿瘤则大多为恶性。恶性肿瘤较大时形态不规则、边界欠清、内部回声明显不均,可见厚薄不均的分隔,多合并腹腔积液。

3.CDFI 对卵巢肿瘤良、恶性鉴别的帮助也是肯定的。恶性肿瘤由于其大量新生血管及动-静脉瘘形成,血管管壁缺乏平滑肌,CDFI 可见丰富血流信号,动脉血流呈低阻型,多数学者认为,RI≤0.4 可作为诊断恶性卵巢肿瘤的 RI 阈值。

（二）卵巢瘤样病变及炎性包块与卵巢肿瘤的鉴别

卵巢瘤样病变,如生理性囊肿合并出血、不典型卵巢内异症囊肿,以及盆腔炎性包块等的声像图表现与卵巢肿瘤有较多重叠;而临床表现及生化检查上,卵巢内膜异位症囊肿及盆腔炎性包块等与卵巢肿瘤特别是恶性肿瘤也不易区分,如均可有 CA125 升高等,给鉴别诊断带来困难,需要超声医师高度重视。鉴别要点如下。

1.卵巢生理性囊肿合并出血　主要指黄体囊肿出血。出血性囊肿的囊壁上若有结节或乳头回声,为凝血块附着所致,结节或乳头内无血流信号,且2～6周随诊可见大小及回声的变化;而卵巢囊性肿瘤的实性结节和分隔上可见血流信号,随诊无明显变化,可资鉴别。

2.卵巢内膜异位症囊肿　典型的巧克力囊肿内常含均匀密集的点状低回声(毛玻璃样改变),其内也常见团块状中等回声,CDFI显示无血流信号。而不典型巧克力囊肿可表现为无回声区内见附壁类实性回声,有时与囊腺瘤鉴别较困难,鉴别要点是应用经阴道超声观察病灶内血流情况,巧克力囊肿内附壁类实性回声无血流信号。超声造影可帮助确定诊断,因此,必要时可进行超声造影检查。利用探头推动包块,观察病灶内回声移动情况,也有助判断。当然,需结合临床资料综合判断。此外,单纯型黏液性囊腺瘤也需与较大的巧克力囊肿鉴别。

3.盆腔炎性包块　二维及CDFI特征与卵巢恶性肿瘤有不少相似之处,是超声鉴别诊断的难点。仔细观察是否有正常卵巢回声是鉴别诊断的关键,若在附件区域或病灶包块内如可见正常卵巢结构则首先考虑是炎性病变;当然,盆腔炎症明显累及卵巢(如输卵管-卵巢脓肿)时,单凭超声表现是很难确定的,必须密切结合临床病史、症状及体征进行综合判断。

(三)超声诊断卵巢肿瘤注意事项

1.卵巢肿瘤组织学种类繁多,声像图表现各异,超声检查通常无法做出组织学判断。超声医师虽可根据超声特点对一部分肿瘤的组织学做出推断,超声报告时也可提示组织学诊断的可能性,但不可太绝对。

2.一部分卵巢肿瘤,如畸胎瘤、浆液性囊腺瘤、黏液性囊腺瘤、纤维瘤等有较典型超声特征,根据这些超声特征可做出较明确的良、恶性判断,但超声医师仍需密切结合临床病史、症状、体征及实验室检查进行综合分析判断。

3.经阴道超声检查能更清晰地显示肿瘤内部回声、边界、与周围脏器的关系及肿瘤血供情况,对卵巢肿瘤的诊断与鉴别诊断帮助较大;特别是对小的卵巢肿瘤,可能较早期发现病变。

4.尽管畸胎瘤有较特征性超声表现,但临床上即使有经验的超声医师也可能漏诊或误诊畸胎瘤。主要原因是畸胎瘤回声与肠管内气体强回声非常相似,如不仔细观察或对此类肿瘤认识不充分,就可能误认为是肠管而漏诊或将肠道气体误诊为畸胎瘤。仔细观察仍是诊断关键。观察不清时,应嘱患者排便后复查。

5.三维超声成像不仅能显示与二维超声相似的结构断面,还能显示肿瘤整体观及内部结构,如囊壁的特征、分隔厚度、乳头数目、大小、位置等,对肿瘤边界的显示亦优于二维超声,有望在卵巢肿瘤的诊断中发挥越来越大的作用。

6.超声造影能更准确地提供附件包块的血流信息,对常规超声上表现为类实性的囊性病变,超声造影可以起到关键的诊断作用;对一些疑难的附件包块良、恶性鉴别诊断,造影能提供较常规超声丰富的诊断信息,可以作为附件区包块疑难病例的辅助检查手段之一。

第三节 盆腔炎性疾病

一、病理与临床

盆腔炎性疾病(pelvic inflammatory disease,PID)主要包括子宫内膜炎、输卵管炎、输卵管-卵巢炎、输卵管-卵巢脓肿,以及盆腔腹膜炎等,其中以输卵管炎最常见。PID是妇科常见病、多发病。

引起PID的致病菌分为内源性及外源性两类,前者来自寄居于阴道内的菌群(包括需氧菌及厌氧菌,以两者的混合感染多见),后者主要为性传播疾病的病原体,如淋球菌。

感染途径主要包括上行性感染与邻近脏器炎症蔓延两种。性生活紊乱或经期性交、产后、剖宫术后,都可能导致外来及内在的致病菌经内膜剥脱面、胎盘剥离面、剖宫术切口、胎盘残留等部位上行性感染引起PID;妇科器械操作也是感染的原因之一,如人工流产、宫内节育器放置、诊断性刮宫、输卵管通液等都可能造成上行性感染。邻近脏器的炎症,如阑尾炎、憩室炎、腹膜炎蔓延至输卵管可引起PID。

当慢性盆腔炎反复急性发作,则形成盆腔粘连或形成盆腔炎性包块、输卵管积水积脓等。PID的发生与年龄、性活动、避孕方式及经济状况等诸多因素有关。

大体病理上,输卵管炎时可见输卵管壁明显增厚、增粗、充血、水肿、炎性渗出液或脓性渗出液,并与卵巢粘连形成盆腔炎性包块;输卵管上皮发生退行性变脱落时引起管腔粘连、闭塞,致输卵管伞端闭锁,即形成输卵管积水或积脓。由于卵巢表面包裹卵巢白膜,形成天然屏障,因此,卵巢很少单独发生炎症;当输卵管发生炎症时,输卵管伞端与卵巢粘连,发生卵巢周围炎;严重时即形成输卵管-卵巢脓肿(脓肿位于子宫后方、阔韧带与肠管之间)。

急性盆腔炎症或慢性炎症急性发作时,盆腔内常可见积液,为渗出液积聚在盆腔粘连的间隙内或直肠子宫陷凹处;有时也可形成单个或多个脓肿。慢性盆腔炎为急性盆腔炎未能彻底治疗,或患者体质较差,病程迁延所致,以慢性输卵管炎最常见。输卵管积水又是慢性输卵管炎最常见的表现,系炎症引起输卵管伞端闭锁,管腔中渗出液积聚而成;有的则为输卵管积脓,脓液吸收液化后呈浆液状,演变成输卵管积水。

PID的临床表现视病情轻重及病变范围而不同。轻者可无临床症状或仅有轻微下腹痛等;下腹隐性不适感、腰背部及骶部酸痛、发胀、下坠感是PID常见的症状,常因劳累而加剧;重者可发热甚至高热,伴明显下腹痛。其他包括月经过频、月经量过多(可能为盆腔充血及卵巢功能障碍所致)、白带增多、性交痛、痛经,以及继发性不孕等。

妇科检查时可见阴道、宫颈充血,黄色或脓性分泌物,宫颈举痛,双侧附件增厚或扪及盆腔包块。

二、超声表现

早期PID的声像图可以正常,随着疾病进展,出现相应超声表现。

1.子宫内膜不规则增厚或宫腔少量积液时,提示子宫内膜炎,但子宫内膜炎的这些声像图表现并无特异性,很难由超声诊断,必须结合临床。

2.急性输卵管炎早期仅见输卵管轻度肿大、增粗,卵巢饱满、回声减低;继之出现回声不均、边界不清的盆腔囊实性包块,双侧性常见。

3.卵巢周围炎时,表现为卵巢增大、呈多囊性改变(多个小囊性区)及卵巢边界欠清。

4.随着感染加重,卵巢和输卵管粘连、融合形成输卵管-卵巢炎,用阴道探头推之,卵巢与输卵管不能分开。进一步发展形成输卵管-卵巢脓肿,表现为混合回声包块,形态不规则、壁厚、有多个分隔、边界不清,内部有点状或团块状回声,常有后方回声增强。因这些表现无特异性,超声上较难与其他附件包块或卵巢肿瘤鉴别,需密切结合临床。

5.盆腔积脓可以发生在宫腔或子宫直肠陷凹,表现为充满点状回声的积液;宫腔积脓时,应注意有无宫颈口狭窄或占位引起的阻塞。

6.输卵管积水的主要超声特征为输卵管扩张并伴有不全分隔。具体表现:①附件区囊性包块,常为双侧性。②包块呈曲颈瓶状、"S"形、粗管状或腊肠形,边界清楚,张力较低。③囊壁厚薄不一,囊内见不完整分隔(经阴道超声下仔细观察可见分隔呈双层壁结构,即皱褶表现),这是输卵管积水的重要声像图特征。④常可见正常的卵巢回声。⑤输卵管积脓时液体内充满点状回声。

7.盆腔积液也是 PID 感染时常见的超声征象,表现为子宫两侧或子宫直肠陷凹局限性无回声区,张力低,有时内部可见薄的纤细分隔。

8.CDFI　PID 时输卵管壁常增厚、增粗、充血、水肿,CDFI 可见输卵管壁血流信号增加;卵巢周围炎时,卵巢血流信号也增加。

三、鉴别诊断

(一)与卵巢瘤样病变鉴别

1.滤泡囊肿或黄体囊肿　随诊可见变化(缩小或消失)。黄素化囊肿多见于与妊娠相关的情况,而输卵管积水未累及卵巢时可探及正常卵巢回声,这一点对鉴别诊断很重要。应仔细观察两侧卵巢回声,囊性包块内有无不完整分隔等,以明确输卵管积水的诊断。

2.卵巢冠囊肿　卵巢冠囊肿是位于阔韧带内靠近输卵管侧的囊肿,多为圆形或椭圆形、单房、壁薄而光滑、张力较高,可探及正常卵巢。而输卵管积水的形态往往呈长椭圆形或腊肠形,常见不完整分隔,张力较低等可资鉴别。重度输卵管积水时,积水的输卵管已不具有腊肠样或"S"形特征,而呈类圆形,此时超声鉴别困难,结合临床病史及症状、体征有助判断。

3.卵巢巧克力囊肿　囊肿内见细小密集的点状回声是巧克力囊肿与输卵管积水鉴别的要点,但输卵管脓肿时内部也充满点状回声,较难鉴别,需结合临床;巧克力囊肿与输卵管积水在囊肿形态上也多不同,巧克力囊肿为圆形或椭圆形,而输卵管积水多呈腊肠状或"S"形等。

(二)淋巴管囊肿

患者常有手术史,手术清扫淋巴结后出现淋巴囊肿,为圆形或椭圆形囊肿,淋巴管囊肿有较特定的发生部位,即双侧髂血管旁,可助鉴别。

(三)巨输尿管

超声显示为类圆形、长柱形或腊肠样无回声区,内径可达 4cm 以上,分段追踪检查可显示输尿管全段扩张,合并不同程度肾积水。

(四)与卵巢肿瘤鉴别

输卵管-卵巢炎、输卵管-卵巢脓肿等,均表现为非特异性的囊实性包块,且盆腔炎时

CA125 也可以升高,因此,临床及超声上与卵巢肿瘤鉴别均较困难。若包块内或其旁见到正常卵巢回声,则炎性包块可能性很大;炎性包块多形态欠规则、边界模糊不清,而卵巢肿瘤多数边界尚清;另外,双侧性囊实性包块,尤其是可见卵巢样结构时,为炎性包块。必要时需行穿刺或腹腔镜手术探查。

四、临床价值

经阴道超声可更好地观察壁上皱褶,囊壁边界、血流等,有助诊断与鉴别诊断。根据输卵管积水典型的声像图表现,并尽可能找到卵巢声像图,同时结合临床病史及妇科检查,超声多数应该能提示盆腔炎性包块及输卵管积水的诊断。

但事实上,往往由于对本病的超声特征及鉴别诊断认识不足,临床上超声诊断准确率并不理想,超声医师应提高对盆腔炎症及输卵管积水的认识,避免不必要的误诊。

第四节　子宫输卵管超声造影

子宫输卵管超声造影(hysterosalpingo-contrast sonography,HyCoSy)是指在超声监测下,通过向子宫腔注入造影剂,实时观察造影剂在宫腔、输卵管显影情况,以及进入盆腔后的分布情况,对宫腔形态及输卵管通畅性进行诊断。目前应用于临床的宫腔及输卵管造影技术有宫腔内注入生理盐水造影(saline infusion sonohysterography,SIS)、二维子宫输卵管超声造影(2D-HyCoSy)、三维子宫输卵管超声造影(3D-HyCoSy)及实时三维子宫输卵管超声造影(4D-HyCoSy)。

SIS 使用的造影剂称负性造影剂,常用的负性造影剂包括生理盐水、甘露醇及葡萄糖溶液等。在超声图像上表现为无回声,作为透声窗,主要用于诊断宫腔畸形、宫腔内膜息肉、黏膜下肌瘤及宫腔粘连。HyCoSy 使用的造影剂称正性造影剂。目前常用的正性造影剂包括注射用六氟化硫微泡(商品名为声诺维)、Optison、国产全氟丙烷人血白蛋白微球注射液等。正性造影剂在超声图像上表现为强回声,能清晰显示子宫腔及输卵管形态、走行、迂曲情况及输卵管伞端造影剂喷射入盆腔的情况。

SIS 和 2D-HyCoSy 均是在二维超声监视下推注造影剂,实时观察子宫腔、双侧输卵管显影情况及盆腔内造影剂积聚情况,需持续均匀推注造影剂以保证宫腔和输卵管内始终有造影剂流动。SIS 可清晰显示宫腔内情况,如宫腔内膜息肉、宫腔黏膜下肌瘤的大小、形态及生长部位,以及宫腔粘连的情况。但应用该技术观察输卵管有一定的局限性,因负性造影剂停留时间短,且产生的声像与输卵管周围组织难于鉴别,因此很难准确判断输卵管通畅性。2D-HyCoSy主要观察宫腔形态和输卵管情况,但因输卵管走行迂曲,常难以在单一平面显示输卵管全程,需分段观察。因此在对输卵管进行追踪扫查时,需快速、准确识别输卵管,对操作者检查手法的熟练程度和经验依赖性强。

3D-HyCoSy 需使用三维容积探头,注入造影剂后启动 3D 扫查模式,并采集扫描数据,利用分析软件进行分析和重建。其优势是可以立体直观地显示宫腔形态,同时可清晰显示输卵管形态和走行,利于诊断。其缺点是受扫查范围和角度限制,对于较长或位置较高的输卵管存在信息量丢失现象,对于检查技术和仪器设备要求高。

4D-HyCoSy 也称实时 3D-HyCoSy,能够实时清晰显示宫腔及输卵管形态、输卵管走行及造影剂喷射进入盆腔的情况,记录造影剂进入宫腔及输卵管的显影过程,具有动态直观、显像清晰、真实等优势,造影后还可逐帧回放且能够进行多角度、多平面观察处理。

子宫输卵管超声造影的适应证:①疑有输卵管因素引起的不孕症患者。②盆腔炎、内膜异位、盆腔病变术后者,需排除输卵管粘连。③输卵管绝育术、再通术、成形术及其他非手术治疗后的效果评估。④子宫腔畸形、内膜息肉、黏膜下肌瘤、宫腔粘连的鉴别诊断。⑤碘油过敏、不接受碘油输卵管造影检查者。⑥需要进行简单的输卵管通畅性治疗。

子宫输卵管超声造影的禁忌证:①内外生殖器官急性炎症,严重滴虫性或念珠菌性阴道炎者。②月经期或子宫出血性疾病。③分泌物较多者。④怀疑患有妇科恶性病变者。⑤对超声造影剂过敏者。

一、超声造影检查方法和正常声像图表现

(一)检查前准备

患者在进行子宫输卵管超声造影前需完成以下内容。

1.血常规、血人绒毛膜促性腺激素、乙肝表面抗原+抗体三项、阴道微生态、白带常规、阴道穹窿刮片检查。如有急性阴道炎,建议治疗后再行子宫输卵管超声造影检查。

2.检查前3天禁性生活。

3.在月经干净后3~7天内进行子宫输卵管超声造影检查。

4.检查前半小时肌内注射间苯三酚0.5mg,以防输卵管痉挛引起假性梗阻。

5.检查前需排空膀胱。

6.签署知情同意书。

(二)仪器选择与探头

仪器可选用2D腔内探头或具有4D腔内探头配有造影模式的超声诊断设备,探头频率4~9MHz,机械指数(mechanical index,MI)0.13~0.15。

(三)检查方法

1.宫腔内置管 患者取膀胱截石位,常规消毒铺巾,用阴道窥器暴露宫颈外口,将专用的输卵管造影导管或12号Foley双腔导尿管置入宫腔内,根据患者宫腔大小,向连于球囊的管腔内注入生理盐水1.2~2.0mL,将球囊卡在子宫内口,牵拉不能掉出即可,将阴道窥器撤出。

2.超声观察 将耦合剂涂于腔内探头上,并套上无菌胶套,然后将探头轻轻置于阴道内,2D超声观察球囊大小及位置,可适当调整球囊大小至适宜即可。超声扫查子宫、附件及盆腔情况,通过探头加压方式判断子宫、卵巢在盆腔的移动度,排除盆腔粘连,记录异常情况。

3.造影剂配制

1)正性造影剂:以微泡造影剂声诺维(SonoVue)为例,将SonoVue粉剂用5mL生理盐水稀释,从中取出2.5mL再次用生理盐水稀释至20mL备用。

2)负性造影剂:通常用生理盐水20mL备用。

4.超声造影操作步骤

1)子宫腔造影:将宫腔内球囊缩小至可以卡在子宫内口即可,或选用专用的子宫腔造影导管卡在宫颈外口。匀速向宫腔注入生理盐水20mL,使宫腔充盈扩张,侧动探头观察宫腔

形态及异常情况,存留动态图。

2)输卵管超声造影:注射造影剂前,选择子宫横切面,启动 3D 容积扫查至数据采集结束,以扫查过程中能够充分显示双侧宫角和双侧卵巢为最佳探头固定切面,以保证获得足够的容积数据信息。随后启动 4D 造影模式,帧频为 0.9 帧/秒,MI 0.13,将增益调低,取样框调大,在启动 4D 扫描约 2 秒后开始向宫腔匀速注射造影剂,采集扫描 32 秒的容积数据并存图,之后迅速回到 2D 并启动超声造影模式,观察造影剂在输卵管充盈走行及输卵管伞端弥散、卵巢周围显影情况,并存留 2D 动态图。记录推注造影剂的量、反流量、推注压力及患者疼痛情况。若两侧输卵管走行难以同时显示,可分别采集单侧容积数据再进行分析。打开存留的 4D 扫描图,应用 4D View 软件进行 360°旋转观察子宫腔形态、输卵管走行及伞端弥散情况,当 4D 图像存在输卵管信息不完整时,需结合 2D 动态图进行综合分析判断输卵管通畅性。根据检查需要,超声造影可重复进行,使用正性造影剂需 15~20 分钟后进行再次注药,负性造影剂可随时进行。造影完毕,撤出宫腔导管,患者观察 10 分钟,无不适反应即可离开。少数患者存在因宫腔置管或注射造影剂引起子宫或输卵管痉挛而不适,如撤出导管后仍感不适,需联系临床医师协助处理。

(四)扫查切面和显示内容

1.扫查切面　二维超声扫查,子宫纵切面和横切面观察宫腔情况;横切面沿输卵管走行扫查观察输卵管情况。经阴道三维超声扫查,以子宫横切为初始切面进行自动扫查,扫查过程中能够包括子宫双侧宫角和双侧卵巢为最佳切面,然后调整到冠状面观察宫腔形态和输卵管形态。

2.扫查技巧及注意事项　SIS 造影时,需将宫腔内置管球囊缩小恰好能卡在子宫内口即可,或采用 SIS 专用的插管,以便充分显示宫腔情况。在进行 4D-HyCoSy 前,先进行 3D 超声扫描,在扫描过程中如能够观察到双侧宫角和双侧卵巢,即可把该切面作为 4D-HyCoSy 扫查切面。如果卵巢距离子宫较远,在 3D 超声扫描过程中,无法观察到另一侧卵巢,则可先进行一侧输卵管的 4D-HyCoSy 扫查,15~20 分钟后进行另一侧输卵管的 4D-HyCoSy 扫查。

3.宫腔造影声像图特点

(1)正常子宫腔:子宫腔内注入造影剂后,子宫纵切面可见宫腔线分离,宫腔扩张,内可见造影剂充盈,宫腔内膜壁光滑。负性造影剂呈无回声,正性造影剂呈强回声。子宫底横切面可见宫底内膜壁平滑,双侧宫角显示清晰,动态观察可见造影剂流向双侧输卵管,进入盆腔。

(2)剖宫产瘢痕憩室:子宫腔内注入造影剂后,子宫纵切面可见宫腔线分离,宫腔扩张,瘢痕憩室及宫腔内可见造影剂充盈,能清晰显示憩室深度。

(3)子宫畸形:子宫腔内注入造影剂后,宫腔内造影剂充盈,内膜壁光滑。对于单宫颈管的纵隔子宫及双角子宫,宫腔显影较正常宫腔略窄,可清晰显示纵隔的深度及双角的长度。对于双宫颈管、双宫腔的子宫畸形,则需向各自的宫内同时注入造影剂进行观察。子宫横切面扫查利于鉴别各型子宫畸形。3D-HyCoSy 更具诊断优势,能够明确诊断子宫畸形类型。

(4)子宫黏膜下肌瘤:子宫腔内注入造影剂后,宫腔内造影剂充盈在黏膜下肌瘤凸入宫腔部位呈缺失状,该处内膜壁可光滑或不光滑。

(5)子宫内膜息肉:子宫腔内注入造影剂后,宫腔内造影剂充盈在内膜息肉部位呈缺失状,带蒂的内膜息肉在造影剂注入时可因造影剂冲击而移动。内膜壁部分不光滑。

6)宫腔粘连:子宫腔内注入造影剂后,空腔扩张受限,宫内可见条带状高回声飘动,内膜壁不光滑。

二、卵管超声造影声像图特点

(一)输卵管通畅

2D-HyCoSy 动态表现输卵管全程形态、走行自然、粗细均匀,输卵管显影迅速,输卵管伞端可见大量造影剂喷出并环绕卵巢周围弥散,子宫直肠陷凹及肠间隙造影剂弥散均匀。3D-HyCoSy 静态表现输卵管全程形态、走行自然、柔顺,管径粗细均匀、光滑,输卵管伞端造影剂喷射成片状表现,无法记录输卵管显影时间及伞端喷射造影剂时间。4D-HyCoSy 动态表现输卵管全程形态、走行自然、柔顺,管径粗细均匀、光滑,输卵管显影迅速,输卵管伞端可见大量造影剂喷出,可实时观察造影剂注射后输卵管显影时间及伞端喷射时间。

(二)输卵管通而不畅

2D-HyCoSy 动态表现少许造影剂逆流进入子宫肌层显影,输卵管显影时间延长,走行迂曲或成角,粗细不均匀,伞端造影剂少量喷出呈半环状弥散在卵巢周围,子宫直肠陷凹及肠间隙可见少量造影剂微气泡弥散。3D-HyCoSy 静态表现输卵管走行迂曲、成角,管径粗细不均匀,输卵管伞端造影剂喷射成"散花"状或"水滴"状表现,无法记录输卵管显影时间及伞端喷射造影剂时间。4D-HyCoSy 动态表现宫腔形态稍饱满,输卵管走行明显迂曲、盘旋或成角,局部纤细或呈结节状,双侧输卵管显影不同步、时间延长,输卵管伞端可见少量造影剂喷出。可实时观察造影剂注射后输卵管显影时间及伞端喷射时间、喷射量。

(三)输卵管不通

2D-HyCoSy 动态表现宫腔饱满,造影剂逆流进入子宫肌层或宫旁静脉显影明显。输卵管近端不通时,输卵管不显影或部分近子宫段显影,纤细。输卵管远端不通时,输卵管远端显影呈扭曲膨大,伞端无造影剂喷出。卵巢周边及盆腔无造影剂显影。3D-HyCoSy 静态表现可见宫腔显影饱满,输卵管近端不通时,无输卵管显影或近子宫段输卵管显影,显影段输卵管纤细。输卵管远端不通时,输卵管远端显影呈扭曲膨大,伞端无造影剂喷出。4D-HyCoSy 动态表现宫腔形态饱满,输卵管近端不通时,输卵管不显影或部分近子宫段显影,纤细。输卵管远端不通时,输卵管远端扭曲膨大,伞端无造影剂喷出。

(四)诊断要点

4D-HyCoSy 结合实时 2D-HyCoSy 评估输卵管通畅性可提高诊断的准确性。

1.输卵管通畅 造影剂推注时无明显阻力及反流,患者无明显疼痛等不适反应。输卵管大约在注药后 4 秒开始显影,输卵管全程形态走行自然、柔顺,管径粗细均匀、光滑,伞端大约在注药后 6 秒可见大量造影剂喷射进入盆腔。卵巢周围造影剂通常呈环状增强,盆腔及肠间隙可见均匀分布的造影剂增强回声。

2.输卵管通而不畅 造影剂推注时阻力稍大,有少量反流,患者疼痛较明显,但逐渐可缓解,输卵管大约在注药后 8 秒开始显影,输卵管呈迂曲或成角走行,管径可粗细不均匀,伞端大约在注药后 10 秒可见少量造影剂喷射进入盆腔,呈"散花"状或"水滴"状。卵巢周围造影剂通常呈半环状增强,盆腔及肠间隙可见不均匀分布的造影剂增强回声。

3.输卵管不通 造影剂推注时阻力明显,伴有大部分或全部造影剂反流,患者疼痛明显,难于忍受,停止注药方可缓解。宫腔显影形态饱满,子宫肌层静脉及宫旁静脉可见造影剂微泡显影,即造影剂反流征象。输卵管近端不通时,输卵管不显影或部分显影,管径纤细。输卵管远端不通时,输卵管远端扭曲膨大、返折或成角,伞端无造影剂喷出。卵巢周边及盆腔无造影剂增强。

(五)鉴别诊断

1.输卵管通畅性判断假阴性结果鉴别 当输卵管近端阻塞时,推注造影剂阻力较大,易造成造影剂在宫旁静脉逆流征象,与输卵管走行类似,而判断为输卵管通畅假阴性结果。此时可实时 2D-HyCoSy 再次注入造影剂,动态观察造影剂在宫角的走行情况,如果造影剂显影不是从宫角发出的,即为宫旁静脉逆流征象。

2.输卵管通畅性判断假阳性结果鉴别 当推注造影剂引起输卵管痉挛收缩时,易造成输卵管不显影,而判断为输卵管不通假阳性结果。此时可实时 2D-HyCoSy 再次注入造影剂或 15 分钟后再次 4D-HyCoSy 即可鉴别。

(六)子宫输卵管超声造影的临床价值及其他影像学检查方法的选择

1.子宫输卵管超声造影的临床价值 目前我国育龄妇女不孕症发病率为 7%~10%,输卵管疾病导致的不孕症占女性不孕症的 30%~50%。输卵管病变中以炎症引起的阻塞或通而不畅占首位,输卵管炎症可导致输卵管内膜破坏、炎性渗出或瘢痕组织形成,致管壁僵硬、输卵管积液、输卵管粘连;子宫内膜异位症导致输卵管与周围组织粘连或子宫内膜异位于输卵管也可能是导致输卵管阻塞的原因之一,少数情况下输卵管发育异常及术后并发症或肿瘤组织压迫也可导致不孕。因此,输卵管通畅性是女性不孕症诊断中的重要环节。子宫输卵管超声造影(HyCoSy)技术,以其安全性高、诊断迅速、准确性高的优势,越来越受到广大不孕症患者及临床医师的欢迎,并逐步广泛应用于临床,作为评价输卵管通畅性的重要检查方法,具有重要的临床应用价值。

2.HyCoSy 检查方法的比较

(1)子宫输卵管 X 线造影(hysterosalpingography,HSG):是以往常规检查输卵管通畅性的方法。向宫腔里注入碘油造影剂后,患者需暴露在 X 线下进行观察,该方法可清晰显示宫腔和输卵管形态、输卵管走行及伞端造影剂弥散情况。但因 X 线对患者有辐射作用,且部分患者对碘油过敏,同时碘油可能引起患者盆腔粘连、肺栓塞等并发症,因此临床越来越少应用 HSG 评估输卵管通畅性。

(2)经阴道超声生理盐水灌注造影(SIS):是在经阴道超声监视下,向患者宫腔内注入生理盐水混合液(内含庆大霉素、阿托品、地塞米松),动态观察生理盐水混合液通过宫腔和输卵管情况,但由于生理盐水中有微量气泡,在输卵管内停留时间短,且气泡声像难与周围组织鉴别,因此该技术很难作为准确评估输卵管通畅性的检查方法,因而多用于输卵管通畅性治疗。

(3)腹腔镜下亚甲蓝通液术:是诊断输卵管通畅性的"金标准",患者需要在手术室麻醉下进行,医师通过腹腔镜直视下,向患者宫腔内注入亚甲蓝溶液,观察输卵管伞端是否有亚甲蓝溢出及是否有输卵管膨大,能够准确判断输卵管通畅情况、迂曲走行、阻塞部位、粘连情况及输卵管蠕动功能。但因为该技术有创及费用较高,多数患者不愿接受,但都能接受其作为治疗手段,因此该方法不能作为输卵管通畅性检查的常规首选方法。

(4) HyCoSy:是在经阴道超声监视下,向宫腔内注入安全、无生理性不良反应、无需做过敏试验的微泡造影剂 SonoVue,利用其在超声显像中呈高增强的特点充分显示宫腔输卵管形态、输卵管走行及造影剂在伞端喷射情况,是一种快速、便捷、实时、立体、可重复性强的评估输卵管通畅性的新技术,该技术深受广大患者和医师的青睐。随着 HyCoSy 技术的不断完善,该技术有望成为输卵管通畅性筛查的有效方法,具有较高的使用价值和发展空间。

(七)研究热点、难点与发展趋势

寻求安全、科学、准确、有效的评估输卵管通畅性的方法一直是不孕症诊断与治疗的研究热点。目前国内多家医疗机构在努力积累临床经验,探讨完善的 HyCoSy 评估输卵管通畅性标准体系。而较准确地评估输卵管通而不畅是研究的难点,寻求更精准的、便捷的、安全有效的输卵管通畅性诊断方法是未来发展趋势。

第三章 产科超声

第一节 正常早期妊娠声像图

妊娠 12 周以前称为早期妊娠。其中前 8 周的胎体称为"胚胎",是主要器官结构分化发育时期;妊娠 9 周起称为"胎儿",是各器官进一步发育成熟的时期。目前国际上把妊娠 14 周以前均归入早期妊娠概念,并于 20 世纪 90 年代初开始了早期妊娠胎儿严重畸形筛选及胎儿颈后透明层厚度(nuchal translucency,NT)检测。目前国内已有很多医院开展了此项早期妊娠超声筛查。

随着早期妊娠进展,超声声像图上依次可见增大的子宫,以及宫腔内的妊娠囊、卵黄囊、胚芽、原始心管搏动、胎盘和羊水等的出现,一侧卵巢可见黄体或黄体囊肿。

一、超声表现

(一)妊娠囊

为圆形或卵圆形结构,内部无回声,囊壁回声增强。

(二)卵黄囊

为妊娠囊内小囊性结构,内部无回声,囊壁薄、呈中等回声。经阴道超声探测时妊娠 5～6 周即可显示,正常直径小于 10mm。妊娠囊内显示卵黄囊可与异位妊娠时宫腔内因出血而形成的假妊娠囊鉴别。

(三)胚芽

位于妊娠囊内,为中等回声小片状或长条状结构。妊娠 7～8 周后因胎头、躯干及四肢的肢芽可辨而呈不规则"人形"。妊娠 6 周末时或胚芽长 2～3mm 时可见有节律的原始心管搏动,彩色血流成像可见内部有红色或蓝色的搏动性彩色血流(但鉴于妊娠安全考虑,早期妊娠不建议使用多普勒超声)。胚芽长度或头臀长(crown-rump length,CRL)是早期妊娠确定孕龄的最可信指标。

(四)胎盘

妊娠 9 周后超声可显示呈半月形中等回声的早期胎盘,内部光点细密。以后随着妊娠进展,胎盘的分布随子宫增大而可能有一定范围的变化,胎盘内部回声光点也逐渐增多、增粗。

(五)羊水

妊娠早期主要由母体血清经羊膜上皮透析入羊膜腔形成,妊娠 11～14 周以后主要来源于胎儿排泄。妊娠 10 周时羊水约 30mL,超声表现为围绕胚芽周围呈无回声区。经阴道超声分辨率高,可以清晰显示羊膜回声。

二、探测要点

(一)探测内容

首先要确定是否为宫内妊娠,即宫腔内有无妊娠囊,以及妊娠囊个数,并仔细观察妊娠囊内有无卵黄囊与胚芽。有胚芽者应进一步观察胚芽个数及有无原始心管搏动。早期妊娠确定妊娠囊及相应胚芽的个数,对双胎等多胎妊娠确定绒毛膜性,以及后续的产科处理意义重大。

(二)胎儿正中矢状切面

此为测量头臀长(CRL)与颈后透明层厚度(NT)的重要切面。CRL 为此切面时最大顶臀长度;NT 为此切面时颈后透明层厚度。NT 的测量要求在妊娠 $11 \sim 13^{+6}$ 周之间或 CRL 为 $45 \sim 84mm$ 时方可进行,低风险截断值<2.5mm(部分医疗机构定为 3mm)。NT 增厚时,可能与染色体异常、胎儿早期心力衰竭、淋巴系统发育异常及引起胎儿胸压升高的疾病等胎儿异常有关。

(三)注意事项

妊娠囊须与假妊娠囊相鉴别。妊娠囊一般为偏心圆,种植子宫腔的一侧壁内膜中,且囊壁一般呈中高回声。卵黄囊一般认为是妊娠预后是否良好的标志,如过大(直径大于10mm)预示胎儿预后不良。CRL 及 NT 检测时应注意必须将胎儿置于正中矢状切面,并呈自然屈曲状态,避免过度仰伸或俯屈。测量 NT 时,应仔细分辨胎儿颈部皮肤与羊膜回声,以免混淆胎儿皮肤和羊膜而造成测量错误。

第二节　正常中晚期妊娠声像图

一、胎儿超声探测的步骤、观察内容及常用测量径线

妊娠满 12 周以上的胎体已能明确区分头部、躯干与四肢。进行胎儿超声探测时,首先要将探头在腹部相继做大范围的横向平移和纵向平移探测,以明确子宫内胎儿的个数、位置及胎体与母体的位置关系、是否有胎心搏动。然后从头部至躯干部,以及四肢依次观察其内部主要结构并测量主要生长径线。目前常用胎儿生长径线包括双顶径、头围、腹围、股骨长、肱骨长,一般与胎龄呈正相关。

(一)丘脑平面

1.超声表现　此平面系通过丘脑的胎头横切面,外周头颅光环显示为环状强回声,中央为断续的脑中线。中线两侧的丘脑呈低回声,中线近额部的透明隔呈"等号样"内部无回声,双侧侧脑室后角内部呈无回声,侧脑室外侧的大脑皮质的沟、回分别呈高回声带与低回声带。

2.探测要点

(1)探测内容:此平面为测量侧脑室后角宽度、双顶径、头围的重要切面。①侧脑室后角宽度:从侧脑室一侧壁室管膜内缘到另一侧壁室管膜内缘,正常值为 10mm 以下。②双顶径:从一侧顶骨的外缘到对侧顶骨的外缘、测量与中线垂直的最大径线即双顶径,正常值随

妊娠周变化。③头围:沿颅骨光环外缘测量其周径即头围,正常值随妊娠周变化。

(2)注意事项:标准切面应注意显示完整的头颅光环,不能显示一侧或双侧的眼眶、外耳等其他结构。并注意头颅光环是否完整,中线结构如透明隔等是否存在,双侧大脑半球内部结构是否对称,双侧侧脑室是否扩张。其中双顶径是沿用多年的胎儿生长指标,因受胎头形状的影响而误差可能较大。而头围则反映了整个胎头的轮廓大小,不受胎头形状影响,较双顶径更客观。因此在估计胎头大小或胎儿生长情况时,推荐应用头围作为常用测量指标。

(二)小脑平面

1.超声表现 此平面系通过小脑横切面的胎头斜横切面,外周头颅光环显示为环状强回声,中央为脑中线。后颅窝部位双侧小脑半球呈对称的近圆形低回声区,小脑半球中间回声略高的结构为小脑蚓部,后颅窝池呈近"弯刀形"的不规则无回声区,颈项软组织层呈低回声区,项部皮肤显示为弧形高回声线。

2.探测要点

(1)探测内容:此平面为测量小脑横径、后颅窝池宽度、颈项软组织厚度的重要切面。①小脑横径:测量从一侧小脑半球外缘到对侧小脑半球外缘,正常值随妊娠周变化。②后颅窝池宽度:测量从小脑蚓部后缘到颅骨板内缘,正常值小于 10mm。③颈项软组织厚度:测量从颅骨环外缘至颈项部皮肤外缘的距离,正常值小于 6mm。颈项软组织增厚的意义同颈后透明层增厚。

(2)注意事项:标准切面应注意显示完整的头颅光环,不能显示一侧或双侧的面部结构。重复测量 3 次时应取测值最大的一次。另外,应避免颈部脐带缠绕的影响。如有脐带绕颈,应分别于脐带绕颈处的上方与下方测量并取 2 处测值的平均值。

(三)四腔心观

1.超声表现 胎儿心尖四腔心时,心尖指向探头方向;横位四腔心时,心尖指向母亲左或右侧;心底四腔心时,心尖方向与探头方向相反。①心脏位于左侧胸腔,偏前。②心尖指向胎儿胸壁左前方。③心脏面积约占胸腔面积的 1/3。④此平面显示胎儿心脏四个腔室(左右心室及左右心房)。⑤超声图上显示的四腔心心尖指向母体的相对位置随胎位而改变,但四腔心在胎儿体内的绝对位置应不变。

2.探测要点

(1)探测内容:左心室较右心室狭长,左侧房室瓣在室间隔附着部位较右侧房室瓣略高(即左高右低,二尖瓣较三尖瓣离心尖稍远一点),室间隔连续,室间隔与双侧房室瓣交界处的心内膜垫"十字交叉"存在,左心房可见 2 根肺静脉的开口,房间隔有原始房间隔存在,房间隔上的卵圆孔血流自右向左,卵圆孔瓣膜随血流方向摆动而呈一单向活瓣。左右半心的房室瓣血流方向应一致,彩色血流成像显示左右半心的血流应颜色一致、粗细一致、明亮度一致。

(2)注意事项:首先,注意确定四腔心的位置是否正常,排除心脏位置异常。其次,注意内部结构有无问题,观察心室与心房的连接、心室心房与大血管的连接,并认清心脏的左侧部分和右侧部分是否分别为"左心""右心"。再次,在此平面应重点观察左右心的对称性、心内膜垫的形态及房室瓣附着部位、室间隔的连续性、卵圆孔瓣膜的摆动方向。

(四)上腹部腹围平面

1.超声表现　此平面系通过胎儿上腹部的横切面,外周腹部皮肤显示为环状高回声或等回声;内部为上腹部脏器,其中肝位于右侧呈片状中等回声,肝内部脉管呈条状无回声;胃泡位于左侧呈无回声;右侧肾上腺位于脊柱右侧呈长条状低回声伴中央线状高回声。

2.探测要点

(1)探测内容:此平面显示胃泡、肝、肾上腺、肝内脐静脉、腰椎等重要结构,并可测量腹部横径、前后径及腹围。腹围因反映了整个上腹部的轮廓大小,受胎儿体位、姿势及胎儿呼吸样运动影响较小,较腹部横径、前后径更客观,为目前常用的胎儿生物学指标。正常值随妊娠周变化。

(2)注意事项:标准切面应显示脐静脉入肝后右拐的水平面,不应显示心脏或肾。胃泡形态可能多变,呈卵圆形或牛角状或其他形状,可动态观察其变化或隔20分钟随访,但正常应位于腹部左侧,不应跨过脐静脉。

(五)下腹部肾横切面

1.超声表现　双肾位于背部脊柱两侧。肾横切面为椭圆形,周围肾包膜为线状等回声,髓质为低回声,中央条状无回声为肾盂。

2.探测要点

(1)探测内容:此横切面为测量肾盂宽度的平面,测量肾盂的前后径为肾盂宽度。肾盂的正常值范围目前有分歧,一般取妊娠28周以前正常值为小于5mm,妊娠28周以后正常值为小于7mm。肾盂增宽可能与泌尿系统畸形或染色体异常有关。

(2)注意事项:左右肾在人体不同水平面,一般左高右低,因此同时显示左右肾的肾横切面时实际为胎儿腹部的斜横切面。一般应选择胎儿背部(即脊柱及双侧肾)在近母亲腹壁侧时测量以减少测量误差。妊娠中期时,肾包膜可能显示不清,需仔细辨认,并通过对肾盂、肾动脉血供的观察来确认。

(六)下腹部膀胱横切面

1.超声表现　此平面通过胎儿下腹部,外周腹部皮肤显示为环状高回声或等回声,内部主要显示膀胱横切面呈近圆形的无回声区,膀胱左右侧各见一条血管(脐动脉)走向腹壁,脐带在此水平面插入腹壁。

2.探测要点

(1)探测内容:主要观察膀胱是否充盈,两侧的脐动脉是否都存在。此为诊断单脐动脉的常用平面之一。

(2)注意事项:膀胱充盈提示肾有泌尿功能。如膀胱未显示,须复查双侧肾是否确实存在,并等待20分钟后再次观察膀胱是否充盈。另外需注意脐带插入腹壁处有无异常回声,因脐部为脐疝、腹壁缺损等异常的高发部位。

(七)脊柱纵切面

1.超声表现　脊柱由椎骨、连接上下椎骨的椎间盘,以及一些关节韧带构成。椎骨位于前面的短圆状骨块部分称为椎体,位于椎体两侧后方的半环形结构为椎弓。椎弓与椎体相连的部分为椎弓根,椎弓其余部分较宽称椎板。椎体的后面与两侧的椎弓共同围成椎孔,叠加形成一条纵行的管道称椎管,椎管内衬脊膜、内含脊髓。胎儿脊柱有 32~34 块椎骨,包括颈椎 7 块、胸椎 12 块、腰椎 5 块、骶骨 5 块、尾椎 3~5 块。椎体与椎弓的骨化中心超声显示为强回声。脊柱纵切面时,显示胎体的旁正中矢状切面,可见椎体与左侧或右侧椎弓形成的 2 条排列整齐的串珠状强回声光带,并有生理弯曲度。椎管显示为长条状暗区。脊椎表面覆盖的软组织呈低回声、皮肤呈线状高回声。

2.探测要点

(1)探测内容:观察脊柱从头到尾的每一块椎骨,包括组成椎骨的一个椎体与两个椎弓。

(2)注意事项:于胎儿背部朝向母亲腹壁时观察最佳,注意椎体与椎弓的一一对应,并须等待至脊柱表面皮肤与羊膜囊之间有羊水,以观察脊柱表面覆盖的皮肤的完整性。如脊柱表面皮肤与羊膜之间无间隙,很难判断是否有小的脊柱裂或脊膜膨出。

(八)四肢主要长骨测量平面

1.超声表现　四肢长骨包括上肢的肱骨、尺桡骨,下肢的股骨、胫腓骨,手部的掌骨、指骨及足部的跖骨、趾骨等小型长骨。其中,肱骨与股骨是最常用的胎儿生物学测量指标。肱骨与股骨超声均显示为长条状略带弧形的强回声结构,周围软组织为低回声。

2.探测要点

(1)探测内容:显示完整的长骨,包括股骨头或肱骨头,测量整个骨干的长度。

(2)注意事项:股骨与肱骨声像图类似,且与胫腓骨、尺桡骨也相近,需注意区分。股骨由臀部髋关节部位发出,肱骨由肩胛肩关节部位发出。测量时不包括膝关节或肘关节侧的低回声的骨骺,测量键应分别置于骨干两端断面的中点。

二、胎盘的观察

(一)超声表现

胎盘位于宫腔一侧,表面近胎儿面为中高回声的羊膜,基底部与子宫壁交界处为低回声的基底膜,中央的胎盘实质回声随妊娠进展而由高到低、由均匀到不均匀。妊娠晚期,羊膜、基底膜及胎盘实质内可见逐渐增多的点状、短线状高回声分布。

(二)探测要点

1.探测内容　纵切胎盘时可测量胎盘表面羊膜至基底膜的距离,此为胎盘厚度。剖视胎盘实质时有利于观察胎盘内部回声。膀胱充盈时可测量胎盘下缘距宫颈内口的距离,正常大于 70mm。

2.注意事项　胎盘附着于子宫壁的范围有大有小,观察时须移动探头全面观察,并除外胎盘异常肿块或副胎盘等存在。后壁胎盘因受胎体遮挡可能显示不清,尤其是妊娠晚期胎体较大时,更须将探头置于子宫一侧壁近后壁胎盘处仔细观察。

三、脐带的观察

(一)超声表现

脐带漂浮于羊水中,两端分别连接于胎盘和胎儿脐部。脐带的长轴切面呈长条状或麻花状,内部可见一粗二细的一根脐静脉和二根脐动脉,呈长条状。横断面可见一粗二细的三根脐血管的横断面,呈"品"字形排列。位置合适时可见脐带插入胎儿腹壁或连接胎盘的位置。

(二)探测要点

1.探测内容　主要观察脐带内部的三根脐血管,并可见位于下腹部膀胱两侧的脐动脉。

2.注意事项　注意脐带是否有打结、水肿、表面是否有囊肿及三根血管的粗细比例。两根细的脐动脉内部血流方向一致,但均与一根粗的脐静脉内部血流方向相反,因此彩色多普勒成像时脐动脉与脐静脉内部的血流颜色相反。

四、羊水的观察

(一)超声表现

为胎体周围的无回声区,无固定形态,因胎儿形态或姿势变化而呈不规则形。妊娠晚期时因胎儿皮脂、毳毛等脱落于羊水中,可见内部有点状回声漂浮。

(二)探测要点

1.探测内容　主要测量羊水量。选取深度与宽度相近的最大羊水池平面测量最大羊水池深度,正常值为 30~80mm。或以脐部为中点,分别测量四个象限的最大羊水池深度并相加得羊水指数,正常值为 80~199mm,小于 50mm 为羊水过少,50~79mm 之间为羊水偏少,200~249mm 之间为羊水偏多,大于等于 250mm 为羊水过多。

2.注意事项　测量羊水池深度时不宜选取过窄或过浅的平面,且不应包括胎儿肢体或脐血管。测量方向(即测量线)与水平面或床面应垂直。

第三节　异常妊娠

一、流产

流产属妊娠时限异常。胚胎因素、母体因素、免疫功能异常和环境因素都可导致流产。妊娠终止于第 12 周前称早期流产,以胚胎因素中的胎儿染色体异常最为常见,约占 50%。妊娠 12~28 周前终止称晚期流产,常为各种综合因素所致。根据流产发展的不同阶段和临床症状,分为先兆流产、难免流产、不全流产、稽留流产、完全流产。

(一)先兆流产

1.临床表现　停经后少量阴道出血或合并腹痛,但无妊娠物排出。经休息和治疗可症状消失继续妊娠,也可加重发展成难免流产。

2.超声表现　子宫大小与妊娠月份相符,宫腔内可见卵黄囊,卵黄囊圆形或椭圆形,壁厚均匀。胚囊大小与停经月份相符,2mm 以上的胚芽有原始心搏。经阴道彩色多普勒超声仍可测得滋养层周围特征性的高速、低阻的血流信号,是螺旋动脉分流至绒毛间隙而产生的动静脉型波形。超声或许可在胚胎旁见到少量液性暗区,多为绒毛膜下积血。绒毛膜下积血在妊娠早期较为常见,可以是由于绒毛膜多叶状蜕膜基底接合部边缘破裂或边缘窦破裂引起,常伴有阴道出血。有报道在一组妊娠 10~20 周阴道出血的患者,如果血肿体积小于妊娠囊的 40%,则倾向预后较好。一些学者认为妊娠 12 周以内,少量绒毛膜下出血无明显临床意义,不影响妊娠结果。急性出血时,与绒毛膜相比可呈高回声或低回声,1 周后则变成等回声。

(二)难免流产

1.临床表现 在先兆流产的基础上,临床症状加重,往往合并阵发性腹痛。有时宫口或有扩张。此时流产不可避免。

2.超声表现 子宫大小与妊娠月份基本相符。宫腔内妊娠囊变形或位置较低。胚芽萎缩,胎心消失,妊娠囊周边绒毛稀疏,出血区域扩大。超声要考虑难免流产。

在超声诊断难免流产时要慎重,结合以往检查结果和病史很重要。很多患者在初始检查时看不见胚胎,因此不能仅根据胎心搏动有无诊断胚胎死亡。要结合孕期及妊娠囊的特征考虑妊娠结局。目前认为难免流产较可靠的超声指标有以下几条:①妊娠囊20mm以上未见卵黄囊,为无卵黄囊的异常巨大妊娠囊。②卵黄囊5mm以上未见胚芽。③胚芽2mm以上未见原始心管搏动。由于分辨率和技术的变化,经腹超声允许2~3mm误差作为误差界限,经阴道超声允许1~2mm误差作为误差界限。可以各个角度测量后综合决定是否符合难免流产。

(三)不全流产

1.临床表现 如有部分妊娠物排出宫腔,为不全流产。此时大多阴道出血较多,阵发性腹痛加剧。

2.超声表现 子宫小于停经月份。或胎儿已排出,胎盘或胎膜仍滞留宫腔,或嵌顿于宫颈口,宫腔内杂乱光团中有较丰富的血流信号,来自子宫肌层,可探及低阻力血流信号。

(四)稽留流产

1.临床表现 以往又称过期流产,是指胎儿宫内死亡后,未及时排出长时间留在宫腔内。临床可有阴道出血,也可无明显临床症状,但早孕反应消失。妇科检查时可发现子宫质地已不软。

2.超声表现 子宫小于停经月份。宫腔内可探及妊娠囊变形及死亡胚胎,大多已变形,已成形的胎儿可见颅骨重叠状;或原宫腔内妊娠囊消失,代之以回声杂乱区,内可见枯萎的胚胎呈高回声团;可有积血;羊水较少或无羊水。CDFI:妊娠囊内无胚胎心血管搏动信号,但可测及低阻的滋养层血流频谱。

(五)完全流产

1.临床表现 妊娠物完全排出称完全流产。临床大多阴道出血已停止,腹痛好转,宫口关闭,子宫缩小。

2.超声表现 子宫大小正常或略大,宫腔线清晰,子宫内膜薄,肌层回声尚均匀。

(六)各型流产鉴别诊断

鉴别诊断各型流产(表3-1)除超声影像学表现外,重要的是要结合临床病史。要以临床诊断为主,超声仅报告影像学所见。例如,有少量阴道出血或有腹痛,超声表现是宫内活胎,此时临床诊断为先兆流产,超声提示仍为宫内孕活胎。

表 3-1　各型流产鉴别诊断要点

流产类型	临床表现	子宫大小与停经月份	妊娠囊	胚芽	心搏	其他
先兆流产	停经、腹痛、少量出血	相符	可见	有	有	
难免流产	停经、腹痛、出血量多	相符或较小	可见	有或无	无	
不全流产	停经、腹痛、出血多、有组织物排出	不符,子宫较小	未见	未见	无	宫腔内杂乱回声
完全流产	停经、腹痛、出血量少、妊娠物排出	子宫接近正常大小	未见	未见	无	宫腔线清晰
稽留流产	停经、腹痛、出血	子宫较小	可见	有或无	无	宫腔内杂乱回声

超声表现

二、葡萄胎

(一)完全性和部分性葡萄胎

妊娠后胎盘滋养细胞增生,间质水肿,形成大小不等的水泡,水泡间借蒂连成串如葡萄,称为葡萄胎,有时也称水泡状胎块,是胎盘的一种良性病变。葡萄胎分为完全性葡萄胎和部分性葡萄胎。完全性葡萄胎是胎盘绒毛基本上全部变为葡萄胎组织,而胚胎早就停止发育并被吸收,此种类型比较常见,发病率约为 1.4‰。有时胎盘绒毛仅部分发生增生、水肿、变性,胎儿和葡萄胎可同时在子宫腔内发育,这种情况称为部分性葡萄胎,发病率约为 0.5‰。葡萄胎较多发生在年轻妇女(<15 岁)和年长妇女(>40 岁),以 20~29 岁年龄段发病率最低。但对于阴道不规则出血的围绝经期妇女,不能忽视葡萄胎的诊断,当超声图像不典型时,要注意结合血 hCG 的测定进行鉴别诊断,减少误诊率。

1.病理特征

(1)完全性葡萄胎:大体解剖可见水泡状物形如葡萄、串珠状,直径数毫米至数厘米不等,由纤细纤维素相连。常伴有血块及蜕膜样物。有时水泡状物占满整个宫腔。显微镜下可见绒毛体积增大,轮廓规则,滋养细胞增生,间质水肿,间质内血管消失。

(2)部分性葡萄胎:仅可见部分绒毛变水泡,合并胚胎或胎儿,大多胎儿已死亡。也有部分性葡萄胎合并足月胎儿分娩的报道,较为罕见。显微镜下见绒毛常呈扇形,大小不等,轮廓不规则,部分间质水肿,滋养细胞增生程度较轻,间质中也可见胎源性血管和有核红细胞。

从病理和细胞核型角度可鉴别完全性葡萄胎和部分性葡萄胎(表 3-2)。

表 3-2　完全性和部分性葡萄胎核型和病理特征

项目	完全性葡萄胎	部分性葡萄胎
核型	46,XX/46,XY	三倍体
胚胎或胎儿	缺乏	存在
绒毛水肿	弥漫	局限

（续表）

项目	完全性葡萄胎	部分性葡萄胎
滋养细胞增生	弥漫	局限
绒毛呈扇形	缺乏	存在
滋养层基质内陷	缺乏	存在
羊膜、胎儿红细胞	缺乏	存在

葡萄胎另一较为重要和常见的病理变化是双侧卵巢的改变。增生的滋养细胞产生大量hCG，长期刺激卵巢内颗粒细胞和卵泡膜细胞发生黄素化形成囊肿，往往双侧性，称卵巢黄素化囊肿。在完全性葡萄胎，卵巢黄素化囊肿的发生率在30%~50%。随着葡萄胎原发疾病的治疗，hCG水平下降，卵巢囊肿在2~3个月或半年内逐渐缩小。

2.临床表现　由于超声检查的普及和血hCG测定的广泛应用，有很多患者尚未出现临床症状就被诊断。典型葡萄胎的症状：①停经后阴道出血。②子宫增大超过停经月份，手感软。③较严重的妊娠反应，如妊娠呕吐等。④下腹疼痛，由于子宫增大较快和（或）双侧卵巢增大所致。

3.超声表现　B超检查是诊断完全性葡萄胎和部分性葡萄胎的重要辅助检查方法之一，超声检查对完全性葡萄胎和部分性葡萄胎的诊断正确率都可高达95%以上，是临床疑诊葡萄胎的首选的辅助检查方法。

（1）完全性葡萄胎主要超声征象：①子宫增大：大多大于停经月份。②宫腔杂乱回声：宫腔内充满了"雪片状"或"蜂窝状"杂乱回声，为水泡状胎块的囊壁回声。这是葡萄胎主要的超声所见，也是诊断葡萄胎主要的影像依据。③宫腔积血：大部分葡萄胎患者伴有宫腔积血，使得子宫较正常停经月份为大。超声可见宫腔内不规则液性暗区在"雪片状"或"蜂窝状"杂乱边缘回声中；部分性葡萄胎时，宫腔内尚可见胎儿组织或残留的绒毛膜囊；需超声仔细鉴别，彩色多普勒超声对鉴别有帮助。④双侧卵巢黄素化囊肿：超声往往表现为双侧性，中等大小（5~10cm）的囊肿，圆形或长椭圆形，囊壁薄，见分隔，囊内液清；但也有部分葡萄胎患者卵巢黄素化囊肿较大，>10cm的囊肿有时会自发破裂，发生急腹症临床表现，此时超声可见原囊肿张力降低，皱缩状，盆腔内有游离液体。⑤CDFI表现：在完全性葡萄胎中可见子宫峡部动脉表现低阻抗高流速改变。在部分性葡萄胎中可见正常或子宫动脉高阻抗血流，但在宫腔内的"雪片状"和"蜂窝状"回声中未见血流，这是鉴别葡萄胎和妊娠滋养叶肿瘤的重要表现。

（2）部分性葡萄胎超声表现：主要是葡萄胎特征加上宫内妊娠囊或可见胎儿。无论胎儿是否存活。

4.鉴别诊断

（1）胎盘绒毛水泡样退行性变：胎盘绒毛组织水泡样变发生率约占过期流产的30%，与部分性葡萄胎在超声声像图上极为相似，且临床表现亦相同，均有停经史及阴道不规则出血。常难以鉴别。胎盘绒毛水泡样退行性变是一种胎盘的退行性改变，与葡萄胎增生性变化完全不同。表现为hCG水平上升不多，子宫增大不明显，但超声仍可见胎盘绒毛内"水泡样"回声，较为稀疏，常偏向宫腔一侧，宫腔内也常见杂乱回声或停止发育的胚胎。在与部分性葡萄胎鉴别上较为有意义的是CDFI，胎盘绒毛水泡样退行性变在超声"水泡样"组织及其旁可见较为丰富的血流。部分性葡萄胎肌层及宫腔组织内无明显血流或仅见稀疏星点状血流。

（2）子宫内膜腺肌瘤样息肉：超声检查时也有宫腔内蜂窝状回声,部分患者也有停经史,超声须鉴别。子宫内膜腺肌瘤样息肉患者大多有月经不调或应用孕激素病史,血 hCG 正常,无早孕反应。结合临床应可以鉴别。

（二）特殊部位葡萄胎的超声诊断

虽然葡萄胎的经典定义和特点是病变局限在宫腔内,不侵入肌层,也不远处转移。但从理论上讲,有宫外孕的发生也就有异位葡萄胎的可能。其中输卵管葡萄胎和卵巢葡萄胎屡见报道。

1.输卵管葡萄胎　输卵管葡萄胎发生率较低,机制尚不明确。有报道认为可能与输卵管妊娠破裂较早,未形成葡萄胎就已经清除病灶、终止妊娠有关。综合文献报道共有 30 多例。国内报道大多为误诊报道,以误诊为输卵管妊娠最为常见,以急腹症为首发症状。也有报道输卵管葡萄胎致阔韧带破裂出血危及患者生命。

输卵管葡萄胎的超声诊断中要注意与异位妊娠绒毛水泡样变性及输卵管绒癌鉴别。除开拓思路,考虑少见病、罕见病以外,超声诊断也要充分利用临床病史及实验室检查结果修正诊断。尤其是血 hCG 水平,一般来讲,hCG 升高程度依次是滋养细胞疾病>正常妊娠>异位妊娠。

2.卵巢葡萄胎　国内仅见数例报道,均为误诊。

三、异位妊娠

受精卵在子宫腔以外着床发育,称为异位妊娠。据报道本病95%~98%发生在输卵管,其中 80%发生在输卵管壶腹部,有时也可发生在腹腔、卵巢、宫颈及子宫残角等。

目前研究认为以下病因与异位妊娠有关,盆腔炎症、输卵管结核、子宫内膜异位、输卵管手术、盆腔手术、宫内节育器、性激素与避孕药、血吸虫病、辅助生育手术、受精卵游走、输卵管发育异常、吸烟、多次流产史等。

建议采用经阴道检查法,提高早期检出率。先获取宫颈正中矢状切面,排除宫颈妊娠,再获取宫体矢状切面及横切面了解宫腔情况。然后探头向两侧摆动,在宫旁显示双侧卵巢声像,并在双侧附件区仔细扫查寻找类妊娠囊结构或肿块。有时卵巢内黄体与卵巢外肿块鉴别困难,可用手推压腹部或移动探头,卵巢外肿块与卵巢间有相对运动。对应用辅助生育技术、宫腔内放置 2 个以上胚胎者,扫查发现宫腔内妊娠囊后,仍要仔细扫查双侧卵巢旁,排除有无宫内宫外同期妊娠。

（一）输卵管妊娠

1.临床表现　患者可出现以下的所有临床表现或不出现其中任一临床表现,停经史、腹痛、阴道流血、昏厥等。未破裂的输卵管妊娠无明显腹痛;流产型有腹痛但不剧烈;破裂型腹痛较剧烈,伴贫血;陈旧性输卵管妊娠不规则阴道流血时间较长,曾有剧烈腹痛,后呈持续性隐痛。体征:腹部压痛或反跳痛、一侧髂窝压痛、宫颈举痛(包括阴道超声检查时)、宫体增大柔软。后穹隆穿刺可抽出不凝血。

2.超声表现　输卵管妊娠的共同声像表现为子宫稍增大,子宫内膜大多有明显增厚,但宫内无妊娠囊结构,有时可见宫腔内积血,形成假妊娠囊声像。根据症状的轻重、结局分为4种类型。

(1)未破裂型:附件区可见类妊娠囊的环状高回声结构,内为液性暗区,又称Donut征。在类妊娠囊的周围可记录到类滋养层周围血流频谱。停经6周以上未破裂型异位妊娠胚胎多存活,经阴道扫查常可以见到卵黄囊和胚胎,此期盆腔和腹腔多无液性暗区。

(2)流产型:宫旁见边界不清的不规则包块,包块内部混合稍高回声和液性暗区,有时仍可见Donut征,经阴道超声可以辨认出子宫旁、卵巢外的妊娠囊,周围包绕不规则的暗区,呈管道样走行时有助于判断输卵管妊娠;盆腔内见液性暗区,量较少。

(3)破裂型:宫旁包块较大,无明显边界,内部回声杂乱,难辨妊娠囊结构,盆、腹腔内大量液性暗区。

(4)陈旧型:宫旁见实性包块,包块呈不均质中等或高回声,可有少量盆腔积液。CDFI检测肿块内血流信号不丰富,仔细扫查常可在肿块边缘部分显示1~2条血管,可记录到怪异型血流频谱,其表现具多样性,但以舒张末期出现反向血流为特征。是由于妊娠滋养细胞侵蚀局部血管形成小的假性动脉瘤所致。

3.超声诊断要点 宫腔内未见妊娠囊声像,子宫内膜增厚或宫腔内积液,宫旁见包块,包块内有时可见Donut征,盆腔内可见液性暗区。

4.超声鉴别诊断 典型的输卵管妊娠超声诊断并不困难。但对于不典型的需与以下疾病鉴别。

(1)宫内早孕:早孕时子宫稍增大,子宫内膜明显增厚,宫内未见明确妊娠囊声像,与输卵管妊娠的子宫声像表现一致,但附件区无明显包块回声,动态观察,宫内可出现妊娠囊声像。

(2)难免流产:难免流产时宫腔内妊娠囊变形,强回声环变薄,回声减低,与输卵管妊娠宫腔积血形成的假妊娠囊相似,但难免流产的妊娠囊内有时可见变形的卵黄囊(直径多>7mm)及无胎心搏动声像的胚胎,若妊娠囊未剥离,周边可记录到低阻力的滋养层血流,且双侧附件区未见包块声像。

(3)黄体破裂:黄体破裂一般无停经史,腹痛突起。超声表现子宫未见明显增大,子宫内膜无明显增厚,宫内未见明确妊娠囊,患侧卵巢增大,部分附件区可见低回声包块,对侧卵巢正常,盆腔、腹腔可见积液。

5.超声检查临床意义 超声检查是辅助诊断输卵管妊娠的主要手段。经阴道超声扫查较经腹扫查能较早检出附件区包块,早期治疗,避免出现腹腔内大出血等危急情况。超声检查还能描述输卵管妊娠肿块大小及盆腔出血多少,帮助临床医师决定治疗方案及手术方式。

(二)输卵管间质部妊娠

1.临床表现 输卵管间质部肌层较厚,妊娠可维持至14~16周才发生破裂。临床表现多为妊娠14~16周时突发性腰痛,伴有脸色苍白、手脚冰冷、大汗淋漓等休克症状。妇科检查:子宫不对称增大,一侧宫角明显突起。

2.超声表现 子宫增大,内膜增厚,宫腔内无妊娠囊结构,宫底一侧向外突出,内见妊娠囊结构,囊内可见胚芽或胎儿,妊娠囊周围有薄层肌组织围绕,但子宫内膜线在角部是闭合状,与包块无连续关系。

3.超声诊断要点 子宫内膜增厚,宫腔内无妊娠囊声像,一侧宫角外侧膨大突出,内见妊娠囊结构,妊娠囊周围可见低回声肌性组织。

4.超声鉴别诊断 主要与宫角妊娠鉴别,宫角妊娠妊娠囊与子宫内膜相连续。

5.超声检查临床意义 输卵管间质部妊娠破裂会造成大出血,如处理不及时可迅速死亡,手术切除是唯一的治疗方法。由于临床上较难诊断间质部妊娠,超声的辅助诊断变得十分重要,超声诊断的准确性对指导临床及时处理起决定性的作用。

(三)宫角妊娠

1.临床表现 严格来说宫角妊娠不是异位妊娠,其临床转归有两种,如果追踪复查大部分绒毛种植子宫腔内膜,妊娠过程中随着妊娠囊的增大,妊娠囊突入宫腔,成为正常妊娠,临床表现无特殊;若绒毛种植面正位于输卵管开口处,妊娠囊向输卵管间质部方向生长,成为异位妊娠,会出现输卵管间质部妊娠相同的临床表现,破裂、腹腔内出血、失血性休克等。

2.超声表现 宫体正中矢状切面难以显示妊娠囊,探头从正中矢状切面向宫角侧偏,可见妊娠囊声像,位置高;宫底横切面示一侧宫角较对侧宫角增大,向宫外凸出,该侧宫角内探及妊娠囊声像,子宫内膜在角部呈喇叭状,与妊娠囊相连通。但此时超声检查很难预测其转归,因此宫角妊娠应该是一个临时的诊断,必须动态观察2~4周,当妊娠囊完全突入宫腔后方可排除输卵管间质部妊娠。

3.超声诊断要点 一侧宫角增大,向宫外凸出,该侧宫角内探及妊娠囊声像,子宫内膜在角部呈喇叭状,与妊娠囊相通。

4.超声鉴别诊断 主要与间质部妊娠鉴别,主要鉴别要点是观察妊娠囊与子宫内膜的关系,间质部妊娠妊娠囊与子宫内膜不相连续。

5.超声检查临床意义 超声可以对妊娠囊位置进行定位,能对间质部妊娠与宫角妊娠进行鉴别诊断,并能动态追踪复查妊娠囊位置,对临床处理起重要的指导作用。

(四)腹腔妊娠

1.临床表现 患者常呈贫血貌,早期妊娠时突然腹部剧痛或伴有少量阴道流血病史。如存活至足月,检查时可较清楚扪到胎儿肢体,却难以扪清子宫轮廓,胎心十分清晰。

2.超声表现 宫腔内无妊娠囊声像,或妊娠中晚期宫颈纵切面难以显示宫颈与宫体肌壁组成的倒喇叭口声像。早期腹腔妊娠较难定位,因为妊娠囊可以异位到腹腔内任何部位;较大孕周的腹腔妊娠,妊娠囊或羊膜囊周围无光滑而较厚的低回声子宫肌壁包绕。中期妊娠后扫查胎儿与孕妇腹壁贴近。若胎儿死亡,胎体边界不清晰;由于羊水量不足,胎盘多处粘连及部分为肠管覆盖,胎盘呈境界不清的不均质性肿块回声。

3.超声诊断要点 早期腹腔妊娠较难诊断;较大孕周时胎儿与胎盘周围未见子宫肌层回声,宫颈纵切面难以显示宫颈与宫体肌壁组成的倒喇叭口声像。

4.超声鉴别诊断 早期腹腔妊娠与输卵管妊娠不易鉴别。

残角子宫妊娠:较大孕周的残角子宫妊娠由于妊娠囊周边的低回声肌层十分薄,难以与腹腔妊娠时妊娠囊周边的腹膜、大网膜包裹鉴别,易误诊为腹腔妊娠。但残角子宫妊娠包块经多切面扫查还是能够显示其与子宫相连,腹腔妊娠包块不与子宫相连。

5.超声检查临床意义 腹腔妊娠胎死腹腔时也引起继发感染、脓肿等并发症。超声检查是诊断腹腔妊娠的可靠方法,一经诊断,需及时开腹取胎。

(五)宫颈妊娠

1.临床表现　有停经史及早孕反应,阴道流血,起初为血性分泌物或少量出血,继而出现大量阴道出血。出血多为孕 5 周开始,在孕 7 周至 10 周出血常为多量出血。

2.超声表现　子宫体腔内无妊娠囊声像。宫颈径线增大,宫颈和宫体呈葫芦样改变,妊娠囊附着在宫颈管内。彩超显示宫颈肌层血管扩张,血流异常丰富,可见滋养层周围血流,宫颈内口关闭。早早孕时期,宫颈可不明显增大,而缺乏葫芦样声像特征。

3.超声诊断要点　宫颈内口闭合,宫颈增大,与宫体呈葫芦样改变,宫颈内见妊娠囊,妊娠囊内胚芽有胎心搏动。

4.超声鉴别诊断　宫颈妊娠容易与难免流产妊娠囊脱落至宫颈管混淆。难免流产时宫腔内妊娠囊变形、下移,胚胎无胎心搏动,宫颈大小正常,宫颈内口张开,宫颈肌层无异常血流信号。

5.超声检查临床意义　临床早期诊断宫颈妊娠比较困难,容易误诊为难免流产。超声对宫颈妊娠是十分重要的辅助诊断方法,据统计其准确率达 80% 以上。

(六)剖宫产术后子宫瘢痕处妊娠

1.临床表现　患者有剖宫产史,有停经、早孕反应及阴道流血等。临床症状与宫颈妊娠及难免流产相似,容易误诊。

2.超声表现　妊娠早期剖宫产子宫瘢痕处妊娠的特征为宫腔及宫颈管内无妊娠囊,宫颈管为正常形态,内、外口紧闭;子宫峡部可向前突出,可见妊娠囊声像或杂乱回声结构,该处子宫肌层变薄,CDFI 检测局部肌层血流信号异常丰富,可记录到高速低阻力的血流频谱,胚胎存活时可见胎心搏动的闪烁血流信号。

3.超声诊断要点　膨大的子宫峡部内可见妊娠囊回声或杂乱回声结构,前壁肌层菲薄,局部肌层血流信号异常丰富。

4.超声鉴别诊断　应与难免流产及宫颈妊娠鉴别。

(1)难免流产:宫腔内妊娠囊变形、下移,妊娠囊位于宫腔或宫颈管内,宫颈内口可处于张开状态,妊娠囊周围肌层厚度正常,CDFI 检测宫颈无异常血流信号。

(2)宫颈妊娠:宫颈膨大,宫颈管内妊娠囊结构,宫颈内口闭合,子宫峡部不突出。

5.超声检查临床意义　剖宫产术后子宫瘢痕处妊娠是一种宫内异位妊娠,胚胎着床于剖宫产子宫的瘢痕处,由于此处无正常肌层和内膜,绒毛直接侵蚀局部血管,局部血流异常丰富,如不警惕,行宫腔操作时极易造成子宫大出血及子宫穿孔,危及生命,一旦发现,刮宫手术应非常慎重。准确的超声诊断对于指导临床处理起到决定性的作用。

(七)卵巢妊娠

1.临床表现　与输卵管异位妊娠表现相似,同样有停经、腹痛、阴道出血、腹腔内出血,腹部压痛、反跳痛,后穹窿触痛等,临床上很难区分,但卵巢妊娠症状、体征出现较早。

2.超声表现　卵巢妊娠的病理诊断必须符合 Spiegelberg 的 4 条标准:患侧输卵管必须正常,妊娠囊必须位于卵巢内,卵巢与囊胚必须经卵巢韧带与子宫相连,妊娠囊多处应有卵巢组织。超声不能显示输卵管,超声诊断卵巢妊娠只通过显示妊娠囊与卵巢的关系来诊断。卵巢妊娠未破裂时,超声扫查可见一侧卵巢增大,形态不规则,其内可见一小的高回声环,卵巢周围无肿块。破裂后形成杂乱回声的包块,与输卵管妊娠破裂难以鉴别。

3.超声诊断要点　卵巢妊娠未破裂时,可见一侧增大卵巢内高回声环;卵巢妊娠破裂时显示一侧附件混合回声包块,该侧不能显示正常卵巢声像。

4.超声鉴别诊断　输卵管妊娠:未破裂型输卵管异位妊娠肿块位于卵巢旁。卵巢妊娠破裂后与输卵管妊娠破裂难以鉴别,但输卵管妊娠破裂后经阴道超声部分卵巢未被包裹者能显示正常卵巢,卵巢妊娠则不能。

5.超声检查临床意义　卵巢妊娠未破裂时可以注射氨甲蝶呤(MTX)保守治疗;破裂后一般需手术治疗。超声诊断为临床治疗方案的选择提供依据。

第四节　胎盘异常

一、前置胎盘

(一)定义

前置胎盘可发生于0.4%~0.8%的妊娠中,是指胎盘部分或全部位于子宫下段。临床上将其分为四级:Ⅰ级胎盘位于子宫下段,但胎盘下缘与子宫口有一定距离。Ⅱ级胎盘位于子宫下段,且胎盘下缘达子宫口,但未覆盖。Ⅲ级胎盘对称地覆盖子宫内口。Ⅳ级胎盘不对称地覆盖子宫内口。

(二)病因

未明,但已证实与孕妇年龄、经产数、剖宫产史有关,1次剖宫产史会增加0.65%的风险,两次剖宫产史会增加1.5%的风险,3次剖宫产史会增加2.2%的风险,4次或以上的剖宫产史会增加10%的风险。其他原因还有吸烟、酗酒、流产史、前置胎盘史。

(三)临床表现与体征

妊娠晚期常发生无痛性反复的阴道出血。但亦有少数完全性前置胎盘直至妊娠足月而无阴道流血,如出血多时,胎儿可发生窘迫,甚至胎死宫内。胎儿因子宫下段有胎盘占据,影响下降,故往往高浮,常伴有胎位异常,主要是臀位。

(四)超声扫查方法和切面

1.经腹壁扫查　经腹壁扫查时,避免以下可能产生假阳性的情况:①过度充盈的膀胱可压迫子宫下段,易将闭合的子宫下段误认为宫颈内口。为此,需在排出部分尿液之后复查1~2次,仔细观察胎盘附着部位变化。②子宫下段收缩可造成胎盘覆盖宫颈内口的假象,休息15~30分钟,待子宫收缩解除后再观察胎盘和子宫内口的关系(注:正常宫壁厚<1.5cm,超过此值需考虑局部子宫收缩或肌瘤)。③若前置胎盘位于子宫后壁,在臀位或横位胎儿一般不难识别。但在头位时,胎盘回声常被胎儿颅骨声影遮住,难以看到前置胎盘的典型声像图。此时可试用以下方法:用手轻轻地向上推动胎头,或使孕妇头部放低,垫高臀部,使羊水流入胎头与胎盘绒毛膜板之间。在胎头上加压扫查,若有前置胎盘附着,胎头与子宫后壁的间隙无明显减小。反之,则间隙减小或消失。测量胎先露与母体骶骨岬之间距离,正常<1.5cm,同时观察胎盘上缘至宫底的距离。

2.经会阴检查(经阴唇检查)　本方法可作为常规筛选诊断手段。

3.经阴道超声检查　经会阴检查不能明确者,可用经阴道超声检查,对于各种类型的前置胎盘,尤其是其他方法难以诊断的前置胎盘,如较薄的膜状胎盘前置、血管前置有很好的诊断价值。注意动作轻柔,探头置于阴道中上部,以能显示子宫内口与胎盘下缘的关系即可,不必将探头伸入到阴道最内端。

(五)超声表现

超声明确显示宫颈、宫颈内口及其与胎盘下缘的位置关系,是诊断或否定前置胎盘的技术要点。如果胎盘位置较低,附着于子宫下段或覆盖子宫内口时,可按以下标准诊断。

1.低位胎盘　胎盘最低部分附着于子宫下段,接近而未抵达宫颈内口。

2.边缘性前置胎盘　胎盘下缘紧靠宫颈内口边缘,但未覆盖宫颈内口。

3.部分性前置胎盘　宫颈内口为部分胎盘组织所覆盖。胎先露与子宫壁间无羊水时,胎先露与膀胱后壁间距离或胎先露与骶骨岬间的距离加大。

4.中央性前置胎盘　宫颈内口完全被胎盘组织所覆盖。横切面时,宫颈上方全部为胎盘回声,无羊水间隙。胎先露至膀胱后壁或至骶骨岬的距离加大。

(六)超声检查注意事项

超声发现妊娠中期"前置胎盘"者高达 20%～45%,与足月妊娠实际发病率(<1%)相差甚大;妊娠中期"前置胎盘"在足月妊娠时 63%～91%由于子宫下段延伸和"胎盘迁移",最终正常分娩。以下经验有助于避免妊娠中期超声诊断的假阳性。

1.妊娠中期发现的边缘性或部分性前置胎盘,通常无临床意义,胎盘上缘已附着子宫底者尤其如此。

2.妊娠中期出血,超声发现边缘性前置胎盘或部分性前置胎盘,需要超声随访检查,根据妊娠 31～34 周复查结果定论。

3.妊娠中期发现中央性前置胎盘,无论孕妇有无出血,应引起高度重视。若不再出血,需在妊娠 31～34 周复查(也有人主张在妊娠 36 周复查)。

(七)超声诊断要点

中央性前置胎盘,胎盘实质完全覆盖宫颈内口;边缘性前置胎盘,胎盘下缘紧贴宫颈内口,但未覆盖;低位胎盘,胎盘最低部分附着于子宫下段,接近而未抵达宫颈内口。

(八)超声检查临床意义

前置胎盘是妊娠晚期阴道出血的常见原因之一。严重出血不仅危及孕妇生命,而且常常因此必须终止妊娠。超声检查胎盘定位是诊断前置胎盘的首选方法,安全、简便、准确和可重复。

二、胎盘早期剥离

(一)定义

胎盘早期剥离是指在胎儿娩出前,胎盘部分从子宫壁分离,引起局部出血或形成血肿,简称胎盘早剥。

(二)病因

大多数病因不明。部分可因子宫外伤所致。也有研究与经产数有关,吸烟会增加胎盘早剥的风险。其他因素还包括羊水过少或多胎妊娠胎膜早破所致子宫突然减压、转胎位术、腹部外伤、胎儿球蛋白增高等。

(三)临床表现与体征

临床上分为轻、重两型。轻型者胎盘剥离面不超过胎盘面积的1/3,包括胎盘边缘血窦破裂出血,以阴道出血为主要临床表现,体征不明显。重型以隐性出血为主,胎盘剥离面超过胎盘面积的1/3,同时有较大的胎盘后血肿。主要症状为突发性剧烈腹痛,可无或仅有少量阴道出血,贫血。腹部检查:子宫压痛、硬如板状,胎位不清,胎儿严重窘迫或死亡。

(四)超声扫查方法和切面

位于前壁及侧壁的胎盘可较易获得矢状切面、冠状切面、横切面;扫查位于宫底的胎盘时,探头长轴与子宫长轴平行,获取胎盘矢状切面,然后旋转探头90°获胎盘冠状切面;后壁胎盘较难显示,侧卧位比仰卧位好,但仍难以显示胎盘的所有部分。

(五)超声表现

1.胎盘剥离早期 正常胎盘在声像图上紧贴子宫壁。胎盘剥离时胎盘与子宫壁间见边缘粗糙、形态不规则的液性暗区,其内可见散在斑点状高回声、不均质低回声或杂乱回声,有时为条带状回声;也可表现为胎盘后方不均质回声团块,该处胎盘胎儿面突向羊膜腔,CDFI检测无明显血流信号;有时胎盘后无明显血肿声像,仅有胎盘异常增厚,呈不均质增强回声;有时凝血块突入羊膜腔,形成羊膜腔内肿块,为重型胎盘早剥的声像。

2.胎盘剥离后期 胎盘剥离出血不多自行停止后,胎盘后血肿数天后逐渐液化,内回声变为无回声,与子宫壁界限分明;以后血肿机化,表现为不均质高回声团,当胎盘与血肿的界限不清楚或呈等回声包块时,有血肿处的胎盘比正常者明显厚,胎盘的胎儿面向羊膜腔内膨出。产后检查胎盘局部有机化血凝块。

3.胎盘边缘血窦破裂 如果胎盘边缘由子宫壁剥离,胎盘边缘胎膜与子宫壁分离、隆起,胎膜下见不均质低回声,而不形成胎盘后血肿。

(六)超声诊断注意事项

1.附着在子宫侧壁的胎盘,易因超声扫查平面与胎盘面不够垂直,产生胎盘斜断图形,而被误认为胎盘增厚。故须尽量使探头与胎盘面垂直进行纵断面和横断面扫查,将不同断面图像结合起来分析。附着在子宫后壁的胎盘,由于胎儿的影响及位于超声远场区,图像不清晰,影响观察。

2.要与胎盘附着部位有子宫壁间肌瘤或因局部子宫收缩造成子宫肌层隆起的图像相鉴别。

3.应当与正常胎盘基底部常出现的低回声区特别是扩张的血窦鉴别,注意避免假阳性。

(七)超声诊断要点

胎盘后方与子宫肌壁间异常回声,彩超未见明显血流信号。

(八)超声鉴别诊断

胎盘早期剥离应与以下疾病鉴别。

1.胎盘内血池　位于胎盘实质内,在胎盘切面内呈不规则形液性暗区,内有云雾状回声呈沸水状(沸水征)。

2.胎盘后方子宫肌瘤　边缘较清,形态规则,常呈圆形或类圆形,多呈不均质低回声。

3.胎盘囊肿　位于胎盘的羊膜面或母体面,边缘清楚,圆形,壁薄,内为无回声。

4.胎盘血管瘤　位于绒毛膜下胎盘实质内,可突向羊膜腔,回声较均匀,边界清,CDFI检测可见血流信号。

5.子宫局部收缩　若发生在胎盘附着处,可见一向胎盘突出的半圆形弱回声区,可根据子宫舒张后图像恢复正常与血肿鉴别。

(九)超声检查临床意义

如果血肿较小,临床尚无明显症状,要求超声检查的概率亦少。一般因症状已明显,或有阴道出血才申请超声检查。超声检查可以提示诊断胎盘早剥,临床及时处理可避免出现子宫胎盘卒中、产后大出血等危重情况。但胎盘位于后壁时,诊断胎盘早剥较困难,应结合患者病史和体征做出判断。

第四章　心脏超声

第一节　心脏瓣膜病

一、二尖瓣病变

(一)二尖瓣狭窄

二尖瓣狭窄(mitral stenosis,MS)是风湿性心脏病反复发作导致的慢性风湿性心脏瓣膜病,98%的风湿性心脏病患者会遗留下瓣膜不同程度的病变。女性发病率高于男性,约占总发病人数的2/3。其次,随着人口老龄化的发展,二尖瓣退行性病变导致瓣膜、瓣环钙化逐年增加。

1.病理　由于风湿性心内膜炎的反复发作,瓣膜受累,局部肿胀、增厚,细小赘生物形成,表面纤维蛋白沉积,结缔组织增生和瘢痕形成等,使瓣叶出现僵硬、增厚、变形、交界处粘连,进而瓣膜、腱索和乳头肌可发生粘连、挛缩、钙化等,影响瓣膜,导致瓣口狭窄或关闭不全。

正常二尖瓣瓣叶柔软,瓣口面积4~6cm²。二尖瓣口随上述病变进展而狭窄加重。一般根据瓣口面积确定二尖瓣狭窄程度及血流动力学影响。

(1)轻度:瓣口面积为1.5~2cm²,左心房压可无改变或轻微升高,活动时可升高。

(2)中度:瓣口面积为1~1.4cm²,左心房压在静息时持续升高。

(3)重度:瓣口面积小于1cm²,静息状态时左心房压持续明显升高。

狭窄形成后,舒张期左心房血液不能通畅地进入左心室,左心房内血流瘀滞,左心房容积随之扩大,左心房压随之升高,肺静脉和肺毛细血管压随左心房压升高。长期使肺循环阻力增加,导致肺动脉高压,增加右心负荷,最终导致右心衰竭。

2.临床表现　左心房代偿期无症状,衰竭时出现肺瘀血症状,轻者劳累后心悸气短,重者为阵发性夜间呼吸困难或端坐呼吸,可有不同程度的咯血,右心衰竭时可出现体循环静脉系统瘀血表现。体征有二尖瓣面容,第一心音亢进呈拍击样,心尖区可闻及局限的低音调隆隆样的舒张中晚期杂音。X线有左心房、右心室扩大,肺动脉段膨出。心电图(electrocardiogram,ECG)可发现右心室肥厚、P波高尖、P波正负双向等。

3.超声心动图

(1)M型超声:①二尖瓣前叶EF斜率下降,A峰消失,呈平斜形或城墙样改变(图4-1)。②二尖瓣前后叶呈同向运动。③二尖瓣回声增厚增强,开放幅度减低。④左心房增大,右心室与右心室流出道内径可增大。严重时可见室间隔与左心室后壁同向运动。当出现肺动脉高压时,肺动脉瓣曲线a波消失,呈"W"形或"V"形。

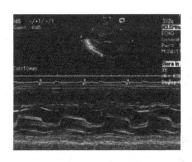

图4-1 二尖瓣狭窄 M 型超声曲线

（2）二维超声：主要观察切面为胸骨旁左心室长轴切面与胸骨旁二尖瓣短轴切面。①二尖瓣叶增厚变形，回声增强，腱索可增粗缩短。②二尖瓣舒张期开放受限，前叶舒张期体部呈圆隆状突向左心室流出道。③二尖瓣口面积缩小，于短轴切面可见开放时二尖瓣口呈鱼口状。④左心室长轴及心尖四腔心切面见左心房增大及右心室增大，可伴有三尖瓣关闭不全。部分患者左心房内可见血栓（左心耳部血栓需要经食管超声心动图检查）。

（3）多普勒超声：①彩色多普勒可见舒张期二尖瓣口血流加速，呈高速射流。近口处可出现血流汇聚现象，经过二尖瓣口血流呈红五彩镶嵌色的高速血流。②频谱多普勒于二尖瓣口探测到舒张期正向、充填的高速湍流频谱。E 峰、A 峰存在，E 峰下降支减速缓慢。当伴有心房颤动时，A 峰消失，频谱呈单峰型。

（4）特殊超声心动图

1）经食管超声心动图检查：可从多个方位观察心脏结构，可获得系列连续的二尖瓣的长轴或短轴图像，可全面、准确地评价二尖瓣病变的结果和功能状态，及时发现心脏并发症。对二尖瓣狭窄患者，目前已有将经食管超声心动图作为二尖瓣球囊扩张术、心房颤动电复律的常规检查，以及时发现血栓、选择手术的适应证（图4-2）。

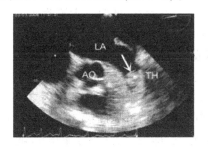

图4-2 二尖瓣狭窄左心耳血栓（经食管超声心动图）

2）近年来，应用实时三维超声心动图可准确反映二尖瓣的立体形态与功能状态，二维超声测量的二尖瓣口面积与多普勒压力减半时间法测量的瓣口面积高度相关。术前三维超声检查不仅可显示瓣膜形态结构、瓣口大小，还可为观察瓣膜功能改变、为选择手术方式提供更多的信息。

（二）二尖瓣关闭不全

二尖瓣关闭不全是由二尖瓣结构或功能异常导致的二尖瓣收缩期不能良好关闭，左心室射血逆流回左心房。二尖瓣关闭不全常见病因有风湿性、感染性、先天性、创伤性、马方综合征、自发性撕裂、瓣膜脱垂等。

1.病理　二尖瓣关闭不全的病因不同,病理解剖也有所不同,包括如风湿性致使瓣叶炎性水肿、缩小、挛缩;损伤或先天性所致的瓣裂、穿孔、发育不良、缺如、附着位置异常;各原因致瓣钙化、过长;瓣环扩张、增厚、钙化;腱索缩短、过长、断裂;乳头肌缺血、功能不良等。

二尖瓣关闭不全对血流动力学的影响,主要取决于病因及病变进展程度、速度等。急性二尖瓣关闭不全时或突然加重者,左侧心腔常因没有足够的代偿时间而导致急性左心衰竭,严重者心排血量急降,甚至致死。多数二尖瓣关闭不全缓慢发生,心脏多有较好的承受能力,轻者可无影响或少影响,中重者收缩期血流大量反流入左心房,随之增加左心室舒张期容量,左心室收缩加强,久之将造成左心扩张、增厚,左心房接受肺静脉及二尖瓣反流血,容量增加,压力上升。一部分瓣膜结构与功能正常的健康人也可以产生轻度二尖瓣反流,即生理性反流。大多数生理性反流通常仅限于收缩早期,反流范围局限,速度较低,无重要病理意义。

2.临床表现　轻度二尖瓣关闭不全或不合并明显反流的二尖瓣脱垂者,通常无明显症状。慢性二尖瓣关闭不全者也可在很长时间内没有症状。急性二尖瓣关闭不全或慢性后期可出现劳力性呼吸困难、乏力、心悸等左心衰竭症状,甚至猝死。体征上心尖搏动左移、弥散,心尖部可闻及病理性收缩期杂音,向左腋下传导,第一心音减弱。二尖瓣脱垂者杂音变化较多,但多数有收缩中晚期咯喇音。

3.超声心动图

(1)M型与二维超声:由于二尖瓣关闭不全的病因不同,其超声影像学表现也有所不同。

1)共同具有的超声改变:①左心房、左心室内径增大。②室间隔及左心室后壁运动增强。③二尖瓣关闭对合不良,关闭出现缝隙。

2)特异性超声改变:主要来自于二尖瓣及其装置本身的改变,由以下不同的病因所决定。①风湿性二尖瓣关闭不全:临床上最常见的病因之一,二尖瓣叶增厚、粗糙,开放幅度增高,腱索增粗。常与二尖瓣狭窄合并存在,此时二尖瓣改变在二尖瓣狭窄的基础上可见瓣口于收缩期出现不同程度的缝隙。②二尖瓣脱垂综合征:主要是二尖瓣组织黏液样退变,使瓣及腱索出现变长、松弛、变薄或部分增厚、变形,腱索甚至断裂。超声心动图显示相应的瓣叶收缩期越过二尖瓣环水平,弯曲突入左心房。M型超声心动图上可见CD段收缩中、晚期吊床样改变。③腱索断裂:急性二尖瓣反流的最常见原因之一。可继发于心内膜炎、黏液样变、心梗等。二维及M型超声心动图均可见断裂漂动的腱索;当二尖瓣前瓣或后瓣腱索完全断裂时,相应瓣膜呈连枷样摆动,即失去支持牵拉的瓣叶随血流做180°的运动。④乳头肌功能不全与断裂:以冠心病引起最多见,左心房、左心室增大及瓣环扩张、二尖瓣开放幅度减小,缺血区域室壁变薄、回声异常、运动减低或矛盾运动等。⑤二尖瓣赘生物:多由感染性心内膜炎引起。⑥二尖瓣及瓣环钙化:多发生在50岁以上的老年人,属于老年退行性改变。二维超声显示瓣叶以瓣体部增厚、回声增强为主。

(2)多普勒超声

1)彩色多普勒:收缩期于左心房内可探及源于二尖瓣口的高速反流,色彩多为蓝色为主五彩镶嵌。

2)频谱多普勒(心尖四腔心切面):于二尖瓣左心房侧可探及收缩期高速的反流频谱血流信号。

(三)二尖瓣脱垂

二尖瓣脱垂为各种原因引起的二尖瓣某一或两个瓣叶在收缩中、晚期部分或全部脱向左心房,超过二尖瓣瓣环水平,伴有或不伴有二尖瓣反流,多数患者伴有二尖瓣关闭不全。

1.病理　原发性二尖瓣脱垂主要是二尖瓣叶、腱索或瓣环等发生黏液样变性,导致瓣叶增厚或冗长、腱索过长或断裂、瓣环扩张等结构改变所致的瓣叶脱垂。继发性二尖瓣脱垂常为瓣环与室壁之间大小比例失调、二尖瓣瓣环扩张或发生继发损害、腱索断裂或乳头肌功能失调等所致。二尖瓣脱垂多单独发生,也可同时累及其他瓣膜。

2.临床表现　二尖瓣脱垂的血流动力学改变类似于二尖瓣关闭不全,部分患者可长期无症状,最常见的症状为心悸、胸痛。

3.超声心动图

(1)M型超声:显示二尖瓣叶收缩期中晚期CD段呈吊床样改变,向左心房方向弯曲突出。二尖瓣脱垂M型超声心动图特征与探头扫查方向有很大的关系,易出现假阳性或假阴性。

(2)二维超声:诊断标准为左心室长轴切面可见收缩期二尖瓣叶超过瓣环连线水平(位移距离大于5mm),位于左心房侧。心脏腔室大小改变类似于二尖瓣关闭不全,常表现为左心房增大,左心室因为容量负荷过重而增大。

(3)多普勒超声

1)彩色多普勒:二尖瓣脱垂伴二尖瓣反流患者,彩色多普勒显示收缩期二尖瓣口左心房侧出现蓝色为主的反流束,彩色反流束的形态与走向有助于判断脱垂的部位。

2)频谱多普勒:显示二尖瓣反流出现在收缩中、晚期或全收缩期,为宽频带、高速湍流频谱信号。

4.鉴别诊断　假性二尖瓣脱垂:在左心室长轴切面特别是心尖四腔心切面上,部分正常人表现为收缩期瓣叶位置超过二尖瓣瓣环连线,位于左心房侧,易误诊为二尖瓣脱垂。心尖四腔心切面上,瓣叶与瓣环之间最大垂直距离不足5mm者,长轴切面上不足2mm者,如无其他检查异常发现,表明患者无二尖瓣脱垂。

二、主动脉瓣病变

(一)主动脉瓣狭窄

主动脉瓣狭窄(aortic stenosis,AS)最常见的病因是风湿病、钙化和先天性因素导致瓣膜开放的有效面积减小。风湿性主动脉瓣狭窄多以联合瓣膜病存在,也可单独发病。其他致病因素有先天性脉瓣畸形、非风湿性钙化和硬化等。

1.病理　正常主动脉瓣口面积为2.6~3.5cm^2,瓣口面积小于1.5cm^{2}即可出现跨瓣压差,形成狭窄。瓣口面积<1.0 cm^2,左室收缩压明显升高,当瓣口面积<0.75cm^{2}时,产生严重狭窄。

主动脉瓣狭窄发展极为迟缓,左心室以其收缩力加强代偿,轻度狭窄时血流动力学影响小,狭窄较严重时则出现左心室收缩末期和舒张期血量增加,收缩压升高,在狭窄的主动脉两侧形成明显的压力阶差。长期病变使得左心室肥厚,肌间质纤维组织增生,室壁僵硬,心室腔小而充盈减少,后导致心室扩张,心排血量降低,最终导致左心衰竭。升主动脉在瓣口高速血流的长期冲击下可出现狭窄后扩张。

2.临床表现　突出临床表现是心绞痛、昏厥和心力衰竭三联征。心脏听诊于主动脉听诊区可闻及高调的喷射性收缩期杂音,向颈部传导,主动脉第二心音减弱。心电图可有左心室肥厚及劳损、左束支阻滞。X线可见左心室心尖圆钝,升主动脉呈狭窄后扩张。

3.超声心动图

(1)M型与二维超声:观察切面选择胸骨旁左心室长轴、主动脉根部短轴与心尖五腔心切面。

1)共性改变:①左心室肥厚为主,运动增强,晚期出现左心室扩大。②主动脉瓣口收缩期开放减小,开放幅度小于15mm。③升主动脉有狭窄后扩张。

2)特征性改变:①风湿性:主动脉瓣增粗、增厚,回声增强交界处融合,多数伴有二尖瓣病变。②先天性:多为先天性主动脉瓣畸形,随年龄增长,瓣叶钙化而致狭窄。在主动脉瓣水平短轴切面,均可见到畸形的二叶式瓣、三叶式瓣、四叶式瓣等,瓣关闭线多呈偏心状。③钙化性:瓣叶明显增厚变形,回声增强,开放受限。

(2)多普勒超声

1)彩色多普勒:可显示收缩期于主动脉瓣口可见明亮镶嵌高速血流,射入主动脉内,严重狭窄时可至主动脉弓及其分支。

2)脉冲多普勒检查:于心尖五腔心切面主动脉瓣口处,可获得收缩期背离探头的高速射流,呈双向填充频谱曲线。此时需要应用连续多普勒测量主动脉瓣狭窄的最大速度。

3)连续多普勒检查:在主动脉瓣狭窄时,可记录到主动脉瓣口的高速血流,收缩期射流呈单峰曲线。根据连续多普勒频谱曲线可准确地测定主动脉瓣口的跨瓣压差,估测主动脉瓣狭窄的严重程度,轻度狭窄时,主动脉瓣口面积大于 $1.5cm^2$,平均压差小于20mmHg;中度狭窄时,主动脉瓣口面积小于 $1.5cm^2$,但大于和等于 $1.0cm^2$,平均压差 $20\sim40$mmHg,重度狭窄时,瓣口面积小于 $1.0cm^2$,平均压差大于和等于40mmHg

4.主动脉瓣狭窄的定量诊断　主动脉瓣口面积的大小是诊断主动脉瓣狭窄程度的重要依据,可以通过二维超声描记主动脉瓣口面积,根据面积的大小评估主动脉瓣狭窄程度。由于严重狭窄时瓣口常难以清晰显示,并受检查者影响,此种方法具有一定的局限性。用多普勒在主动脉瓣口处测量主动脉瓣上的最大流速可以得出跨瓣压差,根据压差的大小即可判断主动脉瓣的狭窄程度,由于其测量的是血流最大速度,因此通过该方法易高估狭窄程度。

(二)主动脉瓣关闭不全

主动脉瓣关闭不全是由主动脉瓣功能减退、瓣环扩张等引起的舒张期血流自主动脉反流回左心室。主动脉瓣反流很常见,其病因很多,除引起主动脉瓣狭窄的病因也常造成不同程度的关闭不全以外,还有如感染性心内膜炎、先天性心脏病、创伤、夹层动脉瘤、马方综合征、梅毒,常造成主动脉瓣自发性撕裂和主动脉瓣脱垂等。多数单纯主动脉瓣关闭不全属非风湿性病变。

1.病理　主动脉瓣关闭不全的病理改变通常与病因有关。心内膜炎等可因主动脉瓣上附着炎性赘生物、瓣叶纤维组织破坏而穿孔或破裂;主动脉瘤、夹层动脉瘤、主动脉窦瘤可使主动脉瓣叶的空间位置、形状、对合发生异常;先天性畸形引起瓣叶畸形、缺如、增厚、挛缩、钙化。

主动脉关闭不全主要增加左心室容量负荷,病理生理与关闭不全发生的速度、程度、反流量及左心室功能状况有关。病变进展较慢时,左心室有较强的代偿,早期以收缩加强为主,随着长期容量负荷过重,左心室明显扩张,射血分数降低,贮血增多,最终出现左心衰竭。

2.临床表现　急性主动脉瓣关闭不全较重者可迅速呈现左心衰竭症状。慢性患者多在较长时间内无症状,有时可出现周围血管征。中重度主动脉瓣关闭不全患者可有明显的周围血管征,以及脉压增大、心尖冲动左下移位、主动脉第二听诊区闻及舒张期叹息样杂音等,进行性劳力性呼吸困难,甚至阵发性呼吸困难等。

3.超声心动图

(1)M型与二维超声

1)共性改变:①左心室扩大,继而左心房增大,室间隔及左心室后壁运动增强。②主动脉瓣关闭对合不良,关闭见裂隙。③二尖瓣前叶见高频震颤。④主动脉根部多有增宽。

2)特征性改变:①风湿性:均与狭窄伴存,主动脉瓣增粗增厚,关闭呈双线,切面图上可见明显裂隙。②主动脉瓣脱垂:不论何种原因造成的脱垂,均可见病变的主动脉瓣脱入左心室流出道,同时伴有穿孔或撕脱时,可见条状回声脱入左心室流出道。主动脉瓣显示不佳者可采用经食管超声心动图,常可得到清晰的脱垂或穿孔直接征象。③主动脉瘤、夹层动脉瘤、主动脉窦瘤:见主动脉根部增宽或瓣环扩张,主动脉瓣关闭见明显缝隙。④马方综合征:常可见主动脉增宽及瓣结构松软、过长,可伴有脱垂。

(2)多普勒超声

1)彩声多普勒:可于舒张期左心室流出道内见源于主动脉瓣口的红色血流束。

2)频谱多普勒:取样于心尖五腔心切面主动脉瓣下,探及全舒张期反流信号。

4.主动脉瓣关闭不全反流程度判断

(1)根据反流束所达左心室的不同部位定量反流程度:轻度反流,反流束细窄,只局限于左心室流出道;中度反流,反流束增宽,反流范围到达二尖瓣前叶瓣尖部;重度反流,反流束沿左心室流出道呈喷射状直达左心室腱索水平以下,甚至出现反折。此方法受到二维图像观察切面的影响。

(2)主动脉瓣反流束宽度与左心室流出道宽度的百分比:左心室长轴流出道水平测量主动脉瓣反流束宽度与左心室流出道宽度之比,得出反流分数。轻度反流,反流分数 20%~40%;中度反流,反流分数 40%~60%;重度反流,反流分数大于 60%。

(三)主动脉瓣脱垂

主动脉瓣脱垂是主动脉瓣关闭不全的一种特殊类型,是由不同病因所致的主动脉瓣部分瓣叶于舒张期脱入左心室流出道,超过瓣环连线水平。

1.病理　主动脉瓣脱垂可见于膜周及干下部位出现室间隔缺损或瓣下支撑组织薄弱的患者,主动脉夹层累及主动脉瓣环也可引起主动脉瓣脱垂。瓣叶可呈黏液样变性、纤维化,结构松软,瓣叶粗大冗长,可出现损伤、破裂、穿孔等。各种病因所导致的主动脉瓣脱垂,部分或全部瓣叶于舒张期脱入左心室流出道。主动脉瓣脱垂多数可出现主动脉瓣关闭不全,有时可造成左心室流出道狭窄、阻塞。

2.临床表现　主动脉瓣脱垂可伴有不同程度的主动脉瓣反流,其血流动力学改变与临床表现类同于主动脉瓣关闭不全。

3.超声心动图

(1)M型超声:左心室内径增大,主动脉增宽,运动幅度增大,主动脉瓣关闭出现双重关闭线。舒张期在左心室流出道处见脱垂的主动脉瓣的条状光带;二尖瓣前叶见舒张期高频震颤波。

(2)二维超声:脱垂的主动脉瓣舒张期呈吊床样脱入左心室流出道,超过瓣环连线水平,瓣尖对合错位,严重关闭不全时可见闭合处存在明显的缝隙。左心室扩大,左心室流出道增宽。代偿期室壁活动增强,晚期室壁活动减弱,心功能下降。

(3)多普勒超声:彩色多普勒与频谱多普勒探查类同于主动脉瓣关闭不全,主动脉瓣脱垂时反流束常为偏心性。

三、三尖瓣病变

三尖瓣关闭不全(tricuspid regurgitation,TR)或称为三尖瓣反流,大多数继发于二尖瓣病变的功能性三尖瓣关闭不全,少数是三尖瓣本身病变所致。

1.病理 常见的继发性三尖瓣关闭不全的病因:二尖瓣与主动脉瓣病变引起的肺动脉高压;肺心病、原发性肺动脉高压、房间隔缺损等导致右心室负荷过重引起右心房室扩大、三尖瓣环扩张、瓣叶对合不良。原发性三尖瓣关闭不全的原因有风湿侵害,瓣叶增厚、挛缩及腱索粘连、缩短致使瓣叶闭合不良等。

三尖瓣关闭不全时,右心室将舒张期所接收的右心房的血液同时射向肺动脉和压力很低的右心房,舒张期右心房又将正常回流的上下腔静脉血和三尖瓣反流血排入右心室,此循环虽然可以使肺动脉压减轻,但使右心室的前负荷增加,引起右心房压升高,右心房、右心室渐进性扩大。肺动脉压和右心房、右心室压与反流程度成正比,重度三尖瓣反流使右心室舒张末压升高,体循环瘀血,最终导致右心衰竭。

2.临床表现 单纯器质性三尖瓣关闭不全通常没有明显的临床表现,合并右心衰竭时出现相应的临床表现。在三尖瓣听诊区可闻及收缩期震颤和全收缩期高调杂音,多数伴有第一心音减弱、第二心音增强。

3.超声心动图

(1)M型与二维超声(心尖四腔心切面、右心室流入道长轴与大动脉短轴切面):M型超声显示瓣叶活动曲线的开放和关闭幅度明显增加,速度加快,右心室与右心房均明显增大,三尖瓣瓣环扩大。当三尖瓣发生器质性损害时,二维超声显示其瓣缘增厚,瓣体活动幅度增加,收缩期二尖瓣口不能完全闭拢,关闭可见裂隙。

(2)多普勒超声

1)彩色多普勒:可显示三尖瓣反流束,收缩期来自三尖瓣口的蓝色为主的多彩湍流束进入右心房,严重三尖瓣反流,收缩期反流至右心房的血进入下腔静脉与肝静脉内,出现随反流红蓝两色交替。

2)频谱多普勒:于右心房侧的瓣环水平,可探及收缩期位于基线下的高速血流频谱。

4.三尖瓣反流的定量诊断 可以根据三尖瓣彩色反流束达右心房的部位及反流束与右心房面积比值计算。

(1)轻度反流:反流束自三尖瓣达右心房的下1/3,反流面积占右心房面积的1/3。

(2)中度反流:反流束自三尖瓣达右心房的中部以上,反流面积占右心房面积的1/2。

(3)重度反流:反流束自三尖瓣达右心房的上部,反流面积大于右心房面积的2/3。

四、肺动脉瓣病变

(一)肺动脉瓣狭窄

肺动脉瓣狭窄几乎均为先天性疾病,极少数为后天性疾病,包括风湿热、风湿性瓣膜病等,往往伴发于其他的心脏瓣膜病变。

1.病理　单纯性的肺动脉瓣狭窄较少见,病理变化多较轻,肺动脉瓣狭窄严重时可引起右心室阻力负荷增加、右心室肥厚扩张等。

2.临床表现　严重时出现右心衰竭的表现、周围血管症、肝大与腹腔积液等。

3.超声心动图

(1)M 型超声:肺动脉瓣曲线 a 波加深,右心室前壁增厚等。

(2)二维超声:肺动脉瓣增厚,回声增强,收缩期肺动脉瓣开放受限,瓣口狭窄。肺动脉主干有不同程度的扩张。右心室前壁增厚,右心房增大。

(3)多普勒超声

1)彩色多普勒:肺动脉口出现收缩期射流束,狭窄程度越高,射流束越细,重度狭窄时,射流范围大,射流束可直达左肺动脉分支。

2)频谱多普勒:取样容积置于肺动脉瓣口处可见收缩期射流,频谱形态为单峰的负向曲线。

(二)肺动脉瓣关闭不全

肺动脉瓣关闭不全是指肺动脉瓣舒张期闭合不严,导致肺动脉血逆流回右心室。大多数肺动脉瓣关闭不全属于功能性,多继发于肺动脉高压和肺动脉瓣环扩大者。

1.病理　肺动脉瓣原发性病变多为先天性因素,在这里不加赘述;后天引起肺动脉瓣关闭不全的主要原因有二尖瓣狭窄、肺源性心脏病、肺栓塞等导致肺动脉高压、特发性肺动脉扩张等。

肺动脉扩张及肺动脉高压引起肺动脉环扩大、肺动脉闭合不良,舒张期肺动脉血倒流进入右心室,引起右心室压升高、右心室阻力负荷增加、右心室壁肥厚、右心室功能失代偿后进而引起右心衰竭。

2.临床表现　单纯器质性病变可没有明显表现,功能性者的临床表现主要取决于病因,可有周围静脉的瘀血、腹胀等右心衰竭的表现。在肺动脉瓣听诊区可闻及舒张期高调递减性杂音。

3.超声心动图

(1)M 型与二维超声:肺动脉瓣不同程度增厚,回声增强,肺动脉主干及左右肺动脉增粗,右心室扩大。

(2)多普勒超声

1)彩色多普勒:在心底短轴肺动脉长轴切面,舒张期以红色为主多彩色血流束,由瓣口回流至右心室流出道。

2)频谱多普勒:取样容积置于肺动脉瓣下可测及舒张期反流呈正向高速湍流频谱。

4.肺动脉瓣反流程度评估　根据反流束在右心室流出道的位置分布,可半定量评估肺动脉瓣反流的严重程度。正常人群中有轻度肺动脉瓣反流的比例高达 70%。其表现为反流长度小于10mm,速度低于1.5m/s,不伴随右心房、室扩大及肺动脉扩张等改变。

第二节　先天性心脏病

先天性心脏病简称先心病,是指胚胎在母体内的发育过程中,由于各种原因导致心血管系统发育异常,婴儿出生时即存在的心血管系统结构畸形和功能异常的病变。

一、房间隔缺损

房间隔缺损(atrial septal defect,ASD)简称房缺,是最常见的先天性心脏病之一,发病率占全部先天性心脏病的10%~30%,房间隔缺损自然闭合机会不大,可单独存在或与复杂先心病合并存在。当合并较为严重的肺动脉瓣狭窄、右心室肥厚时称为法洛三联症,合并二尖瓣狭窄时称为鲁登巴赫综合征。

1.病理　正常时,左心房压大于右心房压,房间隔缺损时出现房水平左向右分流,分流大小与缺损大小及左、右心房压力差有关。由于长期心房水平的分流使右心房、右心室容量负荷增加,肺循环血量增多,但早期肺毛细血管阻力不大,晚期肺小动脉管壁逐渐发生内膜增生,引起管腔狭小,阻力增加形成阻力性肺动脉高压,使右心室、右心房压力增高。当右心房压力超过左心房时可形成以右向左为主的双向分流,患者出现发绀,称为艾森-门格综合征。

2.临床表现　轻者无症状,主要表现为体循环供养不足如乏力、气急、咯血、易患呼吸道感染等肺瘀血症状。胸骨左缘第2~3肋间闻及喷射性收缩期杂音,肺动脉瓣第二音固定分裂。

3.超声心动图

(1)M型超声:①主动脉波群与心室波群表现:右心室内径增大与右心室流出道增宽,室间隔与左心室后壁呈同向运动。②肺动脉波群表现:出现肺动脉高压时,肺动脉瓣曲线a波消失,呈"V"形或"W"形。

(2)二维超声:诊断本病主要依靠二维超声心动图检查,能清晰观察右心房和右心室的大小,确定有无房间隔缺损,以及房间隔缺损的部位、大小、缺损形态等。

取心尖四腔心切面、剑突下四腔心切面、剑突下双心房切面及主动脉根部短轴切面观察,房间隔局部回声连续性中断,这是诊断房间隔缺损的直接征象。于相应缺损区房间隔中断,断端回声可有增厚,或有漂动现象。剑突下双心房切面为显示房间隔缺损的最佳切面,不仅能清晰显示小的缺损,同时能清楚地观察房间隔缺损的部位,以及与上、下腔静脉和冠状静脉窦的关系。右心房、右心室增大,肺动脉增宽、搏动增强。

(3)多普勒超声

1)彩色多普勒:在大动脉短轴切面,心尖四腔心及剑突下双心房切面可见心房水平左向右穿隔血流束,呈红色为主的五彩镶嵌色。当合并有重度肺动脉高压时,缺损部位可显示右向左蓝色分流信号。

2)频谱多普勒:取样于房间隔缺损右心房侧,可探及以收缩末期至舒张早期为主的左向右分流束,流速一般不高。分流频谱持续双期,多呈双峰或三峰。

(4)经食管超声心动图(trans-esophageal echocardiography,TEE):是诊断ASD的最佳方

法,可清晰显示整个房间隔的形态结构,明确 ASD 的具体部位、数目。观察 4 条肺静脉进入左心房及上、下腔静脉进入右心房的开口。TEE 对诊断静脉窦型缺损也有很大的帮助。双心房切面可清晰显示中央型,上、下腔型 ASD 的大小,包括筛孔状和较大的 ASD,以及与主动脉上下腔静脉及右肺静脉的关系。

二、室间隔缺损

室间隔缺损(ventricular septal defect,VSD)是指胚胎时期室间隔部位发育异常导致缺损,形成两侧心室之间出现异常分流的先天性心脏病,是最常见的先天性心脏病之一,多居首位,占 20%~30%。

1.病理　VSD 的主要病理改变是两侧心室之间出现异常交通,产生室水平的血液分流,其血流动力学改变主要取决于缺损的部位、大小、两侧心室之间的压力差、体循环和肺循环阻力及其他合并的畸形等。

正常左心室收缩压为 120mmHg 左右,右心室收缩压仅为 30mmHg 左右。因此室间隔缺损时出现室水平左向右穿隔血流。缺损直径<5mm 时,分流量小;缺损直径为 5~15mm 时,分流量较大,右心室及肺动脉压力有一定程度的升高;缺损直径>15mm 者往往造成肺动脉阻力增高,左、右心室压力可接近,室水平左向右分流减少或出现以左向右为主的双向分流,当右心室压超过左心室时,则出现以右向左为主的双向分流,患者出现发绀,形成艾森-门格综合征。

2.临床表现　一般缺损小时临床表现不明显。缺损较大时,发育差,出现活动后气促、心悸、易疲乏等体循环供血不足症状。心脏大者心前区胸廓可隆起,胸骨左缘第 3~4 肋间有响亮、粗糙的全收缩期杂音并伴有震颤。

3.超声心动图

(1)M 型与二维超声:室间隔在相应缺损区连续中断,残端多有增粗、增强,部分可有残端漂动。大动脉短轴切面可对部分 VSD 做出分型诊断。缺损部位靠近三尖瓣隔叶部位(10点钟)多为膜部;靠近三尖瓣瓣叶根部多为三尖瓣隔瓣下缺损。位于 11:00~12:00 位置属于嵴下型;靠近肺动脉瓣下(12:00~13:00)为干下型 VSD。

左心室增大,左心房增大,左心室流出道增宽。左心室容量负荷过重,室间隔与左心室后壁运动增强。

当缺损较大伴肺动脉高压时,可显示右心室扩大,右心室前壁肥厚,室间隔膨向左心室,肺动脉干及两条肺动脉扩张。肺动脉瓣"M"形曲线 a 波消失,严重时瓣活动呈"V"形或"W"形。

(2)多普勒超声

1)彩色多普勒:在没有肺动脉高压时,左心室压远高于右心室,在室间隔缺损区的右心室面可见源于左心室的红五彩镶嵌高速湍流性分流。肺动脉高压的患者,一般缺损均较大,因两侧心室间压差小,此时可出现左向右或右向左分流,且常呈纯红色或纯蓝色。

2)频谱多普勒:取样于 VSD 右心室侧,可探及收缩期左向右高速的正向充填样频谱,常伴有粗糙的杂音。肺动脉高压后,左向右的分流速度减低,呈双向充填样频谱。

(3)特殊超声:大多数室间隔缺损可经胸超声心动图检查确诊,经食管超声检查仅适用于疑难病例或用于手术中观察,有助于外科医师选择手术切口及补片大小,并及时观察手术效果。对于一些空间关系比较特殊、二维超声心动图不能完整显示的病变,三维超声可提供新的视野和诊断依据。声学造影对诊断VSD具有与彩色多普勒类似的作用,但对右向左分流及复杂畸形伴VSD时有特殊的价值。

三、动脉导管未闭

动脉导管未闭(patent ductus arteriosus,PDA)是指胎儿期肺动脉与主动脉之间正常连接的动脉导管,在出生后没有自然闭合,肺动脉与主动脉间仍保持有血液异常分流的病变。发生率为10%~21%,可单独发生,也可合并其他畸形。女性多见。

1.病理　胎儿的肺循环阻力高,大部分肺动脉血液可经过动脉导管向主动脉分流,出生后肺血管阻力减小,全心动周期主动脉压均高于肺动脉压,血流连续经未闭的导管左向右分流入肺动脉。分流量大小通常与动脉导管内径,主、肺动脉间压差成正比,与肺循环阻力成反比。PDA使肺动脉血流明显增加,加重左侧心腔的容量负荷,使左心房、室扩张、肥厚,升主动脉扩张,肺动脉及其分支扩张。长期左心室容量负荷过重,导致左心衰竭。与VSD相同,最终也可造成阻力性肺动脉高压,也可出现右向左分流,但此时临床上可形成的是差异性发绀,下肢的发绀重于上肢。

2.临床表现　一般症状同室间隔缺损类似。特征:于胸骨左缘第2、第3肋间有连续性机械样粗糙杂音,多伴有震颤,并可向心前区传导,肺动脉瓣区第二音亢进,有分裂。

3.超声心动图　二维超声及彩色多普勒,对PDA的诊断有十分重要的作用。通常可清晰地显示PDA的形状和血流动力学变化。

(1)M型与二维超声:二维超声于大动脉短轴切面能清楚显示主肺动脉与降主动脉之间的异常管道,并可测量动脉导管管腔粗细、长短,确定类型。除此直接征象外,其他间接超声心动图改变均类似VSD,如有左心房、室扩大,室壁运动增强,左心室流出道及主动脉根增宽等。

(2)多普勒超声

1)彩色多普勒:大多数PDA患者,于大动脉短轴或胸骨上窝主动脉弓长轴切面,在主肺动脉与降主动脉峡部间的异常管道中,整个心动周期均可探查到红五彩镶嵌血流束,自降主动脉入主肺动脉。肺动脉高压时,出现双向分流,收缩期右向左的分流束显示为蓝色,舒张期左向右的分流束显示为红色。

2)频谱多普勒:取样于PDA主肺动脉端,可探及连续性湍流频谱。

四、法洛四联症

法洛四联症(tetralogy of Fallot,TOF)是一组先天性心血管的复合畸形。1888年由Fallot将其归纳为肺动脉口狭窄、室间隔缺损、主动脉骑跨和右心室肥厚4种典型的病理改变。它是最常见的一种先天性发绀型心脏病。

1.病理　该病发病机制尚未完全明确,可能系胚胎时期圆锥动脉干分隔发育异常,动脉干分隔得不对称,漏斗部发育不良,圆锥间隔前移,室间隔未能与心内膜垫融合等所致。其中漏斗部间隔前移、向右和向上移位为本病的基本病理变化,由此导致肺动脉狭窄、VSD、主动脉骑跨于室间隔及继发性右心室肥厚4种病理变化。

(1)肺动脉狭窄:可发生于右心室体部、漏斗部、肺动脉瓣环、肺动脉瓣、主肺动脉等各部位。

（2）室间隔缺损：多数较大，一般为下述各型，少数伴多发性室间隔缺损。①嵴下型，膜周部缺损最多，约占90%，一般较大，直径多在10mm以上。②干下型，较少见，缺损相对小。③嵴内型，位于漏斗部间隔内。

（3）主动脉骑跨：为主动脉根部向右移位使主动脉骑跨于有缺损的室间隔上，同时接受来自左、右两心室的血液。

（4）右心室肥厚：多属继发性改变，由肺动脉狭窄所致，同时也与右心室压升高和心内分流等有关。

法洛四联症常并发卵圆孔未闭或继发孔型房间隔缺损，此时称为法洛五联症。

2.临床表现　大部分患者有不同程度的发绀。多数患者发育迟缓，有的出现杵状指（趾）。听诊示肺动脉瓣第二音减弱或消失，胸骨左缘第2~4肋间可闻及粗糙响亮的收缩期杂音，传导广泛，伴震颤等。

3.超声心动图　由于该疾病主要是解剖畸形，故超声心动图有很高的灵敏度及特异度。

（1）M型超声

1）主动脉波群：右心室前壁增厚，右心室流出道狭窄，主动脉内径增宽，主动脉前壁前移。

2）心室波群：右心室增大，右心室前壁增厚，主动脉前壁与室间隔连续中断，连续扫查时室间隔于主动脉根部出现，呈骑跨状。

3）肺动脉波群：可见肺动脉瓣a波加深或提前开放。

（2）二维超声

1）左心室长轴切面：右心室增大，右心室前壁增厚，运动增强，左心室相对较小，主动脉内径增宽、前壁前移，骑跨于室间隔上并与室间隔连续中断（图4-3）。

2）大动脉短轴切面：主动脉增宽，右心室增大，右心室流出道或主肺动脉狭窄，左、右肺动脉变窄，肺动脉瓣增厚，开放受限等。

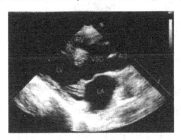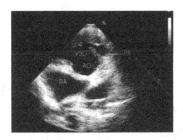

图4-3　左心室长轴切面二维声像

（3）多普勒超声

1）彩色多普勒：可观察到室水平右向左分流束，如肺动脉狭窄较轻者可出现双向分流。右心室流出道及主肺动脉内，呈红五彩镶嵌的高速血流。

2）频谱多普勒：可观察到室水平以右向左为主的双向分流，分流流速较低，肺动脉内可探及位于零线下方的高速血流频谱。

五、右心室双出口

右心室双出口（double outlet of right ventricle，DORV）是指两条大动脉，或一条大动脉的全部加另一条大动脉的大部分起自解剖学右心室,室间隔缺损是左心室唯一出口的一组心脏畸形先心病。室间隔完整者极为罕见,而左心双出口比较少见。

1.病理　一般认为该疾病发生的解剖学基础是在胚胎发育期,圆锥动脉干分隔成主动脉和肺动脉的过程发生异常所致。心房及内脏位置多数正常,少数患者可发生心房或心室的转位。

由于室间隔缺损是左心室血流的唯一出路,左心室血液经 VSD 左向右分流到右心室,同时由于肺动脉狭窄时右心腔内压力升高,一部分血流将通过室间隔缺损口产生右向左的分流,故在心室水平形成双向分流,又因为主动脉和肺动脉两条大动脉均由或基本由右心室发出,右心室内回流而来的体循环静脉血也将有一部分进入主动脉,所以入主动脉和肺动脉的血液均为混合血,体循环动脉氧饱和度降低,有不同程度的发绀。

2.临床表现　患者有不同程度的发绀、杵状指;多发育差、呼吸急促,常有蹲踞现象;胸骨左缘第 2~4 肋间有较粗糙全收缩期杂音,传导广泛,扪及震颤。

3.超声心动图　超声是目前诊断右心室双出口最重要的无创性检查方法。

(1)M 型与二维超声

1)大动脉起源与走行异常:胸骨旁左心室长轴切面、心尖部五腔心切面均可以显示两条大动脉完全或一条大动脉完全起源于右心室,另一条大动脉 75%以上起源于右心室。两者空间关系多变,多见于主动脉位于肺动脉右侧。

2)室间隔缺损:在上述切面上,均可见室间隔回声中断,且室间隔缺损是左心室的唯一出口(图 4-4)。

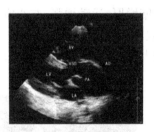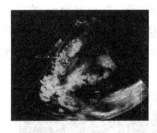

图 4-4　左心室长轴切面二维声像

3)圆锥组织:在 DORV 患者常见二尖瓣与主动脉瓣之间纤维连接消失,代之以肌性圆锥组织。超声表现为左心室长轴切面显示二尖瓣前瓣与主动脉瓣之间团块状组织回声。

4)肺动脉瓣狭窄:约 1/2 的患者合并有肺动脉瓣的狭窄,临床表现为发绀的患者中出现概率更高。

(2)多普勒超声

1)彩色多普勒:几乎所有患者均探及室水平右向左为主的穿隔血流,一般呈蓝色。

2)频谱多普勒:肺动脉口狭窄者 PW 和 CW 在肺动脉内及高速收缩期高速射流。

4.鉴别诊断　本病主要应与法洛四联症和完全型大动脉转位鉴别。

第三节　心肌病

心肌病是指以心肌病变为主要特征、伴有心脏功能障碍的一组心脏疾病,根据病因不同分为原发性心肌病与继发性心肌病两大类。不明原因的心肌病定义为原发性心肌病,已知病因或与系统疾病有关的心肌功能紊乱被归类为继发性心肌病。随着生物学和临床医学的发展,以往采用的原发性与继发性分类方法已不符合现代医学的要求。2008 年 1 月,欧洲心脏病学会(European Society of Cardiology,ECS)发布了心肌病最新分类,其定义为除冠心病、高血压、瓣膜病和先心病等原因外引起的心脏结构与功能异常的心脏病。目前根据病理生理、病因学、致病因素将心肌病分为 5 个类型:扩张型心肌病、肥厚型心肌病、限制型心肌病、致心律失常型右心室心肌病和未定型心肌病。

一、扩张型心肌病

扩张型心肌病(dilated cardiomyopathy,DCM)是一种病因不明、原发于心肌的疾病。它的主要特点是左心室扩张合并左心室收缩功能障碍性疾病,伴或不伴有右心室扩张和功能障碍。本病常伴有心律失常,病死率较高,男性发病率高于女性。

1.病理　扩张型心肌病的主要特点是心脏扩大,心室壁变薄,组织学上表现为心肌细胞肥大、变性,心肌纤维化及核变形,间质的胶原纤维增多等。血流动力学改变:心肌收缩力减退;心脏扩大,房室环扩大导致瓣叶反流;最终致充血性心力衰竭。

2.临床表现　本病 25%有家族史,多为常染色体显性遗传。早期可无任何症状,随着病情的进展,患者出现多种临床症状,其中以充血性心力衰竭、心脏扩大、心律失常及栓塞较为常见。

主要体征:心浊音界扩大,可闻及第三、第四心音及心尖区收缩期吹风样杂音。

3.超声心动图

(1)二维超声:①全心增大,多以左心室增大显著,室间隔向右心室侧膨出,呈球形改变(图 4-5)。②室壁运动呈弥漫性减弱,室间隔与左心室后壁的厚度明显变薄,收缩期室壁增厚率降低。③二尖瓣开放幅度小,与扩张的左心室对比形成“大心腔、小开口”的典型表现。④主动脉波群运动幅度减低,重搏波消失,主动脉瓣口开放幅度减小。

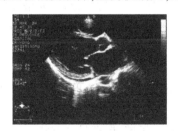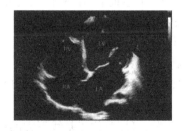

图 4-5　扩张型心肌病二维声像

左:左心室长轴切面;右:心尖四腔心切面

(2)M 型超声:①二尖瓣开放小,呈钻石样改变,左心室流出道增宽。②左心室泵功能降低:每搏量(stroke volume,SV)、心排血量(cardiac output,CO)降低。

(3)多普勒超声

1)彩色多普勒:各瓣口及心腔内的血流速度明显降低,主动脉瓣口的血流速度减低更明显。各瓣膜关闭不全时,彩色多普勒可于相应的心房侧或流出道部位分别探及源于瓣口的反流性血流信号。

2)频谱多普勒:二尖瓣口血流频谱形态随疾病时期和程度而不同。在病变早期,二尖瓣口舒张期 E 峰降低,A 峰增高,E/A<1;伴有较严重的二尖瓣反流时,可使二尖瓣口舒张期 E 峰正常或稍增高,A 峰降低,E/A>1,呈现所谓"假性正常化";当晚期出现严重的心力衰竭时,E 峰明显增高,A 峰明显降低,E/A>2,此时多为不可逆的舒张性功能不全。

4.鉴别诊断　本病主要与缺血性心脏病相鉴别(见相应部分)。

二、肥厚型心肌病

肥厚型心肌病(hypertrophic cardiomyopathy,HCM)的特点为左心室或右心室肥厚,通常是左心室壁非对称性肥厚,以室间隔肥厚最为多见。本病为常染色体显性遗传,多为家族性。根据左心室流出道狭窄与否可分为梗阻性与非梗阻性,根据肥厚型心肌形态学可分为对称性肥厚型与非对称性肥厚型。

1.病理　通常左心室壁非对称性肥厚,以室间隔为主,致心腔狭小、左心室流出道狭窄,出现心室壁肥厚与质量增加。典型形态学改变为心肌细胞异常肥大、肌束排列明显紊乱及间质纤维化等,其病理生理异常主要表现为舒张功能不全,以左心室异常僵硬并导致心室充盈受损为特征,从而导致肺瘀血和呼吸困难。

2.临床表现　部分患者可完全无症状而在体检中发现或者猝死。许多患者有心悸、胸痛、劳力性呼吸困难等,有流出道梗阻的患者可出现运动时眩晕等表现。有流出道狭窄的患者心脏听诊能发现心尖区粗糙的收缩期杂音。

3.超声心动图

(1)M 型超声:①室间隔局灶性明显增厚,左心室周壁也常伴有增厚;测量室间隔/左心室后壁≥1.3~1.5。②左心室腔小,多数伴有左心室流出道狭窄。③"SAM"现象是梗阻性肥厚型心肌病的典型征象,即左心室流出道梗阻,二尖瓣前叶活动曲线 CD 段的前叶与后叶分离,向前运动,舒张期前叶与室间隔撞击,称为收缩期二尖瓣前叶的前向运动。④主动脉瓣收缩中期有半关闭现象,射血时间延长。⑤左心室收缩加强。

(2)二维超声:①心肌呈不同程度的肥厚,回声呈强弱不均匀分布,如果肥厚的心肌突入左心室流出道内,常引起流出道的梗阻。②心室腔内径常变小,室间隔运动幅度减小,左心室后壁运动可代偿性增强。

(3)多普勒超声

1)彩色多普勒:梗阻性肥厚型心肌病可见血流通过左心室流出道时,左心室流出道内血流加速,出现五彩镶嵌色、亮度增加的射流信号。

2)频谱多普勒:可探及位于基线下方的高速血流频谱,形态呈匕首状。

三、限制型心肌病

限制型心肌病(restrictive cardiomyopathy,RCM)是指以心室心内膜、内层心肌出现纤维化和瘢痕形成,造成舒张功能障碍为特点的心肌病。

1.病理　心内膜与心内膜下心肌纤维增生为主要改变。心室腔特别是流入道为纤维组织和附壁血栓所充填,心室收缩功能与舒张功能均受影响,以致心室回流障碍,累及乳头肌、腱索、瓣膜。多数为双心室受累,心包常有积液。血流动力学改变主要是使心室的舒张功能障碍,心室充盈受限,充盈量减少,心室排血减少;心房储血增多而扩大;类似缩窄性心包炎;瓣膜受累时伴关闭不全;晚期,心室收缩功能减退,心排血量将明显减少。

2.临床表现 临床表现以发热、全身倦怠为初始症状,逐渐出现心悸、呼吸困难、水肿、颈静脉怒张等心力衰竭症状。

3.超声心动图

(1)M型与二维超声:①左心室后壁和室间隔明显增厚,呈对称性,但程度不如肥厚型心肌病。②心内膜明显增厚,回声明显增强。③左心室后壁和室间隔运动幅度减小,收缩期增厚率均明显减小。④左心室舒张末期内径及容量均明显减小,双侧心房明显增大。⑤射血分数与短轴缩短率明显减小。⑥心包内可见不同程度的液性暗区。

(2)多普勒超声

1)彩色多普勒:病变累及二尖瓣和三尖瓣,使二、三尖瓣上见蓝色反流信号。

2)频谱多普勒:E峰高尖,E峰减速时间缩短,DT≤150ms;A峰降低,E/A>2.0;肺静脉收缩期峰值流速及舒张期流速增高。

四、致心律失常型右心室心肌病

致心律失常型右心室心肌病(arrhythmogenic right ventricular cardiomyopathy,ARVC)是一种以右心室心肌被纤维或脂肪组织取代为特征的原因不明的心肌病。通常表现为局限性右心室病变,逐渐可累及整个右心室,甚至部分左心室。

1.病理 ARVC患者心肌细胞被纤维脂肪组织所代替,导致右心室扩大、心肌变薄。病变程度多为Ⅱ~Ⅲ级,特别是心脏固有神经和传导系统受累,是造成心电不稳定和致死性心律失常的病理学基础。

2.临床表现 临床表现为室性心律失常或猝死。以反复发生和非持续性的室性心动过速为特征,室性心动过速发生时可出现头晕、心悸、昏厥甚至心室颤动而猝死,情绪激动或劳累等可诱发室性心动过速。左束支传导阻滞,部分患者并存多种类型心律失常。可有完全性或不完全性右束支传导阻滞。

3.超声心动图

(1)二维与M型超声:①右心室壁变薄,呈瘤样膨隆或憩室样改变,搏动减弱,右心室内膜、肌小梁及调节束回声增强、增粗;右心室流出道明显增宽。②左心房、左心室大小正常,室壁搏动尚好。

(2)多普勒超声

1)彩色多普勒:多数患者会出现三尖瓣不同程度的反流,一般为轻到中度。

2)频谱多普勒:部分患者三尖瓣频谱可见A/E>1(图4-6)。

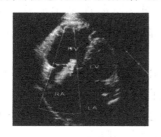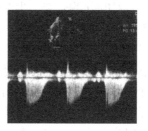

图4-6 ARVC三尖瓣反流频谱

第四节　冠心病

冠状动脉粥样硬化性心脏病（coronary atherosclerotic heart disease,CHD）是指因冠状动脉粥样硬化病变,而使管腔发生狭窄、闭塞,导致心肌缺血、缺氧引起的心脏病。和冠状动脉功能性改变一起统称为冠状动脉性心脏病,简称为冠心病。1979 年,世界卫生组织（WHO）将冠心病分为无症状性心肌缺血、心绞痛、心肌梗死、缺血性心力衰竭和猝死 5 种临床类型。

超声心动图是诊断冠心病的重要方法,能够观察节段性室壁运动异常,显示心肌灌注的异常区域,判断室壁运动的非同步性,以及评价左心室的整体功能。近年来,随着超声新技术的不断发展,超声心动图在冠心病诊断中发挥着无可比拟的巨大作用。

一、病理

1.发病过程　冠状动脉粥样硬化的发病过程比较复杂,涉及动脉内皮细胞损伤等许多因素,早期为内膜下脂质逐渐在动脉内膜形成粥样硬化斑块,并可累及内弹力膜,或突破内膜侵入中膜,同时局部可出现组织坏死、瘢痕形成、钙化。冠心病有各种类型,其病理和病理生理变化也不全相同。动脉粥样硬化病变可累及单支或多支冠状动脉,最常见的是前降支中上段、右冠中段和左旋支近段。血管腔内病变的分布多数为偏心性分布。

2.判断狭窄程度　一般根据冠状动脉管腔的横切面面积来判断狭窄程度:狭窄面积小于 25% 为一级;25%～50% 为二级;51%～75% 为三级;大于 75% 为四级。其中一二级狭窄通常不产生明显血流量减少,超过 50% 可对血液供应产生影响,通常只有当管腔内径减少 70% 时,才会在心肌需氧增加时引起心肌缺血,狭窄超过 90% 的人在休息状态下也可发生心肌缺血。

3.心肌缺血　一过性心肌缺血可出现心绞痛,当狭窄区病变相对稳定,只在心肌需氧增加时才发生缺血导致的心绞痛为稳定性心绞痛。在粥样硬化病变基础上发生痉挛、血栓形成、斑块破裂、夹层或血肿等动态变化而导致的可逆性心肌缺血,多属于不稳定性心绞痛。持续性心肌缺血将导致心肌梗死,使心肌细胞出现不可逆性坏死。

4.室壁节段性划分方法　室壁节段性运动异常（regional wall motion abnormality,RWMA）是诊断心肌缺血的灵敏和特异指标。为了便于 RWMA 的定位和定量分析,人为地将左心室壁分为若干节段,目前临床上多采用 2002 年美国超声心动图学会推荐的左心室壁 17 节段划分法。17 节段划分法应用 3 个长轴切面（心尖四腔心切面、心尖两腔心切面、心尖左心室长轴切面）及 3 个短轴切面（胸骨旁二尖瓣水平、乳头肌水平、心尖水平左心室短轴切面）,由心底部的 6 个节段、心室中部的 6 个节段、心尖部的 4 个节段和心尖帽组成。心尖帽即心尖顶部没有心腔的区域。

对室壁进行节段划分的主要目的是便于对 RWMA 进行定位和定量分析,所划分的各室壁节段与冠状动脉供血之间应存在相对固定的良好的对应关系,以便于判断冠状动脉的病变。通常情况下,前室间隔、前壁与心尖部心肌主要由冠状动脉左前降支及其分支供血;侧壁与后壁主要由左回旋支及其分支供血;下壁与后室间隔主要由右冠状动脉供血。

二、超声心动图

目前所采用的超声检查技术,大致有心脏形态结构和活动状况的超声显像、冠状动脉超声显像、冠状动脉血流超声多普勒显像、冠状动脉内超声显像、三维和四维超声检查、超声负荷试验、心功能检查、心肌声学造影、彩色室壁运动显像及心肌组织成像等。

1.冠状动脉的检查

(1)冠状动脉的起源:正常分别起源于右、左冠状动脉窦,心底短轴切面于主动脉根部10:00~11:00、4:00~5:00处。冠状动脉的走行可部分显示。

(2)冠状动脉的形态:左右冠状动脉主干能显示长度为1~4cm,正常左冠状动脉主干和右冠状动脉直径为3~6mm,平均(4±1)mm,凡管腔内径小于3mm为狭窄,内径大于6mm为扩张。冠心病患者可见管腔变窄,冠状动脉内壁呈不对称的强回声。

(3)冠状动脉的血流:用脉冲多普勒检查评价冠状动脉血流,左前降支近端可记录到以舒张期为主的双峰频谱,第一峰值平均21cm/s,位于收缩期;第二峰值平均28cm/s,位于舒张期。仅有26%的人可探及右冠状动脉的血流。彩色多普勒成像有助于追踪、判断冠状动脉的狭窄部位,狭窄部位彩色血流束变窄,狭窄区后血流呈五彩镶嵌或血流倒错。

(4)冠状动脉的血管:血管内超声探察粥样斑块应用于介入检查、治疗。将小型探头安装于导管顶端,应用高频声波来显示血管组织结构和几何形态的微细解剖信息,可了解活体血管结构和评估内膜增生粥样硬化的诊断或治疗。

(5)心肌内冠状动脉血流:心肌内冠状动脉血流显像借助于新型彩色多普勒血流成像技术,可以清楚显示心肌内冠状动脉血流,该技术可较准确显示冠状动脉主干及其分支的血流。注入心肌造影剂后彩色血流信号明显增强。

2.心肌缺血评估 心肌室壁运动与心肌供血密切相关。而心肌缺血性病变是形成左心室壁运动障碍的形态学基础。冠心病发生心肌缺血时,出现室壁节段性运动异常先于临床症状、心电图等的改变。对室壁节段性运动异常的分析如下。

(1)室壁运动异常程度半定量方法:将室壁运动异常按程度分为不同等级,并按等级记分,计算室壁运动计分指数(wall motion score index, WMSI)以半定量评价室壁运动异常程度。

$$WMSI = 各室壁计分之和/计分节段总数$$

正常左心室WMSI为1(以17节段划分法为例,每节段计分为1,故WMSI=17/17=1)。WMSI与整体左心室射血分数相关良好,WMSI越高,病情越重,并发症越多,预后越差。

(2)M型超声心动图:不但可精确测量室壁运动幅度、室壁收缩期增厚率及收缩期室壁增厚速度,还能观察室壁运动协调性,是临床常用的观察室壁运动的方法之一。正常室壁运动幅度:室间隔为4~8mm,左心室后壁为8~14mm,室壁增厚率≥25%。

正常情况下各部位室壁运动不尽相同,通常心底部低于心室中部与中下部,室间隔低于游离壁,而左心室后壁运动幅度最大。

根据心肌缺血的性质和程度,缺血部位心肌可显示为室壁变薄、纤维化等室壁形态结构的改变,有的可显示回声异常,同时显示病变部位心肌节段的室壁运动异常,室壁运动幅度降低、消失,收缩期增厚率降低或消失,甚至出现反向运动和向外膨出形成室壁瘤。

(3)组织多普勒成像:可进一步显示心壁运动速度和方向等信息,有助于确定心肌缺血的部位及其性质。

3.心绞痛与无症状心肌缺血超声表现 心绞痛的表现是冠脉供血不足,急剧的心肌一过性可逆性缺血,在临床上主要是阵发性胸骨后压榨性、紧缩性压迫感的疼痛,持续3~5分钟,休息或用硝酸甘油可缓解。超声心动图表现如下。

(1)室壁运动异常:①室壁运动减弱或消失,心肌缺血通常表现为缺血节段室壁运动减弱,严重者也可表现为运动消失。②室壁运动不协调,当心肌缺血时,局部室壁运动减弱,同时受邻近正常室壁运动牵连而使室壁运动出现不协调,在左心室短轴切面上可出现顺时针或逆时针扭动。

(2)腔室大小、形态改变:①左心房扩大。②左心室形态失常,常出现左心室心尖部扩大、圆钝(图4-7)。

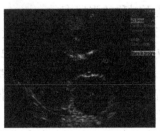 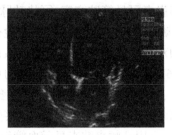

图4-7 心肌缺血二维声像

左:左心室长轴切面;右:心尖四腔心切面

(3)心功能降低:①收缩功能降低,主要为节段性收缩功能降低。②舒张功能降低,冠心病舒张功能减退时,二尖瓣EF斜率降低,E峰幅度降低,A峰相对升高。

4.心肌梗死超声表现 心肌梗死是冠状动脉阻塞,心肌严重持久性缺血而引起的部分心肌坏死,常伴有心功能障碍。其超声心动图表现如下。

(1)室壁节段性运动异常:急性心肌梗死后,立即出现与心绞痛一样的室壁节段性运动异常,并持久存在,使用硝酸甘油后也不能消除。

(2)腔室大小、形态改变:与梗死范围、部位、程度及有无并发症有关。

(3)心功能降低:当较大范围心肌梗死时,可出现整体左心功能降低。

5.心肌梗死后并发症超声诊断 超声心动图在检出心肌梗死并发症方面具有其他检查无法比拟的优点。

(1)乳头肌断裂:乳头肌断裂是急性心肌梗死的严重并发症之一,严重者可出现肺水肿。听诊心前区突然出现粗糙的收缩期杂音。

1)二维超声:断裂的乳头肌连于腱索,随心动周期往返运动,收缩期进入左心房,舒张期回到左心室。二尖瓣叶出现连枷样运动。左心房、左心室增大,左心室心肌室壁出现代偿性运动增强。

2)彩色多普勒:可显示明显的二尖瓣反流信号。

(2)室壁瘤:较大面积心肌梗死后,坏死心肌组织被瘢痕组织代替,在左心室压力的作用下,室壁局部向外膨出,即形成室壁瘤,常在梗死后3个月形成。室壁瘤是心肌梗死的常见并发症,在该处容易形成血栓。

1)二维超声:局部室壁运动明显变薄,并呈瘤样向外膨出,收缩期膨出比舒张期更显著,瘤壁呈矛盾运动,室壁瘤与心室腔交通口大小与瘤体内径相似。

2)彩色多普勒:收缩期可见低速血流进入瘤体,舒张期可见血流流出瘤体。

(3)附壁血栓形成:附壁血栓形成常发生于心肌梗死或室壁瘤患者,其血栓发生率可达

25%以上。血栓的危险性在于发生血栓脱落及发生其他重要脏器的栓塞。

二维超声:于左心室腔内可见回声或强或弱的团块,分布不均匀,形态不规则,边缘较清晰,基底部较宽,活动度较小,随心动周期来回摆动,以心尖部多见,血栓附着部位局部室壁常有明显运动异常。

(4)室间隔穿孔:室间隔穿孔为急性心肌梗死后少见而预后较差的并发症之一,急性心肌梗死后的发生率为1%左右,常于胸骨左缘新出现粗糙而响亮的收缩期杂音,可很快出现严重充血性心力衰竭。

1)二维超声:室间隔部位回声失落,连续中断;部位多位于室间隔下部,边缘不甚整齐;穿孔附近室壁运动异常,左、右心室扩大。

2)彩色多普勒:可显示收缩期五彩镶嵌血流信号由左心室经穿孔处射入右心室。

(5)心脏破裂:心脏破裂是急性心肌梗死的致命性并发症,是心室游离壁坏死破裂所致,患者常因心包压塞而突然死亡。部分患者在破口处壁层心包局部包裹形成假性室壁瘤。

1)二维超声:可发现因心肌梗死而变薄的室壁局部连续性中断,伴有不同程度的心包积液。如果出现假性室壁瘤可显示心室壁与心包之间出现囊状无回声区,并通过一细小瘤颈部与心腔相连通。

2)彩色多普勒:可见双向血流信号。

6.缺血性心肌病　缺血性心肌病是由于长期的心肌缺血,导致广泛受累心肌营养障碍和萎缩、纤维化,或大面积心肌梗死后纤维组织增生。其临床特点为心脏逐渐扩大,出现心力衰竭和各种心律失常,故称为缺血性心肌病。

(1)室壁运动异常:大部分室壁运动普遍性减弱,但正常供血室壁节段运动正常,甚至出现代偿性运动增强,表现为室壁运动强弱不等,呈节段性分布。

(2)腔室大小、形态改变:早期以左心室扩大为主,晚期常为全心扩大,可出现二尖瓣、主动脉瓣等多瓣膜的反流。

(3)心功能降低:多为整体心功能降低,表现为左心室射血分数与短轴缩短率降低。

7.鉴别诊断

(1)肺动脉栓塞:急性的肺动脉栓塞可发生胸痛、呼吸困难、休克。超声可见肺动脉明显增宽、右心显著扩大,室间隔向左心室膨出,但一般无 RWMA,常出现三尖瓣关闭不全,肺动脉压升高。

(2)急性心包炎:急性心包炎可出现心包积液,但无明显 RWMA。

(3)扩张型心肌病:缺血性心肌病后期常出现心脏明显扩大、心力衰竭,临床表现及症状、体征与扩张型心肌病相似,需要多方面鉴别。

第五章　血管超声

第一节　颅脑血管疾病

一、新生儿脑出血

(一)临床表现与病理学概要

新生儿脑出血早产儿较多见,尤其有产伤的新生儿,以及孕期在35周以下、出生体重不到1500g的早产儿。出血部位有硬膜下、蛛网膜下,最常见的是室管膜下胚胎生发层基质,这些组织大部分在尾状核之上、侧脑室的底部,从侧脑室的额角逐渐变细,也存在于第三脑室、第四脑室的顶部。新生儿脑出血的原因可能是由于脑缺血和(或)缺氧致上述组织的血管(动脉、静脉)扩张和血管压力改变,血管压力增大及血流量的变化,可使基质血管断裂,引起脑出血,又由于室管膜内层的破裂使出血进入脑室系统或邻近的脑实质。

(二)超声声像图特点

在急性期内呈均匀高回声,边界较规整或不规整,这与出血灶的大小有关。在出血灶分解、吸收、机化过程中,出血灶高回声可逐渐变为等回声;在出血10~14天或以后,出血灶中心液化,变为低回声,成为囊肿时,呈完全无回声;出血3~4周或以后,凝血块缩小;出血8~10周或以后,凝血块如完全分解,可形成残存的囊性脑贯通畸形。如在出血急性期未进行超声检查,在恢复期可能只观察到小而薄的线状回声,这是出血灶形成的瘢痕或纤维化。出血分解、吸收后的囊肿,也可以用超声检出,在脉络丛区的无症状性出血后形成的囊肿最容易用超声观察。

Ⅰ级脑出血时的超声所见:经囟门冠状面和矢状面扫查,出血灶为卵圆形高回声,位于尾状核内侧、侧脑室体部。

Ⅱ级脑出血的超声所见:出血灶较大,从位于尾状核内侧到侧脑室的体部、额角,在脑室内显示高回声的出血灶。脑室不扩大,如出血灶在脉络丛表面凝固,可使脉络丛增大并变得形状不规则,有时边界也不清晰。出血2周后,室管膜内层的密度增大,超声可观察到表现为侧脑室壁的回声增强,其原因是室管膜下的神经胶质细胞增生,出血6周后这些典型所见将消失。

Ⅲ级脑出血的超声所见:脑室内出血范围更大,合并脑室扩大。大量脑出血还可溢出进入蛛网膜下隙,甚至汇集到颅底的脑池,偶尔可持续出血3周以上。在出血吸收时,凝血块中心部逐渐变为低回声、无回声,侧脑室壁呈高回声。

Ⅳ级脑出血的超声所见:在出生第1天出血量最大,出血范围可扩大到额叶或顶叶。也有人认为出血并不是真正扩大到脑实质内,而是出血进入缺血的脑室周围组织内。

(三)诊断要点

1.脑室内出血量较少时可见侧脑室前角和体部下方团片状偏强回声区。

2.出血量较多者可伴脑室内偏强回声团、脑实质内高回声区及脑室扩张。

(四)鉴别诊断

1.脑室内出血与脉络丛鉴别　正常脉络丛双侧对称,均匀一致,且多数不会出现在后角和室间孔以前的部位,如一处脉络丛增粗、增厚,或在正常脉络丛位置以外脑室内出现强回声团,多考虑脑室内出血。

2.脑室内出血与室管膜下出血鉴别　脑室内出血块收缩变小后与室管膜下出血不易鉴别,脑室内出血常伴脑积水,室管膜下出血强回声区多局限于尾状核区,一般不出现脑积水。

(五)超声检查的临床价值及其他影像学检查方法的选择

超声检查无创、价廉,是早期筛查新生儿有无颅内出血的首选检查手段,并可对颅内出血患儿进行随访观察,了解血肿吸收情况,评价有无脑室扩张及囊肿形成等。CT、MRI检查准确性高,对颅内病变的整体结构显示清晰、全面,但具有检查时间长、费用高、需搬运患儿等缺点,仅在超声检查阴性,临床仍怀疑有颅内出血时应用,可发现超声诊断困难的蛛网膜下隙出血、硬脑膜下出血、后颅窝等颅脑边缘部位的出血性病变。

二、脑动脉硬化狭窄、闭塞

(一)临床表现与病理学概要

脑动脉粥样硬化是中、老年人的常见病,脑动脉硬化导致管腔狭窄,即脑动脉狭窄。其病理变化主要是动脉内膜脂质沉积,进一步发展出现内膜增厚、斑块形成导致管腔狭窄、闭塞。以男性中老年人多见,常伴有高血压、高脂血症或糖尿病病史,其临床症状与狭窄程度及斑块性质密切相关。

(二)超声声像图特点

一维超声有时能显示大脑动脉管壁,但只能显示其片段,因此不可能测量脑动脉内径用以诊断脑动脉狭窄。

判断颅内动脉有无狭窄通常根据脑动脉血流动力学参数变化,流体动力学的一般规律是管腔越狭窄,流体在管腔内的速度越快,流体在管腔内的流速与管腔狭窄程度成正比。但当管腔狭窄达95%以上,流体的流速不但不继续增快,反而明显减低。需注意的是,如侧支循环建立良好,脑动脉血流速度也可不增快或只有轻度增快。

脑动脉血流动力学的测量参数:灌注指数(perfusion index,PI)、阻力指数(resistance index,RI)、S/D等为血流的阻力指标,血管狭窄区近端的血流阻力增大,远端流速减低,阻力指数减低。

经颅超声造影不但可以直观显示狭窄部位的异常血流信号,增加狭窄检出的客观性,而且可定位测量狭窄处和狭窄前后部位的血流,提高诊断颅内血管狭窄的特异度。

(三)诊断要点

1.彩色多普勒显示局部血流信号呈杂色,呈五彩镶嵌样改变。
2.局部可探及高速血流信号,远端流速减低,阻力指数减低。

(四)鉴别诊断

1.由于血管弯曲所致的局部出现湍流、涡流及局部流速增快。

2.生理性颅内局部流速增快。

(五)超声检查的临床价值及其他影像学检查方法的选择

经颅多普勒超声(transcranial Doppler,TCD)仅用于血流流速增高这一诊断标准,对于轻度狭窄的诊断准确性低,且只能观测主干血流频谱,不能定量测定狭窄程度,对狭窄的定位也不准确。磁共振血管成像(magnetic resonance angiography,MRA)及计算机体层血管成像(computed tomography angiography,CTA)可全面显示颅内大血管,还可以显示侧支循环通路,但是CTA需要注射药物,存在造影剂过敏等问题,MRA显示动脉狭窄会出现夸大现象,造成假阳性结果。经颅超声及经颅超声造影检查简便易行,价格低廉,患者易接受,且对诊断颅内血管具有较高的特异度,可以作为临床数字减影血管造影(digital subtraction angiography,DSA)、MRA的筛选手段。

(六)研究热点、难点与发展趋势

经颅超声及超声造影显示颅内动脉受多种因素影响,扫查方法、方向及正确识别各段血管尤为重要。经颅超声造影不仅可以判断颅内动脉狭窄情况,低机械指数超声造影同时还可以了解局部脑组织灌注情况,但是对其研究尚少。

三、颅内动脉瘤

(一)临床表现与病理学概要

颅内动脉瘤实质上是颅内动脉血管壁的异常凸起,因脑动脉壁的中层、外层都较薄弱,脑动脉在颅内的分布较迂回曲折,脑血流又特别丰富,血流对脑动脉管壁的冲击比躯干、四肢的动脉更大,故颅内动脉为动脉瘤的好发部位。如患者合并有动脉粥样硬化或高血压,则更易发生动脉瘤。脑动脉瘤的好发部位为颈内动脉颅内末端、前交通动脉、大脑中动脉、大脑前动脉及椎-基底动脉。

颅内动脉瘤常见的临床表现有出血症状、局部占位效应、迟发性缺血性障碍、癫痫发作、脑积水等。

(二)超声声像图特点

1.经颅超声　经颅彩色多普勒或能量多普勒在显示脑动脉的血流时,可在脑动脉血流的条形彩色信号中检出局部膨大呈圆形或椭圆形的血流信号,这些血流呈旋涡状流动,在动脉瘤内血流的流动速度、流动方向可有不同。目前动脉瘤能被超声检出的最小直径为6mm。

经颅超声造影通过增强颅内血流信号,对小动脉瘤诊断更加灵敏,能清晰、准确地反映瘤体大小和动脉及瘤体内的血流状态,一定程度上弥补了超声在颅内动脉瘤诊断中的不足,提高了诊断的正确率。

2.术中超声　灰阶超声表现为载瘤动脉局限性扩张,呈圆形或囊袋状,无回声,病变局部管壁与周围正常管壁相延续。当瘤腔内有血栓形成时,可见低-强回声充填部分或全部管腔,CDFI表现为瘤体内呈红蓝相间的涡流或湍流信号。动脉瘤的频谱形态与瘤体大小密切相关,小的动脉瘤频谱形态接近正常,大的则频谱呈毛刺样改变,血流双向,频带增宽。

术中超声显示动脉瘤、载瘤动脉与周围血管关系,并在术后探测有无残余,载瘤动脉有无狭窄等情况。

(三)诊断要点

颅内圆形或者囊袋状无回声,如合并血栓则呈低回声,CDFI 显示血流信号为红蓝相间的涡流或湍流。

(四)鉴别诊断

需与颅内囊肿、囊性胶质瘤、动静脉畸形等相鉴别。

(五)超声检查的临床价值及其他影像学检查方法的选择

常规颅脑 CT 可确定血肿的范围及脑积水和脑梗死等情况,CTA 可从不同角度了解动脉瘤与载瘤动脉及其周边的关系,MR 与 MRA 检查与 CT 及 CTA 相似,成像更好,但对颅内小动脉瘤也可能出现漏诊。DSA 是确诊颅内动脉瘤的"金标准",对判断动脉瘤的情况及确定手术方案十分重要。经颅超声可以发现大型或巨型动脉瘤,但是对于直径小于 6mm 者则显示受限,特别是眼动脉起始附近、椎–基底动脉近端等,经颅超声造影更易于颅内动脉瘤的检出,但是对于额顶部、枕部及幕下者检出率仍较低。

(六)研究热点、难点与发展趋势

小型动脉瘤的超声显示多较困难,如何提高其显示率有待进一步研究,术中超声造影可显示较细的血管分支,轻轻地侧动探头扫查有利于发现小病灶,从而有望在探查动脉瘤夹闭术后有无远端血管闭塞中发挥作用。

四、颅内动静脉畸形

(一)临床表现与病理学概要

动静脉畸形(arteriovenous malformation,AVM)是脑血管畸形中最常见的一种,在颅内某一区域内形成异常血管团,其大小可小至粟米粒也可大至 10cm 以上。其病理学特点为在动脉与静脉间缺乏毛细血管,致使动脉与静脉间发生短路,产生一系列脑血流动力学紊乱。形态学上由供血动脉、异常血管团和引流静脉三部分组成。异常血管团内的血管包括动脉、静脉,这些血管内径大小不一,管腔可扩张、扭曲、管壁薄,并存在多处动静脉瘘。脑动脉与异常血管团的连接称为供血动脉,脑静脉与异常血管团的连接称为引流静脉。脑动脉畸形绝大多数在幕上(90%以上),最常见于大脑中动脉分布的颞叶外侧面、顶叶。

(二)超声声像图特点

1.经颅超声　灰阶超声显示病灶通常不满意,CDFI 表现为五彩镶嵌的不规则血管团,其供血动脉较正常动脉模型增粗,走行迂曲,流速增快,彩色血流信号明亮,多普勒频谱呈高速低阻改变,引流静脉粗大,流速增快,收缩期出现类动脉样波峰,波形圆钝。

经颅超声造影不仅能显示先前未被发现的动静脉畸形,而且造影后血流信号明显增强,可以清楚显示供血动脉走行及其与异常血管团的关系。

2.术中超声

(1)病灶为回声不均匀的强回声,伴或不伴有低回声区,边界欠清。相邻脑组织回声稍增强,无明显边界。

(2)在彩色多普勒血流成像上表现为五彩镶嵌的血管团,形态不规则,边界清晰。

（3）供血动脉较正常动脉明显增粗，走行弯曲，流速增加，彩色血流信号明亮，血流方向指向畸形血管团。多普勒频谱呈高速低阻型，收缩期与舒张期流速均增高，以舒张期增高明显，频谱增宽，不规整，频窗消失；较正常血管 RI 值明显降低。

（4）引流静脉粗大，流速增加，血流方向为离开畸形血管团；多普勒频谱于收缩期出现类动脉样波峰。

（5）术中超声造影可以实时获得 AVM 的血供信息，实时观察其充盈过程，从而区分供血动脉与引流静脉，明确供血动脉的数目及其与正常血管的关系。

（三）诊断要点

1.不均匀的强回声区，边界不清，形态不规则。

2.彩色多普勒上表现为五彩镶嵌的血管团，边界清晰。

3.供血动脉较正常动脉明显增粗，血流方向指向畸形血管团。多普勒频谱呈高速低阻型，较正常血管 RI 值明显降低。

4.引流静脉粗大，多普勒频谱于收缩期出现类动脉样波峰。

（四）鉴别诊断

超声诊断本病需与颅内动脉瘤鉴别，动脉瘤是在脑动脉血流显像上呈现局部膨大，而动静脉畸形是独立存在的异常血管团，与脑动脉血流的分布走行不一致。同时还需要与颅内胶质瘤进行鉴别，尤其是高级别胶质瘤，血供丰富，可能出现类似动静脉畸形样血流变化。

（五）超声检查的临床价值及其他影像学检查方法的选择

颅脑 CT 扫描 70% 可显示病灶，确诊率约为 40%，但是病灶显示不如血管造影。动静脉畸形在 MRI 上表现为无信号而迂曲成团的血管影，呈"葡萄"状或"蜂窝"状，DSA 是诊断动静脉畸形的重要方法，是诊断的"金标准"。经颅超声可显示近 90% 颅内动静脉畸形，但是对于顶叶、枕叶、额叶及小脑的病灶显示困难，经颅超声造影可改善其显示。术中超声可准确观察颅内动静脉畸形的范围、边界、供血动脉、引流静脉，同时可以观察病灶与周围大血管的关系，指导手术入路，并确定术后有无残余。

（六）研究热点、难点与发展趋势

经颅超声及超声造影无法提供颅内血管的立体关系的空间信息，使某些疾病的诊断较困难，三维经颅彩色多普勒超声结合超声造影可能会对疾病的诊断及血管的空间分布具有一定帮助。

第二节　颈部动脉疾病

一、颈动脉粥样硬化病变

（一）病理与临床

颈动脉粥样硬化病变是颈动脉缺血性脑血管病变的重要原因之一。动脉粥样硬化病变好发的部位以颈动脉分叉处最多见，基本病理改变为颈动脉内-中膜融合增厚（IMT 增厚）、硬化斑块的形成、动脉狭窄和（或）闭塞，最后导致脑血流供应障碍。

(二)超声表现

1.二维超声　颈动脉内膜层与中层平滑肌融合,呈局限性或弥散性增厚。通常颈动脉内膜中层厚度(IMT)≥1.0mm界定为颈动脉内-中膜增厚。在IMT增厚的基础上出现动脉硬化斑块。斑块的基本结构包括斑块表面的纤维帽、核心部、基底部和上、下肩部。

(1)形态学分类:将斑块分为规则型(表面纤维帽完整)、不规则型(纤维帽不完整)和溃疡型(纤维帽破裂不完整,形成"火山口征")。

(2)声波特性分类:将颈动脉粥样硬化斑块分类为均质性(斑块内部回声均匀一致,表现为均匀的高、中、低回声)和不均质性回声斑块(斑块内部高、中、低回声混合)。不均质性回声斑块的定义是斑块内部有20%以上面积的回声不一致。

(3)颈动脉狭窄或闭塞:颈动脉狭窄和闭塞是颈动脉硬化病变发展的严重阶段。二维超声对于血管狭窄率的计算可通过长轴(纵断面)管径测量和短轴(横断面)面积测量。管径测量一般根据DSA评估颈动脉狭窄采用的几种标准方法:北美症状性颈动脉内膜剥脱术标准、欧洲颈动脉外科标准、颈总动脉和颈动脉指数测量法。面积法测量:狭窄率=(1-狭窄处最小管腔截面积/原始管腔截面积)×100%。

上述4种管径测量的检测评价,具有一定的差异性。对于颈动脉狭窄率的评估,不能单纯依据血管管径或面积测量确定,应充分结合血流动力学参数,才能获得与DSA结果的较高符合率。

2.彩色多普勒　彩色血流成像对于颈动脉粥样硬化病变的检查可以表现为:①血流充盈不全(不规则或溃疡型斑块表面)。②狭窄段血流充盈呈细线样,狭窄远端血管扩张,五彩镶嵌样涡流、湍流血流信号。当血管闭塞时血流信号消失。

3.多普勒频谱　狭窄段血流频谱增宽,血流速度增快。狭窄近、远端流速正常或减低。对于颈动脉狭窄程度评估的血流参数,2003北美放射年会超声会议通过了统一检测标准(表5-1)。

表5-1　2003北美放射年会超声会议公布的颈动脉狭窄诊断标准

狭窄程度	PSV(cm/s)	EDV(cm/s)	$PSV_{颈内动脉}/PSV_{颈总动脉}$
0%~49%	<125	<40	<2.0
50%~69%	≥125,<230	≥40,<100	≥2.0,<4.0
70%~99%	≥230	≥100	≥4.0
闭塞	无血流信号	无血流信号	无血流信号

注:PSV,狭窄处收缩期峰值流速;EDV,狭窄处的舒张期末流速。

(三)鉴别诊断

颈动脉粥样硬化性血管狭窄或闭塞应该与以下病变鉴别。

1.大动脉炎性血管狭窄或闭塞　病变的基本病理是由于非特异性炎性病变造成颈总动脉结构损害,但颈内、外动脉很少受到炎性病变的损害。超声表现为颈总动脉血管壁均匀性向心性增厚,管腔狭窄、血栓形成、血管闭塞等。颈内、外动脉管壁结构基本正常。

2.颈动脉栓塞　见于心房纤颤等心源性病变,导致血栓脱落造成颈动脉闭塞。超声显示病变局部血管壁内膜显示清晰,血管腔内充填低回声或不均回声,无典型动脉硬化斑块形成特征。

3.颈内动脉肌纤维发育不良　一侧颈内动脉全程纤细呈串珠样,血流充盈不全,多普勒频谱通常表现为高阻力型,无节段性血流速度升高特征。

二、动脉炎

本病好发于年轻女性,一般多在 30 岁内发病,少数病例为男性或高龄女性,男女比为1∶2~1∶4。发病缓慢,病程较长,数年或十几年不等。早期出现低热、乏力、关节炎、肌肉疼痛等全身症状。临床上根据受累的动脉部位不同分为四型。

头臂型:病变发生在主动脉弓及其大的动脉分支,如颈总动脉、锁骨下动脉、腋动脉及无名动脉。同时或先后累及单侧或双侧,一般左侧多于右侧。可累及一支或多支动脉,以锁骨下动脉受累为多见,但颈内、颈外和椎动脉很少受累。病变累及的部位不同,便出现不同的症状。

当无名动脉和颈动脉发生病变、管腔狭窄后,表现其供血器官和组织如脑、眼及上肢缺血的症状。主要表现为头晕、视物模糊、耳鸣、一过性黑蒙、发作性昏厥,严重者出现昏迷、一侧肢体偏瘫等症状。

胸、腹主动脉型:此类型的病变累及胸主动脉、降主动脉和腹主动脉,以双下肢动脉供血不足为主要症状。

肾动脉型:病变发生于腹主动脉的双肾动脉开口处或起始部,多为两侧同时受累,病变程度可不一致。肾动脉狭窄便引起肾脏缺血性病变。

混合型:多部位的动脉受累,即同时存在上述两种或两种以上类型的病变和相应的临床症状。

超声检查有如下表现。

1.二维图像　病变可局限在动脉的起始部,也可弥漫累及其远端。病变早期,受累动脉壁失去正常的强-弱-强回声的三层结构、外膜与周围组织分界不清晰;随病变的发展,受累动脉管壁全层弥漫、不规则,呈粗细不均或比较均匀的向心性增厚,增厚的管壁呈均质性的弱回声或等回声,动脉壁搏动减弱或消失;常伴有管腔明显狭窄,严重者动脉管腔被完全阻塞。少数病例由于管壁破坏严重,动脉壁弹性减低而并发梭形或囊状的真性动脉瘤,如动脉壁全层或部分贯穿便形成假性动脉瘤和夹层动脉瘤改变。

2.彩色多普勒血流图像　颈动脉病变处的彩色血流可呈不规则的、局限性变细或充盈缺损,也可呈均匀、弥漫样变细(图 5-1);血流颜色明亮,可呈"五彩镶嵌"样的不规则的变细血流信号。当锁骨下动脉在分出椎动脉前发生狭窄,有的病例能发生锁骨下动脉盗血的征象。

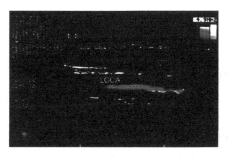

图 5-1　颈总动脉彩色多普勒

长轴切面,颈总动脉大动脉炎改变

3.频谱多普勒图像　动脉狭窄最严重部位为收缩期峰值流速明显增高的湍流样频谱;病变远端动脉频谱表现收缩期最大速度减低的阻塞样频谱。

三、纤维肌发育不良

纤维肌发育不良(fibromuscular dysplasia,FMD)是一种病因不明的中等动脉发育异常的疾病,不是退行性变或炎症,其病理改变是动脉管壁的平滑肌细胞和纤维组织过度增生。女性发病概率是男性的 3 倍,多发生于 25~50 岁。

(一)病因病理及临床表现

1.病因与病理　85%的 FMD 病例首先动脉中膜受累,其余病例首先累及外膜或内膜。累及中膜时,造成多发局限性狭窄伴随狭窄以后扩张,动脉造影时呈典型的串珠状。肾动脉是 FMD 最好发的部位,发病多位于肾动脉中远端。其次为颈内动脉(internal carotid artery, ICA),但远少于肾动脉。颈动脉纤维肌发育不良时,ICA 受累的概率较高,65%的颈内动脉纤维肌发育不良可为双侧病变,且病变位置相对较高,多位于 ICA 远端。其他中等动脉偶见发病。

2.临床表现　FMD 最常见的临床症状是由肾动脉狭窄所致的系统性高血压。颈动脉受累时,短暂性大脑缺血是常见症状,虽然卒中也可能发生。所有 FMD 患者中约 30%有颅内动脉瘤,因此另一个症状可能就是颅内出血。10%~20%FMD 患者可同时有颈动脉夹层。颈内动脉纤维肌发育不良临床上可表现为脑缺血(20%)、短暂性脑缺血发作(29%)、脑血栓(6%)。

(二)颈动脉纤维肌发育不良超声表现

1.灰阶超声　典型病例于颈内动脉远端管壁上可见一系列的隆起性病变、回声增强,管腔狭窄和扩张交替出现,即"串珠样"改变。但是,对于多数患者颈内动脉远端灰阶超声显示欠佳。

2.彩色多普勒　在颈内动脉纤维肌发育不良诊断中具有重要价值,多数病例是由彩色多普勒检查首先发现颈内动脉远端多发局限性血流增速,表现为彩色混叠。彩色多普勒能量图可能更好地显示 ICA 远端的多发狭窄/扩张性改变,表现类似于动脉造影的"串珠样"改变。

3.脉冲多普勒　在彩色多普勒引导下,采集颈内动脉远端局限性血流增速处脉冲多普勒频谱,血流局限性增速。

4.超声诊断　根据颈内动脉远端多发狭窄的典型超声改变,特别是彩色多普勒能量图显示呈串珠样改变,结合患者多为年轻人、多为女性的发病特点,可考虑颈内动脉纤维肌发育不良诊断。如果颈动脉其他部位(如颈动脉分叉处及颈内动脉近端)内中膜无明显增厚,颈内动脉粥样硬化可能性很小,则诊断的可能性更大。颈内动脉远端动脉狭窄程度的诊断标准可以参考颈内动脉狭窄的诊断标准。但是许多患者颈内动脉远端血管可能走行迂曲,如果血管迂曲,采集多普勒频谱来准确测量血流速度较为困难,这时准确判断颈内动脉远端狭窄程度面临困难。血管造影是诊断颈动脉纤维肌发育不良的"金标准",动脉中膜受累在血管造影上有特征性表现,即"串珠样"改变。

超声对于诊断颈动脉纤维肌发育不良有一定价值,但由于多数病变位置较高、多位于$C_1 \sim C_2$水平,如果线阵探头显示颈内动脉远端困难,可以采用$2 \sim 5MHz$的凸阵探头,采用彩色多普勒或彩色多普勒能量图有助于发现病变。许多FMD病例需要结合动脉造影、MR血管造影或CT血管造影来明确诊断。

(三)鉴别诊断

应注意与动脉粥样硬化的鉴别,患者年龄是一个重要鉴别点,FMD患者通常较年轻,女性居多,而动脉粥样硬化多发于老年男性。另外,如果颈总动脉未见明显的内中膜增厚,则颈动脉粥样硬化的可能性较小。

纤维肌发育不良也可表现为ICA的长管状狭窄,或ICA局部不对称的囊袋状外突。当病变表现为长段狭窄时,由于病变缺乏特异性,可能会误认为动脉粥样硬化或动脉夹层。

四、颈动脉真性动脉瘤

动脉病变处的管径为相邻正常管径的1.5倍或以上时称为真性动脉瘤。真性动脉瘤常呈局限性,但有时也可以累及较长的动脉段。

(一)病因病理及临床表现

最常见的原因为动脉粥样硬化导致的管壁结构破坏或发生退行性改变,管腔局限性扩张形成动脉瘤,另外钝性挫裂性损伤,如挤压、车祸等,破坏了动脉壁的外膜和中层,造成动脉壁不完全损伤,使受损的动脉壁变薄、扩张,形成动脉瘤。其他病因包括先天性动脉壁的结构异常、多发性大动脉炎、马方综合征、纤维肌增生、动脉壁中层囊性变性、结核及梅毒等。由于动脉中膜平滑肌萎缩,弹力板断裂、局部管壁变薄,在血流压力作用下,逐渐外凸呈梭形、囊状或瘤样扩张。

根据病理形态学可分为囊状动脉瘤、梭形动脉瘤、蜿蜒状动脉瘤、圆柱状动脉瘤、舟状动脉瘤五型。真性动脉瘤瘤壁结构由内膜、中膜、外膜三层管壁组织结构构成,瘤体内一般都有血栓形成。

最常见的临床表现是一侧颈部出现膨胀性搏动性肿块,而且可有局部疼痛,肿块处常可闻及收缩期杂音,这是瘤内血流形成涡流所致。

(二)超声诊断

颈动脉局部管腔呈梭形、纺锤形或囊状扩张,多位于颈总动脉及其分叉处,扩张处动脉内径大于紧邻正常管腔内径的1.5倍,管壁变薄,连续性好,完整的三层管壁结构,若原发病变为动脉粥样硬化,可见内中膜增厚、斑块形成、血栓形成,瘤体内还可因血流缓慢产生"云雾"状改变。

颈动脉血流与瘤体血流相连续,瘤体内可见红蓝相间的涡流状,较大瘤体血流缓慢色彩暗淡,内有斑块或附壁血栓形成时可见血流充盈缺损。

频谱形态与瘤体大小有关,小的频谱接近正常,大的可见频带增宽、双向、波峰切迹不清,呈涡流样改变。瘤体远端动脉血流可有不同程度减低。

(三)鉴别诊断

参见图5-2,图5-3,表5-2。

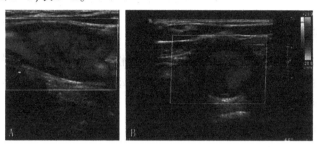

图5-2　颈总动脉近端真性动脉瘤超声

长轴切面(A)与短轴切面(B)的涡流样血流

表5-2　颈部动脉的真性动脉瘤与假性动脉瘤、动脉夹层、动静脉瘘的鉴别

		真性动脉瘤	假性动脉瘤	动脉夹层	动静脉瘘
病因		动脉粥样硬化	外伤、感染	动脉粥样硬化、梅毒、马方综合征等	先天或后天性(外伤、介入穿刺)
起病		缓慢	可慢、可急	急骤	可慢、可急
形态		梭形、囊状	动脉旁的囊性或混合性肿块	双腔(真腔和假腔)	伴行的动、静脉有瘘管相通
超声表现	彩色多普勒	紊乱血流或涡流	瘤颈处双向血流	真、假腔内彩色血流一般不同(方向、彩色血流亮度等)	瘘口处"喷射状"血流,明亮增快
	脉冲多普勒	频带增宽、双向、涡流样改变	瘤颈处双向血流频谱	真、假腔多普勒频谱一般不同(方向、流速等)	瘘口处全心动周期高速单向频谱

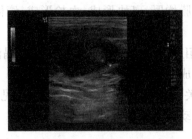

图 5-3 颈总动脉近端假性动脉瘤超声
可见瘤颈部的高速血流信号

五、颈动脉假性动脉瘤

假性动脉瘤多由创伤引起,多为锐器穿透性损伤所致,近年来医源性损伤所致明显增加,另外,动脉邻近的感染灶直接侵犯动脉壁可形成动脉瘤,如化脓性腮腺炎、扁桃体炎等是导致儿童假性颈动脉瘤的主要原因。

(一)病因病理及临床表现

大多数动脉瘤有进行性疼痛,外有扩张性及搏动性肿块。若局部有炎症反应造成周围组织肿胀,也可不易触及。

(二)超声表现

颈动脉附近的囊状具有搏动性的无回声、低回声或不均质回声肿块,与颈动脉通过瘤颈相连,瘤壁回声粗糙,无正常的动脉三层结构。

彩色多普勒可见涡流,收缩期见瘤颈部的色彩明亮的高速血流,舒张期见血流反流入颈动脉。

脉冲多普勒显示瘤体内可探及双向涡流动脉频谱、频带增宽,瘤颈处可探及由颈动脉入瘤体的收缩期高速血流及舒张期由瘤体入颈动脉的低速血流频谱,呈双期双向血流频谱。

(三)鉴别诊断

参见表5-2。

六、颈动脉夹层

动脉夹层是指各种原因所致动脉壁中膜疏松,并且内膜发生破裂,血液通过破裂处进入中膜,随着血流的不断冲击,中层逐渐分离,形成两个腔,原有的动脉管腔称为真腔,另一个动脉壁分离后形成的腔称为假腔。真假腔之间的破口称为原发破裂口。临床上以主动脉夹层最多见,原发破裂口多位于升主动脉。颈动脉夹层较少见。

(一)病因病理及临床表现

颈动脉夹层一般起源于主动脉弓并延伸至颈动脉分叉处,但也可延伸至ICA。颈动脉夹层还可能起源于ICA,通常起始于颅底,并向下延伸至颈动脉分叉处,这种动脉夹层可能是自发性的或发生在创伤之后。有些"自发性"的动脉夹层可能并非是真正自发的,而实际上是由于非暴力性创伤,如非常紧张的运动或快速的颈部活动。在某些情况下,患者可能没有认识到这种创伤。与颈总动脉(common carotid artery,CCA)夹层不一样的是,ICA 夹层的假腔几乎总是被血栓所闭塞。

(二)超声表现

病变部位的颈动脉内径增宽,腔内可见剥脱的内膜呈漂浮线状回声,与动脉壁分离,将管腔分为真、假两腔,一般真腔小于假腔,两者通过内膜破口相通。假腔内血流淤滞,常见云雾状回声,有时可见附壁血栓形成。彩色多普勒示真腔收缩期血流速度快色、彩明亮,假腔血流速度慢,颜色相对暗淡,有血栓形成时血流缺损,彩色血流可显示真假腔间的细小交通,收缩期血流由真腔入假腔,舒张期由假腔入真腔。真腔破口处探及收缩期由真腔入假腔的高速湍流血流频谱,舒张期由假腔入真腔的低速血流频谱。

1.超声技术分析与临床需求 当颈动脉夹层已明确,超声检查者应该尽可能地进行以下检查。首先,应查明颈动脉夹层的延伸范围,以判断动脉夹层是否起始于主动脉弓或ICA,当然对于动脉夹层是否起源于主动脉弓,使用相控阵探头(心脏探头)检查效果可能好一些,但有时需要进行经食管超声检查才能明确。其次,应观察真假管腔内有无血流、血流方向及特征,假腔内血栓形成后很难用超声诊断动脉夹层。第三,判断颈外动脉(external carotid artery,ECA)和 ICA 的开放。仔细检查两条血管中的脉冲多普勒频谱,以评价 ICA 中血流状态及 ECA 侧支形成的存在。最后,如果颈动脉夹层导致了动脉管腔狭窄,应从彩色多普勒及脉冲多普勒频谱的速度测量这两方面评价狭窄程度。对动脉夹层延伸范围的进一步评价,需要进行血管造影、MRI 及 CT 检查。

2.临床意义 彩色多普勒可作为颈动脉夹层的首选诊断方法,尤其适合于急性期和无须紧急手术的患者。因为彩色多普勒可清晰显示分离的内膜,有无并发血栓,并可鉴别真腔和假腔、评价真腔的狭窄情况等。但需注意,彩色多普勒检查也不能完全取代术前的血管造影检查。

第三节 颈部静脉疾病

一、颈内静脉血栓形成

静脉血栓形成指流动血液的血液成分在静脉血管腔内形成的病理性非均质性的凝块或沉积物,易发生于静脉血流淤滞的地方,如静脉窦。血栓一旦形成可以不断扩大,导致部分或完全填充静脉腔,并沿着静脉腔延伸。

(一)病因病理及临床表现

1.病因与病理 静脉血栓常为红色血栓,其发生常与血流过缓淤滞、静脉内膜受损有关。颈部静脉血栓形成多见于静脉插管的机械刺激及静脉内注射药物的化学刺激损伤,还有甲状腺癌等颈部肿瘤累及颈静脉时引起静脉内癌栓。

病理表现:一般血栓形成开始位于瓣膜处、附着于血管壁与置管旁,新鲜血栓易脱落。当血栓堵塞管腔并停滞数周后,逐渐变得坚硬而且固定于管壁并部分溶解、机化,如果遇到外力刺激而破碎时可脱落导致肺栓塞。经自溶和药物溶栓治疗数月后,大部分血栓继续溶解、机化,管腔有血栓残留,管腔可部分或全部再通;侧支循环的建立,使静脉回流得以改善而成为慢性血栓。

2.临床表现　一般无全身症状,沿颈内静脉体表位置可触及硬条索状物,有压痛。颈部静脉急性血栓形成可见头、面及颈部肿胀。亚急性或慢性血栓形成时可有头胀、头晕及记忆力减退等。患者可有颈部静脉插管及输液病史。癌症引起颈静脉内癌栓者,有原发疾病的临床表现。

(二)超声图像

1.灰阶超声　呼吸时管径变化不明显甚或消失,探头加压血栓处管腔不能完全压瘪。病变的颈内静脉内膜不光滑、管壁增厚、管腔壁不同程度增宽、管腔内可见低或等回声充填。血栓急性期,颈内静脉内径明显增宽,其内充填均匀的实质性低回声;血栓形成的亚急性期,颈内静脉管径回缩,血栓部分机化而出现再通,腔内血栓回声稍增强或回声不均匀;血栓慢性期,大部分血栓机化,管腔再通,有时可见到侧支循环形成。

2.彩色多普勒　急性血栓完全栓塞时,颈内静脉管腔内无彩色血流显示;完全栓塞时,狭窄处彩色血流束变细,颜色明亮,血流束绕行。当亚急性期由于血栓部分机化、管腔再通,血栓周围可见多条彩色血流束。慢性血栓期,血栓大部机化后可见少量附壁血栓存在,管腔大部分再通。

3.脉冲多普勒　静脉不完全栓塞时,狭窄处可探及高速血流频谱,栓塞远端血流速度明显减低。静脉完全栓塞时,在栓塞部位及阻塞部位近远端均不能测及血流频谱。呼吸时血流速度变化不明显甚至消失。

二、颈静脉扩张症

颈静脉扩张症是指颈根部静脉呈节段性梭形或串珠样扩张畸形,是一种少见的静脉疾病。大多病例为单侧病变,少数为双侧病变。

(一)病因病理及临床表现

1.病因与病理　颈静脉扩张症病因不明,先天性血管异常是颈静脉扩张症和颈静脉瘤的主要病因。颈静脉扩张症通常表现为颈内、颈外、颈前或面后静脉呈梭形扩张或者局限性囊状扩张,以颈内静脉或颈外静脉近端多见。

2.临床表现　颈静脉扩张症可发生在任何年龄,而颈内静脉扩张以儿童多见,颈外静脉扩张以中青年女性多见。可无明显临床症状,或仅有头颈部胀痛不适、耳鸣或咽异感症等。可见颈部隆起性包块,以右侧颈内静脉扩张最多见。当增加胸压(如咳嗽)、Valsalva动作、哭闹、大声说话或者低头时包块明显变大,平卧或局部加压时则缩小或消失。包块质软、囊性,压迫其远端屏气时仍可见包块,压迫其近端屏气时包块消失。

(二)超声表现

1.灰阶超声　颈静脉呈梭形或囊状扩张,病变部位多见于颈内静脉近端,颈静脉远端内径可正常。颈静脉内膜光滑,管壁清晰,管腔内为无回声。当增加胸压(如咳嗽)、Valsalva动作、哭闹、大声说话或者低头时管径明显扩张,扩张的内径大于邻近病变部位正常血管内径的1.5倍以上。检查中还应注意观察管腔内有无血栓形成,并进行双侧对照。

2.彩色多普勒　颈内静脉扩张处充填低速涡流。当增加胸压时,可见随着局部静脉的明显扩张,血流色彩变暗甚至有局部血流信号消失,略施压于扩张处,可见其略有形变,其内彩色血流色彩变亮。

3.脉冲多普勒频谱　扩张的颈内静脉频谱呈平稳低速血流,其血流速度较两端正常静脉段内明显降低。

第四节　腹部血管疾病

一、腹部血管的检查方法和正常声像图表现

(一)检查前准备

通常与腹部各脏器超声检查要求相同。除患者病情危急需立即行超声检查外,应常规嘱患者禁食8小时以上。一般安排在上午空腹检查,检查前晚清淡饮食。患者充分准备可减少肠道气体干扰,改善血管结构显示。

(二)仪器选择与探头

对于腹部血管的全面评价,包括形态学评价和血流动力学评价两个方面。前者使用灰阶超声检查来实现,后者则必须使用多普勒超声。

选用凸阵探头,频率为2.5~5.0MHz。血流-声束夹角应小于60°,取样容积为1.5~2.0mm,壁滤波为100~200Hz。探头类型和使用频率的选择需根据探查部位深度而定。线阵探头频率高、穿透力差,仅适用部分儿童腹部血管检查。凸阵探头目前已广泛应用于腹部血管检查之中。

(三)检查方法

腹部血管的超声检查常规取平卧位。为了使血管断面显示清楚,要求检查者灵活结合患者的体位与探头的方向,适度加压进行扫查。

(四)标准扫查切面和显示内容

1.扫查切面　腹部纵切和横切扫查是检查腹部血管的常用切面,首先横切面扫查确定腹主动脉或下腔静脉的位置,扫查时可以从上至下,也可以从下往上;然后扫查腹腔动脉和肠系膜上动脉。纵扫时可显示腹主动脉和肠系膜上动脉的长轴切面。

将探头置于腹股沟上方的下腹部,纵切面扫查找到髂外动(静)脉,然后向上移动探头逐步检查。检查过程中根据情况适度加压。至髂外动脉近端时探头向内下方稍倾斜,寻找髂内动(静)脉,然后探头向内上方稍倾斜,检查髂总动(静)脉,直至腹主动脉或下腔静脉。

采用横切面确定腹主动脉的位置,将探头沿腹主动脉轻轻向下移动,直到显示肾动脉的起始处。在下腔静脉后方找右肾动脉短轴,将探头转动90°显示右肾动脉长轴;大多数左肾动脉在腹壁前的扫查路径难以追踪至肾门处,可让患者取右侧卧位,通过左后斜位扫查,利用左肾作为声窗观察左肾动脉,左肾动脉在左肾静脉的后方。

2.正常超声声像图表现

(1)腹主动脉及其主要分支

腹主动脉:纵切面呈管状无回声区,横切面呈圆形无回声区,体瘦者可显示管壁的三层结构。正常成年人腹主动脉内径:近端2.0~3.0cm,中段1.6~2.2cm,远端1.3~1.7cm。判定

腹主动脉管腔内径是否正常,一方面要参考正常值,另一方面要看其从上至下的内径是否有规律地递减。彩色多普勒显示腹主动脉管腔内血流为层流,流向足侧。脉冲多普勒显示近端舒张期血流有一定程度的正向血流,而远端舒张早期存在反向波。

腹腔动脉和肠系膜上动脉:横切面检查时,腹腔动脉有一个特殊的超声征象"T"征("海鸥征"),左侧是脾动脉,右侧是肝总动脉。肠系膜上动脉近端没有分支。腹腔动脉的彩色多普勒检查与脉冲多普勒检查所见基本一致,即为单相血流。肠系膜上、下动脉的彩色多普勒检查与脉冲多普勒频谱所显示的时相也是一致的,即禁食时,为双相血流;进食后,为单相血流。

肾动脉:正常肾动脉内径为 5~7mm,起始部稍粗,管腔内血流充盈满意,血流频谱呈低阻,这种低阻血流出现在所有肾动脉中,包括肾内动脉分支。多数正常肾动脉峰值流速<100cm/s,收缩期加速时间<0.07 秒,阻力指数 0.5~0.7,可见收缩早期峰。

(2)下腔静脉及其属支:下腔静脉及其属支如肝静脉、肾静脉管壁呈薄而平整的细线状回声,管腔为无回声。一般情况下,管腔横径大于前后径。近右心房处可见一生理性狭窄。管腔内径随呼吸运动和心动周期而变化,并可见管壁搏动,该征象以近端明显。彩色多普勒显示管腔内充满血流信号,下腔静脉近端和肝静脉血流信号强度随呼吸运动和心动周期而变化,但无湍流发生;脉冲多普勒显示频谱受房室舒缩和呼吸的影响,其血流频谱呈多相型,在每一心动周期,依次由 s 波、v 波、d 波和 a 波组成,偶尔在 a 波之后还有一个 c 波。s 波和 d 波为前向波,s 波波峰常大于 d 波波峰;v 波、a 波及 c 波为反向波,约半数的正常人出现 v 波,且 v 波波峰小于 a 波波峰。这种多相型血流频谱常见于下腔静脉近端和肝静脉,很少见于右肾静脉。下腔静脉远端、左肾静脉和髂静脉血流受心脏舒缩的影响很小,常表现为连续的前向血流。

3.扫查技巧及注意事项

(1)腹主动脉、腹腔动脉、肠系膜上动脉扫查时最好空腹,有可能受肠气遮挡而显示不清晰,需要持续加压,逐渐排开肠气才能清晰显示动脉。如果有腹主动脉瘤,不能用力加压。

(2)肾动脉起始部流速最好不从腹部横切面进行,需要矫正的角度过大。嘱患者侧身,采用横切面或者冠状切面,显示肾动脉起始部,再测定血流速度,矫正角度小,测量结果更准确。

二、腹主动脉粥样硬化

(一)临床表现与病理学概要

腹主动脉粥样硬化,早期患者无症状。腹主动脉慢性闭塞,可造成远侧肢体缺血,常不危及生命。当腹主动脉分支动脉粥样硬化,引起相应供血脏器的缺血症状,往往出现一些腹部症状,如下腹部疼痛和知觉障碍等。许多学者把发生在肾动脉以下腹主动脉包括双侧髂总动脉的动脉硬化所致的狭窄和闭塞性病变统称为 Leriche 综合征,主要症状:下肢间歇性跛行、股动脉搏动消失和性功能障碍三联征。腹主动脉和髂动脉闭塞时的侧支循环主要有肠系膜上、下动脉之间的吻合,腹壁上、下动脉之间的吻合,腰动脉借髂腰动脉和旋髂深动脉与髂内、外动脉的吻合。

动脉粥样硬化斑块形成过程大致有一个病理变化过程:第一阶段,血液中的脂质在内皮下积聚。动脉粥样硬化早期以动脉壁上脂肪条纹或粥样斑块形成为主要特点。第二阶段,脂类物质被巨噬细胞吞噬,形成泡沫细胞,称其为泡沫细胞是因为它在显微镜下呈泡沫状,泡沫细胞是粥样斑块或者称脂质斑块的主要成分。第三阶段,平滑肌细胞从肌层迁移至内皮下,转化为成纤维细胞,斑块内胶原(纤维)基质形成,同时在斑块的腔内侧的内膜下形成一个纤维帽。

(二)超声声像图特点

1.二维超声 ①动脉管壁不规则增厚,可呈低回声、不均质回声或强回声斑块,部分强回声病灶后方伴声影,为钙化斑块。②动脉粥样硬化斑块可造成管腔狭窄,二维超声显示动脉内径变窄。③在腹主动脉慢性闭塞的患者中,闭塞部位周围可显示管状无回声,为侧支循环建立后增粗的动脉(正常人这些侧支循环难以显示)。

2.彩色多普勒 ①轻度或早期的动脉粥样硬化无彩色血流信号的异常,斑块较大时可见局部彩色血流信号充盈缺损。②当发生狭窄时,狭窄处血流束变细,亮度明显增高,同时狭窄即后段血流信号紊乱。③腹主动脉闭塞处不能探及血流信号,在闭塞部位周围增粗的管状无回声区内有彩色血流显示,其为侧支循环的动脉血流。

3.脉冲多普勒 ①与彩色多普勒一样,轻度或早期的动脉粥样硬化不引起血流动力学障碍。②当发生狭窄时,在狭窄段收缩期峰值血流速度增高,狭窄即后段呈湍流频谱。③如果是重度狭窄或弥漫性管腔狭窄,病变以远的血流频谱可呈单相,且收缩期峰值血流速度降低;在闭塞部位不能探测到血流频谱,仅在侧支循环内显示动脉血流频谱。

(三)诊断要点

动脉粥样硬化患者动脉管壁增厚,伴有不同回声斑块形成,超声检查容易明确诊断。需要进一步评价,腹主动脉及其分支动脉粥样硬化是否造成了引起血流动力学障碍的动脉管腔狭窄或闭塞。

(四)鉴别诊断

腹主动脉粥样硬化主要与多发性大动脉炎累及腹主动脉相鉴别。多发性大动脉炎患者通常较年轻,女性居多。血管壁正常结构消失,弥漫性或节段性增厚,呈相对不均匀低回声,钙化较少见。

(五)超声检查的临床价值及其他影像学检查方法的选择

对于大部分患者,超声可以灵敏和迅速地检出腹主动脉及其分支动脉粥样硬化、管腔狭窄或闭塞,可动态观察病变的进展,评估受累脏器的功能及预后,评价治疗效果。但对于腹主动脉狭窄,没有专门的超声诊断标准。一般认为,如果局部收缩期峰值流速升高100%,可以诊断直径狭窄率>50%。

其他影像学检查方法的选择:①常规体检可以发现下肢皮肤温度减低,动脉搏动减弱或双侧不对称。听诊可闻及血管杂音。②CT和MRI能为临床提供腹主动脉及其分支动脉狭窄或闭塞位置和范围等诊断信息,是腹部血管的有效检查方法。③动脉造影可以了解腹主动脉及其分支动脉狭窄或闭塞的确切部位和程度,以及侧支循环等情况,是诊断腹部血管疾病的重要检查方法。

(六)研究热点、难点与发展趋势

动脉粥样硬化是危害人类健康的主要疾病,一直是心血管领域的关注热点,有关其发病、检测和干预等方面的探讨尤其引人注目。当患者相对肥胖时,常规超声很难清晰显示血管管腔,超声造影可较为清晰地显示管壁、管腔及主要动脉分支情况,改善动脉管壁及粥样硬化斑块显像,提高检出早期病变及进展期斑块的准确性。血管内超声能准确地诊断血管腔内或壁内病变性质、程度及形态,能确定动脉粥样斑块的构成成分,较血管造影更灵敏更准确地诊断动脉早期病变。

三、腹主动脉瘤

腹主动脉瘤是一种常见病,是全身最常见的真性动脉瘤。多见于老年男性,男女之比约为10:11。大部分患者无任何症状,偶尔被医师检查所发现,脐周或中上腹有搏动性肿块;有的患者自己也可感到腹部有波动感;少数患者有腹部不适或腹痛。腹主动脉瘤分为真性动脉瘤、假性动脉瘤、动脉夹层三种。

(一)真性腹主动脉瘤

1.临床表现与病理学概要　真性动脉瘤的瘤壁由动脉壁全层(内膜、中膜和外膜)组成,与假性动脉瘤不同,后者的瘤壁无动脉壁全层。真性动脉瘤的发生常与动脉粥样硬化有关,也可因感染所致。动脉粥样斑块侵蚀动脉壁时,破坏中膜成分,弹力纤维发生退行性变、断裂,代之以纤维瘢痕组织,动脉壁失去弹性,管壁因粥样硬化而增厚,使滋养血管受压或破裂而在中层积血,发生营养障碍,不能耐受血流冲击,病变段动脉逐渐膨大,形成动脉瘤。

2.超声声像图特点

(1)二维超声:动脉管腔呈梭形、囊状或圆柱状扩张;除了腹主动脉管径增宽之外,还可以出现长度增加,因此,病变动脉段常常迂曲走行,并常向左侧偏移,仅很少数偏向右侧。当并发附壁血栓时,血栓呈同心圆或偏心性层状分布于扩张的腹主动脉壁上,这种血栓是远端动脉栓塞的栓子重要来源。

(2)彩色多普勒和脉冲多普勒:①帮助确认动脉瘤部位。②了解动脉瘤内血流紊乱情况。③帮助确定有无低回声或无回声血栓。④鉴别动脉瘤与其他腹部囊性病变。⑤判断腹主动脉瘤是否因血栓形成而造成闭塞。

3.诊断要点　当一条动脉病变处的管径为相邻正常管径1.5倍或以上时称为动脉瘤。此定义适用于全身的动脉。真性动脉瘤常呈局限性,但有时也累及较长动脉段。腹主动脉病变处管为远端相邻正常管径1.5倍或以上时称为腹主动脉瘤。由于腹主动脉瘤多发生于肾动脉起始处以远的动脉段,其正常管腔直径不超过2cm,所以当直径≥3cm(外膜外缘至外膜外缘测量)时就可直接诊断为腹主动脉瘤。

(二)假性腹主动脉瘤

1.临床表现与病理学概要　假性动脉瘤常见诱因是局部创伤,如动脉刺伤或插管、挫伤、贯通伤、动脉断裂等,其他病因有动脉炎性病变,动脉吻合术后因局部血肿、感染或缝合不当引起的吻合口部分或全部离断等。动脉壁局部全层破损,引起局限性出血及动脉旁血肿形成,形成假性动脉瘤。当动脉损伤后,血液进入筋膜间隙,形成搏动性血肿。动脉破口可自行愈合,血肿自行吸收。否则,在动脉管腔与血肿之间存在着血流交通,血肿的中心部仍处于液性状态,周围则形成凝血块。一段时间后,凝血块和血肿的周围机化吸收,形成纤维组织的外层,其内衬以一层上皮细胞。这种动脉瘤的形态常不规则,绝大部分是偏心性的,即动脉瘤体位于损伤动脉的一侧。由于局部压力的影响,假性动脉瘤可能破裂或伴有症状。

2.超声声像图特点

(1)二维超声:动脉外侧可见无回声病灶,呈类圆形或不规则,即假性动脉瘤瘤腔。当伴有血栓形成时,瘤腔壁见厚薄不均的低或中等回声。

(2)彩色多普勒:瘤腔内血流紊乱或呈涡流状,彩色多普勒还可以帮助确定灰阶超声不能显示的动脉与瘤腔之间的小开口,即瘤颈。于瘤颈处可见收缩期由动脉“喷射”状入瘤体内的高速血流束;舒张期瘤体内的血液流回动脉腔,彩色血流暗淡。瘤体内的彩色血流充盈情况与瘤颈的大小及腔内有无血栓形成有关。如瘤体内有血栓形成,彩色血流显示局限性充盈缺损。

(3)脉冲多普勒:于瘤颈处可探及双向血流频谱,即收缩期由动脉流入瘤体的高速血流频谱,舒张期瘤体内的血流反流入动脉的低速血流频谱,这是假性动脉瘤的特点和诊断要点。在瘤腔内血流紊乱,不同位置探及的血流频谱不同。

3.诊断要点

(1)多有外伤史或经动脉导管操作史。

(2)灰阶超声显示动脉旁见一无回声包块;彩色多普勒显示动脉与包块之间存在分流口(即瘤颈),瘤体内血流紊乱;于分流口内可测及双向血流,收缩期由动脉射入囊性包块内的高速血流和舒张期由瘤腔流向动脉的反向低速血流。

(三)腹主动脉夹层

1.临床表现与病理学概要　主要临床症状为疼痛。几乎所有意识清楚的患者都会有疼痛,疼痛发生突然且剧烈,呈撕裂样,当夹层撕裂沿主动脉伸展,疼痛常从原先撕裂的部位移行。夹层撕裂累及主动脉的分支造成急性闭塞,会造成动脉相关急性缺血的症状,如脑卒中、心肌梗死或小肠梗死,脊髓的血供受影响引起下肢轻瘫或截瘫,肢体缺血。这些表现类似动脉栓塞。2/3患者主要的动脉搏动减弱或完全消失,搏动也可能时强时弱。

动脉夹层主要易患因素是年龄及其相关的动脉壁中膜疏松。患者一般均患有严重的高血压。马方综合征患者动脉壁中膜变疏松,易于出现动脉夹层。动脉夹层的形成一般有两个过程:动脉壁中膜疏松,内膜破裂,动脉血流通过破裂处进入中膜;动脉内膜或中层撕裂后被血流冲击,使中层逐渐分离,形成两个腔。动脉原有的管腔称为真腔,另一个是动脉壁分离后形成的假腔。真腔和假腔之间的开口称为原发破裂口,部分患者伴有继发破裂口。主动脉夹层的原发破裂口多见于升主动脉。

2.超声声像图特点

(1)二维超声:腹主动脉夹层的整个外径较正常增宽,但没有真性动脉瘤那样明显。动脉管腔被分成两个部分,即真腔和假腔,假腔内径一般大于真腔。真腔和假腔之间的隔膜随每一次动脉搏动而摆动,收缩期隔膜摆动的方向一般是假腔所在的位置。假腔内可并发血栓形成,并发血栓形成时真假腔之间的隔膜摆动可不明显。

(2)彩色多普勒和脉冲多普勒:两者可检查到真腔和假腔内的不同血流类型,包括血流的方向、彩色血流亮度等。真腔的血流方向与正常动脉相似,而假腔内血流常不规则,血流方向、流速可能不同,脉冲多普勒频谱能更好地反映这些不同的血流特征。如果能发现动脉夹层的破口(原发破裂口),彩色多普勒则能显示收缩期血流从真腔经破裂口流入假腔内,流经破裂口的血流速度可以很高;假腔内的血流则可在舒张期经破裂口回流至真腔;同样,如果能发现动脉夹层的继发破裂口,彩色多普勒也能有效显示其血流特征,即假腔内的血流在舒张期经破口流入真腔。有时可能因为假腔内血流速度太低或血栓形成而不能探及明确血流信号。

3.诊断要点　二维超声显示在动脉管腔内有一层膜将管腔分为两部分,形成真假两个管腔,假腔多大于真腔。彩色多普勒显示血流从真腔经破裂口流入假腔内,流经破口处的血流速度可以很高。假腔内可探及不规则血流,血流方向、速度等可能不同。彩色多普勒还有助于确定有无继发破裂口。

(四)不同类型腹主动脉瘤的鉴别诊断

真性腹主动脉瘤应与假性腹主动脉瘤和腹主动脉夹层相鉴别,详见表5-3。

表5-3　真性动脉瘤与假性动脉瘤、动脉夹层的鉴别

	真性动脉瘤	假性动脉瘤	动脉夹层
病因	动脉粥样硬化	外伤、感染	动脉粥样硬化、梅毒、马方综合征等
起病	缓慢	较慢	急骤
好发部位	肾动脉以下		升主动脉、主动脉弓、胸主动脉,向下延伸
形态	梭形、囊状	囊状	梭形或螺旋形
超声表现			
纵断面	梭形	类圆形或不规则	双腔(真腔和假腔)
横断面	圆形、类圆形	腹主动脉外侧,类圆形或不规则	双腔
彩色多普勒	紊乱血流或涡流	瘤腔内见高速射流	真、假腔内彩色血流一般不同(方向、彩色血流亮度等)
脉冲多普勒	同彩色多普勒	湍流或高速射流频谱	真、假腔多普勒频谱一般不同(方向、流速等)

此外,还应与腹膜后血肿、腹膜后囊性占位病变、腹膜后淋巴瘤、椎旁脓肿等鉴别,二维超声仔细观察血管结构及走行,彩色多普勒和脉冲多普勒能显著鉴别。

(五)超声检查的临床价值及其他影像学检查方法的选择

超声能对动脉瘤累及的范围和瘤腔内有无血栓及其部位、大小和范围进行准确诊断,对腹主动脉瘤周围和动脉壁夹层之间的渗漏情况进行动态监测。超声检查可适合于动态观察急性期(两周以内)病情尚未稳定和无需紧急手术的患者,动脉夹层经常伴有主动脉分支血管的狭窄或闭塞,超声多普勒检查可提供这些并发症的相关信息,因此,被公认为腹主动脉瘤的首选诊断方法。

检查并评价胸部及腹部主动脉瘤的主要影像学方法还有 CT 和 MRI,外科治疗前有时需要进一步主动脉造影检查。CT 检查可以显示动脉瘤壁钙化,动脉瘤的大小、范围,动脉瘤腔内血栓,以及动脉瘤与邻近结构如肾动脉、脊柱等的关系;MRI 检查在判断动脉瘤大小、范围和血栓方面,以及与毗邻结构关系上具有重要的临床价值;动脉造影可以了解腹主动脉瘤与相邻动脉的关系,一般在手术前进行,但当瘤腔内存在血栓时,动脉造影可能低估动脉瘤直径,甚至漏诊。

(六)研究热点、难点与发展趋势

近年来,超声造影新技术长足发展,其以操作简便、无辐射、造影剂用量少,可实时动态观察等优势开始应用于临床。超声造影有助于腹主动脉瘤支架植入术后内瘘的显示和准确分型,其诊断价值优于增强 CT。

四、肠系膜缺血症

(一)临床表现与病理学概要

肠系膜缺血症是指腹腔动脉(celiac artery,CA)、肠系膜上动脉(superior mesenteric artery,SMA)和肠系膜下动脉(inferior mesenteric artery,IMA)狭窄或闭塞后不能提供足够的血液来满足进食以后肠道的代谢要求而引起的综合征。急性缺血的症状有腹痛、呕吐、腹泻。慢性缺血表现为慢性缺血所致的三联征。餐后上腹部疼痛和腹泻,"进餐恐惧症",改变饮食习惯,体重减轻,上腹部血管杂音。

肠系膜缺血症其病因主要是动脉粥样硬化,其次还包括来自于心脏病及近端动脉的栓子、动脉夹层、休克和心力衰竭所致的供血不足等。

(二)超声声像图特点

1.二维超声 CA/SMA/IMA 内壁不光滑、不规则增厚或见斑状强回声(钙化灶),管腔有不同程度的狭窄或闭塞。如果发生栓塞,则管腔可见实性等回声或偏低回声充填。上述病变主要发生在 CA/SMA/IMA 的起始段,因此须重点检查该部位。

2.彩色多普勒 CA/SMA/IMA 直径狭窄率>50%时,狭窄位置彩色血流变细、亮度增高,狭窄即后段血流紊乱,呈五彩镶嵌样。如果彩色多普勒在 CA/SMA/IMA 管腔内没有探及血流信号则提示动脉闭塞。CA 严重狭窄和闭塞后可以出现肝动脉反流。闭塞动脉远端的血流来自侧支动脉。

3.脉冲多普勒 CA/SMA/IMA 狭窄的重要征象是收缩期和舒张期血流速度较正常人明显增高。文献报道空腹时 CA 和 SMA 收缩期峰值血流速度分别>200cm/s、275cm/s 时,提示这些动脉有>70%的狭窄。国外学者报道舒张期血流速度增高诊断肠系膜缺血症更有意义,即 SMA 和 CA 舒张期峰值血流速度分别>70cm/s、100cm/s 可诊断≥50%的狭窄。关于 IMA 狭窄诊断标准尚无太多报道,但是,当 CA、SMA 或 IMA 中有一条(或以上)动脉闭塞后,其他动脉内流速代偿性增高,单凭流速增高不能诊断 CA 或 SMA 狭窄。因此,狭窄即后段湍流对于 CA 或 SMA 狭窄的诊断具有重要意义,是诊断肠系膜动脉狭窄的重要指标。如果仅有血流速度增快,而没有狭窄即后段湍流,狭窄诊断则难以成立。

(三)诊断要点

肠系膜缺血症患者年龄多在 50 岁以上,无性别差异。多普勒超声检查发现 CA/SMA/IMA 有上述异常时,结合患者病史能够除外其他病因引起的腹痛和体重下降等,则可提示肠系膜缺血症。

(四)鉴别诊断

诊断肠系膜缺血症需要鉴别的疾病有肠道炎性病变(如肠道憩室炎、阑尾炎、Crohn 病和溃疡病)、盆腔炎症和甲亢等。这些疾病有肠系膜缺血症相似的症状,但 CA/SMA/IMA 的多普勒超声检查无异常发现。

(五)超声检查的临床价值及其他影像学检查方法的选择

超声已被公认为诊断肠系膜缺血症的主要筛选方法,如果超声检查高度怀疑肠系膜缺血症,则应进一步检查,必要时行动脉造影。超声还可作为患者术后疗效的判定和长期随访工具。

CT 和 MRI 检查对于肠系膜缺血症的诊断有一定的临床价值,而动脉造影则能直接显示病变位置、程度和侧支循环,为球囊扩张术或支架置入术等介入治疗前必须进行的检查。

(六)研究热点、难点与发展趋势

由于超声检查容易受到肠道气体的干扰,以及肥胖、声束-血流角度等影响,单纯依靠局部二维结构、彩色多普勒、频谱多普勒三者之一判断有一定的局限性,应结合三者综合判断。三维超声造影能实时动态地显示狭窄处造影剂束宽度,以及狭窄远端造影剂充盈情况,通过专业软件后处理,选择狭窄处的图像逐帧局部放大并进行测量,可准确计算狭窄程度,摆脱了多普勒测速的角度影响,可作为评估肠系膜动脉狭窄程度的一种新选择。随着超声内镜技术的快速发展,超声内镜利用其超声和内镜结合的优势,既能深入观察消化道内腔,又能利用超声在腔内进行近距离检查,与常规经腹超声比较,排除了腹腔气体、开腹手术史、肥胖等因素的影响,可更加有效地提高准确率。

五、肾动脉狭窄和闭塞

(一)临床表现与病理学概要

常出现肾血管性高血压,其主要特点为血压持续性增高,舒张压增高明显,一般降压药很难控制,常伴有头晕、头痛、胸闷、恶心及视力减退,部分患者无明显症状,在体检时才发现有高血压。腰痛为常见的伴随症状,部分患者有血尿和(或)蛋白尿。

肾动脉狭窄常由动脉粥样硬化、纤维肌发育不良及大动脉炎引起,前者占 60%~80%,常见于老年男性;后两者占 20%~40%,常见于中青年女性。主肾动脉或副肾动脉的狭窄或闭塞可导致肾缺血,会激发肾素-血管紧张素调节机制导致高血压。肾动脉狭窄本身可以造成肾实质损害而导致肾功能不全。

(二)超声声像图特点

1.二维超声 患肾缩小或萎缩,肾长径<9cm 或较健侧<1.5cm 以上。肾动脉狭窄段管腔变窄,部分动脉粥样硬化患者可见肾动脉管壁有斑块回声。

2.彩色多普勒 肾动脉狭窄段血流束变细,彩色血流信号明亮;狭窄即后段血流信号紊乱。闭塞段管腔内不显示血流信号(图 5-4A)。

3.脉冲多普勒 综合不同报道认为流速>180cm/s,肾动脉狭窄处收缩期峰值流速与肾动脉水平处的腹主动脉收缩期峰值流速的比值(renal-aortic ratio,RAR)>3.5,作为判断狭窄

>60%的标准。狭窄肾动脉的肾内动脉分支血流频谱可呈小慢波改变:频谱形态低平、圆钝,频谱上升倾斜,加速时间延长(AT≥0.07秒),流速减低(PSV<10cm/s),阻力减低(图5-4B)。

因为动脉粥样硬化是50岁以上患者肾动脉狭窄的主要原因,所以对于这些患者,应仔细观察肾动脉起始段这些狭窄好发部位。

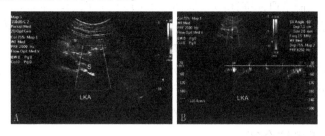

图5-4 肾动脉狭窄

A.狭窄区域的彩色血流束变细、出现混叠现象;B.狭窄处脉冲多普勒频谱显示肾动脉流速增高;LKA:左肾动脉;S:狭窄区域

(三)诊断要点

肾动脉粥样硬化是导致显著性肾动脉狭窄的最常见的原因,多发生于肾动脉起始处和近端,检查易患动脉粥样硬化的老年患者时应仔细观察这些部位。在年轻女性,更可能患纤维肌发育不良,观察整个肾动脉更为重要,病变可影响到远端肾动脉及段动脉分支。超声诊断肾动脉狭窄的标准如下。

1.正常 PSV<180cm/s,无湍流,RAR<3.5。

2.直径狭窄率<60% 狭窄处PSV≥180cm/s,狭窄即后段无明显湍流,RAR<3.5。

3.直径狭窄率≥60% PSV≥180cm/s,狭窄即后段有明显湍流,RAR≥3.5。

(四)鉴别诊断

肾动脉狭窄主要病因,即动脉粥样硬化、纤维肌发育不良及大动脉炎,其鉴别诊断可依据患者的年龄、性别、狭窄部位和其他动脉声像图表现等。

(五)超声检查的临床价值及其他影像学检查方法的选择

多普勒超声对肾动脉狭窄的诊断价值是肯定的,且价格相对便宜、无侵入性,能对病灶的血流动力学意义、是否需要介入治疗进行判断和评估,还能提供生理及解剖信息,可以作为血管造影前的筛查手段,也是介入治疗疗效评价和随访的重要工具。但是,肾动脉超声检查受多种因素影响。肾动脉血流动力学改变受呼吸、心脏功能、血压等机体代谢因素影响,高代谢疾病可影响肾动脉血流,导致假阳性的产生;肾动脉由腹主动脉发出,腹主动脉疾病(如狭窄)可影响肾动脉血流动力学。

DSA是诊断肾动脉狭窄的"金标准",并可用于血管压力的测量,其为有创性检查,而且患者需要使用含碘造影剂、暴露于放射线。CTA和MRA比血管造影侵入性小,具有很高的分辨率,可提供肾动脉的解剖信息,在肾动脉疾病诊断中具有一定的价值。但是CTA需要碘造影剂,不适于肾功能不全的患者。增强MRA也需要静脉注射造影剂,其造影剂不含碘,对肾脏的影响相对较小,但价格较贵。

(六)研究热点、难点与发展趋势

常规超声难以诊断的肾动脉狭窄,可考虑超声造影检查和其他影像学检查。超声造影剂的应用在一定程度上可以克服彩色多普勒超声诊断肾动脉狭窄的局限性,提高显示率。利用造影后反映实质器官血流灌注的实质回声的时间-强度曲线来诊断肾动脉狭窄是目前超声造影的另一应用。血管内超声可以得到肾血管内部的解剖图像进而诊断肾动脉狭窄,该方法不仅能够直观地反映肾动脉狭窄程度和血管壁病变情况,还可以较为准确地测量动脉管腔直径和斑块大小,这对 DSA 检查不易观察到的血管壁病变起到了很好的补充作用。血管内超声常与 DSA 检测同时进行,仍属于有创性诊断,其高昂的诊断费用极大地限制了在我国的临床应用,目前仍局限于科学研究水平。

六、巴德-基亚里综合征

(一)临床表现与病理学概要

巴德-基亚里综合征(Budd-Chiari syndrome,BCS)是指各种原因引起的肝静脉流出道和(或)下腔静脉上段部分或完全性梗阻而导致的肝后性门静脉高压和下腔静脉高压综合征。此病多见于青壮年,男性发病率高于女性。起病大都缓慢,偶有急性起病者。主要表现为肝脾大、肝区疼痛、进行性顽固性腹腔积液、食管胃底静脉曲张、下肢水肿、下肢静脉曲张或躯干浅静脉上行性曲张。

(二)超声表现

1.二维超声 肝静脉流出道和(或)下腔静脉上段部分或完全性梗阻。隔膜型:下腔静脉近端或肝静脉开口处内见隔膜状回声,可伴有钙化灶,有时隔膜上可见筛孔状透声区。狭窄型:局部管腔变窄,管壁增厚。闭锁型:局部呈条索状强回声,无管腔结构。梗阻型:于下腔静脉近端或肝静脉管腔内可见实性栓子回声(血栓或瘤栓)。肝静脉间可见交通支形成,肝短静脉代偿性扩张,第三肝门开放。梗阻远端下腔静脉或肝静脉管腔扩张,扩张程度与侧支血管开放程度有关(图 5-5)。

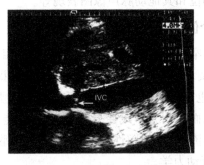

图 5-5 巴德-基亚里综合征

下腔静脉隔膜样狭窄,其上可见筛孔状透声区(箭头所示);IVC.下腔静脉

2.彩色多普勒 下腔静脉完全阻塞时,梗阻处无血流显示。如血液经肝外血管(腰静脉等)分流者,远端下腔静脉(inferior vena cava,IVC)内呈反向血流;如血液经肝内侧支血管分

流者,IVC远端血流方向正常;若肝内外均有侧支分流者,呼吸时呈双色血流。下腔静脉不全梗阻时,彩色多普勒显示血流变细或管腔内血流充盈缺损,血流速度增高,呈"镶嵌样"血流。

肝静脉流出道狭窄时,彩色多普勒显示病变处血流增快,呈"镶嵌样"血流,远端血流淤滞,流速减慢。肝静脉流出道完全阻塞时,病变部位无血流信号,梗阻远端血流经交通支(侧支)流向通畅的肝静脉,注入下腔静脉或向肝表面分流。因此,肝内可探及异常走行的交通支血管连接于肝静脉之间,肝静脉系统可出现"双色血流",阻塞段肝静脉和交通支血管内可呈反向血流。

继发肝后性门静脉高压时,可出现门静脉血流的异常改变,如门静脉双向或反向血流,脐旁静脉开放、门静脉血栓处的血流充盈缺损等。

3.脉冲多普勒　下腔静脉不全梗阻时,病变段呈高速射流,频谱呈持续单相高速湍流波形,不受呼吸影响,最大流速>1.5m/s。其远端血流频谱失去正常的期相性特征,表现为连续、带状、低速血流频谱,几乎不受心动周期影响,深吸气时,可见一过性反流。下腔静脉完全性梗阻时,病变部位无血流信号,远端连续带状频谱,根据不同的分流情况,血流方向可为正向(回心血流)、反向或受呼吸影响呈双向。

肝静脉受累后,根据梗阻的程度,血流频谱改变的特征与下腔静脉梗阻时表现基本一致。完全梗阻时,病变局部测不到血流频谱,侧支血管及梗阻远端血管内可探及反向血流频谱;不完全梗阻时,病变处可记录到高速血流频谱。

(三)诊断要点

二维超声观察肝静脉流出道和(或)下腔静脉上段是否存在部分或完全性梗阻;肝静脉流出道和(或)下腔静脉上段狭窄时,病变处血流增快,完全阻塞时则梗阻处无血流显示;肝内有无异常走行的交通支血管连接于肝静脉之间。

(四)鉴别诊断

1.肝硬化　亚急性或慢性巴德-基亚里综合征常伴有肝硬化,肝硬化亦可伴有巴德-基亚里综合征,但两者有区别。肝硬化患者可有急性肝炎病史,肝脏多缩小,门静脉高压所致的腹壁静脉曲张以脐部为中心呈放射状分布,可无侧腹壁及腰背部上行性浅静脉曲张。巴德-基亚里综合征患者可无肝炎病史,常伴顽固性腹腔积液和肝大,躯干浅静脉呈上行性曲张,可伴下肢肿胀和静脉曲张,超声检查时肝静脉和下腔静脉可显示梗阻征象。

2.肝小静脉闭塞症　临床高度怀疑为巴德-基亚里综合征的患者,彩色多普勒超声未见下腔静脉和肝静脉梗阻征象,但有肝大(特别是肝尾状叶肿大)和门静脉高压症时,应想到梗阻水平在肝窦或肝小静脉,有学者称此病为肝小静脉闭塞症,其主要病理变化是肝小静脉(包括小叶中央静脉和叶下静脉)内膜炎及其纤维化,从而引起肝小静脉的管腔狭窄或闭塞。

(五)超声检查的临床价值及其他影像学检查方法的选择

依据下腔静脉和(或)肝静脉阻塞及侧支循环形成情况,超声能够较为可靠地诊断本病,还是疗效判断和随访监测的常用工具,是目前公认的巴德-基亚里综合征的首选影像学检查方法。

对于巴德-基亚里综合征的患者,增强CT可以较好地显示肝组织不均匀强化,同时也可以评估肝静脉、门静脉及下腔静脉通畅情况和尾状叶是否肥大等。MRI 可与 CT 共同作为第二种巴德-基亚里综合征患者的检查方法,MRI 不仅可以直接观察整个下腔静脉的长度,还可以区分急性期、亚急性期和慢性期之间的差异。当临床高度怀疑巴德-基亚里综合征时,在缺乏其他影像学检查所呈现的影像表现的情况下,肝静脉造影术可作为一种可选的检查方法,且可与下腔静脉造影术同时进行。肝静脉造影典型的表现为肝内阻塞静脉大量侧支循环形成,形似"蜘蛛网",通过这些侧支静脉直接回流入下腔静脉。

(六)研究热点、难点与发展趋势

超声造影能准确判断下腔静脉狭窄及闭塞的部位和类型,有助于手术方式的选择及术后疗效的判断。目前介入治疗、外科手术及内科抗凝治疗是治疗巴德-基亚里综合征的主要方法。介入治疗创伤小,恢复快,住院时间短,复发后可再次介入或转手术治疗,是巴德-基亚里综合征治疗的首选方法,主要分为经皮球囊导管下腔静脉/肝静脉扩张成形术和血管内支架置入术、导管引导下溶栓和经皮机械性血栓切除术、经颈静脉肝内门体分流术等。

第五节　上肢血管疾病

一、上肢血管的检查方法和正常声像图表现

(一)检查前准备

检查前患者无须特殊准备。检查室内温度适宜,冬季注意保暖。

(二)仪器选择与探头

超声探头的选择原则是在保证超声穿透能力的前提下,尽量选用频率较高的探头以提高超声显像的分辨率。上肢血管通常采用 5~10MHz 线阵探头。锁骨下血管位置较深时,可选用频率较低的凸阵探头。

(三)检查方法

上肢血管一般采用平卧位,被检上肢外展、外旋,掌心向上。当被检者疑患胸廓出口综合征时,可采用坐位检查以便了解上肢体位变化对上述血管产生的影响。

(四)标准扫查切面和显示内容

1.扫查切面　上肢血管超声检查从锁骨上窝开始,首先显示锁骨下动、静脉,锁骨下血管远端可从锁骨下方显示。腋动、静脉可从肩部前方或经腋窝扫查,再沿上肢血管走行由近端向远端逐一扫查,分别显示肱动、静脉,桡动、静脉和尺动、静脉。

2.正常超声声像图表现

(1)上肢动脉

二维超声:正常上肢动脉管腔清晰,无局限性狭窄或扩张;管壁规则,无斑块或血栓形成。动脉壁的内膜和中层结构分别表现为偏高回声(是内膜和血液之间的反射界面)和低回声的匀质条带,这一征象在管径较大且较为浅表的动脉显示更清楚,如腋动脉和肱动脉。

彩色多普勒:正常上肢动脉的腔内可见充盈良好的彩色血流信号,直行动脉段内的血流呈层流。动脉内的彩色血流具有搏动性,表现为与心动周期内动脉流速变化相一致的周期

性彩色亮度变化。在正常肢体动脉,彩色多普勒还可显示红蓝相间的色彩变化。红蓝两色分别代表收缩期血流和舒张期的短暂反流。

脉冲多普勒:四肢动脉循环属于高阻循环系统。静息状态下,正常上肢动脉的典型脉冲多普勒频谱为三相型,即收缩期的高速上升波,舒张早期的短暂反流波和舒张晚期的低流速上升波。在老年或心输出功能较差的患者及远端肢体的小动脉,脉冲多普勒频谱则可呈双相型,甚至单相型。当上肢运动、感染或温度升高而出现血管扩张时,外周阻力下降,舒张早期的反向血流消失,在收缩期和舒张期均为正向血流。正常上肢动脉内无湍流,脉冲多普勒频谱波形呈现清晰的频窗。上肢动脉的血流速度从近端到远端逐渐下降。

(2)上肢静脉

二维超声:上肢主要静脉内径大于伴行动脉内径,且随呼吸运动而变化。在深吸气或Valsalva动作时,较大的静脉内径增宽。声像图显示上肢静脉壁非常薄、内膜平整光滑、管腔内的血流呈无回声(有时可显示流动的红细胞呈现弱回声)。由于静脉壁很薄,仅凭腔内血液的压力会使静脉处于开放状态,探头加压可使管腔消失。此特征在鉴别静脉血栓时具有重要意义。部分人的管腔内可显示瓣膜,经常见于锁骨下静脉。

彩色多普勒:正常上肢静脉内显示单一方向的回心血流信号,且充盈于整个管腔。挤压远端肢体静脉时,管腔内血流信号增强。

脉冲多普勒:正常上肢静脉具有五个重要的多普勒特征,即自发性、期相性、Valsalva反应、挤压远端肢体时血流信号增强及单向回心血流。

3.扫查技巧及注意事项　右侧锁骨下血管较容易显示,而左侧锁骨下血管起始段位置较深,通常需要选用频率较低的凸阵探头检查,以提高该部位的血管显示。在二维超声不能直接显示位置较深的血管时,可以通过彩色多普勒检查间接显示血管的位置和初步了解血管是否血流通畅,再进一步进行脉冲多普勒检查。

二、胸廓出口综合征

(一)临床表现与病理学概要

胸廓出口综合征(thoracic outlet syndrome,TOS)是指臂丛神经,锁骨下动、静脉在经过锁骨后方和第一肋骨前方的胸廓出口处,受到骨性组织或软组织压迫而产生的一组神经和(或)血管受压的综合征。以往也称第一肋骨综合征、颈肋综合征、前斜角肌综合征、肋骨锁骨综合征、肩带压迫综合征及过度外展综合征等。胸廓出口综合征主要累及臂丛神经(>95%),也可累及锁骨下动、静脉(<5%)。少数情况下,腋动、静脉也可受累及。

超声检查可用于判断锁骨下动、静脉和腋动、静脉是否受压,从而诊断血管型胸廓出口综合征。超声检查包括直接检查,即在不同体位下扫描锁骨下动、静脉和腋动、静脉,以及间接检查,即在不同体位下观察远端动脉(桡动脉和尺动脉)的脉冲多普勒血流频谱变化。

(二)超声声像图特点

1.扫查方法

(1)被检者平卧,头部转向对侧,上肢位于身体两旁,掌心向上。从锁骨上方和锁骨下方逐段扫查锁骨下动脉和腋动脉。

(2)被检者平卧,头部转向对侧,上肢外展,肘关节弯曲,掌心朝上并置于枕后,扫描锁骨下动脉和腋动脉。观察上肢处于不同位置时,是否出现动脉受到挤压而产生的狭窄或闭塞。

(3)如果以上检查未能发现锁骨下动脉和腋动脉受压,可采用以下两种体位重复扫查锁骨下动脉和腋动脉,观察是否出现动脉受到挤压而引起的狭窄或闭塞。这两种体位分别是:①被检者坐在检查床的边缘,头部转向对侧,上肢外展约90°,肘关节弯曲呈锐角(<90°),然后挺胸,上臂用力向后。有人将此体位称为"行军礼位"。②与以上描述的体位相似,只是肘关节的弯曲角度较大,呈直角(90°)或钝角(>90°)。有人将此体位称为"宣誓位"。

(4)如果以上体位仍未发现锁骨下动脉和腋动脉受压,询问患者在何种体位下出现临床症状。然后在能诱发临床症状的体位下,扫查锁骨下动脉和腋动脉。

(5)采用以上步骤(1)~(4),扫查锁骨下静脉和腋静脉。

2.声像图特点

(1)二维超声:动脉狭窄和(或)动脉扩张。扩张动脉段(动脉瘤)多见于狭窄动脉段的远端。如发现动脉瘤,应注意瘤腔内是否存在附壁血栓。静脉受到挤压而产生的狭窄或闭塞,可出现血栓。

(2)彩色多普勒:动脉狭窄时,彩色多普勒显示彩色混叠及湍流;动脉闭塞时,闭塞动脉段内无彩色多普勒信号。静脉狭窄处彩色血流明亮,闭塞处无血流信号。

(3)脉冲多普勒:动脉狭窄时,脉冲多普勒频谱显示流速增快、频带增宽。当锁骨下动脉或腋动脉近端受压而闭塞或严重狭窄时,其远端的腋动脉内可出现脉冲多普勒频谱变化,表现为收缩期流速峰值降低,收缩期和舒张期均为正向血流。静脉狭窄处流速增高,频谱呈带状,失去期相性。

(三)诊断要点

动脉和静脉狭窄或闭塞,狭窄的远心端扩张,可发生血栓。注意要改变体位,采用特定的体位进行扫查。

(四)鉴别诊断

1.颈椎病　有明显的颈部症状,往往伴有肩部、上臂放射状疼痛,X线检查多提示颈椎有退行性改变,但超声无血管受压表现。

2.肺上沟瘤　当肿瘤侵犯臂丛神经及血管时,可引起肩、臂的剧痛伴感觉异常、乏力等症状,超声可以在神经和血管周围发现肿块。CT检查有助于明确诊断。

3.大动脉炎　病变不仅仅在胸廓出口处,可有多条动脉同时受累,不受体位影响。管腔狭窄或闭塞,壁增厚,回声偏低、均匀,累及范围较长。

4.动脉粥样硬化　病变不仅仅在胸廓出口处,不受体位影响。内中膜局限性增厚,常合并强回声斑块,管腔常为局限性和不规则性狭窄。

(五)超声检查的临床价值及其他影像学检查方法的选择

超声检查可用于判断锁骨下动、静脉和腋动、静脉是否受压,从而诊断胸廓出口综合征,也可用于诊断动、静脉长期受压后出现的并发症,如动脉狭窄、动脉瘤、动脉血栓形成,以及静脉血栓形成等。

其他影像学检查方法,如X线平片、CTA、MRA和DSA也可用于此综合征的影像诊断,并对发现其所致动、静脉挤压的骨性组织或软组织具有重要意义。

颈椎和胸肩部 X 线平片有助于发现骨性异常,如颈肋、第七颈椎横突过长、第一肋和锁骨异常等。CTA 和 MRA 能显示受压的动、静脉,以及发现压迫血管的骨性组织或软组织。DSA 主要用于已经出现动脉损伤的患者,造影的目的在于明确动脉病变的范围,以及病变远端的动脉状况,以便制订动脉重建手术方案。

(六)研究热点、难点与发展趋势

血管内超声可以提供更多有用的信息,有利于病因学诊断。术中血管内超声有利于手术方式的选择,以最少的切除范围减轻胸廓出口的梗阻。

三、多发性大动脉炎

(一)临床表现与病理学概要

多发性大动脉炎是一种原因不明的多发性、慢性进行性、非特异性的动脉炎症性疾病,多见于青年女性,男性或高龄女性也可患病。急性期常有全身不适、发热、多汗、肌肉关节痛、食欲下降、血沉增快等非特异性表现,病情发展数周或数月后,多出现大动脉狭窄甚至闭塞。多发性大动脉炎分为头臂动脉型、胸腹主动脉型、肾动脉型、混合型和肺动脉型。上肢多发性大动脉炎多为全身病变的一部分,较少独立发生。临床表现为肢体无力、麻木、脉搏减弱或无脉,多发性大动脉炎病变早期是动脉周围炎和动脉外膜炎,以后向血管中膜及内膜发展。后期出现全层弥漫性或不规则性增厚和纤维化,管腔变细,管腔内可有血栓形成,以致管腔闭塞。病程长达 5 年以上者可能有血管壁钙化。

(二)超声声像图特点

1.二维超声　病变血管广泛而向心性增厚,呈相对不均匀低回声或偏低回声,钙化少见。外膜与周围组织分界不清,管腔不同程度的狭窄甚至闭塞。

2.彩色多普勒　病变段血流形态不规则,血流充盈缺损。多数病变为弥漫型,病变段血流流速无明显增快,血流色彩暗淡;病变较局限时,则病变处血流亮度增高或混叠现象,狭窄段血流紊乱,呈"五彩镶嵌样血流";管腔重度狭窄则表现为较暗纤细状血流;管腔闭塞时,血流信号消失。

3.脉冲多普勒　如为弥漫性病变,其内所采集的多普勒频谱多呈低速单相;局限性病变,狭窄段流速增高,狭窄段则可见血流紊乱;在闭塞病变段则探测不到血流频谱。

(三)诊断要点

二维超声显示管壁向心性增厚、正常层次消失,管腔不同程度的狭窄;病变呈弥漫型,则彩色多普勒血流暗淡,脉冲多普勒频谱呈低速单相;病变呈局限型,则彩色多普勒显示病变处彩色亮度增高或有混叠现象,脉冲多普勒显示流速增高。

(四)鉴别诊断

1.动脉粥样硬化　老年人好发,动脉管壁上可见粥样斑块及钙化,根据临床表现和超声图像特点容易鉴别。

2.血栓闭塞性脉管炎　以 20~40 岁吸烟男性多见,病变主要累积下肢的中小动脉及其伴行静脉,病变呈节段性分布。

(五)超声检查的临床价值及其他影像学检查方法的选择

超声检查可确定病变所累及的血管,观察病变范围(长度)、程度及血流动力学变化。临床上,多发性大动脉炎多采用内科药物治疗,并选择超声随访,以观察疗效。80%~100%的患者经增强 CT 扫描可见不同程度的主动脉壁增厚,多累及全血管壁,也可见新月形的局部增厚。CTA 可行大范围血管重建,了解受累血管部位和程度,受累血管有不同程度狭窄,重度狭窄或闭塞段周围可见侧支循环形成。MRA 组织分辨率高,多序列、多参数、多方位成像能更加清晰显示血管壁的情况,特别是在判断病变活动情况有一定优势。DSA 可直接显示受累血管的细节,为大动脉炎血管受累诊断的"金标准",但是有创伤性,而且不能显示血管壁的情况,对早期病变的管壁炎性水肿和管腔狭窄不明显的病例容易漏诊。

(六)研究热点、难点与发展趋势

影像学手段在大动脉炎的诊断及随访中有重要作用,尤其在疾病活动性的评价方面仍是目前研究的方向。目前,超声造影已越来越多地应用于外周血管疾病,在以大动脉炎及巨细胞动脉炎为主的大血管炎中,其主要用于评价血管管腔的狭窄或闭塞情况,在这方面的价值要高于彩色多普勒超声。超声造影可以显示大动脉炎增厚管壁新生的滋养血管情况,新生的滋养血管的形成可能与大血管炎的活动性有关。通过超声造影观察病变血管管壁增厚处的造影剂增强表现及增强强度,可以作为判断疾病活动状态的影像学方法,用于指导临床治疗及疗效观察。

第六节　下肢血管疾病

一、下肢血管的检查方法和正常声像图表现

(一)检查前准备

检查前患者无须特殊准备。检查室内温度适宜,冬季注意保暖。

(二)仪器选择与探头

通常采用5~7MHz 线阵探头检查下肢血管。股浅动、静脉的远端和胫腓干部位较深,必要时可用 3~5MHz 凸阵探头。胫前动、静脉的远端和足背动脉位置则较为浅表,可采用 7~10MHz 线阵探头检查。

(三)检查方法

下肢血管一般采用平卧位,被检下肢略外展、外旋,膝关节略为弯曲,有人将此体位称为蛙腿位。如果需要检查下肢静脉瓣功能或反流,受检者选用站立位为宜。

(四)标准扫查切面和显示内容

1.扫查切面　下肢动脉的超声检查从腹股沟部开始,首先采用横切扫查股总动脉静脉,其内侧的为股总静脉。然后逐渐下移超声探头直至显示股总动脉分叉,旋转超声探头显示股总动脉的纵切面,并显示股浅动脉和股深动脉的上段。在膝后的腘窝,可以显示位于腘静脉后方的腘动脉。胫前动脉在膝下从腘动脉发出,其近端可经腘窝显示。腘动脉分出胫前

动脉后成为胫腓干,胫腓干可从小腿上部的后方或内侧扫查,胫腓干在小腿上部分为胫后动脉和腓动脉。胫后动脉和腓动脉从小腿内侧检查时,前者的位置较后者为浅。

下肢深静脉的超声检查应包括股总静脉、股浅静脉、股深静脉近端、腘静脉、胫前静脉、胫腓静脉干、胫后静脉、腓静脉。由于下肢静脉与同名动脉伴行(在小腿为双支同名静脉伴行),扫查切面同下肢动脉。如患者怀疑小腿肌肉内静脉血栓或髂静脉血栓形成时,则应检查小腿肌肉内静脉(比目鱼肌静脉和腓肠肌静脉)和髂静脉。但是,不少小腿肌肉内静脉血栓形成患者的临床症状并不典型,所以,最好常规检查小腿肌肉内静脉。一般来说,站立位较卧位更适合下肢静脉的检查,尤其对静脉反流、管壁结构和细小血栓的观察。也可取卧位(头高脚低)或坐位检查。所有的静脉超声检查时,检查室和患者应足够温暖以防止外周血管收缩而致静脉变细,导致超声检查困难。

2.正常超声声像图表现 见本章第五节。

3.扫查技巧及注意事项 静脉加压试验时,需要在横切面进行。静脉是否可以压瘪以相邻动脉为参照,如果动脉已经变形,静脉仍无变形,考虑血栓可能。

小腿静脉若无自发性血流,挤压小腿远端肌肉,可使血流信号增强。

如敷料遮挡无法显示某段静脉,在其远端取静脉频谱,如果随呼吸有期相性变化,则说明来自心脏的压力变化可以传导到远端,可间接提示遮挡处无血栓形成。

检查穿静脉瓣膜功能不全时,在出现皮肤色素沉着或溃疡部位周围检查,发现穿静脉的概率增加。

二、下肢动脉硬化闭塞症

(一)临床表现与病理学概要

动脉硬化闭塞症是由动脉粥样硬化病变引起的慢性动脉闭塞性疾病。患者常有吸烟、糖尿病、高血压、高血脂,以及动脉粥样硬化家族史。下肢动脉硬化闭塞症早期可无任何临床症状,或仅有肢体发凉、麻木等非典型症状,随着病变的进展,患者可出现间歇性跛行、静息痛,甚至出现肢端溃疡或坏疽。下肢动脉硬化闭塞症发病率明显高于上肢动脉。

动脉粥样硬化斑块的形成与动脉脂质浸润、炎症、损伤、腔内压力、局部血流动力学状况,以及机体对以上各项因素的反应有关。动脉病变的发展常呈进行性,粥样硬化斑块可发生溃疡出血、平滑肌增生、细胞外基质及脂质聚积,动脉腔内可发生继发血栓形成。动脉病变逐渐加重可使动脉管腔逐渐狭窄以至完全闭塞,从而引起相应的肢体或器官缺血。

(二)超声声像图特点

1.二维超声 动脉内膜和中层增厚,管壁钙化、斑块形成,并可伴有附壁血栓。动脉粥样硬化斑块可为局限性,也可为弥漫性。斑块因其成分不同超声表现不同,如脂质为主的斑块和附壁血栓呈低回声、钙化斑块呈强回声,而含有较多纤维组织的斑块回声则介于以上两者之间(图5-6)。

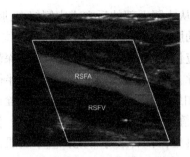

图 5-6 胫前动脉近端低回声斑块

2.彩色多普勒 病变引起血管狭窄,彩色血流显示管腔内血流束变细、不规则,血流信号明亮,斑块处血流充盈缺损;狭窄即后段出现五彩镶嵌样血流;动脉闭塞时病变段管腔内无血流信号显示;严重狭窄或闭塞的动脉周围可见侧支血管。

3.脉冲多普勒 不同病变程度,脉冲多普勒表现为不同的频谱形态:早期动脉粥样硬化斑块未造成血流动力学异常时,频谱形态在正常范围;存在狭窄时,狭窄处血流速度增快,频带增宽,三相波消失;闭塞段管腔内不能探及血流频谱;严重狭窄或闭塞动脉的远端血流呈低速、低阻、收缩期加速时间延长的频谱。

(三)诊断要点

根据脉冲多普勒频谱变化特点,可评价下肢动脉狭窄程度,国外学者提出下肢动脉狭窄和闭塞的超声诊断标准(表5-4、表5-5)

表 5-4 动脉狭窄和闭塞的超声诊断标准(Cossman 等)

动脉狭窄程度	病变处收缩期流速峰值(cm/s)	收缩期流速峰值比[*]
正常	<150	<1.5∶1
30%~49%	150~200	1.5∶1~2∶1
50%~75%	200~400	2∶1~4∶1
>75%	>400	>4∶1
闭塞	无血流信号	

[*]病变处与相邻近端正常动脉段相比;动脉狭窄程度:直径狭窄率。

表 5-5 动脉狭窄和闭塞的超声诊断标准(Zwiebel 等)

动脉狭窄程度	收缩期峰值流速升高率[*]	病变处多普勒频谱	近端及远端多普勒频谱
正常	–	三相波,无频带增宽	
1%~19%	<30%	三相波,轻微频带增宽	近端及远端频谱正常
20%~49%	30%~100%	三相波,反向血流成分可能减少,频带增宽更为明显,有频窗充填	近端及远端频谱正常

（续表）

动脉狭窄程度	收缩期峰值流速升高率*	病变处多普勒频谱	近端及远端多普勒频谱
50%～99%	>100%	单相波，无反向波，全心动周期均为正向血流，明显频带增宽	远端为单相频谱，且收缩期流速减低
闭塞	–	所显示动脉段无血流信号	紧邻阻塞处的近端可闻及"撞击音"。远端为单相频谱且收缩期流速减低

*病变处与相邻近端正常动脉段相比；动脉狭窄程度：直径狭窄率。

（四）鉴别诊断

1.血栓闭塞性脉管炎 多见于青壮年男性，动脉病变主要累及下肢远端中、小动脉，病变多呈节段性。

2.急性动脉栓塞 由于栓子或斑块脱落造成动脉急性栓塞，多见于心脏病患者，特别是房颤患者。患肢突然出现疼痛、苍白、厥冷、麻木、运动障碍及动脉搏动消失。

3.多发性大动脉炎 多见于青年女性，病变主要累及主动脉及其分支的起始部。如果病变累及主-髂动脉，临床上可出现下肢缺血的症状。

（五）超声检查的临床价值及其他影像学检查方法的选择

超声可准确评估下肢动脉硬化病变部位、狭窄程度及对血流动力学的影响，具有无创性、可重复性和费用低等特点，已成为下肢动脉疾病的首选检查方法。

CTA检查是术前制订血管重建方案的重要检查，但CTA需要碘离子造影剂，有损害肾功能的风险。MRA可以灵敏显示下肢动脉病变，但有金属植入物或存在幽闭恐惧症的患者检查会受到限制；在血管严重钙化时，其评估动脉狭窄程度存在困难。DSA尽管有创，但仍然是血管病变检查的"金标准"，可以准确地显示血管狭窄或闭塞的部位、程度、侧支循环建立及血流动力学改变等情况，然而对闭塞动脉远端情况判断受限。

（六）研究热点、难点与发展趋势

血管腔内超声能从血管腔内显示血管壁情况，完整显示血管横断面的信息，如血管壁外膜和中膜分界(外弹力板)、内膜、管腔及斑块情况。在外周动脉腔内治疗实施前应用血管腔内超声可以直接判定狭窄率、血管内径及病变范围，便于选择合适的球囊及支架尺寸；术后评估球囊扩张后是否存在夹层、残余狭窄百分比、是否需要后继植入支架等。

三、急性下肢动脉栓塞

（一）临床表现与病理学概要

急性动脉栓塞是指来自于心脏、近端动脉壁，或者其他来源的栓子随动脉血流冲入并栓塞管径与栓子大小相当的动脉内，引起受累动脉供应区组织的急性缺血而出现相应的临床症状。在肢体动脉栓塞中,下肢动脉栓塞远多于上肢,发病率较上肢约高10倍。急性下肢动脉栓塞常具有特征性的所谓"5P"征,即疼痛(pain)、麻木(parasthesia)、苍白(palor)、无脉(pulseless)和运动障碍(paralysis)。上述各种症状出现的早晚并不一致,症状的轻重取决于栓塞的位置、程度、继发性血栓的范围、是否有动脉粥样硬化性动脉狭窄,以及侧支循环代偿的情况。

(二)超声声像图特点

1.二维超声 动脉管腔内见不均质实性偏低回声,有时可见不规则强回声斑块伴典型或不典型声影。有时于栓塞近端可能见到血栓头漂浮于管腔内。

2.彩色多普勒 急性动脉完全栓塞时,彩色血流于栓塞部位突然中断;不完全性栓塞时,彩色血流呈不规则细条或细线状,色彩明亮或暗淡。

3.脉冲多普勒 完全栓塞时,于动脉栓塞段不能探及血流频谱;不完全栓塞时,栓塞区血栓与管壁间可见不规则血流信号,此处的血流速度一般不高,脉冲多普勒频谱波形多样。栓塞远端动脉内可能探及低速低阻或单相连续性带状血流频谱。

(三)诊断要点

急性下肢动脉栓塞的诊断并不困难,根据超声表现,结合典型的疼痛、苍白、无脉、麻木和运动障碍等临床表现,可以迅速做出诊断。应注意寻找栓子来源,如检查患者有无器质性心脏病等,有时可能找不到病因。

(四)鉴别诊断

急性下肢动脉栓塞主要与急性下肢深静脉血栓形成相鉴别,后者可引起动脉反射性痉挛,使远端动脉搏动减弱、皮温降低、皮色苍白、下肢水肿,可误诊为动脉栓塞。二维超声可显示深静脉内血栓,同时动脉血流通畅,易与急性动脉栓塞鉴别。

(五)超声检查的临床价值及其他影像学检查方法的选择

彩色多普勒超声检查简便、快捷,能够无创直观地显示栓塞动脉的形态和血流动力学改变,从而迅速确定栓塞的部位和范围,其定位远较通过皮肤温度和感觉改变间接推断栓塞部位来得准确,常可以免除动脉造影检查,对临床诊治具有重要的指导作用,也可作为取栓术后了解血流重建情况的监测手段。

(六)研究热点、难点与发展趋势

如何确定下肢动脉闭塞时间的长短是急性下肢动脉栓塞研究的难点,使用超声造影及弹性成像评价下肢动脉栓塞是新近研究的热点,超声造影有助于更加清晰地判断位置较深的动脉栓塞部位和范围,弹性成像可能对于判断闭塞的时间有一定价值。

四、血栓闭塞性脉管炎

(一)临床表现与病理学概要

血栓闭塞性脉管炎(Buerger病)是一种侵犯四肢中小动脉和静脉的发作性和节段性炎症和血栓并存的疾病。好发于下肢,以20~40岁年轻吸烟男性多见。早期症状较轻,可仅表现为肢体特别是足趾发凉、畏寒、麻木和感觉异常等;病情继续发展,出现间歇性跛行;如果继续行走则症状加重,原地站立休息后,疼痛迅速缓解,但行走后上述症状复现;晚期动脉缺血严重时,患肢可出现静息痛,甚至出现指端或足趾的溃疡甚至坏疽。

病变主要是非化脓性全层血管炎症、增厚,早期有动脉内膜增厚,伴管腔内血栓形成;晚期动、静脉周围显著纤维化,伴侧支循环形成。如管腔完全闭塞而侧支循环未建立,则远端肢体将发生坏疽。血管内血栓机化后可部分再通,其再通为不完全性,表现为残留的纤维组织内有较多的新生细小血管。

(二)超声声像图特点

1.二维超声 ①病变动脉段内径不均匀性变细甚至闭塞,内膜面粗糙不平呈"虫蚀"状,管壁不均匀性增厚,多以腘动脉以下病变为主。②由于病变呈节段性,可见正常动脉段与病变段交替。③病变段无动脉粥样斑块形成,一般无钙化。

2.彩色多普勒 病变动脉段彩色血流变细、边缘不平整,血流变细呈节段性改变;如完全闭塞则无彩色血流显示。病程较长者可见侧支循环建立(图5-7)。

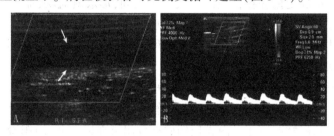

图5-7 血栓闭塞性脉管炎

A.灰阶超声图,箭头所示胫后动脉中段管壁明显增厚,正常与异常部分界限分明;B.彩色多普勒超声图像

3.脉冲多普勒 由于血栓闭塞性脉管炎一般会累及一段较长的动脉,呈非局限性,脉冲多普勒频谱变化较大。①病变较轻时,仅有内膜或管腔的轻度改变,频谱形态可接近正常的三相波。②多数情况下,脉冲多普勒频谱呈单相波,流速增高或减低,病变以远正常动脉内的脉冲多普勒频谱呈高度狭窄远端的"小慢波"。③在闭塞病变段探测不到脉冲多普勒频谱。

(三)诊断要点

根据上述典型的超声改变,结合临床表现特点,诊断血栓闭塞性脉管炎困难不大。由于血栓闭塞性脉管炎病变的非局限性特点,在动脉狭窄程度诊断时,血流速度标准应用价值有限。对于狭窄程度的诊断主要是根据灰阶超声和彩色多普勒进行直接测量。当然,多数情况下狭窄程度的诊断价值有限。

(四)鉴别诊断

1.动脉粥样硬化 老年人好发,动脉管壁上可见粥样斑块及钙化,根据临床表现和超声图像特点容易鉴别。

2.结节性动脉周围炎 主要累及中、小动脉,肢体可出现类似血栓闭塞性脉管炎的缺血症状。其特点是病变广泛,常侵犯肾、心等内脏,皮下有沿动脉排列的结节,常有乏力、发热和红细胞沉降率增快。血液检查呈高球蛋白血症（α1和α2）。确诊需做活组织检查。

（五）超声检查的临床价值及其他影像学检查方法的选择

超声检查具有无创、廉价、分辨率高的优点，可准确、直观地显示血管闭塞性脉管炎受累的范围和程度，并能够反映疾病造成的血流动力学改变，有助于疾病的分期和疗效的判断。但也存在一定的局限性，如肢体坏疽者探测会受到影响，对血管全貌的观察不如 DSA 检查。

（六）研究热点、难点与发展趋势

血管内超声对于血栓闭塞性脉管炎的诊断具有较高的价值，在检查中可能出现包括"靶心"征、"藕"征、"葡萄串"征等独特征象，有利于该病的术前检查和术后随访。

五、下肢静脉血栓形成

（一）临床表现与病理学概要

下肢静脉血栓形成是指静脉管腔内血液发生凝固，形成凝血块，血栓一旦形成，可以不断变大，导致部分或完全填充静脉腔，并沿静脉腔延伸。下肢静脉血栓形成后临床表现：血栓水平以下的肢体持续肿胀，站立时加重；疼痛和压痛，皮温减低；浅静脉曲张；股青肿；血栓脱落可引起肺栓塞。

与静脉血栓形成有关的三个基本因素：①静脉血流迟缓：长期肢体制动或偏瘫等因素导致静脉血流迟缓。在这些情况下，血栓容易在静脉窦内形成。②静脉损伤：化学药物、机械性或感染性损伤导致静脉壁破坏。内膜损伤后释放出凝血因子Ⅱ、组织凝血激酶，启动外源性凝血途径。③血液高凝状态：各种大型手术、严重脱水、严重感染、晚期肿瘤和先天遗传性疾病等增强血液的凝固性，为血栓形成创造了条件。

（二）超声声像图特点

1.二维超声

（1）急性血栓：2周以内的血栓，在此期间静脉壁有炎症，血栓疏松地黏附于管壁上，有脱落发生肺栓塞的可能。超声特征：①血栓处静脉管径明显扩张，显著大于相邻动脉。②血栓形成后数小时到数天之内表现为无回声，1周后回声逐渐增强呈低回声。③静脉管腔不能完全被压瘪。④近端往往是新形成的凝血块，未附着于静脉壁，自由漂浮在管腔中。

（2）亚急性血栓：2周至6个月之间的血栓。超声特征：①亚急性血栓回声较急性阶段逐渐增强。②血栓逐渐溶解和收缩，血栓变小且固定，静脉扩张程度减轻。③血栓处静脉管腔不能完全被压瘪。④血栓黏附于静脉壁，不再自由浮动。

（3）慢性期血栓：6个月以上的血栓。超声特征：①静脉管壁不规则增厚。②静脉瓣膜增厚、回声增强。

2.多普勒超声

（1）急性血栓：①血栓段静脉内完全无血流信号或探及部分血流信号，有的血流显示为"轨道"症。②血栓致静脉完全闭塞时，血栓近端静脉血流信号消失或减弱，而血栓远端静脉频谱变为连续性，失去期相性。

（2）亚急性血栓：①血栓再通后静脉腔内血流信号增多，部分再沟通血流呈"轨道"征。②侧支静脉循环形成。

（3）慢性期血栓：①静脉瓣反流。②侧支静脉循环形成。

（三）诊断要点

下肢浅静脉和深静脉血栓形成（deep venous thrombosis, DVT）的超声诊断要点基本相似，但是后者确诊的临床意义更大，下肢深静脉血栓形成的超声诊断要点见表5-6。

表5-6 下肢深静脉血栓形成的超声诊断要点

主要诊断标准	次要诊断标准
管腔不能被压瘪	Valsalva 动作时静脉内径增加小于10%
管腔内实性回声	静脉内径增宽或缩小
管腔内血流信号充盈缺损	瓣膜改变（增厚、活动僵硬或固定）
血流频谱失去期相性改变	静脉周围侧支循环形成
Valsalva 反应消失或减弱	
挤压远端肢体血流增强、消失或减弱	

（四）鉴别诊断

1.与静脉血流缓慢的鉴别　当静脉管腔内血液流动缓慢或使用较高频率探头时，血液可表现为云雾状似血栓样回声，采用压迫试验可很好地鉴别。而且，血栓一般不移动，仅新鲜血栓可随肢体挤压而漂动。

2.与下肢淋巴水肿的鉴别　淋巴水肿是指淋巴液流通受阻或淋巴液反流所引起的浅层组织内体液积聚，继而引起纤维增生、脂肪硬化、筋膜增厚及整个患肢变粗。两者鉴别的关键是静脉血流的通畅与否。

3.与动脉栓塞的鉴别　见表5-7。

表5-7 下肢静脉血栓形成与动脉栓塞的鉴别诊断

	下肢静脉血栓形成	下肢动脉栓塞
两端连接关系	与静脉相连	与动脉相连
血栓位置	静脉内	动脉内
血频谱特点	静脉频谱	动脉频谱，远端血流频谱为狭窄远端改变
血管壁	无三层结构、无钙化斑块	三层结构、钙化斑块常见
临床表现	肢体水肿、皮温升高、脉搏存在	肢体瘪缩、皮温降低、脉搏消失

（五）超声检查的临床价值及其他影像学检查方法的选择

超声能准确判断血栓部位、血栓发展情况，有助于临床制订治疗方案。2017年欧洲心脏病学会（European Society of Cardiology, ESC）共识亦是推荐静脉超声作为诊断静脉血栓形成的首选影像学检查方法。但需要注意的是：①在使用压迫实验时，探头施压力量应适当，并注意静脉管腔被压瘪程度。②静脉管腔内的实质回声需除外瘤栓或静脉肿瘤。③使用彩色多普勒依据管腔内血流信号的充盈判定静脉血栓形成时应慎重。

(六)研究热点、难点与发展趋势

过去认为,DSA 技术是诊断下肢静脉血栓形成的"金标准",但所有的影像学 DSA 技术均减去了组织显像,无法直接观察血管壁的细微结构,而且检查较复杂、有创、造影剂可能出现过敏且费用较高。随着超声技术的发展,彩色多普勒超声基本取代了静脉造影,成为下肢静脉血栓可疑病例的首选检查方法。仔细了解病史和临床表现有助于提高超声检查的效率;血 D-二聚体水平升高可作为重要的诊断下肢深静脉血栓形成的筛选手段,从而优化超声诊断流程。

第二篇　放射影像

第六章 中枢神经系统疾病影像学检查

第一节 颅内肿瘤

一、脑膜瘤

(一)概述

脑膜瘤为常见的颅内肿瘤,仅次于神经上皮肿瘤,占颅内肿瘤的15%～20%,来自蛛网膜细胞,与硬脑膜相连。多见于成年人,女性是男性的2倍。

肿瘤可发生于颅内任何部位,大多数居脑外,偶可发生于脑室内,罕见于颅外如眶内、鼻窦内或颅骨内。其好发部位与蛛网膜颗粒的分布部位一致,典型的部位按发生的频率由高到低依次是矢状窦旁、大脑镰、脑凸面、嗅沟、鞍结节、蝶骨嵴、三叉神经半月节、小脑幕、小脑脑桥角、斜坡和颅颈连接处等。多为单发,偶为多发,还可与听神经瘤或神经纤维瘤并发。肿瘤有包膜,多为结节状或颗粒状,质坚韧,可有钙化或骨化,少有囊变(占1.2%～2.2%)、坏死和出血。肿瘤生长缓慢,血供丰富,供血动脉多与脑膜有联系,来自脑膜中动脉或颈内动脉的脑膜支。肿瘤长大可嵌入脑内,脑皮质受压,除恶变者外,一般不浸润至脑实质内,极少数可恶变成脑膜肉瘤。脑膜瘤因多紧邻颅骨,易引起颅骨增厚、破坏或变薄,甚至穿破颅骨向外生长,使头部局部隆起。

(二)临床与病理

脑膜瘤生长缓慢,病程可长达数年之久,多见于中年人。临床表现主要取决于肿瘤的所在位置。大脑凸面脑膜瘤常有皮质缺血或癫痫,尤其是位于颅顶、天幕边者。位于额顶区矢状窦旁的脑膜瘤,除癫痫外,还可出现对侧下肢轻瘫或感觉障碍;嗅沟脑膜早期出现嗅觉障碍;蝶骨嵴脑膜瘤表现为一侧视力减退、眼球固定和非搏动性眼球突出等;颅底部脑膜瘤可使颅神经受损;颅后窝脑膜瘤往往造成脑脊液循环障碍引起颅压增高。

(三)影像学常规检查

MRI和CT对脑膜瘤显示都有很好的效果。显示肿瘤与相邻结构和大血管的关系、颅底扁平状脑膜瘤、枕骨大孔脑膜瘤,MRI优于CT。了解肿瘤血供及肿瘤与大血管的细致关系,既可以做MRA,也可以做脑血管造影,但脑血管造影更好。

1.X线片表现

(1)头颅平片:脑膜瘤常出现颅压增高下的松果体钙化斑移位,对定位诊断有一定帮助。有定位乃至定性诊断价值的表现为骨质改变、肿瘤钙化和血管压迹增粗。骨质变化包括增生、破坏或同时存在。

(2)脑血管造影:除不同部位肿瘤血管移位之外,血管可显影,动脉期可见呈放射状排列的小动脉,毛细血管期或静脉期呈致密块影,边界清楚,有时可见代表囊变的低密度区。动脉期还可能看到增粗的供血脑膜动脉。

2.CT 表现　肿瘤呈圆形或类圆形,边界清楚,等密度或略高密度,瘤体内可见小点状或不规则低密度区,也可有小点状或不规则钙化,甚至整个肿瘤发生钙化,瘤内可出血和囊变。瘤周水肿程度不一,占位效应多较明显。肿瘤多为广基,与邻近颅板、大脑镰或天幕相连,邻近骨质多有增生,少数可有骨质破坏。增强扫描多呈均一强化,边界更清楚,瘤体轮廓光滑整齐。少数病例还可显示肿瘤周边有一薄层环状强化影,极少数可呈不规则强化。

3.MRI 表现　脑膜瘤信号与脑皮质相似,T_1WI 呈等信号,T_2WI 多为等或略高信号,内部信号可不均匀。MRI 观察颅骨改变不如 CT。瘤周水肿显示清楚,二者之间可见一低信号环,增强扫描明显强化,显示脑膜尾征较 CT 清楚,MRA 能显示肿瘤周围脑静脉、静脉窦情况及其关系。

(四)诊断常规

1.诊断要点

(1)神经系统受损的表现不定,高颅压征象出现晚。

(2)CT 平扫时,肿瘤大部分为均匀的略高密度,少部分为等密度,增强扫描,肿瘤有均匀一致的显著强化,边界清楚。脑膜瘤具有典型脑外肿瘤的特征。

(3)MRI 示 T_1WI 肿瘤为等或低信号,T_2WI 为高、等、低信号,增强扫描强化明显。

(4)X 线片可有局限性颅骨改变,血管造影显示血管移位、肿瘤血供和颈外动脉供血。

2.鉴别诊断

(1)脑凸面和大脑镰脑膜瘤:转移瘤、恶性淋巴瘤、间变性星形细胞瘤。

(2)鞍上区和颅前窝脑膜瘤:垂体腺瘤、星形细胞瘤、颈动脉瘤、脊索瘤、软骨瘤、转移瘤、恶性淋巴瘤。

(3)颅中窝脑膜瘤:三叉神经鞘瘤、神经节细胞瘤、星形细胞瘤、颈内动脉瘤、软骨瘤。

(4)颅后窝脑膜瘤:听神经瘤、转移瘤、血管网状细胞瘤(实性),恶性淋巴瘤、动脉瘤、颈静脉球瘤、脊索瘤。

(5)脑室内脑膜瘤:脉络丛乳头瘤、胶样囊肿。

二、听神经瘤

(一)概述

听神经瘤是颅神经肿瘤中最常见的一种,占颅内肿瘤的 8%~10%;是成年人常见的颅后窝肿瘤,约占颅后窝肿瘤的 40%,占小脑脑桥角肿瘤的 80%。男女发病比例为 1.14∶1。好发于中年人,10 岁以下很少见(0.12%)。听神经由桥延沟至内耳门长约 1cm,称近侧段;在内耳道内长约 1cm,称远侧段。听神经瘤 3/4 发生在远侧段,1/4 在近侧段。

听神经瘤多起源于听神经前庭支的神经鞘,绝大多数为神经鞘瘤,起源于蜗神经少见,为良性脑外肿瘤。肿瘤呈圆形或椭圆形,有完整包膜。肿瘤血运有的丰富,有的不丰富。早期位于内耳道内,以后发展长入小脑脑桥角。肿瘤长大可退变或脂肪性变,也可形成囊肿,偶有肿瘤出血。肿瘤周围可并有蛛网膜粘连或囊肿。可有内耳道扩大。亦可压迫脑干和小脑,使其移位,产生阻塞性脑积水。多为单侧,偶可累及两侧,可与神经纤维瘤病或脑膜瘤并发。

(二)临床与病理

根据病史特点、听力检查和 CT、MRI 等影像学改变,诊断不难。

(三)影像学常规检查

MRI 对听神经瘤的确诊率可达 100%,CT 检查不如 MRI,小于 1cm 的听神经瘤横断 CT 难以显示。观察肿瘤与基底动脉的关系,MRA 或者血管造影有帮助。

1.X 线片表现　头颅平片常见表现是内耳道、内耳道口的扩大和邻近骨质破坏。严重破坏则见不到内耳道,而形成骨缺损。肿瘤很少发生钙化。椎动脉造影可见小脑上动脉和大脑后动脉近端向上向内移位,基底动脉位置正常或稍向后移。

2.CT 表现　肿瘤多为类圆形,位于内耳道内或内耳道口处,并可见内听道扩大。平扫多数呈等密度,也可为低密度、高密度或混杂密度,可有坏死囊变区。脑干、小脑、第四脑室可受压变形。增强扫描明显强化,坏死囊变区不强化。

3.MRI 表现　肿瘤位于小脑脑桥角,与硬脑膜呈锐角相交,为圆形或分叶状,多呈不均匀长 T_1、长 T_2 信号,常有囊变。囊变区在 T_1WI 上显示为明显低信号,在 T_2WI 则显示为高信号,有时与肿瘤实质部分难以区分,少数情况下肿瘤内可伴有出血,明显者可与囊液的交界处形成液平面。MRI 可清晰显示内耳道内肿瘤。大部分肿瘤伴有一定程度内耳道扩大,在 T_1WI 难于显示,在 T_2WI 可清楚显示。行 Gd-DPTA 增强检查,肿瘤实性部分明显增强,囊变部分无强化,肿瘤显示更为清楚。当听神经瘤较大时可出现明显的脑外占位征象,其表现与 CT 扫描所见相同,但 MRI 由于无骨性伪影的影响,显示更加清楚。

(四)诊断常规

1.诊断要点　根据病史特点,听力检查和 CT、MRI 等影像学改变,诊断不难。

2.鉴别诊断　不典型或较大的听神经瘤需与小脑脑桥角脑膜瘤、胆脂瘤、三叉神经瘤鉴别。脑膜瘤密度(信号)较均匀,多无坏死囊变区,T_1WI 信号相对较低。胆脂瘤呈匍行样生长,无强化。三叉神经瘤多位于岩尖。另外,后三者无内耳道扩大,临床无听神经症状或不为首发症状。

三、颅咽管瘤

(一)概述

颅咽管瘤占颅脑肿瘤的 2%~4%,常见于儿童,也可见于成年人。肿瘤起自胚胎期垂体蒂遗留的鳞状上皮细胞,多发生于鞍上,也可发生在鞍内或偶尔发生在蝶窦、咽顶等位置。肿瘤分为囊性和实性,囊性多见,约占 83.7%,囊壁和肿瘤实性部分多有钙化。

颅咽管瘤的组织发生,普遍接受的是胚胎残余学说,即颅咽管在退化过程中的残留上皮细胞,是颅咽管瘤的起源。而化生学说认为颅咽管瘤是由垂体腺细胞的鳞状上皮化生而来。颅咽管瘤可沿鼻咽后壁、蝶窦、鞍内、鞍上至第三脑室前部发生,但以鞍上多见。

肿瘤小如蚕豆,大如鹅卵。可为球形或不规则形。肿瘤大多数为囊性或部分囊性。囊壁光滑,厚薄不等,薄者如蛋壳内膜,厚者坚韧,可有散在钙化。囊内可为单房或多房,囊液黄褐色并漂浮胆固醇结晶。少数肿瘤为实性,较小、质硬、钙化多,与周围粘连较紧。囊壁和肿瘤实性部分多有钙化。肿瘤主要由复层扁平上皮构成,部分上皮近似牙釉质瘤细胞。

(二)临床与病理

临床上常因肿瘤生长速度与发病年龄而异,肿瘤较大,累及室间孔,引起脑脊液循环通路受阻,则很快出现颅压增高症状。儿童期发病因压迫下视丘和垂体前叶,引起内分泌紊乱,造成发育迟缓、侏儒、肥胖等。

(三)影像学常规检查

X 线片和脑血管造影均有一定的诊断价值,但不能完整地显示肿瘤范围。CT 和 MRI 对肿瘤定位及定性诊断均较准确,MRI 更优于 CT。

1.X 线片表现　平片常显示鞍区钙化;蝶鞍异常床突消失、扩大等;颅压增高征象等。脑血管造影可见鞍上占位病变,使颈内动脉床突上段伸直抬高,脉络膜前动脉池段及后交通动脉横行段常上移。

2.CT 表现　鞍上囊性低密度肿块,囊壁为等密度,可在周围脑池或脑室衬托下被显示。病变边界清楚,呈圆形、类圆形或分叶状,囊壁钙化呈弧线状。实体性颅咽管瘤呈均一性略高或等密度肿块,实质内钙化则为点片状。增强扫描见囊性颅咽管瘤囊壁呈薄面的环状强化或多环状强化,而中心囊液无强化,边界清楚。

3.MRI 表现　颅咽管瘤 MRI 表现变化多。T_1WI 可以是高信号、等信号、低信号或者混杂信号。这与病灶内的蛋白质、胆固醇、正铁血红蛋白、钙质的含量多少有关。T_2WI 以高信号多见,但钙质可为低信号。实性肿瘤的 T_1WI 为等信号,T_2WI 为高信号。注射 Gd-DTPA后,在 T_1WI 上肿瘤实质部分呈现均匀或不均匀增强,囊性部分呈壳状增强。其他占位征象与 CT 相似。

(四)诊断常规

1.诊断要点

(1)儿童多见,有高颅压、视力视野及内分泌功能紊乱方面的改变。

(2)CT 平扫显示鞍区囊性病变,略有各种形态的钙化,肿瘤囊壁及实性部分可强化。

(3)MRI 可显示各种信号强度的鞍区占位病变。

2.鉴别诊断

(1)颅咽管瘤呈囊性,需要与下列病变鉴别:表皮样囊肿、皮样囊肿、畸胎瘤、蛛网膜囊肿。

(2)颅咽管瘤呈实性,需要与下列病变鉴别:生殖细胞瘤、星形细胞瘤、错构瘤、巨大动脉瘤、血管网状细胞瘤。

四、垂体腺瘤

(一)概述

垂体腺瘤是鞍区最常见的肿瘤,约占颅脑肿瘤的 10%,成年人多见。按照肿瘤大小分为垂体微腺瘤及垂体大腺瘤,前者直径不超过 1cm,后者直径超过 1cm,并可突破鞍膈。按照肿瘤分泌功能分为有分泌激素功能的生长激素腺瘤、促肾上腺皮质激素腺瘤、催乳素腺瘤等,以及没有分泌功能的无功能腺瘤。

(二)临床与病理

临床表现有压迫症状,如视力障碍、垂体功能减退、阳痿、头痛等。内分泌功能亢进的症状:催乳素(prolactin,PRL)腺瘤出现闭经、泌乳,生长激素(growth hormone,GH)腺瘤出现肢端肥大,促肾上腺皮质激素(adrenocorticotropic hormone,ACTH)腺瘤出现库欣病等。

(三)影像学常规检查

X线片对大腺瘤的诊断有作用,但不能显示肿瘤范围及与相邻结构的详细关系,对微腺瘤的诊断少有帮助。CT和MRI对垂体腺瘤的定位和定性诊断价值均高。MRI能清楚显示肿瘤与大血管和相邻结构的关系,要优于CT。

1.X线片表现　平片显示蝶鞍扩大,前后床突骨质吸收、破坏,鞍底下陷,罕见鞍内钙化。部分病例可见颅高压征象及颅骨增厚等。

2.血管造影表现　肿瘤较大并向鞍外延伸时可见邻近血管移位,对定位诊断意义不大,但有助于同颈内动脉瘤的鉴别。

3.CT表现

(1)垂体微腺瘤需行冠状位薄层增强扫描:①垂体高度异常:垂体腺瘤中40.0%~81.5%有垂体高度增加,但是超过垂体正常高度(男<7mm,女<9mm)这一标准并非绝对,因为正常高度的垂体内发现微腺瘤并不少见。②垂体内密度改变:快速注射造影剂后迅速扫描肿瘤为低密度,延迟扫描为等密度或高密度。因为垂体无血脑屏障,注射造影剂后,造影剂进入快、廓清快,而肿瘤的血供不如垂体丰富,造影剂进入慢、廓清也慢。肿瘤低密度也可由肿瘤液化、坏死和纤维化所致。低密度肿瘤多见于PRL腺瘤,而GH腺瘤和ACTH腺瘤多为等密度。鞍内垂体腺瘤的强化形式包括均匀强化、不均匀强化、局限低密度、未见异常强化。③垂体上缘膨隆:垂体微腺瘤中78.3%~84.2%的病例可出现垂体上缘膨隆。冠状扫描,膨隆可以居中,偏侧更有意义。少数病例垂体上缘平坦。④垂体柄偏移:冠状面可以观察垂体柄向左偏移。偏侧的肿瘤可以将垂体柄挤向对侧,占18.4%~31.7%。居蝶鞍中部的肿瘤,可以使垂体柄变短。⑤鞍底骨质改变:冠状面扫描可以显示鞍底骨质变薄、凹陷或侵蚀,占57.9%~63.3%。⑥血管丛征:动态增强CT扫描,垂体腺瘤使垂体内毛细血管床受压、移位称血管丛征。垂体毛细血管床在造影剂达到颈内动脉床突上段后10秒出现,表现为圆形血管丛,位于中线,垂体柄前,直径为3~4mm。有的分散在垂体上面,表现为一平行的带状影。在颈内动脉最佳显影后20秒或开始注药后40秒血管床密度最高(CT值>100Hu),以后有规律地下降,约在开始注药后80秒,垂体均匀强化,血管床消失。⑦治疗效果:溴隐亭治疗后75%PRL腺瘤可缩小,CT值可上升。

(2)垂体大腺瘤:肿瘤呈圆形,也可呈分叶或不规则形。冠状扫描显示肿瘤呈哑铃状,这是由于肿瘤位于鞍上,中部受鞍膈束缚之故。平扫大多数为等密度(63%),也可为略高密度(26%)、低密度或囊变(7%)。肿瘤从鞍内延伸至鞍上,1/3两侧不对称。肿瘤向上压迫室间孔,向旁侧压迫海绵窦延伸至颅中窝,向后可压迫脑干,向下可突入蝶窦。垂体瘤钙化很少见,呈分散点状,亦可呈块状,多见于放疗后。垂体卒中包括肿瘤出血、梗死等。急性出血为高密度,梗死和出血后期均为低密度。增强扫描,大腺瘤与微腺瘤不一样,但大多数强化,CT值增加12~34Hu(平均16Hu),多数均匀,少部分不均匀,坏死、液化区不强化。极少数呈环形强化。肿瘤向鞍旁生长,可将明显强化的颈内动脉向外推移甚至包裹,偶尔可引起颈内动脉闭塞。

4.MRI 表现

(1)垂体微腺瘤:MRI 薄层冠状位、矢状位扫描对于垂体微腺瘤的显示明显优于 CT。T_1WI 呈低信号,伴有出血时可见高信号,T_2WI 多为等或略高信号。肿瘤其他征象及增强扫描情况与 CT 相同。

(2)垂体大腺瘤:肿瘤信号强度与脑灰质相似或略低,正常垂体多被掩盖而不能显示,大者可累及视交叉和海绵窦。增强前后表现征象与 CT 类似。

(四)诊断常规

1.诊断要点　鞍上类圆形略高或等密度肿块,可有均一或周边强化,蝶鞍扩大破坏等影像学改变,结合内分泌紊乱的临床症状不难做出诊断。

2.鉴别诊断　CT 和 MRI 诊断垂体腺瘤可靠,大多数可明确诊断,MRI 更具优势。大腺瘤时需与颅咽管瘤、脑膜瘤、动脉瘤等鉴别,能否见到正常垂体是主要诊断依据。

第二节　脑血管病

脑血管病是常见病和多发病,影像学能直接显示者,主要是缺血性和出血性脑血管疾病,包括脑梗死、脑出血、脑动脉瘤和脑血管畸形等。

一、脑梗死

(一)病因病理

由于脑动脉的闭塞导致局部脑组织缺血缺氧后坏死的疾病称为脑梗死,也称为"缺血性脑梗死"。脑梗死在脑血管病中发病率最高,是神经内科最常见的急症病例。发生脑梗死的最常见原因是动脉硬化、高血压、烟雾病、缺氧、糖尿病等。动脉闭塞后 4~6 小时脑组织因缺血发生血管源性水肿,1~2 天脑细胞出现坏死,1~2 周后脑水肿逐渐减轻,8~12 周形成软化灶。脑穿支动脉闭塞导致的深部脑组织的小灶性缺血性坏死称为腔隙性梗死。

(二)临床表现

临床最常见的症状是一侧肢体的活动障碍。

(三)影像学表现

1.CT 表现　无论脑梗死的任何一期(水肿、变性、坏死及液化),与影像学有关的基本病理改变都是水分比例的增加,这就决定了脑梗死的基本 CT 表现是低密度(较正常脑组织)改变。大面积急性梗死的病理基础是颅内较大动脉(如颈内动脉、大脑中动脉)或其主要分支的闭塞,故梗死区域与这些动脉的供血区域一致,呈扇形或楔形,同时累及灰质和白质。梗死发生 6 小时之内,CT 可以几乎无阳性表现;6~24 小时,大部分病例出现低密度改变;部分病例大约 24 小时之后才出现低密度改变(图 6-1)。

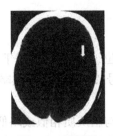

图 6-1 脑梗死

CT 横断图像可见左侧颞顶叶低密度改变,脑沟变窄

梗死 2~15 天期间,由于此时病变区内的水肿最重,除密度进一步降低外,还会出现一定的占位效应,相邻脑沟裂和(或)脑室可变窄,面积很大时可见脑室的变窄及向健侧移位,严重时可出现脑疝。

梗死 1~2 周后水肿开始逐渐消退,梗死的占位效应慢慢减轻,脑沟脑室的形态恢复正常。但此时常出现"模糊效应",即梗死灶出现短时间的等密度表现。模糊效应的出现常造成 CT 的假阴性表现,给诊断带来困难。

大约自第 4 周开始,梗死区域密度逐渐变得更低,数月后可呈水样密度,边界变锐利,表示梗死区已经液化。此时,梗死部位的同侧脑沟增宽,脑室扩大甚至向患侧移位,呈脑萎缩表现(图 6-2)。

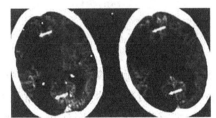

图 6-2 梗死后软化灶形成

CT 横断图像,右侧大脑半球多发低密度病灶,右侧脑室扩大

脑深部穿支动脉闭塞造成的小面积梗死称为腔隙性梗死,多位于丘脑及基底核区,不像大面积梗死那样有典型的血供区域分布。大多数文献将直径不大于 10mm 作为腔隙性梗死的诊断标准。

2.MRI 表现 磁共振的典型信号改变是 T_1WI 图像上低信号,T_2WI 图像上高信号。磁共振的优势是显示病灶早于 CT,在 T_1WI 图像上,梗死的高信号与正常脑组织的略低信号形成鲜明对比,所以灵敏度明显高于 CT;而且由于没有伪影存在,最适合显示脑干和小脑的梗死。MRI 的弥散加权成像(diffusion weighted imaging, DWI)可以较常规 SE 序列更早地发现脑梗死(图 6-3、6-4)。脑梗死后如果进行增强扫描,可见梗死周边的脑回样强化(图 6-5)。

CT 和 MRI 的脑灌注成像不仅可以更早地发现脑梗死的存在,而且可以通过不同灌注参数的变化,识别可以恢复的脑组织(称为半暗带)与无法恢复的脑梗死。

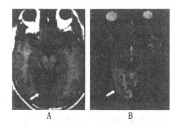

图6-3 急性梗死 MRI 表现

A:T_1WI 右枕叶低信号改变;B:T_2WI 右枕叶高信号改变

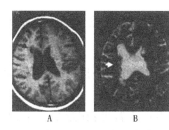

图6-4 梗死后软化灶形成

A:T_1WI 右放射冠区边缘光整的更低信号改变;B:T_2WI 右放射冠区高信号改变

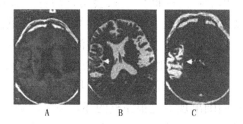

图6-5 急性脑梗死与"脑回样"强化

A:T_1WI 右颞叶低信号改变,脑沟变窄;B:T_2WI 右颞叶高信号改变;C:增强的 T_1WI 右颞叶可见脑回样高信号强化

(四)诊断与鉴别诊断要点

1.诊断要点

(1)CT 图像出现低密度病灶,较大面积的呈扇形,符合某支动脉的分布区域。

(2)急性期较大面积的病灶会出现占位效应。

(3)急性期增强扫描可见脑回样强化。

2.鉴别诊断 脑梗死主要与各种原因的脑水肿鉴别,要点见表6-1。

表6-1 脑梗死与脑水肿的鉴别

	脑梗死	脑水肿
形态	扇形	棕榈叶样
累及范围	灰质与白质	主要在白质
占位效应	轻	重

二、脑出血

(一)病因病理

脑实质出血是常见的脑血管病之一,其主要病因是高血压和动脉硬化,其次是动脉瘤、血管畸形。脑出血发病急,患者多以肢体运动障碍、意识不清等症状就诊,发病时血压多半很高。男女发病率相近。高血压和动脉硬化出血好发于中老年人,壳核、苍白球、外囊、丘脑和脑桥是发生出血最常见的部位。

(二)临床表现

脑出血发病急,患者多以肢体运动障碍、意识不清等症状就诊,发病时血压多半很高。

(三)影像学表现

1.CT 表现　血肿影响 X 线吸收率的成分是血红蛋白内的铁,所以脑出血的主要亮度改变是高密度,血细胞比容越高,血肿密度越高,当血细胞比容达到 100% 时,CT 值最高,可达到 94Hu。新鲜出血在外囊区,多表现为肾形;在丘脑多半为横行的肿块。由于新鲜血肿的固缩,表面光滑锐利,内部均质,此时,周围脑组织的反应尚未形成,所以几乎看不到周围的水肿或只有薄薄的一圈水肿,占位效应非常轻微。随着时间的推移,周围脑组织的反应性水肿明显加重,这也是为什么出血后短时间内症状会明显加重。血肿的吸收表现在血肿边缘的模糊和体积的缩小,以及水肿的消退。大约 2 周后,高密度的范围逐步缩小,周围水肿也逐步缩小,占位效应逐渐减轻。大约 1 个月后,血肿演变成等密度,此时很容易被误诊为其他疾病,如肿瘤。此后进入囊变期,血肿逐步呈低密度,而且越来越低,说明血肿在逐渐液化。大约 2 个月后,往往形成新月形的低密度病灶,周围水肿完全消失。在血肿吸收期,如果增强扫描,可以看见血肿周围出现不是很完整的环状高密度强化带(图 6-6、6-7)。

如果出血临近脑室或脑沟,很容易破入这些含有脑脊液的腔隙内,破入脑室内的血肿可以表现为脑室内高密度铸型或高密度液平,破入脑沟内(蛛网膜下隙)的血肿则表现为脑沟内高密度充填。

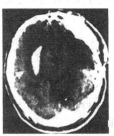

图 6-6　右颞叶出血吸收期

CT 横断图像,右外囊区边缘模糊的高密度病灶,周围可见水肿带

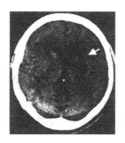

图6-7　左侧外囊出血囊变期

CT横断图像,左侧外囊新月形边缘光整的低密度病灶,邻近脑室轻度扩大

2.MRI表现　血肿内血红蛋白的演变在磁共振成像中体现得非常清晰。从含氧血红蛋白到脱氧血红蛋白、正铁血红蛋白(红细胞膜完整)、正铁血红蛋白(红细胞膜破裂)、含铁血黄素,是血红蛋白降解的四个步骤,磁共振图像都可以有典型的信号改变。脱氧血红蛋白在T_1WI上表现为略低信号,T_2WI上为更低信号;正铁血红蛋白在T_1WI表现为高信号,如果红细胞膜完整,T_2WI表现为明显低信号,如果红细胞膜已经破裂,则表现为高信号,周围绕以薄的低信号环;含铁血黄素无论T_1WI还是T_2WI都表现为低信号(图6-8、图6-9)。

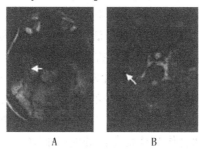

图6-8　右颞叶出血急性期MRI横断面

A:T_1WI右颞叶略低信号区;B:T_2WI右颞叶低信号区

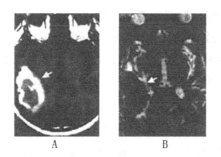

图6-9　右颞叶出血亚急性期MRI横断面

A:T_1WI右颞叶环状高信号,内部等信号病灶;B:T_2WI右颞叶低信号病灶,周围绕以高信号水肿带

(四)诊断与鉴别诊断要点

1.诊断要点　①急性发病。②CT图像上脑实质内出现高密度病灶。③很快出现灶周水肿,占位效应明显。

2.鉴别诊断　小灶性出血要注意与钙化鉴别,另一个要注意的是与肿瘤出血相鉴别。

三、蛛网膜下隙出血

(一)病因病理

颅内血管破裂后血液流入蛛网膜下隙称为蛛网膜下隙出血,可分为外伤性和自发性两大类。自发性蛛网膜下隙出血可以发生于任何年龄。占急性脑血管病的 7%～15%。发病原因以颅内动脉瘤(51%)、高血压动脉硬化血管破裂(15%)、动静脉畸形(6%)最常见。

(二)临床表现

临床表现为突发性头痛、喷射性呕吐甚至意识障碍,查体时的脑膜刺激征(颈部抵抗感)是典型表现。腰穿为血性脑脊液可作为临床确诊的依据。

(三)影像学表现

1.CT 表现　发病的第一天,CT 检查的阳性率极高,几乎可以达到 100%,所以说 CT 是检出急性蛛网膜下隙出血最好的影像学检查方法。脑沟、脑池和脑裂内被高密度充填是典型的蛛网膜下隙出血的 CT 征象。密度增高的程度与出血量、被脑脊液冲淡的程度相关。出血量越大、脑脊液的稀释越少,密度越高。当然,与病程也有很大的关系,第一天的密度最高,随着被脑脊液的冲淡和血红蛋白的降解,密度很快降低。大约 3 天以后,与脑脊液相比密度差别已经很小,此时 CT 的检出率大大降低,1 周后 CT 的检出率几乎等于零。虽然 CT 是检出急性蛛网膜下隙出血最好的影像学检查方法,但是局限性就是与发病时间相关性太强,如果发病数天后再进行 CT 扫描,即使阴性发现也不能排除有过蛛网膜下隙出血。

2.MRI　由于脑脊液的稀释作用及脑脊液的含氧量较高,急性蛛网膜下隙出血无论在 T_1WI 还是 T_2WI 上都难以与正常脑脊液区分。因此,磁共振在急性期的作用有限,阳性率较低,检查时间又太长,所以不适合作为怀疑急性蛛网膜下隙出血的首选影像学检查方法。

(四)诊断及鉴别诊断要点

1.诊断要点
(1)突发头痛,喷射性呕吐,脑膜刺激征阳性。
(2)CT 图像上脑沟和(或)脑池、脑裂内被高密度充填。

2.鉴别诊断　本病需与硬膜下血肿鉴别,最重要的鉴别点在于蛛网膜下隙出血在脑沟内一定有高密度,而硬膜下血肿不可能表现为脑沟内的高密度。

四、动脉瘤

颅内动脉瘤是指颅内动脉的局灶性异常扩大,发病率约为 0.9%。发生于任何年龄,但 20 岁以下及 70 岁以上少见,约 1/3 在 20～40 岁发病,半数以上于 40 岁以后发病,女性略多于男性,男、女发病比例约为 2 : 3,一半以上的蛛网膜下隙出血是由于动脉瘤破裂所致。

(一)病因病理

颅内动脉瘤约 90%起自颈内动脉系统,其中起自前交通动脉者占 30%～35%,起自后交通动脉起始部及附近颈内动脉者约占 20%,约 10%起自椎基底动脉系统。约 20%的病例为多发,且多见于女性。

(二)临床表现

当动脉瘤未破裂时常无症状,部分病例可有癫痫、头痛、颅神经压迫症状,以及由于血栓形成引起的脑缺血或脑梗死症状。动脉瘤破裂出血时可出现蛛网膜下隙出血、脑内血肿的相应症状。

(三)影像学表现

1.CT 表现　较小的动脉瘤增强前与脑实质密度相近,没有占位效应,无瘤周水肿,故非增强 CT 的阳性率很低。薄壁无血栓的动脉瘤在静脉注射造影剂后呈明显均一强化,CT 值的升降与相邻动脉接近,边缘光整,无瘤周水肿。部分血栓化动脉瘤在非增强 CT 上表现为环状高密度围绕或略高密度中心,前者为囊壁,后者为血栓和残腔。有时残腔密度高于血栓密度,此时瘤内呈不均质密度,增强后血栓部分无强化,残余瘤腔与囊壁明显强化。完全血栓化动脉瘤增强前几乎与无血栓动脉瘤表现一样,部分瘤腔内可见点状钙化斑,部分瘤壁可有弧线状钙化。增强后有时囊壁可有强化,瘤腔内则均无强化表现。

2.MRI 表现　MRI 显示动脉瘤与其血流、血栓、钙化和含铁血黄素沉积有关,无血栓动脉瘤,T_1WI 与 T_2WI 均为无信号或低信号。较大的动脉瘤,由于动脉瘤内血流速度不一,血流快的部分出现"流空效应",血流慢的部分在 T_1WI 图像为低信号或等信号,T_2WI 为高信号。钙化和"流空"的鉴别可根据其位置,前者位于周边,后者位于中央,同时钙化的信号稍高于"流空"。

3.血管造影表现　血管造影可显示动脉瘤的大小、位置、数目、形态和脑血循环情况。动脉瘤表现为颅内动脉的囊状、梭状局部膨出,边缘光整或不光整,瘤体不规则刺状突起或与瘤体大小不相称的占位性改变,可作为动脉瘤破裂出血的间接征象。

对于有附壁血栓形成的动脉瘤,增强 CT 与 MRI 较常规血管造影具有明显优势。

(四)诊断及鉴别诊断要点

根据病变的位置、CT 或 MRI 的特征性表现可做出诊断。鉴别诊断主要应与脑膜瘤相鉴别,脑膜瘤占位效应明显,而动脉瘤没有发生出血时一般占位效应较轻。动脉瘤多有邻近骨质的反应,CT 平扫动脉瘤内可见点状钙化,而动脉瘤伴有的钙化常呈块状。强化扫描脑膜瘤多呈明显强化,而动脉瘤常呈与血管同步的明显强化,并与血管关系密切,少数病例病灶内可见低密度无强化的血栓。

五、脑动静脉畸形

(一)病因病理

动静脉畸形(arteriovenous malformation,AVM)是一种血管的先天发育畸形,多为单发,由扩张的供血动脉和扩张的引流静脉、畸形血管团组成,血管畸形中没有正常脑组织。

(二)临床症状

AVM 主要的临床症状是蛛网膜下隙出血、头痛、癫痫,以及神经系统的损伤。

(三)影像学表现

1.CT 表现　由于脑出血是动静脉畸形的主要临床症状,所以发现动静脉畸形的往往首先是 CT,畸形血管团表现多样,可以是等密度或者混杂密度,如果伴有出血可以有高密度肿块,钙化成分常常成为考虑动静脉畸形的重要标志,增粗的引流静脉由于贴近脑表面,比较粗大,所以在平扫 CT 图像上较容易辨认。增强扫描是十分必要的,可以确认引流静脉的存在,表现为蛇形的高强化组织,部分病例可以辨认出增粗的供血动脉。畸形血管团多表现为不均质强化的团块,与引流静脉和供血动脉相连,有时可以看到团块内有迂曲的血管强化。较大的畸形血管团可以有占位效应,如果有血肿可以看到血肿周围的水肿带。但是断层扫描的局限性使 CT 难以确认供血动脉的来源,以及引流静脉的归宿。

2.MRI 表现　磁共振在诊断 AVM 方面有着独特的优势,"流空现象"使得血管结构很容易在 MRI 图像上被辨认,无论在 T_1WI 还是在 T_2WI 上都表现为蛇形的无信号结构。

3.脑血管造影表现　脑血管造影是确诊和详尽了解供血动脉和引流静脉的最佳影像学检查方法,动脉期可以显示增粗的供血动脉及其数目和来源,还可以显示畸形血管团的内部血管结构。静脉期可以明确引流静脉的数目、形态、走行和汇入静脉窦的途径(图 6-10)。

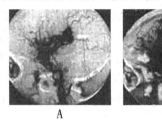

A　　　　　B

图 6-10　动静脉畸形 DSA

A:动脉期,可见增粗的供血动脉和畸形血管团;B:静脉期,可见粗大的引流静脉

第三节　颅脑损伤

颅脑损伤是神经外科的常见病,多系暴力直接作用的结果,主要由交通事故、工业外伤所致。在交通事故死亡病例中,颅脑损伤占80%,对颅脑损伤者而言,及时做出正确诊断、尽快清除血肿可显著改善预后,影像学检查是明确诊断最主要的手段,在颅脑损伤的诊治中发挥至关重要的作用。

一、概述

(一)病理生理

根据颅腔与外界是否相通,可将颅脑损伤分为闭合性和开放性两种,前者硬脑膜完整,而后者的硬脑膜破裂。依据颅脑损伤出现的时间顺序,还可将颅脑损伤分为原发性和继发性。原发性颅脑损伤是指与外伤同时发生的损伤(如穿通伤或剪切伤);继发性颅脑损伤是指外伤时,头部并未与任何物体相撞,但是因惯性作用导致脑灰白质发生的剪切损伤。原发性颅脑损伤主要包括脑挫裂伤、脑出血、脑血管损伤、脑实质剪切伤,以及弥散性轴索损伤。继发性颅脑损伤主要有脑水肿、脑梗死、脑疝和穿通伤引起的颅内感染等。

(二)临床表现

目前,多数颅脑损伤由车祸所致,其中以酒后驾车更为常见。这些伤者的病史不可靠或者因神志不清无法获得病史,伤者通常不配合体格检查,经常很难判断其临床表现是外伤所致,还是由神经系统疾病(如脑卒中、癫痫等)发作而导致的继发损伤。因此,外伤的神经系统影像学检查至关重要。

由于脑组织位于一个密闭的骨性颅腔之中,自由活动度很小,所以,脑损伤的病理生理改变具有与其他部位不同的特殊之处。脑损伤所致的脑出血、水肿和肿胀,均使患者的颅压不断升高,进而引起毛细血管外压力升高,造成脑血流灌注减少,后者又使脑组织损伤进一步加重,颅压继续升高,形成恶性循环。因此,治疗颅脑损伤的关键是及时有效地解除脑组织受压。临床通常进行开颅手术(如对急性血肿者行颅骨钻孔引流术)以降低颅压。其次,还可配合内科治疗,如注射肝素增加血管内渗透压、减少液体从毛细血管渗出,采用过度通气造成低碳酸血症等,均有利于降低充血性脑肿胀。

脑充血、水肿引起的弥散性脑肿胀和颅内血肿均可导致脑组织受压,颅压升高。当一侧半球病变严重时,则引起同侧侧脑室消失,脑组织向对侧移位,严重者可引发大脑镰下疝,即同侧大脑从大脑镰下穿过,进入对侧;若幕上颅压过高,则可引起脑钩回疝,即内颞叶的钩回向脑中线、向下移动,压迫动眼神经、大脑后动脉和中脑,分别引起动眼神经麻痹、失明、瞳孔扩大甚至死亡;颅压增高明显,可导致枕大孔疝,使小脑扁桃体甚至小脑半球向下疝入椎管,压迫生命中枢,引起患者死亡。

(三)影像学表现

在怀疑或已知急性头外伤时,首选 CT 检查,以显示急性脑出血及骨折等情况。因为脑挫裂伤一般无须手术治疗,而颅内血肿则应尽早实施开颅手术加以清除,CT 扫描可直接显示颅内血肿和脑挫裂伤的部位、范围和数目,所以能指导临床制订正确的治疗方案。CT 检查简便易行,扫描室内能放置监护与抢救所必需的设备,适用于危重颅脑损伤抢救。

应该注意,对颅脑损伤者,头颅 CT 除常规观察软组织窗外,还必须进行骨窗观察,以便显示颅骨(尤其是颅底)的骨折。如果应用多层螺旋 CT,应该进行三维重建,以免漏诊与扫描层面平行、无错位的骨折。

颅骨常规 X 线片能清楚显示颅骨骨折(尤其非凹陷性颅骨骨折),如果条件有限不能进行 CT 检查,也可以选择进行头颅 X 线片摄影检查。

MRI 检查时间较长,检查室难以放置监护和抢救设备,所以,通常急性颅脑损伤患者不适于进行急诊 MRI 检查。但是,由于 MRI 显示脑实质损伤病灶更清楚、更灵敏,尤其对弥散性轴索损伤有独到之处,因此,在伤者病情稳定的情况下,必要时也可选择进行 MRI 检查。

需要对哪些外伤患者进行中枢神经系统的影像学检查是神经外科医师经常需要面对的问题。原则上对神经系统出现阳性体征、意识丧失或严重创伤者应及时进行抢救。对病情稳定,因年老或饮酒不能提供病史,所提供的病史与外伤不符合、病史不可靠,或因饮酒或癫痫导致外伤而体格检查结果不可靠的患者,应该选择进行 CT 扫描。在 CT 检查前,如果外伤的范围较大,应先拍摄颈椎正侧位 X 线片,以除外椎体不稳或脱位。若可疑颈髓损伤,则应立即进行颈段脊髓 MRI 扫描,以评估颈髓损伤的情况。

二、硬膜下血肿

年轻人患硬膜下血肿多见于车祸后,而老年人摔倒后容易发生本病。无论闭合性还是开放性外伤都可导致颅内硬膜下血肿,病变多位于额极、颞极和眶面。

(一)病理生理

硬膜下血肿位于硬脑膜与蛛网膜之间的潜在间隙,脑挫裂伤是出血的主要来源,在不伴有严重脑挫裂伤时,出血多因静脉窦或静脉窦旁桥静脉撕裂所致,由于硬脑膜与蛛网膜间的张力较低,血肿不易局限,可沿脑凸面扩展,多数病变范围较广泛,占据额顶颞区大部。由于颅缝仅覆盖在硬脑膜之上,硬膜下血肿不受颅缝的限制。在伤后3周,由于血肿液化,血红蛋白分解,血肿内渗透压增高,吸收周围水分,可使血肿体积增大,成为新月形或半月形,但慢性硬膜下血肿在形成机制与形态上均与急性硬膜下血肿不同。

(二)临床表现

急性硬膜下血肿继发严重脑挫裂伤时,伤者的原发性意识障碍较重,昏迷常进行性加深,颅压增高、脑组织受压和脑疝症状均较早出现,患者常有逐渐加重的头痛、恶心、呕吐。无局限性神经系统的定位体征。慢性硬膜下血肿患者,可在外伤后较长时间无任何临床症状,或者仅出现轻微头痛、头晕,2~3个月后才出现恶心、呕吐、轻度偏瘫及视盘水肿等症状。

(三)影像学表现

1.CT　急性期(3天内),CT平扫显示血肿常呈新月形或半月形高密度;亚急性期(4天~3周)硬膜下血肿可以表现为等密度;慢性期血肿(3周以上)的CT诊断为低密度。因为CT显示血肿的密度与急性期渗出血液中红细胞的聚集程度相关,因此,红细胞数目少(如贫血)或血液稀释(如果蛛网膜破裂,血肿中混入脑脊液)可以使急性硬膜下血肿为等密度,导致CT平扫容易漏诊,此时(包括亚急性期血肿)应该注意颅内中线结构是否移位,有无占位效应等征象,对拟诊硬膜下血肿的病例进行CT增强扫描,通过血肿壁强化可以清楚显示血肿形态,或者直接进行MRI扫描。

2.MRI　MRI显示急性硬膜下血肿的形态与CT相同,血肿的信号强度及其演变规律与脑内出血相同。超急性期(出血24小时之内)血肿在T_1加权像为等信号,T_2加权像呈显著低信号。急性期血肿在T_1加权像和质子密度加权像上呈略低信号或周围高信号中心低信号,在T_2加权像上为低信号或极低信号。亚急性期血肿在T_1加权像和T_2加权像上均呈高信号,慢性期血肿在T_1加权像上呈低信号和T_2加权像呈高信号。

三、硬膜外血肿

硬膜外脏为硬脑膜与颅骨内板之间的潜在腔隙,有脑膜动脉走行其间,硬膜静脉窦也与硬膜外腔相邻。硬脑膜与颅底骨附着紧密,而与穹窿骨附着相对疏松。约90%的硬膜外血肿是由颞骨骨折引起脑膜中动脉或静脉撕裂所致。硬膜外血肿位于硬脑膜与颅骨内板之间,因为颅缝处硬脑膜与颅骨内板粘连紧密,硬膜外血肿不会跨越骨缝,呈梭形。

(一)病理生理

急性硬膜外血肿主要由头部外伤引起,占各种外伤引起血肿的1/3。由于颅骨骨折或外力,致使脑膜动脉血管破裂,具有压力的动脉血液进入硬膜外间隙,使硬脑膜与颅骨内膜互相剥离而形成硬膜外血肿。脑膜中动脉分支出血是急性硬膜外血肿的最常见原因,其次为脑膜前动脉、脑膜中静脉或静脉窦出血。急性硬膜外血肿多位于颞区及额顶区。由于硬脑膜与颅骨附着相对紧密,血肿被局限,内部压力相对较高,故血肿呈梭形或双凸透镜形。硬膜外血肿也可双侧同时发生,但由于硬脑膜在颅缝处与颅骨附着牢固,故通常不越过颅缝,极少数跨越中线至对侧。

(二)临床表现

硬膜外血肿的典型临床表现为外伤初期出现短暂意识障碍,然后临床症状好转,出现中间清醒期,或者意识状态较受伤初期好,最后出现迟发型意识障碍。中间清醒期的长短与出血的程度有关。

(三)影像学表现

1.CT　颅骨骨折常伴发急性硬膜外血肿,即使是小血管破裂引起的小硬膜外血肿也会在短时间内迅速增大,因此,对确定颅骨骨折,疑有硬膜外血肿临床症状者,应在头外伤后6小时内复查头颅CT。

硬膜外血肿的特征性表现为颅骨内板下梭形高密度影。多位于骨折局部或对冲部位。因血肿内侧为硬膜,故其内缘光滑锐利。急性期血肿呈均匀高密度影,CT值在50~70Hu之间。随后血肿内血液凝固、血块收缩而使CT值升高。若并发硬膜下积气,则血肿内可见气体密度影。由于血肿位于硬膜外,因此中线结构移位较轻,但也可并发脑挫伤或脑水肿。如果病变邻近硬脑膜静脉窦,或者位于小脑幕上、下,则应该进行冠状位扫描或重建。

2.MRI　MRI检查可清楚显示硬膜外血肿,其信号演变规律与硬膜下血肿相同。出血的急性期表现为T_2加权像上呈低信号、T_1加权像等信号。亚急性期血肿在T_1加权像上开始出现高信号,一般由血肿的周边开始;T_2加权像信号逐渐升高。慢性期血肿周边出现含铁血黄素沉积,在T_2加权像上呈现低信号环。MRI显示脑挫裂伤、脑水肿、脑实质移位等继发性改变比CT更灵敏。

MRI适用于显示亚急性期硬膜外和硬膜下血肿,以及脑实质的继发病变。

四、脑挫伤和脑内血肿

(一)病理生理

脑挫伤是指包括脑皮质表层或深层散在的小出血灶、静脉瘀血、脑水肿及脑肿胀,如果有脑实质、柔脑膜和血管断裂,则为脑裂伤,两者常同时发生即称之为脑挫裂伤。前、中颅窝底骨质结构有很多突出的骨嵴,因此,外伤(尤其枕部外伤)时大脑的额极、颞极及额叶眶面易发生挫裂伤。与直接受力部位相比,外伤对冲部位脑组织相对颅底的位移更大,更易发生脑挫裂伤。

脑内血肿多发生于大脑额、颞叶,在受力或对冲部位,若合并其他部位血肿,则称为复合性血肿。外伤性血肿系脑血管损伤所致,常为多发,易累及脑皮质,伴发脑挫裂伤、脑水肿、脑外血肿和蛛网膜下隙出血等。与高血压脑内出血好发于基底核、丘脑区不同,外伤性脑内出血多在脑表面,以大脑颞极、额极和枕极多见。

(二)临床表现

外伤后患者可较长时间意识障碍,甚至持续性昏迷。按受损部位的不同,可出现相应的临床症状和体征,额叶底部损伤者可有嗅觉减退,前颅凹底骨折者可出现鼻漏。患者还可出现颅压明显增高的症状,如果血肿破入脑室,则意识障碍更加明显。但是颞叶前部血肿多无明显的局部神经系统症状。

(三)影像学表现

1.CT　脑挫伤表现为低密度脑水肿区中混杂有多发散在的斑点状高密度出血灶,病灶分布比较弥散,多数血肿位置比较表浅,表现为脑实质内的局限性、边界清楚的类圆形高密度影,外形通常不规则,可伴发不同程度的蛛网膜下隙出血。外伤初期较小的脑挫裂伤可发展为广泛的脑水肿,出现明显的占位征象,小出血灶可融合为脑内血肿。随病程进展,血肿的高密度逐渐演变为等密度(图6-11A)、低密度,最终成为脑软化灶。因血肿大小的不同,周围脑实质可见不同程度的脑水肿改变。

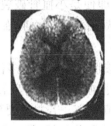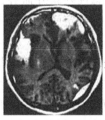

图6-11　左侧颞叶脑挫裂伤亚急性期

A.CT平扫显示脑内病变为等密度;B.MRI横断位 T_1WI 显示脑内多发病变为高信号

2.MRI　脑挫裂伤早期主要表现为脑组织明显水肿性改变,即 T_1 加权像上呈低信号、T_2 加权像为高信号。MRI显示急性期出血灶以梯度回波(gradient echo,GRE)脉冲序列最佳,表现为低信号;在 T_2 加权像上,出血表现为在水肿高信号区内的灶状低信号。亚急性期出血在 T_1 加权像和 T_2 加权像均呈高信号,由于脑挫裂伤多个小出血灶中间可有水肿、坏死或正常组织,因此外伤性血肿病灶的信号通常不均匀,尤其 T_1 加权像表现为低信号病灶内散在的高信号区(图6-11B)。与脑实质内血肿相比较,脑挫裂伤血肿周围脑实质受压和水肿表现更为明显。病程进展至慢性期时,血肿病灶逐步转化为软化灶。由于软化灶内的含铁血黄素沉积,T_2 加权像高信号病灶内逐渐出现散在的低信号区。MRI显示后颅凹和无出血的脑挫裂伤病灶优于CT。

第四节　颅脑先天性疾病

虽然中枢神经系统的先天性疾病种类很多,但是其中以神经管闭合异常、神经元移行异常和斑痣性错构瘤最为重要。

一、神经管闭合异常

最常见的神经管闭合异常是Chiari Ⅰ型畸形,为后颅凹体积缩小,使小脑扁桃体经枕骨大孔下疝入椎管,压迫脊髓的一种病变。小脑扁桃体下缘超过枕骨大孔连线5mm为诊断标准,受压脊髓常合并脊髓空洞症和环枕畸形。

MRI矢状位 T_1WI 显示小脑扁桃体下疝环椎水平,枕骨大孔变窄,脊髓中央管扩张;MRI可直接进行矢状位和冠状位成像,是显示本病最有效的检查方法,诊断效果优于CT。

二、神经元移行异常

神经元移行异常源于胚胎时期神经元从室管膜下向皮质表面移行的停滞。例如,灰质细胞异位由神经元移行途中停滞,异位存留在脑白质内所致;而脑裂性孔洞脑则是神经元移行异常合并的脑裂畸形。异常脑裂可从脑皮质表面贯穿至同侧脑室,其边缘衬有灰质,此种畸形常伴有异常脑电活动,患者以癫痫为主要临床表现。

由于 MRI 的软组织对比度最佳,能直接进行多方位成像,因此是神经元移行异常首选和确诊的影像学检查方法。

三、斑痣性错构瘤

斑痣性错构瘤是以皮肤与中枢神经系统并发肿瘤为特征的神经外胚层疾病,其中以神经纤维瘤病Ⅰ型(neurofibromatosis 1,NF-1)与Ⅱ型(neurofibromatosis 2,NF-2)、结节性硬化(tuberous sclerosis,TS)、von Hippel-Lindau 病和 Sturge-Weber 综合征最为常见。

(一)神经纤维瘤病

NF-1 是最常见的斑痣性错构瘤,由自发性基因突变或者常染色体显性遗传所致,后者大多伴有第 17 对染色体异常。NF-2 临床上较为少见,常伴第 22 对染色体缺陷。

神经外胚层结构(神经鞘膜细胞)过度增生和肿瘤形成为其主要的病理特征,可伴中胚层组织(神经束膜和神经外膜)的过度增生。病变可累及颅神经(以听神经、视神经和三叉神经为主)、脊神经或脊髓马尾等,病灶大小不一,生长缓慢,绝大多数为良性,仅 3%~4%的患者发生恶性变,恶性多累及周围神经。由于表皮基底细胞层内黑色素沉积,患者以皮肤咖啡牛奶斑、腋窝和腹股沟色素斑为临床特征。影像学检查显示视神经胶质瘤和脊髓神经纤维瘤,NF-1 除发现神经纤维瘤外,还可见脊柱成角后突、肋骨扭曲和假关节形成等骨骼系统异常。NF-2 影像学检查主要异常改变为双侧听神经瘤(图 6-12)、颅内脑膜瘤和颅神经的神经鞘瘤。

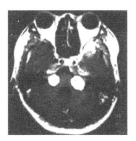

图 6-12　双侧听神经瘤

MRI 增强扫描横断位 T_1WI 双侧听神经瘤明显强化,听神经增粗强化

(二)结节性硬化

结节性硬化以精神发育迟缓、癫痫和皮脂腺瘤三联征为临床特点,50%以上的病例为常染色体显性遗传。

大脑皮质中的硬结为其特征性病理改变,病变多位于额叶,可累及小部分大脑凸面,或大部分大脑半球,以侧脑室壁的小结节病灶最为常见,结节由神经胶质增生构成,质地坚硬,位于侧脑室壁的小结节常伴钙化(图6-13A)。皮脂腺瘤由皮脂腺、结缔组织和血管组成,多于儿童期(4~5岁)出现,而在青春期迅速生长,位于鼻和两颊,呈蝶形。

影像学检查能显示位于大脑皮质的结节,病变局部皮髓交界不清,CT显示结节钙化较MRI灵敏,但是MRI软组织对比度好,在检出等密度的较小结节方面优于CT。

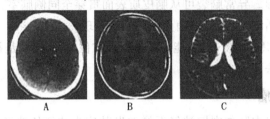

图6-13 结节性硬化

CT平扫(A)显示侧脑室壁的多发小结节状钙化;MRI横断位
$T_1WI(B)$和$T_2WI(C)$显示侧脑室壁的多发小结节状呈等信号

(三)von Hippel-Lindau 病

von Hippel-Lindau 病为常染色体显性遗传,是最容易危及生命的斑痣性错构瘤病。患者有多种病变并存,以小脑血管母细胞瘤最为常见,血管母细胞瘤亦可累及脊髓,位于髓内,并可同时出现肾脏、胰腺囊肿、视网膜血管瘤和肾上腺嗜铬细胞瘤,偶尔合并肾细胞瘤。上述肿瘤可分为囊性与实质性两类,以囊性居多,约占全部病例的80%。囊性病变囊壁上可有附壁结节,其血供丰富,常见引流静脉。

本病男女发病率之比2:1,可累及任何年龄人群,但以青、中年好发。起病症状多为头痛、眩晕和呕吐。

von Hippel-Lindau 病 MRI 的诊断效果优于CT。但CT和MRI扫描均可见小脑囊、实性占位性病变,多呈大囊小结节,增强扫描肿瘤壁结节显著强化,肿瘤周围有粗大的引流静脉。

第七章 头颈部疾病影像学检查

第一节 眼外伤

眼外伤是指眼球及其附属器受到外来物理性或化学性因素的作用,造成眼组织器质性及功能性的损害,是眼科常见的急诊病症之一。引起眼外伤的种类很多,分类方法多样,根据外伤的致伤因素,可分为机械性和非机械性。机械性眼外伤最为常见,通常分为闭合性和开放性两大类。非机械性眼外伤常包括热烧伤、电离辐射伤和化学伤等。

一、病理生理

闭合性眼外伤中无眼球壁的全层裂开,钝挫伤为其常见原因。钝挫伤中,眼内许多相互附着的精细结构彼此分离,如睫状小带破裂导致晶状体脱位等。开放性眼外伤中存在眼球壁全层裂开,常见的原因有刀、剪、针或高速飞进的细小金属碎片等,眼球异物常见。

二、临床表现

眼外伤患者大多存在不同程度的出血、畏光、眼痛、头痛、复视、视力下降等症状,部分患者可能无光感。若眼外肌受损可表现为眼球运动障碍、斜视、复视等。

三、影像学表现

1.X线片 可观察到眼眶壁较明显的骨折,对于微小骨折诊断能力有限。此外,高密度异物可在X线片上显示,并可进行定位,但不能显示等低密度异物。由于CT能够良好地显示眼眶壁的骨折及眶内异物,为眼外伤常规检查方法,眼眶X线片应用日渐减少。

2.CT

(1)异物:金属异物表现为异常高密度,周围有明显的放射状金属伪影。非金属异物又分为高密度和低密度异物,高密度非金属异物包括砂石、玻璃等,一般无金属伪影;低密度异物包括植物类、塑料等。异物可位于眼球内、眼球壁或眼球外,需观察异物与周围结构如视神经、眼外肌的关系。较小的低密度异物在CT上可能难以发现(图7-1)。

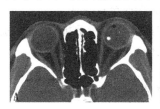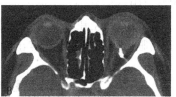

图7-1 眼部异物

A.眼球异物(金属),CT图像示左眼球内结节状高密度影,眼球前方可见气体密度影;

B.眼眶异物(石块),CT图像示左眼球后方可见条状高密度影,与眼球后壁分界不清

(2)骨折:CT对于眶壁骨折显示较佳,眼眶骨折CT表现包括直接征象和间接征象。直

接征象为眶壁或视神经管壁的骨质连续性中断、粉碎及骨折片移位。间接征象包括眼外肌增粗、移位、嵌顿及离断,血肿形成或眶内容物疝出。

(3)软组织损伤:玻璃体积血表现为玻璃体内斑片状高密度影,晶状体脱位表现为晶状体位置改变,外伤性白内障表现为晶状体密度减低,眼球破裂表现为眼环不连续、局部增厚、眼球变小、变形及球内积气等,视神经损伤可表现为视神经增粗、边缘毛糙、视神经中断等。

3.MRI

(1)异物:由于铁磁性金属异物在磁场中会发生位置移动而导致邻近组织损伤,为 MRI 检查的禁忌证。非金属异物通常表现为低信号,在玻璃体 T_2WI 高信号及眼眶脂肪高信号衬托下显示好。MRI 对于显示异物与软组织关系具有优势。

(2)骨折:骨折直接征象在 MRI 中显示不佳,但可显示骨折继发征象,如眶壁变形、眶内容物疝入邻近鼻窦等。

(3)软组织损伤:MRI 对显示软组织损伤具有优势,除可显示眼球、眼外肌、视神经等形态学改变外,还可显示内部信号变化,提示出血或水肿等。

四、诊断要点

首先需有明确的外伤史。眼眶内明确的异常高密度影,可诊断异物,需注意异物与眼球的关系。眼眶单个或多个骨壁骨质断裂,可诊断眶壁骨折,同时需观察邻近眶内脂肪间隙及眼外肌的情况。眼环形态不规则、球内密度异常为眼球损伤的征象。

五、鉴别诊断

1.眼眶高密度异物　主要需与眼球内钙化斑、球后眶内钙化鉴别。球内钙化斑见于视网膜母细胞瘤、脉络膜骨瘤等,视网膜母细胞瘤可见眼球内肿块及钙化,脉络膜骨瘤为沿眼球壁的短条状钙化,周围无金属伪影,无外伤史。球后钙化最常见为滑车钙化,位于眼眶内上象限,通常双侧对称。其次还见于肿瘤如脑膜瘤及血管性病变等,可见明确的软组织肿块。

2.眶内木质异物　需与眶内积气鉴别,二者均为低密度,异物具有固定形状,且周围结构紊乱,边缘略毛糙;气肿边缘锐利,且短期复查后形态多变化,体积可缩小。

3.眶壁骨折　需与眶壁正常孔道如眶上孔及眶下孔鉴别,同时还需与眶壁骨缝鉴别。眶壁正常孔道及骨缝通常双侧对称,走行自然,邻近软组织无渗出及疝出等改变。

4.玻璃体积血　需与眼球内肿物及视网膜下积血鉴别。眼球内肿物增强扫描可见明显强化。视网膜下积血呈眼球后部"V"字形表现,尖端连至视盘区。

5.视神经损伤　需与视神经肿瘤鉴别。视神经损伤边缘毛糙,眶内脂肪间隙多模糊,视神经肿瘤边界多清晰,眶内脂肪间隙也无渗出表现。

第二节　眼部炎性疾病

炎性病变可累及眼部眶隔前及眶隔后结构,按照是否有特定原因或确切区别于其他病变的特征,分为特异性和非特异性(特发性)。特异性炎症可为感染性(如蜂窝织炎和脓肿等)或非感染性(如 Wegener 肉芽肿等),非特异性炎症均为非感染性,主要为炎性假瘤。根据病变部位,炎性假瘤分为泪腺炎型、肌炎型、眶前部炎症型、眶尖炎症和弥漫型等。

一、病理生理

感染性炎症中,眼内化脓性感染称为眼内炎,组织破坏快速而严重。慢性感染性炎症可表现为肉芽肿反应。非感染性炎性病变与慢性感染相似,也可表现为肉芽肿反应。对于病因及发病机制尚不明确的非特异性炎症,可表现为非肉芽肿性炎症反应,镜下可见淋巴细胞及浆细胞存在。

二、临床表现

根据发病部位不同,其临床表现也不相同。泪囊及泪道炎性病变主要表现为溢泪,可有分泌物增多。眼眶炎症表现为眶内疼痛、眼球突出或移位、结膜充血水肿等。

三、影像学表现

1.泪道炎症 在 X 线泪囊造影中,泪道炎症造成鼻泪管阻塞可见造影剂存留于泪囊及鼻泪管内,并可显示阻塞部位。泪囊炎可见泪囊扩大。

2.眼球筋膜炎 CT 及 MRI 可表现为眼球壁局部增厚,边缘毛糙,增强后明显强化,邻近球后脂肪间隙模糊。部分患者可伴有眼外肌增粗,肌腱和肌腹同时增粗,周围脂肪间隙模糊。

3.眼部蜂窝织炎和脓肿 CT 及 MRI 可表现为眼内结构边界消失,脂肪间隙模糊,可同时存在眼睑肿胀、泪腺增大、眼外肌增粗及眼球壁增厚。增强后病变不均匀强化,脓肿形成时可见中心脓腔无强化区(图 7-2)。

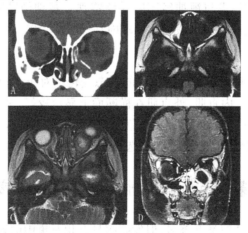

图 7-2 眼眶蜂窝织炎及脓肿形成

A.CT 冠状面软组织窗显示左眼眶下部软组织密度影,眶壁骨质不连续,左侧上颌窦内可见软组织密度影;B.横断面 T_1WI,显示病变呈等信号,中心呈低信号;C.横断面 T_2WI,病变呈较高信号,中心呈明显高信号;D.冠状面增强后脂肪抑制图像,显示病变呈环形强化。提示鼻源性眶内感染伴脓肿形成

4.炎性假瘤 在影像上表现较为多样,CT 可表现为灶状或弥漫性软组织肿块,可累及眶内或眶尖,同时可出现眼外肌增粗、视神经增粗、眼睑软组织肿胀、泪腺增大等。根据病变细胞成分不同,MRI 可表现为 T_1WI 等、低信号,T_2WI 低或高信号,增强后中度至明显强化。

5.甲状腺相关眼病 影像表现为眼球突出、眶脂体增厚、眼外肌肥大及眶壁压迫性改变。其中眼外肌肥大较为显著,特点为双侧、多发、对称。主要为肌腹增粗,肌腱不增粗。以下直肌、内直肌肌腹增粗最为多见,其次是上直肌和上睑提肌。增粗的眼外肌 T_1WI 呈等或低信号,急性期 T_2WI 呈稍高信号,中晚期呈等或稍低信号,增强扫描可见轻至中度强化。

四、诊断要点

泪道炎症,临床表现为溢泪,泪道造影可见造影剂存留于泪囊及鼻泪管中。

眼球筋膜炎发病突然,影像学表现为眼环增厚、模糊,增强后明显强化。

眼部蜂窝织炎和脓肿临床表现为发热、眼痛和红肿,影像学表现为眼眶内结构弥漫受累,出现骨膜下脓肿及骨髓炎。

眼眶炎性假瘤可出现泪腺增大、眼外肌肌腹和肌腱增粗、眼睑软组织肿胀增厚、眶内脂肪间隙见 MRI 低信号软组织影、眼环增厚及视神经增粗,同时需排除肿瘤性病变。

甲状腺相关眼病如出现眼球突出同时伴有甲状腺功能亢进,临床即可确诊。影像学见多发眼外肌肌腹增粗。

五、鉴别诊断

1. 眼球筋膜炎与淋巴瘤鉴别　眼球淋巴瘤多侵犯结膜或眶前部,MRI 表现具有特征性: T_1WI、T_2WI 呈等或略低信号,增强后中等至明显强化。

2. 甲状腺相关眼病与炎性假瘤鉴别　甲状腺相关眼病眼肌增粗较少累及肌腱,炎性假瘤累及眼肌时通常为肌腹、肌腱同时增粗。

3. 炎性假瘤累及视神经需与视神经鞘脑膜瘤鉴别　视神经鞘脑膜瘤为单一肿块,增强扫描可见"靶征"或"双轨征",炎性假瘤常伴眶内其他结构受累。

六、拓展

CT 和 MRI 均能较好地显示眼眶内结构的形态变化。对于增粗的眼外肌,上直肌、下直肌在冠状面和斜矢状面上,内直肌、外直肌在横断面上显示较好,多方位成像使评价更准确。MRI 对于病变的信号特征显示较清,可发现急性炎症中脓肿的形成,在甲状腺相关眼病中可鉴别眼外肌早期肌肉水肿及后期纤维化,对选择治疗方法帮助较大。

第三节　眼部肿瘤和肿瘤样疾病

眼部组织结构多样,肿瘤类型繁多,但发病率具有相对集中的特点。成年人眼眶常见的肿瘤主要为泪腺多形性腺瘤及眼眶海绵状血管瘤等,恶性多见于泪腺腺样囊性癌及脉络膜黑色素瘤。儿童眼眶最常见为血管瘤,眼球内最常见为视网膜母细胞瘤。此外,皮样囊肿与表皮样囊肿在儿童及青少年中较为多见。

一、病理生理

眼眶肿瘤依靠组织学起源进行分类。良性肿瘤通常界限清晰或有包膜包裹,仅在局部缓慢生长。恶性肿瘤边界不清且不规则,无包膜包裹,生长迅速伴有局部和远处扩散。

二、临床表现

根据肿瘤发生部位不同,出现不同的临床表现。儿童毛细血管瘤多发生于眼睑,表现为眶周局限性青紫色隆起。球内肿物主要表现为视力下降或遮挡感,视网膜母细胞瘤多出现白瞳。球后肿瘤多表现为眼球突出或移位,可伴有或不伴有视力下降及眼球运动障碍。

三、影像学表现

1.毛细血管瘤　病变位于眼睑深层或眶隔前,形态不规则,边界尚清,多数与眼外肌呈等密度,T_1WI 呈等或略低信号,T_2WI 呈等或高信号,增强后轻度至明显强化。

2.视网膜母细胞瘤　CT 的典型表现为眼球内肿块伴钙化,MRI 对于钙化显示不佳,表现为眼球内肿块,T_1WI 呈等或略低信号,T_2WI 呈明显低、略低或等信号,增强后中度至明显强化(图 7-3)。

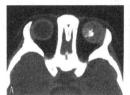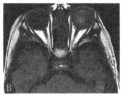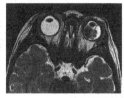

图 7-3　视网膜母细胞瘤

A.CT 横断面,左眼球可见略高密度肿块影,内可见块状钙化;B.MRI 横断面 T_1WI,
示左眼球内肿块呈略高信号;C.MRI 横断面 T_2WI,示左眼球内肿块呈等低信号

3.海绵状血管瘤　病变多位于眼球后肌锥内间隙,呈卵圆形,边界清晰,CT 呈等密度,MRI T_1WI 呈等或略低信号,T_2WI 呈较高信号,增强后病变内部强化范围逐渐增大的渐进性强化模式为其特征表现。

4.神经鞘瘤　病变多位于眼眶肌锥外间隙,眶上方多见,呈圆形、卵圆形或梭形,边界清楚。CT 及 MRI 显示病变密度、信号多不均匀,增强后不均匀强化。

5.泪腺多形性腺瘤　病变多发生于泪腺眶部,位于眼眶外上象限泪腺窝区,呈圆形或卵圆形,边界清楚,与眼外肌呈等密度,T_1WI 呈等信号,T_2WI 呈等高混杂信号,信号不均匀,增强后轻中度强化。正常泪腺组织局部与病变分界不清。

6.泪腺腺样囊性癌　肿瘤位于泪腺窝区,形态不规则,多呈扁平状,沿眶外壁向眶尖生长,与外直肌分界不清。病变呈等或略高密度,密度不均匀,T_1WI 呈等信号,T_2WI 呈略高信号,增强后不均匀明显强化。常见眶壁骨质破坏。

7.脉络膜黑色素瘤　CT 表现为球壁向玻璃体突出的半球形或蘑菇状肿块,呈较高密度,对于较小病灶,CT 可显示不清。MRI 具有特征性表现,T_1WI 为高信号,T_2WI 为低信号,增强扫描中度至明显强化。

8.视神经鞘脑膜瘤　表现为沿视神经生长的管形或块状肿块,边界清楚,呈等密度,可有线状、斑片状或点状钙化。多数肿瘤 T_1WI 及 T_2WI 均与脑组织呈等信号。增强扫描肿块明显强化,中央视神经不强化,形成"双轨征",冠状面表现为"靶征",为视神经鞘脑膜瘤典型表现。

9.视神经胶质瘤　表现为视神经梭形或管形增粗、迂曲,边界清楚,与脑白质呈等密度,T_1WI 呈略低信号,T_2WI 呈略高信号,增强扫描轻度至明显强化。如果视神经胶质瘤同时累及视神经眶内段、管内段和颅内段时,表现为"哑铃状",较具特征性。

10.眼眶皮样囊肿和表皮样囊肿　表现为眼眶肌锥外间隙囊性病变,呈卵圆形或分叶状,边界清楚,皮样囊肿呈脂肪样极低密度,表皮样囊肿呈液性密度。MRI 呈脂肪高信号或液体 T_1WI 低、T_2WI 高信号,增强后无强化。病变多邻近眶周骨壁,相邻眶骨呈压迫性凹陷或骨质缺损表现,边缘光滑。

四、诊断要点

眼部肿瘤及肿瘤样病变首先需进行定位诊断,判断病变是否来源于眼睑眶隔前、泪腺、视神经、玻璃体、球壁、球后肌锥内间隙或肌锥外间隙;其次需观察病变密度、信号特征及强化模式,如视网膜母细胞瘤的典型钙化,脉络膜黑色素瘤典型的 T_1WI 高、T_2WI 低信号,海绵状血管瘤的"渐进性强化"神经鞘瘤的不均匀密度/信号,视神经鞘脑膜瘤的"双轨征"及视神经胶质瘤的视神经迂曲增粗等。对于泪腺病变,主要表现为肿瘤位于泪腺窝区或附近,且与泪腺分界不清,同时需要观察邻近眶壁骨质有否破坏。

五、鉴别诊断

1.眼球内肿瘤鉴别诊断

(1)视网膜母细胞瘤:婴幼儿发病,肿瘤内钙化为其主要特征。

(2)脉络膜黑色素瘤:成年人最常见的原发恶性肿瘤,MRI T_1WI 高信号、T_2WI 低信号可帮助进行鉴别。

(3)视网膜下积液:可见眼球后部弧形异常密度/信号,前缘呈"V"字形,尖端连至视盘为其特征,增强后无强化。

(4)脉络膜血管瘤:眼球后部梭形病变,与玻璃体信号相比,T_1WI 呈中等信号,T_2WI 呈中等或偏低信号,典型表现为增强后迅速明显强化。

(5)脉络膜转移瘤:原发肿瘤病史,病变形态为多结节扁平隆起,可见强化。

2.视神经来源病变鉴别诊断

(1)视神经胶质瘤:儿童好发,视神经增粗迂曲,呈轻中度强化。

(2)视神经鞘脑膜瘤:成年人好发,表现为视神经不规则增粗或肿块与视神经局部相连,增强后"双轨征"为其特征。

(3)视神经炎:病变发生快,视神经轻度增粗或不增粗,T_2WI 呈高信号,增强后可见强化。

3.球后脂肪间隙病变鉴别诊断

(1)海绵状血管瘤:病变边界清,T_2WI 信号较高,可见典型"渐进性强化"。

(2)神经鞘瘤:肌锥外间隙外上部多见,密度/信号不均匀,可见多发斑片状囊变坏死区,增强后不均匀强化。

(3)泪腺肿瘤:与泪腺关系密切,局部分界不清。呈均匀或不均匀 T_2WI 高信号,增强后明显强化。恶性病变可造成眶壁骨质破坏。

(4)淋巴瘤:多围绕眼球呈铸型生长,密度/信号一般均匀。

(5)炎性假瘤:可伴眼外肌肥大、眼环增厚、视神经增粗等,典型者 T_2WI 信号偏低,抗感染治疗效果明显。

六、拓展

CT、MRI 联合使用,可为眼眶肿瘤的诊断或治疗提供更多的信息。CT 对于显示肿块内钙化、邻近眶壁骨质情况等独具优势。MRI 显示病变范围、病变信号特征及强化模式更为清晰,可提供更多诊断及鉴别诊断信息,DWI 有助于帮助判断肿块内细胞分布情况,从而初步鉴别病变良恶性。

第四节　鼻和鼻窦外伤

一、鼻骨骨折

鼻骨是面部最常见的骨折部位。鼻骨位于额骨之下、双侧上颌骨之间,突出于面部正中,容易受到直接外力打击造成损伤,且随外力作用的位置、方向和强度不同,骨折的范围、种类也不相同,可为单发性骨折,也可为粉碎性骨折。骨折最好发生于鼻骨的中下段。常伴有鼻旁骨如上颌骨额突、鼻中隔、眼眶内壁及眼眶下壁等骨折。

1.病理生理　外力作用于外鼻,可出现鼻背软组织、鼻腔黏膜血管内皮损伤,血管通透性增加,导致液体渗出、水肿造成软组织肿胀。鼻骨、鼻软骨骨折时,可导致骨折片塌陷、鼻骨偏移,鼻腔黏膜撕裂,出现鼻出血、鼻塞,还可出现擤鼻后因气体进入软组织内形成的皮下气肿。

2.临床表现　一般有外伤史,临床表现与外力及鼻骨骨折的类型相关。常见患处鼻部疼痛、鼻背软组织肿胀甚至出血,鼻部外形变形、塌陷、鼻骨偏移,还可有患侧鼻出血、鼻塞。伴有眶壁骨折时,可出现眼球运动受限、眼球内陷、复视及视力下降等。查体局部压痛,可有骨擦音。

3.影像学表现

(1)X 线检查:常规行鼻骨侧位片检查,也可联合鼻骨轴位片检查。鼻骨骨折表现为鼻骨骨质中断、塌陷、变形甚至碎裂,断端移位,鼻背软组织肿胀、增厚。目前临床已较少应用。

(2)CT:是颌面部外伤的首选影像检查方法,CT 扫描选择骨函数重建,可发现微小骨折。横断面和冠状面相结合为主,多数鼻骨骨折能够准确诊断。直接征象为鼻骨骨质中断,可见一条或多条骨折线,断端分离、移位或成角,还可见鼻骨塌陷、偏移、骨缝增宽、骨折处鼻背软组织及鼻腔黏膜肿胀、皮下积气。可伴有鼻旁骨如鼻中隔、眼眶内壁及下壁骨折、眼内直肌及下直肌损伤。有时骨折不易与鼻骨自然孔、沟管和骨缝相鉴别。结合容积重建(volume rendering,VR)可以立体、逼真显示鼻骨外观,有助于全面了解鼻骨解剖及骨折情况。

(3)MRI:单纯鼻骨或伴有鼻旁骨骨折,CT 即可诊断,且可诊断微小骨折,优于 MRI,故一般无须 MRI 检查。

4.诊断要点　有明确的外伤史,鼻部肿胀、疼痛,可有鼻出血、鼻塞,严重者外鼻明显变形,鼻背塌陷、偏斜,查体有压痛、骨擦音。X 线片、CT 表现为鼻骨骨质中断、塌陷、骨缝增宽、软组织肿胀甚至皮下气肿。

5.鉴别诊断　主要是鼻骨的新鲜骨折与陈旧性骨折、骨折线与鼻骨自然沟管和骨缝的鉴别。新鲜骨折有近期外伤史,影像上骨折处软组织肿胀,且与临床鼻部肿胀、疼痛及压痛点一致,查体有骨擦音。鼻骨自然沟管内走行神经血管,骨孔为与鼻骨垂直或斜交的骨管,沟管为沿鼻骨长轴上下走行,形态规则,边缘整齐,无周围软组织肿胀。骨折线有时不易与鼻颌缝鉴别,鼻颌缝多两侧对称,两端骨质对位平滑,与骨折线不同,可结合三维图像重建观察。

当怀疑骨折造成脑脊液鼻漏和颅脑损伤时,需要行 MRI 进一步检查。MRI 水成像可以显示颅底脑脊液漏出的位置。

二、鼻窦骨折

鼻窦骨折多为直接暴力所致,或为复合性颌面部骨折或颅底骨折的一部分。

1.病理生理 外力直接作用于鼻窦、颌面骨及颅骨骨折延伸均可致窦壁骨折;外力作用于眼球,也可导致眶内压力剧增、眼眶−鼻窦共壁的窦壁骨折,称"爆裂性骨折"。绝大多数发生于菲薄的筛窦纸样板、上颌窦上壁的眶下沟(管)处。严重的窦壁骨折断端分离、塌陷,骨片可脱落窦内,鼻窦黏膜撕裂出血,黏膜软组织肿胀增厚,窦腔积液积血。毗邻眼眶的鼻窦窦壁骨折常伴有骨膜撕裂,眶内积气。面部软组织可肿胀、积气。

2.临床表现 有明确的外伤史。鼻窦骨折处疼痛,可有面部局部变形、塌陷或肿胀,多有鼻出血。伴颅内损伤时,可有头痛、呕吐、意识不清;颅底孔骨折还可伴颅神经功能障碍或颅内出血。伴有眶壁或视神经管骨折时,可出现眼球运动受限、眼球内陷、复视及视力下降等。

3.影像学表现

(1)X 线检查:通常采用鼻窦柯氏位(Caldwell 位)、华氏位(Water 位)检查,主要分别用于观察额窦、上颌窦和筛窦病变。由于图像重叠,目前窦壁骨折已很少应用。上颌窦上壁骨折时,有时仅可见上颌窦上壁悬挂的球状、边缘光滑的增浓影,即"水滴征",为眶内脂肪或伴有眼下直肌通过窦壁骨折处疝入上颌窦内而成。眶内积气时,也常提示存在窦壁骨折。

(2)CT:CT 为首选影像检查方法。直接征象为窦壁骨质连续性中断、移位,窦腔变形,骨片分离(图 7-4A、B)。间接征象为窦腔内软组织样密度影、黏膜肿胀及气液平面(提示窦腔内积气、积液、出血)。也可出现相邻眼眶内容物损伤改变,如眼外肌移位、增粗、嵌顿、脂肪间隙模糊、突眼、皮下血肿形成等。上颌窦、额窦骨折多为直接暴力损伤所致,筛窦骨折易出现于眼眶的爆裂性骨折,蝶窦位置深在,多是颅底骨折的延续。后组鼻窦骨折注意观察视神经管、圆孔、卵圆孔和海绵窦等结构。前、中颅底骨折注意观察有无脑脊液鼻漏。结合 VR 图像能立体了解骨折的情况(图 7-4C)。

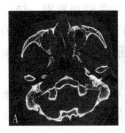 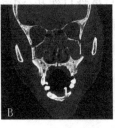 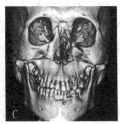

图 7-4 鼻窦骨折

A、B.CT 横断面和冠状面示双侧上颌窦前壁、内壁及后外壁、双侧鼻泪管、双侧鼻甲、双侧筛窦筛房、鼻中隔及左侧翼突可见多发线状骨质中断,断端分离、塌陷,双侧鼻窦较多积液,右侧眼眶眶顶可见点状气体密度影,双侧面部软组织肿胀;C.VR 图像直观显示骨折线走行情况,双侧眼眶下缘受累,鼻骨、梨状孔变形

（3）MRI：一般的鼻窦骨折，无须 MRI 检查，CT 即可诊断且优于 MRI。若可疑伴有颅内损伤等情况时，可进行 MRI 检查。

4.诊断要点　有明确的外伤史，骨折处疼痛、软组织肿胀，可有鼻出血。CT 表现为窦壁骨质中断、断端移位、窦腔变形、骨片分离、黏膜肿胀、窦内积血，周围软组织肿胀及气肿。

5.鉴别诊断　主要与鼻窦自然孔道鉴别。如筛窦外上壁骨折需与筛孔鉴别，骨折时见骨质中断，骨折边缘锐利，常有断端移位、塌陷，还可有骨膜下血肿、眶内血肿；而双侧筛孔基本对称，且常伴有副筛孔，边缘光滑。还需与上颌窦上壁眶下沟（管）鉴别。

鼻窦自然孔道处骨折，有时骨折线较细微，CT 扫描也不易发现，可结合 MR 平扫甚至增强扫描，观察通过自然孔道内走行的神经有无形态增粗、水肿信号、强化效应及周围软组织水肿，了解有无骨折的存在。

第五节　鼻和鼻窦炎性疾病

一、鼻窦炎

鼻窦炎是一个或多个鼻窦发生的炎症，为临床常见病。多为感染、变态反应、鼻窦窦口阻塞及鼻内纤毛功能减弱等原因引起。急性鼻窦炎，病程小于 4 周，多由上呼吸道感染引起。慢性鼻窦炎，临床更为常见，病程大于 12 周，为急性炎症治疗不及时或不彻底，反复发作迁延，常为多个窦腔同时受累。

(一)病理生理

1.黏膜肿胀、增生、息肉样肥厚　镜下可见多种炎症细胞浸润，鼻腔和窦腔内脓性分泌物聚集，可形成黏膜下囊肿，可伴有鼻息肉等。部分黏膜萎缩和纤维化。窦壁骨质因长期炎症刺激可出现硬化、肥厚。

2.潴留　囊肿分为两种，黏膜囊肿为黏膜内腺体分泌物潴留在腺体内形成，体积较小。浆液囊肿又称黏膜下囊肿，为黏膜下组织渗出的浆液潴留在黏膜下形成，较大，密度较低。

(二)临床表现

主要表现为鼻塞、脓涕、局部疼痛及头痛，有的出现嗅觉下降、患侧牙痛。

(三)影像学表现

1.X 线检查　通常采用鼻窦柯氏位、华氏位检查。由于分辨率低，已逐渐被临床淘汰。

2.CT

（1）平扫：①黏膜增厚，多为沿窦壁走行环形增厚，也可波浪状或伴息肉状隆起。②窦腔积液，为黏液或脓液聚集在窦腔形成，可有气液平面。③黏膜囊肿，为黏膜向窦腔内突出的丘状稍低密度结节影。④急性期可见骨质吸收，严重时骨质破坏，易形成骨髓炎或向邻近结构蔓延引起蜂窝织炎；慢性期多见窦壁骨质硬化、肥厚，窦腔缩小（图 7-5）。

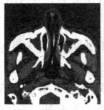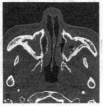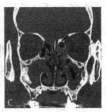

图 7-5　慢性鼻窦炎

A.CT 软组织窗;B、C.CT 骨窗横断面和冠状面,示双侧上颌窦黏
膜增厚,部分可见条片状钙化,窦壁骨质明显增厚硬化,窦腔变小

(2)增强:一般无须增强扫描,多用于病变鉴别诊断困难时。

3.MRI

(1)平扫:黏膜增厚呈 T_1WI 等低信号、T_2WI 高信号,窦腔内分泌物可因含蛋白和水分的多少不同使信号多样,常为 T_1WI 低信号、T_2WI 高信号。当分泌物含蛋白较多时,T_1WI、T_2WI 均呈高信号,蛋白浓度进一步提高后,T_2WI 信号逐渐下降。

(2)增强:增厚的黏膜明显强化,窦内分泌物不强化。窦壁骨质强化提示骨髓炎。

(四)诊断要点

临床上可有鼻塞、流脓涕甚至头痛。CT 表现为黏膜增厚,有的呈波浪状或息肉样,可伴有黏膜囊肿,窦腔积液,窦壁骨质急性期可吸收破坏,慢性期多硬化、肥厚。

(五)鉴别诊断

主要与鼻窦软组织肿瘤鉴别,后者种类多并常伴鼻窦炎。尤以恶性淋巴瘤、鼻窦癌等易与鼻窦炎混淆,二者黏膜增厚肿块样,形态不规则,常伴窦壁骨质破坏。

二、真菌性鼻窦炎

真菌性鼻窦炎是临床常见的鼻窦炎症。病原体多为曲霉和毛霉。最好发生于上颌窦。普通药物治疗无效,需手术彻底清除治疗。

(一)病理生理

分为真菌球、变应性真菌性鼻窦炎、急性暴发性真菌性鼻窦炎、慢性侵袭性真菌性鼻窦炎四型。真菌球为最常见的一种类型,是一种慢性非侵袭性的真菌感染,镜下可见密集的真菌菌丝伴有非过敏性黏蛋白,坏死真菌球内可见磷酸钙和硫酸钙沉积。

(二)临床表现

一般症状轻微,与慢性鼻窦炎症状相似,典型症状为鼻涕带有污秽的痂皮、碎屑或褐色胶状分泌物,常有异臭味。

(三)影像学表现

1.CT　是首选的检查方法。CT 表现:①黏膜增厚。②窦腔内斑片状或团块状钙化样高密度影,为典型表现。③窦壁骨质增厚、硬化。一般无须增强扫描。

2.MRI

(1)平扫:T_1WI 呈等或低信号,T_2WI 呈低信号。

（2）增强：真菌球无强化，周围炎性黏膜强化。

（四）诊断要点

CT 检查鼻窦黏膜增厚，窦腔内见斑片状或团块状钙化样高密度影，为典型影像表现。

（五）鉴别诊断

需与内翻性乳头状瘤的钙化灶鉴别，后者钙化灶多较小，可呈斑点状或簇状，周围瘤体包绕，CT 增强扫描肿瘤轻度强化，MRI 见典型的"脑回征"，常伴阻塞性慢性鼻窦炎改变。

第八章 胸部疾病影像学检查

第一节 气管及支气管疾病

一、支气管扩张

(一)X线特征

早期轻度支气管扩张在平片上可无异常发现。较严重的支气管扩张,由于支气管及肺间质的慢性炎症引起管壁增厚及纤维结缔组织增生,因而致局部肺纹理增多、增粗、排列紊乱。扩张而含气的支气管可表现为粗细不规则的管状透明影,扩张而含有分泌物的支气管则表现为不规则的杵状致密度。囊状支气管扩张呈囊状或蜂窝状影,多伴有肺纹理粗乱或肺实质炎症。支气管扩张继发感染时,表现为小斑片状或较大片状模糊影(图8-1)。

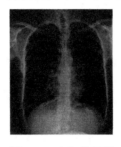

图8-1 支气管扩张

(二)诊断与鉴别诊断

X线胸片在粗乱的肺纹理中如可见杵状、囊状或蜂窝状影,为支气管扩张较为特征的表现,结合临床有咳嗽、咳痰、咯血,可考虑支气管扩张的诊断。

二、先天性支气管囊肿

(一)X线特征

单发性肺囊肿为圆形或椭圆形水样密度影,含气囊肿为薄壁空腔阴影,边缘光滑。含液、气囊肿可见液平。合并感染时,可有浸润阴影。多发性支气管囊肿为多囊状或蜂窝状阴影(图8-2)。

166

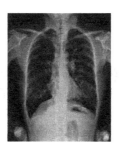

图8-2 先天性支气管囊肿

(二)诊断与鉴别诊断

1.肺大疱 多发生在肺尖、肺底及肺外带胸膜下,其壁菲薄如纸,部分壁可能显示不出,一般无液平。

2.肺结核空洞 好发于上叶尖后段和下叶背段,周围有卫星灶,有的可见外粘连带及连向肺门的引流支气管阴影。

三、慢性支气管炎

(一)X线特征

慢性支气管炎早期无异常X线征象。当病变发展到一定阶段,胸片可出现某些异常征象,主要表现为肺纹理增多、紊乱、扭曲及变形。由于支气管增厚,当其走行与X线垂直时,可表现平行的线状致密影,形如双轨,故称为"轨道征"。肺组织的纤维化可表现为索条状或网状阴影,其内可伴有小点状阴影。弥散性肺气肿表现为肺野透亮度增加,肋间隙增宽,心脏呈垂直型,膈低平。小叶中心性肺气肿表现为肺透明度不均匀,或形成肺大疱。肺血管纹理近肺门处增粗,而外围分支细少,为肺动脉高压征象。合并肺实质性炎症时,表现为两肺多发斑片状阴影,以两肺中下野内带多见。

(二)诊断与鉴别诊断

慢性支气管炎有明显的临床症状,典型病例通常X线胸片即可诊断。

第二节 肺部疾病

一、肺不发育、发育不良和发育不全

(一)X线特征

X线片表现与肺发育异常的类型有关。一侧肺不发育表现为患侧胸部密度均匀增高,其内无含气肺组织及支气管影像,也无血管纹理分布,心脏、纵隔移向患侧,患侧横膈升高,膈面不能显示。两侧胸廓的大小、形态对称或近乎对称,健侧肺呈不同程度的代偿性肺气肿,致膈面低平,有时膨大的肺组织边缘可经纵隔前方移至患侧胸腔,即为纵隔疝形成。肺发育不良者,患侧仅有一段主支气管盲管,患侧全部或部分肺野充气不良或均匀的致密阴影,纵隔向患侧移位,健侧可见肺野透亮度增高。肺叶发育不全则表现为肺叶体积小、密度高,邻近肺组织可呈代偿性肺气肿。

(二)诊断与鉴别诊断

一侧肺不发育与肺发育不良均表现患侧肺容积明显缩小改变,应与肺不张鉴别,前者因患侧胸腔早期即被移位的纵隔和健侧疝入的肺组织所充填,因此患侧胸廓不塌陷,这与肺不张时,患侧胸廓缩小、肋间隙变窄致两侧胸廓不对称不同。肺叶发育不全应与肺隔离症鉴别,后者的动脉供血来自体循环系统。

二、肺隔离症

(一)X线特征

叶内型肺隔离症表现为下叶后基底段圆形或椭圆形致密阴影,少数为分叶状或三角形,密度均匀,边缘清楚,其下缘多与膈相连。合并感染时,病灶与邻近支气管相通,可形成单发或多发含气的囊腔阴影。叶外型肺隔离症表现为左下叶后基底段部位的软组织密度影,位于膈上甚或膈下,病灶密度不均匀。此型合并膈疝者并不少见。

(二)诊断与鉴别诊断

肺隔离症好发于两下肺后基底段,尤以左下多见,位于脊柱旁沟,呈三角形或类圆形,其内可见囊性结构,边缘清楚。

三、肺动静脉瘘

(一)X线特征

根据X线胸片表现,可分为囊状肺动静脉瘘和弥散性肺小动静脉瘘。囊状肺动静脉瘘表现为单发或多发结节状影,通常为单发,且多见于下叶,直径多为1~3cm,多呈凹凸不平或浅分叶状,密度均匀,少数可见钙化,边缘光滑锐利。常可见一支或数支粗大扭曲的血管阴影引向肺门,为输入血管。若为肋间动脉与肺静脉的交通,肋间动脉的扩大和搏动,可压迫肋骨下缘产生压迹。弥散性肺小动静脉瘘表现为肺叶或肺段分布的多发葡萄状高密度阴影,也可仅表现为肺纹理增粗、扭曲、紊乱,甚至无阳性所见。

(二)诊断与鉴别诊断

囊状肺动静脉瘘表现结节状影,有浅分叶,密度均匀,边缘清楚。弥散性肺小动静瘘仅表现为肺叶或肺段分布的肺纹理的增粗、扭曲、紊乱时,应注意与纤维性病灶鉴别。

四、奇叶

(一)X线特征

奇叶副裂在正位片上呈一条稍向外侧弯曲的细线状阴影。

起始于右侧肺尖锁骨内缘上2~3cm,自右肺尖向内下斜向右肺门上方,并紧靠上腔静脉旁,终点呈一倒置逗号状膨大,止于右肺根处,呈高密度的"C"字形。

(二)诊断与鉴别诊断

奇叶副裂位置高,又为双层胸膜形成的裂隙,根据各种不同体位进行动态性的体位观察,诊断不难。

五、大叶性肺炎

(一)X 线特征

大叶性肺炎充血期,可无阳性发现,或仅肺纹理增多,透明度略低。至实变期(包括红色肝样变及灰色肝样变期)表现为密度均匀的致密影,炎症累及肺段表现为片状或三角形致密影;累及整个肺叶,呈以叶间裂为界的大片致密阴影,有时致密阴影内可见透亮支气管影,即支气管充气征。消散期时,实变区密度逐渐减低,由于病变的消散不均,故表现为大小不等、分布不规则的斑片状阴影。炎症最终可完全吸收,或只留少量索条状阴影,偶尔可机化演变为机化性肺炎。

(二)诊断与鉴别诊断

急性大叶性肺炎有典型临床表现,结合胸部 X 线片即可确诊。

六、支气管肺炎

(一)X 线特征

病变多在两肺中下野的内、中带。肺纹理增多、增粗、模糊。沿肺纹理分布有斑片状模糊致密影,密度不均。密集的病变可融合成较大的片状。

(二)诊断与鉴别诊断

支气管肺炎有明显的临床症状,典型病例通常 X 线胸片即可诊断。

七、支原体肺炎

(一)X 线特征

病变多见于下叶,早期主要是肺间质性炎症改变,表现为肺纹理增强及网状阴影。病变多呈节段性分布。典型的表现为自肺门附近向肺野外围延展的大片扇形的阴影,其外缘逐渐变淡而消失。实变病灶密度多较淡,透过病灶多可见其中的肺纹理影。

(二)诊断与鉴别诊断

根据上述支原体肺炎影像所见,结合临床症状较轻、肺部体征较少、白细胞计数不高等表现,诊断不难。须与细菌性肺炎、过敏性肺炎、继发性肺炎和病毒性肺炎相鉴别。

八、间质性肺炎

(一)X 线特征

两肺门及中下肺野纹理增粗、模糊,并可见网状及小斑片状影。由于细支气管的部分阻塞,故有时伴有弥散性肺气肿。肺门周围间质内炎性浸润,可使肺门密度增高、轮廓模糊、结构不清。

(二)诊断与鉴别诊断

间质性肺炎应与支气管肺炎鉴别。支气管肺炎以两肺中下野散在小片状影为主要表现。

九、放射性肺炎

(一)X线特征

肺实质可见毛玻璃样影或实变影,内常见支气管充气征,病变边缘较锐利,其范围无明确的肺段及肺叶分布,而与放射野有明显的关系。病变肺体积常有一定程度的减少。

(二)诊断与鉴别诊断

主要与感染性肺炎和肿瘤复发相鉴别。感染性肺炎的病变常呈肺叶或肺段分布或散在分布,于叶间裂处才可呈锐利边缘;而放射性肺炎的病变分布与放射野有明确关系,且病变以放射野为分界线,比较容易做出诊断。但对于区别是否有肿瘤复发难以鉴别,除非在毛玻璃样影或纤维网状影内出现新实质性团块影或团块影增大并超过原来放射野。

十、肺孢子菌肺炎

(一)X线特征

X线典型表现为全肺弥漫肺小叶、肺泡和间质性浸润病灶,呈双侧肺门周围或双侧中下肺野弥散性毛玻璃样改变、丝网状、广泛网结状及小结节影,结节直径≤1cm。

可合并有淋巴结肿大、细支气管扩张和胸腔积液。急性期以散在分布的实质病变为主,为肺门周围淡薄的模糊阴影,可呈毛玻璃样网状和小结节状影改变;然后迅速从肺门周围的斑片状蝶状影,浸润,以后可融合成结节或云雾状,到广泛分布的肺泡实变,呈肺实变,可见支气管充气征,或有空洞形成,常两侧对称分布。尽管病变广泛,但一般不累及肺尖、肺底和肺外带。随时间进展,逐渐以间质改变为主。部分病例不甚典型,表现两侧病变但以一侧肺野的表现为突出,或肺部弥散性病变同时伴肺段或大叶的实变。少见的有结节阴影,罕见的有广泛实变伴有空洞形成。肺孢子菌肺炎(pneumocystis carinii pneumonia,PCP)患者还有一些少见征象,包括肺实变、局灶性高密度影、结节样变、肺气囊、粟粒样变、支气管内膜浸润及胸腔积液形成。

(二)诊断与鉴别诊断

对营养不良、长期使用糖皮质激素、肿瘤化疗、器官移植后和艾滋病等免疫功能低下或缺陷的患者,以及长期接受免疫抑制药物治疗的患者,如病程中出现低热、腹泻、消瘦,继而出现干咳、呼吸困难,肺部X线检查符合间质性肺炎改变时,应高度怀疑PCP。

十一、金黄色葡萄球菌肺炎

(一)X线特征

X线特征:①早期肺浸润,常表现为两肺散在小片状浸润阴影。②肺浸润、肺脓肿、肺气囊及气胸可以不同形式组合或单独存在。③病变性质往往一致,不会出现钙化灶或增生样变。④病变分布在中下肺野外带多见,很少侵犯肺尖部。⑤肺气囊形成是其最显著特点,其囊壁薄如发丝、张力大、液平小,周围往往没有炎症及卫星灶,有出现快、变化快、消失快的特点。⑥常伴有胸膜炎表现,容易并发脓气胸(多为血源性感染)。⑦病灶的多变性为其X线主要特征之一,往往在1~2天甚至几小时内发生变化,常表现为一处炎性浸润消失而在另一处出现新的病灶,或者由少数病灶迅速发展到全肺。

(二)诊断与鉴别诊断

依据上述较为特殊的临床 X 线片表现,以及实验室痰涂片检查和胞壁酸抗体测定,金葡菌肺炎一般不难与肺炎链球菌肺炎、肺脓肿、肺结核、嗜酸性粒细胞肺浸润等疾病相鉴别。

十二、肺脓肿

(一)X 线特征

病灶呈浓密的团状阴影,占据一个或多个肺段,病灶中有厚壁的透亮空洞。急性期,由于脓肿周围炎性浸润存在,故而使空洞壁相当厚且外缘模糊,空洞常为中心性,也可为偏心性,壁虽厚,但内壁常较光整,底部常见液平。慢性期,空洞周围炎性浸润逐渐吸收减少,空洞壁逐渐变薄,腔也慢慢缩小,周围有较多紊乱的条索状纤维病灶。

(二)诊断与鉴别诊断

肺脓肿空洞主要应与肺结核空洞和肺癌空洞进行鉴别。结核性空洞多发生在肺上叶尖段、后段和下叶背段,通常较小,壁薄,壁内缘光滑,外壁也较光整与清晰,周围常有多发小斑片状或索条状卫星病灶,或有其他肺野的播散病灶。癌性空洞多见于老年,厚壁空洞,空洞常呈偏心性,空洞内壁缘高低不平,可有癌结节,空洞外壁可有分叶及毛刺征。

十三、肺结核

(一)X 线特征

1.原发型肺结核　原发型肺结核(Ⅰ型)又名原发综合征,多见于儿童和青少年,少数为成年人。原发型肺结核的典型表现有 3 个 X 线征。①原发浸润:肺近胸膜处原发病灶,多位于中上肺野,其他肺野则少见。为局限性斑片状阴影,中央较浓密,周边较淡而模糊,当周边炎症吸收后则边缘略清晰。②淋巴管炎:从原发病灶向肺门走行的条索状阴影,不规则,此阴影仅一过性出现,一般不易见到。③肺门、纵隔淋巴结肿大:结核分枝杆菌沿淋巴管引流至肺门和纵隔淋巴结,引起肺和纵隔淋巴结肿大。表现为肺门增大或纵隔边缘肿大淋巴结突向肺野。增大的淋巴结有时可压迫支气管,引起相应肺叶的不张。

原发病灶经治疗后易于吸收,少数原发病灶可以干酪样变,形成空洞。但淋巴结炎常伴不同程度的干酪样坏死,愈合较慢,愈合后可残留钙化。当原发病灶吸收后,原发型肺结核则表现为胸内或纵隔内淋巴结结核。淋巴结内部干酪灶可破溃至血管和支气管产生血行或支气管播散。

2.血行播散型肺结核(Ⅱ型)　此型为结核分枝杆菌经血行播散。根据结核分枝杆菌的毒力不同、菌的数量,以及机体免疫功能状况等因素,可分为急性、亚急性及慢性血行播散型肺结核。①急性血行播散型肺结核又称急性粟粒型肺结核:表现两肺弥散性粟粒状阴影。粟粒影像特点主要为 3 个均匀,即分布均匀、大小均匀和密度均匀。②亚急性血行播散型肺结核:病灶多见于两肺上、中肺野,粟粒状阴影大小不一、密度不均、分布不均;病灶可融合,或增生硬结和钙化,也可纤维化呈索条样阴影,甚至部分病灶可形成空洞透亮区;同时,常伴两下肺透过度增高的代偿性肺气肿,双膈降低,心影垂直,上可见胸膜增厚与粘连。③慢性血行播散型肺结核:病变类似于亚急性血行播散型肺结核表现,只是大部分病变呈增生性改变,病灶边缘基本清晰,纤维索条状影更明显。或者病灶钙化更多见,胸膜增厚和粘连更显著等。同时,两肺纹理增粗紊乱更明显。

3.继发性肺结核(Ⅲ型)　继发性肺结核为成年结核中最常见的类型,包括浸润病变、干酪病变、增生病变、空洞病变、结核球,以及纤维、钙化等多种不同性质的病变。

(1)浸润型肺结核:多为已静止的原发病灶的重新活动,或为外源性再感染。由于机体对结核分枝杆菌已产生特异性免疫力,故病变常局限于肺的一部,多在肺上叶尖段、后段及下叶背段。X线片表现多种多样,可以一种为主或多种征象混合并存,主要可见以下8种征象。①局限性斑片阴影:见于两肺上叶尖段、后段和下叶背段,右侧多于左侧。②大叶性干酪性肺炎:为一个肺段或肺叶呈大片致密性实变,密度中心较高,边缘模糊。③增生性病变:呈斑点状阴影,边缘较清晰,排列成"梅花瓣"或"树芽"状阴影,为结核病的典型表现。④结核球:圆形、椭圆形阴影,大小0.5~4cm,常见为2~3cm,边缘清晰,轮廓光滑,偶尔有分叶,密度较高,内部常见斑点、层状或环状钙化。结核球周围常见散在的纤维增生性病灶,称"卫星灶"。⑤结核性空洞:圆形或椭圆形病灶内,见透亮区。空洞壁薄,内壁一般较规则,有时可呈厚壁不规则空洞。常见一条或数条粗大条状阴影与空洞相连,表示引流大气管与空洞相通。⑥支气管播散病变:结核空洞干酪样物质经引流支气管排出,引起同侧或对侧的支气管播散。表现为沿支气管分布的斑片状阴影,呈腺泡排列,或相互融合成小叶阴影。⑦硬结钙化:增生性病灶好转后可有钙盐沉着,病灶呈边缘锐利的高密度影,完全钙化者,呈骨样密度的斑片状或小块状阴影。致密阴影长期无变化,表现结核病痊愈。钙化也可产生在支气管壁或胸膜和淋巴结内。⑧小叶间隔增厚:表现为索条及网状阴影。

(2)慢性纤维空洞型肺结核:属于继发性肺结核晚期类型,肺组织受结核病灶破坏,形成慢性纤维空洞,肺内有多种不同性质的病变,病程达数年或数十年之久。是由于其未经彻底治疗,病变恶化,反复进展演变而来。X线片表现:①单侧或双侧肺上中部不规则透亮区。②空洞壁厚,壁周有大量纤维粘连,使洞壁固定而坚硬。③多支引流支气管与空洞相通,呈索条轨道状阴影。④空洞周围有大片渗出和干酪病变,也可见不同程度的钙化。⑤双肺上叶收缩,双肺门上抬,肺纹理紊乱,呈垂柳状。⑥双肺中下叶透过度增加。⑦纵隔变窄。⑧肋间隙增宽,双膈变平下降,呈桶状胸。⑨胸膜增厚及粘连。⑩常见支气管播散性结核病灶。

4.结核性胸膜炎(Ⅳ型)　结核性胸膜炎或单独发生,或与肺部结核病变同时出现。病因:胸膜下肺结核灶或胸壁结核直接侵犯,或为肺结核和肺门纵隔淋巴结结核中结核分枝杆菌经淋巴管逆流至胸膜所致,也可为结核分枝杆菌的血行播散,机体变态反应增强,结核分枝杆菌与其代谢产物的刺激使胸膜产生炎症。胸膜结核可分为结核性干性胸膜炎和结核性渗出性胸膜炎,后者临床多见,常为单侧胸腔渗液,偶尔两侧胸腔渗液,一般为浆液性,偶尔为血性。X线影像上可见不同程度的胸腔积液表现,慢性者可见胸膜广泛或局限性增厚表现。

(二)诊断与鉴别诊断

肺结核的影像学表现复杂繁多,结合病史、影像学表现的特点,以及痰液检查结果,一般不难做出诊断。但不同性质的病变与其他非结核病变有相似之处,应注意鉴别:①结核球与周围型肺癌的鉴别,结核球多数为圆形,边界整齐,无毛刺,少有胸膜凹陷征,内部常有环形、弧形或斑状钙化,周围多有卫星灶。周围型肺癌多为分叶状肿块,有短细毛刺,钙化少见,多有胸膜凹陷征。②结核性空洞与癌性空洞的鉴别,结核性空洞通常空洞壁薄,壁内、外缘较光滑,空洞周围常有不同性质的结核病灶。癌性空洞由肿瘤发生坏死液化后形成,多为厚壁空洞,常为偏心性,外壁多呈分叶状,可有毛刺,壁内缘多高低不平,有结节状突起。

十四、肺真菌病

肺真菌病包括肺的曲霉菌病、隐球菌病、念珠菌病、放线菌病和奴卡菌病等。肺真菌病易发生于免疫功能障碍的患者,也见于免疫功能正常者。患者因直接吸入病原菌发病,或病原菌经血行感染到肺内。病理改变有多种形态,如肺小叶、肺段及肺叶实变、肺脓肿、肉芽肿、弥漫结节等,可合并胸内淋巴结肿大和胸腔积液。X线检查主要表现为肺内结节、空洞、肺泡实变及粟粒影像,还可见肺门淋巴结肿大及胸腔积液,多数病变缺乏特征性表现。病变确诊须根据病原菌培养结果。

(一)曲霉菌病

1.X线特征　肺曲霉菌病以曲霉菌球最具特征,表现为位于肺部空洞或空腔内的圆形或类圆形致密影,其大小多为3~4cm,密度均匀,边缘较光整。曲霉菌球可有钙化,呈斑点钙化或边缘钙化,由于曲霉菌球不侵及空洞壁,体积又小于空腔的内腔,故立位与卧位投照比较,曲霉菌球的位置可有改变,且总是处于近地位。在曲霉菌球与空腔壁之间有时可见新月形空隙,称为空气半月征。由于曲霉菌球易继发于肺结核的空洞内,故两上肺尖后段多见,洞壁多较薄。

2.诊断与鉴别诊断　肺曲霉菌病的支气管黏液嵌塞多见于两肺上叶,且多发于近侧支气管,有时可见其远侧的肺不张。而支气管扩张多见于两肺下叶,多为较远侧的支气管,结合病史一般鉴别不难。表现为两肺多发的球形病变,应与血源性肺脓肿鉴别。慢性曲霉菌感染可形成纤维结节性病变,并可产生空洞,须与肺结核鉴别。

(二)隐球菌病

1.X线特征　在两肺出现单个或多个大小不等的斑片状、圆形或结节状炎性浸润阴影,边缘较清楚。有时只见支气管周围炎症。慢性肺部病灶可为孤立性小空洞,周围无炎症反应,有时可见钙化。肺门和纵隔淋巴结一般无肿大。免疫功能低下的患者或晚期病例病变可有播散,表现为广泛的肺实变影,甚至发生血行播散,肺内出现粟粒性病灶。

2.诊断与鉴别诊断　本病的影像学表现缺乏特征性,常难与其他感染性病变鉴别。因为本病较易同时侵犯中枢神经系统,故在上述肺部改变伴有脑和脑膜症状时,应想到本病的可能性。

十五、原发性支气管肺癌

(一)X线特征

1.中央型肺癌　其病理类型按发生率高低依次为鳞癌、小细胞癌、腺癌和大细胞癌。X线上,肺门影增深、增大和肺门区块影为其直接征象,同时,常伴有间接征象,包括局限性肺气肿、阻塞性肺炎和肺不张等表现。

2.周围型肺癌　病理类型最常见为腺癌,其次为鳞癌和腺鳞癌等。如发生于肺尖的癌,特称肺沟癌。其主要表现为肺内球形肿块。肿块常见不规则的分叶、短细的毛刺和不规则的厚壁空洞等,肿块内钙化很少见。

3.弥散型肺癌　病理类型最常见为细支气管肺泡细胞癌。表现为两肺广泛分布的细小结节,较多为不对称分布。病变呈进行性发展,有融合倾向。融合病灶呈肿块状,甚至发展为整个肺叶的实变,在融合病灶内可出现不规则支气管充气征。

(二)诊断与鉴别诊断

1.中央型肺癌　中央型肺癌诊断要点是发现支气管腔内结节或肿块,支气管壁增厚、狭窄或完全闭塞,以及肺门肿块和并发的阻塞性肺炎及肺不张。纵隔结构受侵及淋巴结转移也是诊断的重要依据。主要与支气管内膜结核鉴别。支气管内膜结核也可见阻塞性肺炎和肺不张,同时,支气管壁内缘不规则而外缘光滑,一般不形成管壁肿块,管壁增厚较轻。确诊须经支气管镜活检。

2.周围型肺癌　周围型肺癌诊断要点是外围肺组织内发现结节或肿块,直径 3cm 以下者多有空泡征、支气管充气征、分叶征、毛刺征和胸膜凹陷征。直径较大者可有分叶征,肿块内可发现癌性空洞。CT 增强扫描时,肿块可有中等以上强化。如果同时发现肺门和纵隔淋巴结肿大,则更有助于肺癌的诊断。周围型肺癌应与炎性假瘤结核球及肺错构瘤鉴别。炎性假瘤一般边缘光滑,无毛刺,无或偶尔有分叶。结核球边缘清楚,无毛刺,偶尔有分叶,肿块内可有环状或斑片状钙化,病变周围常有"卫星灶"。肺错构瘤常边缘光滑锐利,无毛刺,如果 CT 上见到骨骼或脂肪成分,则可明确诊断。

十六、肺黏液表皮样癌

(一)X 线特征

肺黏液表皮样癌在胸片上常常表现为肺内孤立性结节或肿块,边缘光滑、境界清楚,主要向腔内生长,肿瘤内可以出现钙化。部分患者可合并或仅表现为肺部炎症和(或)肺不张,部分可见有支气管内的"空气新月征",有时可以看到阻塞部位以下远端的支气管扩张和局限性肺气肿,也有部分患者没有阳性发现。

(二)诊断与鉴别诊断

肺黏液表皮样癌是一种低度恶性的罕见肿瘤,常见于段支气管,也可见于气管和主、叶支气管,X 线片上表现为中央性肿块,伴或不伴阻塞性肺炎、肺不张,也可表现为孤立性结节或肿块,少见肺门和纵隔淋巴结转移性肿大,肿瘤的散在点状钙化是其诊断特点之一。

十七、继发性肺肿瘤

(一)X 线特征

常表现为两肺多发棉球样结节,密度均匀,大小不一,轮廓清楚。以两肺中、下野外带较多,也可局限于一侧肺野。少数可为单发球形病灶。血供丰富的原发肿瘤可以发生粟粒状转移,较多分布在中、下肺野。偶尔可表现为多数小片状浸润。淋巴道转移可表现为两肺门和(或)纵隔淋巴结增大,同时,自肺门有向外呈放射状分布的条索状影,沿条索状影可见串珠状小点影。

(二)诊断与鉴别诊断

肺转移肿瘤的诊断根据原发肿瘤的病史及影像学表现并不困难。少数无原发癌病史的肺部单发转移瘤常不易确诊,应结合病史,详细检查各脏器,必要时行肺部肿块穿刺活检。

第三节　纵隔疾病

一、纵隔淋巴结结核

(一)X线特征

肺门、纵隔的"土豆样"团块影。

(二)诊断与鉴别诊断

1.淋巴瘤　淋巴结主要累及中纵隔,肺门的淋巴结肿大少见。淋巴瘤发展迅速,可合并颈部或其他部位的淋巴结肿大,合并肺内浸润时发展迅速。

2.转移瘤　多见于中老年患者,有原发肿瘤证据。主要表现为一侧肺门或纵隔淋巴结肿大,转移性淋巴结常有融合。

3.结节病　以对称性肺门和纵隔淋巴结肿大为特征,淋巴结一般无融合,轮廓清楚,不侵犯周围组织。临床症状轻微,有自愈倾向,应用肾上腺皮质激素治疗有效。

二、胸内甲状腺肿

(一)X线特征

X线检查可见上纵隔增宽,并有软组织影向两侧或一侧突出,且突出的软组织影与颈部相连,并可随吞咽而上下移动。气管可受压变形、移位。严重时,可出现食管的受压移位(食管造影)。胸部正位片还可见上纵隔密度增高,侧位胸片常显示胸骨后方透亮度减低。

(二)诊断与鉴别诊断

胸内甲状腺瘤多位于气管的前方或侧方,多与颈部甲状腺相连,多数病灶可随吞咽上下移动,一般诊断不难。右上纵隔的胸骨后甲状腺肿须与无名动脉伸展扭曲及无名动脉瘤鉴别,后者有搏动等可资鉴别。

三、胸腺瘤

(一)X线特征

X线后前位胸片可见不规则纵隔增宽,侧位可见前纵隔内肿块影。若病变呈囊性则可见病变上窄下宽(液体重力作用),透视检查可见病变形态随呼吸有一定程度改变。

(二)诊断与鉴别诊断

主要应注意与胸腺增生进行鉴别,鉴别要点为后者胸腺虽然增大,但其正常形态仍然存在,且密度亦较高。小儿胸腺瘤应注意与小儿正常胸腺鉴别,后者通常表现为一侧或两侧中上纵隔增宽,形状较规则,呈"三角征"或"帆征"。

四、畸胎瘤

(一)X线特征

X线胸片可见肿瘤多位于前纵隔,特别是心脏与大血管交界的前、中纵隔处,个别病例可以位于后纵隔,左侧多于右侧。肿瘤常呈类圆形,可有轻度分叶,大小不等。肿瘤继发感染后周围粘连而呈锯齿状,或形成毛刺。其内若发现骨骼影则有明确的诊断意义。

(二)诊断与鉴别诊断

畸胎瘤多见于前、中纵隔,密度不均匀,瘤灶内出现钙化、畸形的骨骼或牙齿及脂肪等多种组织成分,影像学表现典型,多可明确诊断。少数瘤灶呈均一软组织密度,表现不典型,尤其是位于中、后纵隔者,诊断较困难,应注意与纵隔内其他肿瘤鉴别。

五、淋巴瘤

(一)X线特征

X线胸部后前位片主要表现为纵隔影增宽,以上纵隔为主,边缘清楚,呈锯齿状。侧位胸片可见肿块但边缘欠清楚。

(二)诊断与鉴别诊断

纵隔淋巴瘤的肿大淋巴结分布以前纵隔和支气管旁组最常见,可融合成块,多见于青年或青少年,其次为老年,临床有发热等,他处多有淋巴结肿大,一般诊断不难。诊断时应注意与下述疾病鉴别:①结节病,临床表现轻微,且可以自愈。淋巴结肿大具有对称性且以肺门为主。②淋巴结核,淋巴结肿大多为一侧性,增强检查呈环形强化。肺内多有结核病变,临床上有结核中毒症状。③转移性淋巴结肿大,多有原发病灶,且肿大淋巴结亦多为一侧性,同时,引流情况与原发病灶对应,多见于老年。

六、神经源性肿瘤

(一)X线特征

胸部平片上肿瘤多位于后纵隔脊柱旁,呈类圆形或哑铃状。后者一端位于椎管内,另一端通过椎间孔生长于脊椎旁,椎间孔扩大,邻近骨质有吸收或破坏。

(二)诊断与鉴别诊断

本病发病年龄常较小,瘤灶多见于后纵隔,可见椎间孔扩大,邻近椎体破坏等特点,不难做出诊断。常须与其鉴别的有:①椎旁脓肿,多为梭形,中心为液化区,周围为纤维组织的壁,结合椎体结核的其他特征性表现不难鉴别。②脑脊膜膨出,有先天性脊椎畸形,结合病变与脊柱的关系及其内部密度不难鉴别。

第四节 胸膜疾病

一、胸膜间皮瘤

(一)概述

原发性胸膜肿瘤少见,其中绝大部分是间皮瘤,其他如纤维瘤、血管瘤及脂肪瘤等均属罕见。胸膜间皮瘤多见于40岁以上,男、女性别和左、右侧发病率无差别。胸膜间皮瘤的发病与接触石棉有一定关系。胸膜间皮瘤以良性较多见,良性者病变多较局限,形成肿块,弥漫生长的胸膜间皮瘤多为恶性,常伴胸腔积液。

(二)病理

胸膜间皮瘤起源于胸膜的间皮细胞及纤维组织细胞。一般把胸膜间皮瘤分成两大类,即局限型和弥散型。局限型多为良性,14%~30%为恶性;弥散型间皮瘤均为恶性。

1.局限型胸膜间皮瘤　多源于脏层胸膜(占 3/4),通常半数以上有蒂且突入胸腔,也可来自于纵隔、膈肌或胸壁的壁层胸膜。

2.弥散型胸膜间皮瘤　按病理组织改变,分上皮型、纤维肉瘤型和混合型 3 种。胸膜广泛增厚,从轻度到显著增厚,可达数厘米,常呈结节状、斑片状不规则增厚,侵及侧胸壁、纵隔和横膈等处胸膜,常伸入到叶间裂内。环形增厚的胸膜呈盔甲状,包绕或侵犯肺组织,使肺的容积显著缩小,肺功能丧失。胸膜增厚通常伴不同程度的胸腔积液,有时为大量胸腔积液,以浆液血性居多。

(三)临床表现

局限型良性胸膜间皮瘤可长期无任何症状,通常在 X 线体检时偶尔被发现。当肿瘤较大时,可产生胸内不适、气短和咳嗽等症状。恶性胸膜间皮瘤,胸痛是最常见的症状,且多为剧痛。

(四)MRI 表现与诊断要点

1.胸膜脏层或壁层不规则肿块,上下蔓延,可呈结节状;有融合倾向,可穿入叶间裂。

2.肿块呈长 T_1 与长 T_2 信号,侵犯范围很大,可侵及纵隔。

3.可伴胸腔积液与积血。积液呈长 T_1、长 T_2 信号;积血呈短 T_1、长 T_2 信号。

因此,MRI 检查可明确肿瘤的存在,对胸膜间皮瘤的确诊有一定帮助。

(五)鉴别诊断

局限型胸膜间皮瘤需与周围型肺癌鉴别;弥散型胸膜间皮瘤有时易与胸膜转移、慢性脓胸所致胸膜肥厚混淆,慢性脓胸所致胸膜增厚多内缘平直、均匀增厚,肋间隙常变狭窄,见到包裹积液存在则诊断更容易。

二、胸膜转移瘤

(一)概述

肿瘤侵犯胸膜是相当常见的,或许一方面因为胸膜本身面积大,很容易受转移灶的种植;另一方面是肺癌的发病率逐年上升,使得胸膜易受其害。有胸腔积液的成年人中,30%~50%是由于胸膜转移性疾病引起。最常见的原发恶性肿瘤是肺癌、乳腺癌、卵巢癌和胃癌。

(二)病理

胸膜表面有许多结节状转移灶,少数病例可见胸膜广泛不规则增厚。因肿瘤侵犯胸膜而常常产生大量胸腔积液。

(三)临床表现

多数患者诉咳嗽、呼吸困难、胸部沉重感、胸痛、体重下降、不适等。少数患者没有症状。

(四)MRI 表现

胸膜转移瘤 MRI 检查可见游离胸腔积液,单侧或双侧,有时于胸膜上可见多个小结节状实性肿块或胸膜轻度增厚,T_1WI 上信号高于胸腔积液信号,T_2WI 上不如胸腔积液信号高,容易与胸腔积液分辨。血性胸腔积液由于具有较短的 T_1 时间和较长的 T_2 时间,在 T_1WI、T_2WI 上都呈高信号。注射 Gd-DTPA 后结节性病灶有明显强化。

(五)诊断要点

胸膜转移瘤,特别是腺癌的转移,可发生弥散性胸膜浸润病变,易与原发性恶性胸膜间皮瘤混淆,两者形态相仿,无特征性区别,主要依靠转移瘤多有原发癌病灶、肺内肿块、纵隔淋巴结肿大等表现。

(六)鉴别诊断

1.胸膜间皮瘤。

2.胸膜感染性病变。

三、气胸

(一)概述

胸膜的壁层或脏层破裂,空气可进入胸膜腔内形成气胸。

(二)病理

气胸可分为自发性和外伤性两种,后者多由壁层胸膜破裂所致,常伴胸壁软组织穿通伤、肋骨骨折及皮下气肿等。空气进入胸膜腔后,胸压升高,肺组织以肺门为中心向纵隔旁收缩萎陷,萎陷的程度取决于进入胸腔的空气量的多少,以及肺和胸膜等的病理情况。一般分为闭合性、开放性和张力性气胸三类。

(三)临床表现

气胸的临床症状决定于肺部疾病情况、气胸严重程度和气胸性质。如为自发性气胸,且气体量少,则症状常较轻微,可有轻度胸闷、气短。如先前的肺部疾病已使肺功能有明显损害,再有气胸,则气急、胸闷情况常较明显。如为张力性气胸则病情危急。胸壁损伤并发气胸,症状亦较明显。一般体征为患侧胸腔叩诊呈鼓音,呼吸音减低或消失,纵隔移向健侧。

(四)MRI 表现与诊断要点

气胸在 MRI 上表现为低信号,如气体量很少,肺组织压缩不明显,则亦呈低信号,有时可能漏诊。胸腔内有大量的气体,肺组织明显压缩,呈中等信号团块状,纵隔偏向健侧,诊断容易。如伴有胸腔积液,则可显示气液平,积液在 T_1WI 上呈较低信号。MRI 对伴发的胸腔积血非常灵敏,在 MRI T_1WI 上呈高信号。

第五节　先天性心脏病

先天性心脏病(congenital heart disease,CHD)简称先心病,是一类较常见的心血管系统疾病,根据其畸形性质不同,对患者生长发育的影响程度不同。随着心胸外科技术的发展,许多病变均可得到手术矫治,对先天性心脏病的早期、正确诊断十分重要。多普勒超声心动图是目前诊断先心病最常用的检查方法,但对复杂性和小儿先心病的诊断有较大的困难。X线心血管造影是先心病术前诊断的"金标准",但其为创伤性检查,部分患者对碘剂过敏,使检查不能实施或者发生过敏反应,甚至危及患者的生命。作为非创伤性的 MRI 检查技术,其特点是软组织对比度高,在不使用造影剂的情况下,既能获得清晰的心脏、大血管形态结构图像,又能弥补超声心动图和 X 线血管造影的不足,尤其对复杂先心病的诊断可通过不同方法、不同切面扫描,明显提高临床诊断水平。因此,在不远的将来,MRI 完全有可能代替 X 线心血管造影检查,使先心病的术前诊断成为无创伤性。

一、室间隔缺损

(一)概述

单纯性室间隔缺损(ventricular septal defect,VSD)是最常见的先心病之一,约占先心病的22%,居先心病的第 2 位。为胎儿期室间隔发育不全所致。男性多于女性。主要病理改变为室间隔不完整,致使左右心室的血液经缺损处相通,产生左向右分流。室间隔缺损的部位、大小和数目变异较大,按其发生的部位,将其分为以下几种类型:①漏斗部缺损。②膜部和膜周部缺损,含隔瓣后缺损。③肌部缺损。④房室共道型缺损。本病亦可与法洛四联症、大血管转位、三尖瓣闭锁等复杂畸形合并存在。

(二)病理改变

正常情况下,左心室的收缩压明显高于右心室,当有室间隔缺损存在时,左心室的血液经缺口流向右心室,产生左向右的分流。较小的室缺,分流量较小,对右心室的功能影响亦小,右心室负荷增加不明显,临床上可无症状,或仅有轻微症状。当缺损较大,左向右分流量较大时,右心室容量负荷增加,肺血增多,导致肺动脉高压,产生明显的临床症状;长期的肺动脉高压,使肺血管发生广泛性器质性病变,右心室的阻力负荷进一步加大。当右心室压力明显升高,超过左心室压力时,分流方向逆转,出现右向左分流。当两心室压力持平时,分流减少或有双向分流。

(三)临床表现

轻者无症状。缺损较大者可有活动后心悸、气喘,容易并发呼吸道感染等症状。晚期重度肺动脉高压时出现发绀、心力衰竭等。查体可见心前区隆起,胸骨左缘 3、4 肋间闻及全收缩期杂音,多伴有震颤,肺动脉第二心音亢进。

(四)MRI 表现

室间隔缺损的 MRI 检查,以体轴横断面和垂直室间隔心室长轴层面显示最佳,也可加做垂直室间隔心室短轴像和视频 MRI(Cine-MRI)。为避免假阳性,至少应做 2 种以上不同方向的切面扫描,并同时显示出缺损时,方可诊断。

1.在 MRI 上显示心室间隔的连续性中断,局部有一缺损,缺损两端圆钝。

2.Cine-MRI 上可见缺损处的分流信号,此时,心腔内血流为高信号,而近缺口局部可见低信号区。

3.左右心室扩大,以左心室为著,伴有心室壁增厚。

4.当有肺动脉高压时,出现肺动脉扩张及右室壁更增厚。

(五)诊断要点

1.临床症状、体征提示有室间隔缺损存在。

2.MRI 上在两种以上不同的切面方向上显示出室间隔连续性中断、局部有缺损。

(六)鉴别诊断

单纯室间隔缺损的 MRI 诊断不难,膜部缺损或小的肌部缺损容易漏掉,Cine-MRI 对诊断会有帮助。膜部室间隔在正常情况下 MR 信号较弱,易误诊为膜部室缺。

在 MRI 确诊室间隔缺损同时,还应仔细观察心血管的其他结构,注意有无合并其他方面的畸形。

二、房间隔缺损

(一)概述

房间隔缺损(atrial septal defect,ASD)是最常见的先天性心脏病之一,占全部先心病的20%~26%,居先心病的首位。女性多发,男女之比约为 1:2。房间隔缺损可单纯存在,也可与其他畸形合并存在。

(二)病理

房间隔缺损可分为原发孔型(Ⅰ孔型)和继发孔型(Ⅱ孔型)两种。原发孔型房间隔缺损为胚胎发育期原发隔发育不全,未能与心内膜垫融合所致,目前多归入心内膜垫缺损(房室隔缺损)。继发孔型房缺是由于原发房间隔吸收过多或继发房间隔发育障碍所致。根据其部位不同分为四种类型:①中心型(又称卵圆孔缺损型),位于房间隔中心卵圆窝处,约占总数的75%。②上腔型(又称高位型缺损),占 4%~5%,位于上腔静脉入口的下方,缺损上缘与上腔静脉入口相延续,常合并右上肺静脉异常引流。③下腔型,位于房间隔的后下方,缺损下缘紧邻下腔静脉入口,占总数的 10%~12%。④混合型缺损,缺损巨大,累及上述两个以上部位,约占总数的 8.5%。

由于房间隔缺损,左心房的血液经缺损口流入右心房,使右心房、右心室及肺动脉血容量增加。随着病情的发展,肺小动脉逐渐出现内膜增生,中层肥厚,导致肺动脉高压。继之右心房压力升高加重,当超过左房时,产生右向左分流,导致右心非氧合血进入左侧的体循环,临床出现发绀,发展为艾森-门格综合征。

(三)临床表现

本病初期或缺损较小者可无临床症状。缺损较大时,可有活动后心悸、气短、乏力等,易患呼吸道感染等。晚期出现昏厥、心力衰竭等。体检发现心界向左侧扩大,于胸骨左缘 2、3肋间闻及 2~3 级收缩期杂音,多无细震颤,肺动脉瓣区第二心音亢进并分裂。

(四)MRI 表现

1.房间隔不连续,可见缺口,以水平面和垂直室间隔心室长轴像显示最佳。为避免误诊,应在两种以上不同方向切面中同时显示有房间隔不连续时,方能诊断为房间隔缺损。

2.右心房室增大,肺动脉干增宽,右心室壁可增厚。

在诊断房间隔缺损时,应注意区分正常的卵圆窝,由于卵圆窝处房间隔菲薄,MRI 信号很弱,产生类似房间隔缺损的假象,此时卵圆窝两边的房间隔是逐渐变薄,而当真正房间隔缺损时,缺口两边的房间隔增厚,形成所谓"火柴头"征。

在采用 SE 序列做 MRI 诊断房间隔缺损有困难时,可考虑应用 GRE 序列做 Cine-MRI。在重点可疑 ASD 部位,行 Cine-MRI 扫描,能清楚显示左向右分流血液喷射情况,表现为在亮白信号的血池内,在缺口处,右心房侧(晚期右向左分流时,出现在左心房侧)可见黑色(低信号)的血流束。

(五)诊断要点

1.临床检查于胸骨左缘 2、3 肋间闻及 2~3 级收缩期杂音。肺动脉瓣第二音亢进、分裂。

2.MRI 的水平面、垂直室间隔心室长轴位等至少 2 种以上切面上显示房间隔不连续,缺口两边可见"火柴头"征象。

3.GRE 序列 Cine-MRI 中见心房水平分流,在高信号(白色)的血池内出现低信号(黑色)的血流束。

4.MRI 中同时可见右心房、室及肺动脉干增大,右室壁增厚。

(六)鉴别诊断

当检查方法正确、图像清楚时,诊断房间隔缺损并不难,主要应与卵圆孔未闭相鉴别。MRI 诊断房间隔缺损时,容易出现假阳性和假阴性。假阳性主要是误将卵圆窝处因菲薄导致的 MR 信号弱,误诊为房缺,主要区别点是此时房间隔是逐渐变薄,而非边缘增厚,形成"火柴头"征。假阴性,主要因缺口大小或扫描层面选择不当,或图像质量较差。必要时,加做 Cine-MRI 可提高对房缺的确诊率。

三、动脉导管未闭

(一)概述

动脉导管未闭(patent ductus arteriosus,PDA)是最常见的先天性心脏病之一,发病率为 15%~21%,占全部先心病的第三位,男女之比为 1:(2~3)。动脉导管位于主动脉峡部与左肺动脉根部,是胎儿期血液循环的正常通道,95%婴儿生后 1 年内闭塞,1 岁后仍开放者为动脉导管未闭。病理解剖上将其分为三种类型:①管型(圆柱型),约占本病的 80%。②漏斗型。③窗型。动脉导管未闭多数单独存在,也可与其他畸形合并存在。

(二)病理

动脉导管未闭造成主动脉与肺动脉间直接相通,产生心底部的左向右分流,初期分流量大小取决于未闭的动脉导管的口径。由于存在上述左向右分流使左心房室的容量负荷加大,导致左心室扩大,室壁增厚,严重者可致左心衰竭;肺血流量增加,形成肺动脉高压,使右心室后负荷加重,右室壁增厚,继之出现右心室腔扩大,致右心衰竭;晚期肺动脉压力达到或超过主动脉压力时,出现双向或右向左分流,临床出现发绀。

(三)临床表现

未闭动脉导管细小者可无症状,导管粗大者出现活动后心悸、乏力、咳嗽等症状,可并发感染性心内膜炎。晚期肺动脉高压合并右向左分流者可有咯血、全身发绀等,严重者出现心力衰竭。

体检于胸骨左缘第二肋间闻及双期连续性机械样杂音,杂音响亮处可触及震颤。分流量大时,有周围血管征,表现为动脉舒张压降低、脉压加大、水冲脉等。有肺动脉高压者肺动脉瓣区第二音亢进。

(四)MRI 表现

1.在 MRI 的水平面及垂直室间隔心室短轴位上,于主动脉峡部与左肺动脉起始部之间,可见未闭的动脉导管将两者相连通。MRI 能确定导管未闭的分型。

2.GRE Cine-MRI 中能见到异常的血流信号,并能显示分流的方向。

3.在心室水平面可见左侧房室扩大,以左心室扩大为著,左室壁增厚。

4.升主动脉、主肺动脉及左肺动脉扩张。

5.晚期有肺动脉高压者,MRI 上还见右心室扩大及右室壁增厚。

(五)诊断要点

1.临床表现　具有动脉导管未闭的症状、体征,如胸骨左缘第二肋间闻及双期机械样杂音,肺动脉瓣区可触及震颤。

2.MRI　于大血管平面见主动脉峡部与左肺动脉起始部之间有未闭的动脉导管相通。

3.GRE Cine-MRI　显示主动脉峡部与肺动脉干分叉部之间有异常的血流信号。

(六)鉴别诊断

检查方法正确,图像清晰,显示出未闭的动脉导管时,诊断不难,无需与其他病变相鉴别。有时未闭动脉导管很细小,或扫描方法不当,未能显示出未闭的动脉导管时,造成漏诊。此时应在不同方向的切面上扫描,同时加做不同的序列,能提高 MRI 对动脉导管未闭的诊断正确率。

四、法洛四联症

(一)概述

法洛四联症(tetralogy of Fallot,TOF)为最常见的发绀型复杂性先天性心脏畸形,占先心病总数的 12%~14%,在小儿先心病中排在房缺、室缺和动脉导管未闭之后,位居第四位。本病由肺动脉狭窄(主要为右室漏斗部和肺动脉瓣混合型狭窄)、室间隔缺损、升主动脉骑跨于室间隔之上和右心室肥厚等四个基本病理改变构成的复杂畸形,其中以右室漏斗部的狭窄最为重要。如只有心室间隔缺损、肺动脉口狭窄和右心室肥大,而无主动脉骑跨者,称为不典型的法洛四联症。本病可与房间隔缺损(称为法洛五联症)、右位心、大血管转位等畸形合并存在。

(二)病理变化

法洛四联症的病理生理改变主要取决于右室流出道及肺动脉狭窄。由于室间隔缺损较大,左右心室及主动脉的压力相似,右室流出道狭窄越重,排血阻力越大,右心室经室缺由右向左分流量就越大,发绀重。如肺动脉狭窄较轻,右心室排血阻力小,经室缺产生双向分流,发绀则较轻,个别人仅有左向右分流,可无发绀。重者右心室肥厚失代偿后,最终导致右心衰竭。

(三)临床表现

患者自幼出现进行性发绀和活动后心悸、气喘、乏力,喜取蹲踞位休息。严重发绀患者活动后由于严重缺氧而引起发作性昏厥或抽搐。体检见患儿发育差,有杵状指(趾),心界不大,听诊胸骨左缘3~4肋间有收缩期喷射样杂音,肺动脉第二音减弱。心电图电轴右偏、右房大,右心室肥厚。

(四)MRI表现

1.右心室壁肥厚,接近甚至超过左心室壁的厚度。而正常人右室壁的厚度仅为左室壁厚度的1/3~1/2,以轴位横断面、心室短轴切面和垂直室间隔心室长轴位显示清楚。

2.室间隔缺损,以嵴下型即主动脉瓣下最常见。在轴位横断、垂直室间隔心室长轴或短轴切面上均能清楚显示。

3.肺动脉瓣和右心室流出道(即漏斗部)狭窄,在两者之间常能见到第三心室形成。在轴位横断面、冠状面及平行室间隔心室长轴位上显示清楚。

4.升主动脉扩张,顺钟向右转、前移并骑跨于缺损的室间隔之上。以轴位横断面、垂直室间隔心室短轴切面上显示清楚,尤其是后者,能同时测得升主动脉扩张程度和骑跨程度。一般为50%左右。

5.肺动脉干,左、右肺动脉均有不同程度的缩小。

6.在GRE Cine-MRI上可见因室间隔缺损和主动脉骑跨所造成的血流分流情况,同时还可见右室流出道、肺动脉瓣的狭窄程度及血流情况。

7.同时可显示合并存在的其他畸形。

(五)诊断要点

1.患儿临床表现有发育差,发绀、杵状指(趾)等,听诊于胸骨左缘3、4肋间闻及收缩期喷射样杂音。

2.MRI上可见右心室壁肥厚,接近甚至超过左室壁厚度;室间隔高位缺损;右室流出道及肺动脉瓣狭窄;主动脉增宽,前移并骑跨在缺损的室间隔上。

3.Cine-MRI中显示左右心室之间分流、右室流出道及肺动脉狭窄。

(六)鉴别诊断

MRI对诊断法洛四联症效果良好,一般均能显示出畸形的存在,故诊断不难。如只有室间隔缺损、肺动脉狭窄和右心室肥厚,而无主动脉骑跨和前移,则可诊断为不典型法洛四联症。

本病主要应与下列病变相鉴别。

1.法洛四联症型右室双出口　鉴别要点在于判断升主动脉的骑跨程度,法洛四联症的骑跨程度小于75%,而法洛四联症型右室双出口主动脉骑跨于右室侧超过75%。

2.法洛三联症　由肺动脉口狭窄、心房间隔缺损和右心室肥大构成,无室间隔缺损和主动脉的骑跨。

3.完全型大动脉错位　指升主动脉和主肺动脉与左右心室的连接关系异常和(或)两大动脉空间相互位置关系异常。鉴别方面主要辨认解剖结构上的左、右心室,以及与主动脉、肺动脉的关系。MRI上辨认右心室为内膜面粗糙、有调节束,具有肌性流出道;左心室内膜光滑、无调节束、无肌性流出道,可见乳头肌结构。

4.永存动脉干　重度法洛四联症肺动脉可完全闭锁或右室流出道完全闭塞,肺血供仅依赖侧支循环,又称为假性动脉干。而永存动脉干仅有一组半月瓣,心底部发出单一动脉干,肺动脉起源于共同动脉干的不同部位。

第九章 腹部疾病影像学检查

第一节 胃肠道疾病

一、消化道发育畸形

消化道的胚胎发育过程中,如果贯通不全、空化不全、发育不全或分隔不全则形成闭锁、狭窄、瘘或消化道重复畸形。消化道神经功能不全,以及神经节细胞减少或缺乏,可致幽门肥厚性狭窄或痉挛、先天性巨结肠等。婴儿消化道畸形的诊断主要依赖于影像学检查。

(一)先天性食管闭锁

1.病因病理 先天性食管闭锁(congenital esophageal atresia)由胚胎 5~6 周时中胚层分化成呼吸系统和食管障碍所致,按食管闭锁的部位,以及是否合并有食管气管瘘分为五型:Ⅰ型食管近端及远端均为盲端,无食管气管瘘;Ⅱ型食管近端形成食管气管瘘,远端为盲端;Ⅲ型食管近端为盲端,远端形成食管气管瘘,约占 86.5%;Ⅳ型食管近端及远端均形成两处气管食管瘘;Ⅴ型食管无闭锁,但有食管气管瘘。

2.临床表现 患儿出生后有流涎、吐白沫、进食呕吐。乳汁进入气管或胃液反流入呼吸道可引起吸入性肺炎。

3.影像学表现 导管不能入胃,碘油造影可显示食管盲端的位置和长度,并可判明食管与气管之间有无瘘管。胃肠道内含有气体,则说明下段食管与气管存在食管气管瘘。Ⅴ型患者食物经瘘管进入气管,可行食管镜检查。

4.诊断与鉴别诊断要点 对于呕吐患儿可行 X 线胸腹平片观察肺和消化道气体,导管碘油造影观察食管盲端的位置和长度,从而明确病变类型。呕吐患儿应与下列疾病鉴别:①先天性肥厚性幽门狭窄(congenital hypertrophic pyloric stenosis,CHPS):钡剂排空延迟、幽门管细长、幽门肌肥厚。②肠闭锁、肠狭窄和肠旋转不良:X 线腹部平片及钡剂造影检查可明确诊断。③还应与食管裂孔疝、胃扭转和消化道重复畸形鉴别。

(二)先天性肥厚性幽门狭窄

1.病因病理 幽门肌层肥厚,幽门管长 2~3cm,直径 1.5~2.0cm,肌层 0.4~0.6cm。显微镜下可见增生肥厚的肌层有水肿和白细胞浸润,黏膜和黏膜下层正常。

2.临床表现 本病多见于婴儿出生后头 6 个月内,男女发病比例为(4~5):1。多见于第 1 胎,约占 60%。主要表现为高位消化道梗阻症状:生后 2~3 周发生呕吐,开始为溢奶,然后逐渐加重为喷射状,呕吐物为奶汁和凝乳块,不含胆汁,吐后食欲强。幼儿营养不良。体检时,上腹部可见胃蠕动波,触到肥大的幽门肿块。

3.影像学表现

(1)超声:空腹胃腔扩张是诊断 CHPS 的特异标准,可见幽门横断面呈靶环状,中心为强回声(气体及液体),外周为低回声肌层;幽门纵断面显示前后肌层增厚,近端宽,远端窄,幽门直径大于等于12mm,幽门管长度大于等于15mm,幽门环肌厚度大于等于4mm。

(2)X线:上消化道造影检查胃腔扩张,蠕动增强但排空延迟,典型表现有幽门"鸟喙征""线样征""双轨征""肩样征"。患儿取右前斜卧位能较好显示幽门。

4.诊断与鉴别诊断要点　对于呕吐患儿,应行超声检查,排除CHPS,也可鉴别幽门痉挛、幽门管瓣膜疾病。X线结合超声可提高诊断准确率。

(三)先天性肠重复畸形

1.病因病理　先天性肠重复畸形的病因为多源性:胚胎期肠管腔化过程异常;憩室机制;外胚层和胚层粘连;尾端孪生畸形。根据畸形的形态和位置可分为肠囊肿型、肠外囊肿型、管状型和胸内型四种,肠外囊肿型约占80%。大部分重复畸形的内腔与所附消化道不通,部分畸形的远端有出口与主肠管相通,而近端呈盲闭或双出口。消化道重复畸形以肠重复畸形最为常见,常伴有胃黏膜和(或)胰腺组织迷生,导致出血。

2.临床表现　本病多在新生儿或婴儿期出现腹部肿块、肠梗阻、便血、腹膜炎及伴其他畸形。

3.影像学表现

(1)X线:钡剂造影表现为腹部肿块,肠腔内充盈缺损或肠管受压移位,可伴脊柱畸形。如果重复畸形与主肠管相通,则钡剂可进入其中,且排空延迟,部分或全结肠、直肠重复畸形表现为并行的双排管状结构。钡剂造影对急症患儿为禁忌。

(2)超声:肠外囊肿呈椭圆形,位于肠系膜内,多与肠壁相连,有共同壁,多与肠腔不通;囊壁为肠壁回声;结肠重复壁可见皱褶和突起,小肠重复壁可见小条状和点状血流信号;憩室多为圆锥形。

(3)CT:囊肿型表现为低密度单房囊性肿块,多与肠管不通,有些重复畸形为管状,可与肠管相通,部分囊壁显示有晕轮征,囊壁可强化,腹腔动脉与肠系膜上动脉血管造影能够清晰显示肠系膜上动脉及其分支。

(4)放射性核素显像:由于异位胃黏膜与正常胃黏膜对^{99m}Tc具有摄取和分泌的作用,于3~5分钟后胃显像的同时或稍后会出现异常浓聚区。回肠重复畸形发生率最高,即右下腹较大范围(4cm以上)条索肠祥状浓聚影像。

4.诊断　新生儿或婴儿期出现腹部肿块、肠梗阻、便血、腹膜炎;X线钡灌肠见肠腔内充盈缺损、受压移位,钡剂进入重复肠管且排空延迟;超声、CT示肠外囊肿,尤其是核医学有异位胃黏膜显像技术,对诊断更有价值。

(四)先天性巨结肠

1.病因病理　先天性巨结肠是一种比较多见的消化道发育畸形,男女之比约为4:1。本病有明显的家族性,其基本病理变化是肠壁肌间和黏膜下神经丛内缺乏神经节细胞,无髓鞘性的副交感神经纤维数量增加且变粗,因此又称"无神经节细胞性巨结肠"。由于节细胞的缺陷和减少,使病变肠段失去推进式正常蠕动,经常处于痉挛状态,形成功能性肠梗阻,粪便通过困难,痉挛肠管的近端由于粪便淤积扩张、肥厚而形成巨结肠。90%的病例无神经节细胞肠段位于直肠和乙状结肠远端,个别病例波及全结肠、末端回肠或仅在直肠末端。

2.临床表现　患儿多在出生后就有便秘,腹部逐渐膨大,部分病例不灌肠即不能排便,有呕吐,呕吐物含胆汁或粪便样液。

3.影像学表现

(1)X线片:平片可于腹部四周或腹部左侧见积有大量粪块及气体影的扩大结肠,少数病例可显示有宽大的液平面。

(2)钡灌肠:调制钡剂时,忌用肥皂水或普通水,以免发生水中毒,而应用等渗盐水进行调制。因狭窄段常发生在直肠下段,所以导管不宜插入太深,以免遗漏狭窄段。狭窄段常呈不规则的锯齿状,狭窄近端肠管明显扩张,袋形消失,扩张的肠管内可见有多量粪块所形成的充盈缺损。注钡时应在透视下徐徐注入,发现狭窄及扩张段即停止注钡,而且在明确诊断后还应立即把钡剂做人工排出,以免引起肠梗阻等并发症。

4.诊断与鉴别诊断要点　诊断要点为钡灌肠显示狭窄段、移行段、扩大段及排便后24小时钡剂存留。

本病主要应与特发性巨结肠及其他继发性巨结肠鉴别,利用 X 线钡灌肠造影及结合病史诊断不难。钡灌肠为首选方法。

(五)先天性肛门直肠畸形

1.病因病理　先天性肛门直肠畸形的发生是胚胎发育发生障碍的结果。引起肛门直肠发育障碍的原因尚不清楚,近年来许多学者认为与遗传因素有关。先天性肛门直肠畸形占消化道畸形首位,发病率约为 1∶15000,系胚胎时尾部发育异常或受阻而形成,既有肛管直肠闭锁,又有泌尿生殖系与直肠间的瘘管等多种畸形,合并有瘘管者约占 50%。

2.临床表现　新生儿有肛管闭锁时,出生后无胎粪,以后腹部膨胀,有呕吐,逐渐可见肠型和蠕动波。畸形合并有瘘管者因瘘管大小而情况有所不同。小者开始从瘘管排出胎粪,以后仍会出现低位肠梗阻症状;大者生后短时期内无排便困难,易被忽视,至以后粪块成形受阻时,才出现顽固性便秘症状。

3.影像学表现

(1)X线:生后 12 小时后摄片,摄片前将婴儿倒立 2~3 分钟,使直肠盲端的胎便与肠管气体互相转换,等待气体到达直肠,在会阴肛门区皮肤上涂钡剂作为标记,在呼气、吸气及啼哭时各摄片 1 张。

(2)瘘管造影:显示造影剂注入时的结肠影像及造影剂排出时的直肠瘘管影像(图 9-1)。结肠直肠与尿道双重造影可显示直肠瘘管与尿道的关系。阴道造影可显示阴道与直肠的关系。

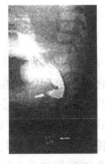

图 9-1　肛门闭锁瘘管造影

向右箭头为直肠盲端,向左箭头为用金属物标记的肛门

（3）MRI：是诊断该病的最有效手段，可以理想显示畸形的部位、程度、瘘管形成等异常改变，并判断周围相邻器官的状况。

二、食管疾病

(一)食管憩室

1.病因病理　食管憩室是指与食管相通的囊状突起。按部位分为咽部（Zenker憩室）、中段和膈上憩室。按发病机制分牵引性憩室、内压性憩室，按构成可分为真性憩室（含有食管壁全层）和假性憩室（缺少食管壁的肌层），尚可分为先天性憩室和后天性憩室。

2.临床表现　早期症状表现为吞咽时咽部有异物感或梗阻感，并产生气过水声，随着憩室的增大，出现咽下困难和食物反流。后期憩室继续扩大可引起食管完全性梗阻，并发憩室炎、溃疡、出血、穿孔，部分病例可能发生食管鳞癌。

3.影像学表现　X线钡餐显示，Zenker憩室好发后壁左侧，呈现半月形、球状光滑膨出，垂于纵隔内（图9-2A）。其内有食团可表现为充盈缺损，并发炎症时黏膜粗糙。食管中段和膈上憩室可见漏斗状、圆锥状或帐篷状、囊袋状光滑的膨出。膈上食管憩室多为单发（图20-2B）。

4.诊断与鉴别诊断要点　食管憩室的X线检查具有特征性，不易与其他病症相混淆，主要和溃疡、食管痉挛（图9-2C）及食管炎鉴别。憩室内有黏膜，可蠕动排空，呈囊袋状，食管镜检查不但可以发现憩室的大小，而且可以准确观察其囊壁有无并发糜烂、出血、溃疡或癌变。

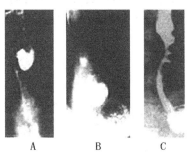

图9-2　食管憩室
咽食管憩室(A)、膈上食管憩室(B)、局限性食管痉挛(C)

(二)反流性食管炎

1.病因病理　反流性食管炎也称"消化性食管炎"，主要因为食管下括约肌及食管裂孔防止反流的功能障碍，贲门角变小，导致胃液反流至食管，侵蚀食管表层鳞状上皮，引起食管炎症反应，严重者可因瘢痕致使食管下端狭窄。常见原因有食管下括约肌发育不全、食管裂孔疝、手术等。

2.临床表现　患者表现为反胃、胃灼热、胸骨后疼痛，严重时可发生吞咽困难、食管出血和贫血。

3.影像学表现　X线气钡双重造影显示，早期食管炎表现为食管远端轻微痉挛性改变，管壁光滑；进展期显示管壁粗糙、糜烂所致针尖状钡点和走行紊乱的肥厚黏膜皱襞，可见多发小星芒状龛影或网织交错的线样龛影及增生组织造成颗粒样改变,食管壁轻度变形,不规则;晚期由于瘢痕形成食管腔的狭窄,狭窄上段食管多扩张、管壁僵硬、粗糙、边缘不规则,狭窄段常有短缩。

4.诊断与鉴别诊断要点　食管炎在多数情况下,X线可以明确诊断,根据病史及X线片表现可鉴别其他原因所致的食管炎,如腐蚀性食管炎、真菌性食管炎。当管腔变窄,出现多发小龛影甚至管壁僵硬时,应与Barrett食管及早期食管癌鉴别。鉴别诊断困难时应行内镜或病理活检明确诊断。

(三)食管静脉曲张

1.病因与病理　食管静脉曲张是门静脉高压的重要并发症,常见于肝硬化。正常情况下,食管下半段的静脉网与门静脉系统的胃冠状静脉、胃短静脉之间存在着吻合。当门静脉血液受阻时,来自消化器官及脾等的静脉血液不能进入肝,大量血液通过胃冠状静脉和胃短静脉进入食管黏膜下静脉和食管周围静脉丛,经奇静脉进入上腔静脉,于是形成食管和胃底静脉曲张。

2.临床表现　食管黏膜损伤致黏膜下曲张的静脉破裂可引起急性出血,表现为呕血或便血。

3.影像学表现　X线显示,早期食管静脉曲张发生于食管下段,钡餐造影表现为黏膜皱襞稍宽或略为迂曲,有时因皱襞显示不连续而如虚线状,管壁边缘也稍不整齐。典型表现为食管中下段的黏膜皱襞明显增宽、迂曲,呈蚯蚓状或串珠状充盈缺损,管壁边缘呈锯齿状(图20-3A)。病变若加重,还可出现食管张力降低,管腔扩张,蠕动减弱,钡剂排空延迟。

4.诊断与鉴别诊断要点　食管静脉曲张的食管壁柔软而伸缩自如,是与食管癌的重要鉴别点(图9-3B)。

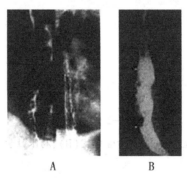

A　　　　　B

图9-3　食管静脉曲张与食管癌的鉴别

A:食管静脉曲张,管壁柔软;B:食管癌界限清楚(白色箭头),管壁僵硬

(四)食管贲门失弛缓症

1.病因病理　食管贲门失弛缓症的病因及发病机制仍不明确。基本缺陷是神经肌肉异常,食管缺乏蠕动,食管下括约肌高压和对吞咽动作的松弛反应障碍。其机制可能与食管的胆碱神经支配缺陷有关。主要病理表现为食管体部及食管下括约肌均有不同程度的肌肉Auerbach丛内单核细胞浸润,到整个神经节细胞为纤维组织所替代,迷走神经有Wallerian变性,背运动核内丧失神经细胞体。食管平滑肌在光镜下正常,但在电镜下表现为微丝丛表

面膜脱落及细胞萎缩,中段、下段食管痉挛狭窄伴上段食管扩张,贲门部痉挛,肌层增厚。本病多见于青壮年,女性多见。

2.临床表现　患者吞咽困难,呈间断性,有胸骨后沉重及阻塞感,以及纵隔内邻近器官压迫的表现。

3.影像学表现　X线:透视及平片可无明显改变或食管高度扩张并延长,纵隔阴影增宽,立位可见气-液平面,胃泡不明显。钡餐透视示食管高度扩张,食管内有液体潴留时,钡剂呈雪花样散落,下端成鸟嘴状或萝卜根样变细,黏膜完整,边缘光滑,管壁柔软,钡餐排空明显延迟。

4.诊断与鉴别诊断要点　不典型的食管贲门失弛缓症主要和以下疾病鉴别:①假性失弛缓症:发生在食管胃结合部的黏膜下层及肠肌丛有浸润性病变存在的疾病,如胃癌浸润,可活检确诊。②无蠕动性异常:硬皮症食管测压,食管近端常无受累,体部蠕动波少,远端无力,但松弛正常。③迷走神经切断后的吞咽困难:术后6周症状可以逐渐消失。④老年食管:食管内静止压不增加。⑤除食管病变外,尚有其他内脏的改变,用荧光免疫及补体结合试验可确定锥虫病感染。⑥食管、贲门癌:黏膜破坏,形成溃疡、肿块等改变,病变多以管壁的一侧为主。

(五)食管裂孔疝

1.病因病理　食管裂孔疝是指胃贲门部、食管腹段或腹腔内脏经食管裂孔突入胸腔。按其形态可分先天短食管型、滑动型、食管旁型和混合型裂孔疝。

2.临床表现　临床表现为胃灼热、反酸。

3.影像学表现　X线显示:①短食管型裂孔疝表现为胃疝入胸腔,短食管直接与胃相连,没有疝囊形成。②滑动型发病率最高,多在俯卧右前斜位进行深吸气时出现。典型表现可在横隔上看到三个环形狭窄,称为"三环征"。上环是食管与膈壶腹上部的交界(A环);中环为食管胃接合部(B环),有时可见黏膜交界的"Z"线;下环为疝出的胃经过膈食管裂孔所产生的狭窄区。③食管旁型:食管胃结合部仍在膈下,但胃底在食管旁疝入胸腔(图9-4)。④混合型:食管胃结合部、胃底均疝入胸腔。

4.诊断与鉴别诊断要点　根据典型X线片表现,本病诊断较明确。

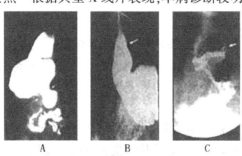

图9-4　食管裂孔疝

A:短食管型,箭头为膈肌裂孔;B:滑动型,箭头为B环;C:食管旁型,箭头为疝囊

(六)食管平滑肌瘤

1.病因病理　食管平滑肌瘤起于食管的肌层、黏膜肌层,故肿瘤位于黏膜下壁内,好发

于食管的中下段,约占食管良性肿瘤的2/3。肿瘤一般呈膨胀性生长,质地坚实,外有完整的包膜,其边界光滑,可有轻度分叶或呈结节状。肿瘤大小不一,一般在2~5cm,较小的肿瘤多呈卵圆形,较大者可呈肾形与蹄形,少数平滑肌瘤可多发,表面偶见溃疡。

2.临床表现 病史一般较长,数月至数年不等。症状多轻微,可有间歇性的吞咽阻塞感、异物感或疼痛。个别肿瘤明显凸入后纵隔而可出现背部疼痛。

3.影像学表现

(1)X线:吞钡后,管壁仍较柔软,蠕动存在。钡餐通过肿瘤处可有停滞,一般无明显梗阻征象。①壁间型:肿瘤区黏膜皱襞展平消失,无破坏中断征象。钡剂均匀涂抹在肿瘤表面,而表现为均一的"涂抹征"。肿瘤常呈边界锐利、光整的充盈缺损。切线位呈宽基底半圆形,少数缺损呈分叶状或多结节状。缺损与正常食管分界清楚,其夹角常为钝角。当肿瘤被清楚地勾画出来成"环形征"时,为本病的典型X线片表现。②向壁外生长型:体积较大者可造成纵隔内软组织肿块。

(2)CT:CT可了解肌瘤的大小、有无坏死及生长方向。

4.诊断与鉴别诊断要点

(1)诊断要点:小肿瘤无明显症状,典型肿瘤钡餐示边界锐利、光整的半圆形充盈缺损,与正常食管常为钝角,可见"环形征""涂抹征"。

(2)鉴别诊断:①食管平滑肌肉瘤:充盈缺损不规则、轮廓不光整,并伴有钙化或龛影,生长速度较快。②增生性食管癌:充盈缺损不规则,表面黏膜破坏中断,常伴有龛影或糜烂,局部管腔扩张受限、狭窄。③食管外压迹:食管外压迹可见波动或螺旋状压迹(图9-5C),鉴别困难时,应行内镜或CT检查。

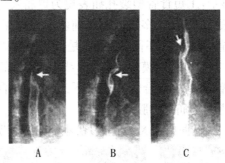

图9-5 食管平滑肌瘤

A、B:显示光滑规则的半球形充盈缺损,可见"环形征";C:迷走左锁骨下动脉螺旋状压迹

(七)食管癌

1.病因病理 食管癌好发于40~70岁的男性,男女之比为(2~3):1。病因尚不明确,饮食引起的慢性刺激、感染及营养缺乏等均可能为本病的发病因素。食管黏膜为鳞状上皮,故食管癌大多数为鳞状上皮癌,少数为腺癌。腺癌来自食管下端贲门部胃黏膜、食管其他部位的异位胃黏膜、食管腺体及Barrett型柱状上皮。食管癌好发于食管中下段,约占80%。食管癌的病理分三种:①浸润型:管壁呈环状增厚,管腔狭窄。②增生型:肿瘤向腔内生长,形成肿块。③溃疡型:肿块形成一个局限性大溃疡深达肌层。以上各型可混合出现。

2.临床表现 患者有进行性吞咽困难,胸骨后疼痛或咽下痛。

3.影像学表现

(1)X线:①早期食管癌表现:根据1975年全国食管癌防治会议制订的病理分期标准,早期食管癌只侵犯黏膜和黏膜下层,其大小在3cm以下。食管局部黏膜皱襞增粗、扭曲、紊乱,其中常见有1条或2条以上黏膜中断,边缘毛糙。局部可见有0.2~0.4cm的小龛影。局限性的小充盈缺损直径一般在0.5cm左右(图9-6),最大不超过3cm。当上述征象仍不够确切而有怀疑时,必须短期随访,并结合临床进行脱落细胞学及食管镜检查。②中期、晚期食管癌表现:此时肿瘤已侵犯肌层或浆膜层,可有淋巴结转移或经血行转移至肝、肺、脑等脏器。常见的X线征象:黏膜皱襞消失、中断、破坏;管腔狭窄,狭窄为不对称性或呈环形,管壁僵硬,蠕动不对称或消失,狭窄一般为局限性,与正常区分界清楚,钡餐通过受阻,近端食管扩张;形状不规则、大小不等的充盈缺损;轮廓不规则的较大龛影,其长径与食管的纵轴一致(图9-6)。

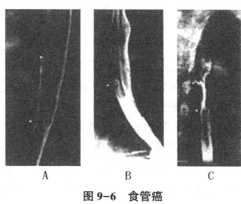

图9-6 食管癌

A:早期凹陷型(箭头),表现为浅表溃疡;B:早期隆起型,表现为小的充盈

缺损;C:进展期浸润型食管癌,表现为食管中断、局限性向心性狭窄(箭头)

(2)CT:CT检查对食管癌的分期、可切除性及预后评估更为精确。食管癌分四期:Ⅰ期,腔内有块,壁不增厚,无纵隔蔓延或转移,食管周围脂肪层清晰;Ⅱ期,壁增厚超过5mm,但无纵隔蔓延或转移,脂肪层仍正常;Ⅲ期,壁增厚并直接侵犯周围组织,可以有局部纵隔淋巴结转移但无远处转移;Ⅳ期,有远处转移。

4.诊断与鉴别诊断要点 具有进行性吞咽困难或咽下痛的患者,钡餐显示食管狭窄、僵硬、黏膜破坏或有不规则充盈缺损、龛影者,应考虑食管癌。早期食管癌的诊断依赖于钡餐透视及内镜检查,CT、MRI检查能评价食管壁浸润程度、与周围组织器官的关系及有无淋巴结转移等,有助于分期。

食管癌应与食管良性狭窄、食管炎、贲门失弛缓症、食管静脉曲张鉴别。

三、胃肠道疾病

(一)胃炎

胃炎是由各种不同致病因素所致的胃壁炎症,多局限于黏膜层,也可累及全层。据发病缓急分急性和慢性胃炎。急性胃炎发病急,常有明确病因,黏膜水肿、糜烂、剥离,无明显X线片表现或无特征表现。

1.病因病理

(1)慢性胃炎:慢性胃炎为一种常见于成年人的消化道疾病,病因尚不清楚,可能与高级神经活动功能障碍、营养不良、全身健康状况、幽门螺杆菌感染及局部刺激等因素有关。

胃炎通常按 Schiadler 分类,分为浅表性、萎缩性、肥厚性三种,浅表性胃炎病变仅限于黏膜层,表现为黏膜上皮脱落、糜烂。萎缩性胃炎累及全层,腺体数目明显减少或消失。肥厚性胃炎最为少见,主要累及黏膜层和黏膜下层。组织学上可见黏膜层充血、水肿、炎症细胞浸润和纤维组织增生,有时伴有上皮细胞变性、坏死、剥脱等变化,发展下去可见腺体萎缩、囊变和肠腺化生,腺体间隙变大,淋巴滤泡增生。

(2)糜烂性胃炎:糜烂性胃炎为仅累及黏膜表面的炎性组织缺损,其深度不超过黏膜肌层,称为糜烂。病因不详,可能与饮酒、应激状态或服用激素、阿司匹林等抗炎药物有关。病理上可分为平坦型和隆起型两种类型。前者周围黏膜等高或稍凹陷,常为多发,形态多样。后者常呈小圆形隆起,顶部因糜烂而有小凹陷,又称为"疣状胃炎",一般为多发。两型可混合存在,以隆起型多见。

2.临床表现

(1)慢性胃炎:食欲缺乏,餐后饱胀,上腹钝痛或不适,少数患者可呕血或便血。

(2)糜烂性胃炎:多见于 30～60 岁的男性。胃灼热、疼痛、消化不良及出血等症状。

3.影像学表现　胃炎的 X 线片表现如下。

(1)慢性胃炎:单对比造影主要表现为整个胃的黏膜皱襞增宽,排列和走行方向异常,增宽的黏膜纹可达 1cm 以上,胃体近小弯侧的黏膜失去与小弯平行的特征,呈弯曲交叉状,有时可出现横行或斜行的黏膜纹。胃张力、分泌功能、蠕动均可增加或减弱。双重造影主要表现为胃小沟增宽,其密度和粗细由均匀变成不均匀;部分胃小区增大达 5mm 以上,胃小区大小不一。

(2)糜烂性胃炎:常规钡餐检查对本病显示有一定局限,加压法有时可见隆起型病灶,表现为散在的圆形或类圆形透光区,其边界和轮廓较清楚,直径为 5～10mm。有时在中心可见一点状龛影。双重造影可较好地显示糜烂性胃炎。平坦型表现为边缘模糊浅淡影。胃小区、胃小沟常消失,且在短期治疗后病灶消失,此点可与Ⅱα 早期胃癌相鉴别。隆起型表现为 5～10mm 的圆形、类圆形透光区,其中心为点状钡斑,称为"靶征",病灶多聚集在胃窦部,常呈串珠样排列成行。多发的"靶征"和排列特点为本病的特异性表现。疑为糜烂性胃炎,而诊断困难时,应做胃镜和活体组织检查。

4.诊断与鉴别诊断要点　胃炎 X 线主要表现为黏膜增粗、迂曲,壁软。肥厚性胃炎需要和淋巴瘤鉴别。诊断胃窦部炎性痉挛应与浸润性胃窦癌鉴别,利用平滑肌松弛剂及产气剂可观察胃壁张力改变,并结合内镜活检检查进行诊断。

隆起型糜烂性胃炎常需与Ⅱa 早期胃癌相鉴别。后者之隆起一般大小不一,常因高低不平而密度不均。

(二)溃疡病

溃疡病可发生于消化道各部位,以胃、十二指肠最常见,占消化性溃疡的 95%。胃、十二指肠溃疡发生比例为 1：4。

1.胃溃疡

(1)病因病理:胃溃疡多数为单发,好发部位为胃体小弯侧或胃窦部。溃疡是指胃壁溃烂形成的缺损,又称"壁龛"。溃疡先从黏膜开始,逐渐累及黏膜下层、肌层乃至浆膜层,形成深浅不一的壁龛。溃疡邻近的组织有不同程度的细胞浸润、纤维组织增生和水肿,逐渐向胃壁过渡,与正常胃壁分界不清。由于纤维组织增生、收缩,溃疡的黏膜皱襞以壁龛为中心,呈放射状纠集。纠集的黏膜皱襞可以直达壁龛的口部或距口部数毫米至 1~2cm 处逐渐变平或消失。

(2)临床表现:患者有长期的上腹疼痛史,常在饮食失调、过度疲劳、季节变化后发作。疼痛的性质可为钝痛、胀痛、刺痛或灼痛,多数在进食后缓解。

(3)影像学表现:胃溃疡的 X 线片表现可归纳为两类,直接征象和间接征象。直接征象代表溃疡本身的改变,间接征象代表溃疡所造成的功能性或瘢痕性改变。

直接征象:为溃疡所致的龛影。多见于小弯,切线呈乳头状、锥状或其他形状,边缘光滑整齐,密度均匀。局部平整或稍不平。龛影口部常有一圈黏膜水肿造成的透明带,这种水肿带是良性溃疡的特征。依其范围而有不同的表现:①黏膜线:为龛影口部宽 1~2mm 的光滑整齐的透明线。②项圈征:龛影口部的透明带宽约数毫米,如一个项圈。③狭颈征:龛影口部明显狭小,使龛影犹如具有一个狭长的颈。当黏膜皱襞如车轮状向龛影口部集中且到达口部边缘并逐渐变窄时,则为良性溃疡的又一特征——黏膜纠集。

间接征象:①痉挛性改变:表现为胃壁上的凹陷(又称"切迹"),小弯龛影,在大弯的相对处出现深的痉挛切迹,犹如一个手指指向龛影,又称"指压迹征"。②分泌增加:潴留液较多,钡剂不易附着于胃壁,透视有时可见液平面。③胃蠕动增强或减弱,张力增高或减低,排空加速或减慢。④龛影处常有不同程度的压痛。

溃疡恶变:当龛影周围出现小结节状充盈缺损,犹如指压迹;周围黏膜皱襞呈杵状增粗或中断;龛影变为不规则或边缘出现尖角征;治疗过程中龛影增大等常提示有溃疡恶变的可能。

(4)诊断与鉴别诊断要点:典型临床表现结合钡餐检查及内镜检查可明确诊断,CT 不用于胃溃疡的诊断,可用于溃疡穿孔后小网膜囊内积气及软组织包绕的判断。

2.十二指肠溃疡 十二指肠溃疡绝大部分发生在球部,占90%以上。发病年龄多在青壮年,男性比女性多见,为(2~4):1。

(1)病因病理:溃疡多发生在球后壁,常呈圆形或椭圆形,大小不一,一般为 0.1~0.3cm。溃疡周围可有水肿区,邻近组织可有炎症改变,可伴有纤维组织增生。由于痉挛或瘢痕收缩,球部可变形,可见黏膜向溃疡纠集。

(2)临床表现:中腹、上腹周期性、节律性疼痛,嗳气、反酸,有时可出现呕吐咖啡样物、黑便、梗阻等。临床上有饥饿后疼痛、进食后好转的特点。

(3)影像学表现:龛影是诊断十二指肠溃疡的直接征象。气钡双重造影或加压法较单对比造影更能有效地检出溃疡。正面观龛影呈圆形或椭圆形,边缘光滑,加压时可见周围有整齐的透光带。切线位时龛影呈小锥形、乳头状或半圆形突向腔外。

畸形是十二指肠溃疡的常见重要征象。表现为球的一侧壁有切迹样凹陷;也可形成两叶、三叶或花瓣样改变,龛影常位于畸形的中心,也可见假憩室形成;当球部严重痉挛或瘢痕收缩严重时,球部可变小如硬管状,此时常伴有幽门梗阻。

黏膜纹可增粗、变平或模糊,可以龛影为中心呈放射状纠集。

球部因炎症可有激惹征象,钡剂不易在球部停留,排空迅速。

(4)诊断与鉴别诊断要点:典型病史结合钡餐检查可明确诊断本病。

(三)胃癌

1.病因病理　胃癌是我国最常见的恶性肿瘤之一,好发于 40~60 岁,男性多于女性,为 (2~3):1,病因不明。胃癌可发生在胃的任何部位,50%~60%发生在胃窦部,其次为贲门和胃小弯。残胃癌是指病灶切除后,残胃内发生癌变并引起症状,多发生于术后 10~15 年。胃溃疡术后残胃癌发生率高于十二指肠溃疡。

(1)早期胃癌的定义和病理:当前国内外多采用 1962 年日本内镜学会提出的定义和分型,即癌组织局限于黏膜内或侵及黏膜下层而尚未到达固有肌层的胃癌,不论其大小或有无转移。早期胃癌肉眼形态分为四型。

Ⅰ型(隆起型):癌肿向胃腔内生长,其突出的高度超过 5mm,范围大小不一,边界较清楚,形态可不规则,基底宽,癌肿表面高低不平,常伴有糜烂,组织学上常以分化较好的腺癌为多见。

Ⅱ型(浅表型):癌灶平坦,不形成明显隆起或凹陷,又分为三种亚型:①浅表隆起型(Ⅱa型):病灶轻度隆出于黏膜面,高度小于 5mm,表现为大小不一、形态不规则的丘状隆起。②浅表平坦型(Ⅱb 型):病灶和周围黏膜无明显高低差别,仅表现为胃小沟、胃小区结构异常或破坏。③浅表凹陷型(Ⅱc 型):病灶区轻度凹陷,深度小于 5mm,可突破黏膜肌层或达固有肌层,但癌组织仍局限于黏膜或黏膜下层内,溃疡可较光滑或不规则,其周围胃小沟、胃小区常有破坏。组织学上一般均为溃疡早期恶变。

Ⅲ型(凹陷型):癌肿形成明显凹陷,超过 5mm,形状不规则。

混合型:兼有上述三型中两型以上表现。

(2)进展期胃癌的定义及病理:进展期胃癌指癌肿深达肌层时,分为中期癌、晚期癌。无远处转移和不侵及邻近器官者称为中期胃癌,有远处转移和侵及邻近器官者称为晚期胃癌,中、晚期癌又称为"进展期癌"。

(3)胃癌转移途径:①淋巴转移:根据癌肿发生部位,首先可分别转移到幽门上组、幽门下组、胃上组或脾胰组,其次为腹膜后、肠系膜、门静脉周围,还可通过胸导管转移到肺门淋巴结或左锁骨上淋巴结。②血行转移:通过门静脉转移到肝内十分常见,癌肿很小而肝内已有巨大转移者并不少见。肺、骨等处转移较少见。③直接侵犯和种植:当癌肿侵及浆膜后可直接再侵犯邻近器官如胰腺、结肠等。晚期可种植于腹膜、卵巢或直肠凹上。

2.临床表现　患者主要表现为上腹疼,不易缓解,呕咖啡色血液或柏油样便,可以摸到肿块或有梗阻症状。

3.影像学表现

(1)X 线:①早期胃癌的 X 线片表现:胃气钡双重造影可显示胃黏膜面的细微结构,因此,对早期胃癌具有重要诊断价值。隆起型:主要表现为小而不规则的充盈缺损,边界清楚。浅表型:主要表现为胃小区和胃小沟破坏呈不规则的颗粒状影,有轻微的凹陷和僵直,多数病例界限清楚。凹陷型:主要表现为形态不整边界明显的龛影,其周边的黏膜皱襞可出现截断、杵状或融合等。早期胃癌的诊断需要综合 X 线、胃镜、活检等检查才能诊断。②进展期胃癌的 X 线片表现:目前,国内外广泛采用的分型为 Borrmann 分型。Borrmann Ⅰ型,又称"巨块型""蕈伞型",为表面呈菜花样突向腔内的局限性肿块,基底较宽,可有小点状溃烂,生长较慢,转移也晚,多为高分化腺癌;Borrmann Ⅱ型,又称"局限溃疡型",以较大盘状溃疡为主,可形成全周性环堤,与正常胃壁界限清楚,附近较少有浸润;Borrmann Ⅲ型,又称"浸润溃疡型"(图9-7),特点是有较大溃疡,形状不规则,环堤也常不完整,宽窄不一,与正常胃壁界限不明显;Borrmann Ⅳ型,又称"弥漫浸润型癌""硬癌"(图9-7),癌组织在黏膜下各层广泛浸润,大量纤维组织增生,胃壁明显增厚、胃腔狭窄,形成"革囊胃"。不同类型与术后5年生存率有密切关系,Ⅰ型最佳,依次为Ⅱ、Ⅲ型,Ⅳ型五年生存率为6%左右。据我国统计,上述四型中以Ⅲ型最为多见。③特殊部位的胃癌:贲门癌,胃底贲门区软组织肿块,食管下端不规则狭窄;胃窦癌,胃窦狭窄、僵硬、胃排空受阻;全胃癌,胃容积小,蠕动消失,呈革袋状。④残胃癌:残胃吻合口变窄,扩张受限,腔内见不规则的充盈缺损或龛影,可有吻合口梗阻。

(2)CT:CT显示软组织肿块,胃壁增厚,胃周脂肪层消失(图9-7D),周围器官浸润,以及腹膜后、腹腔淋巴结转移等。

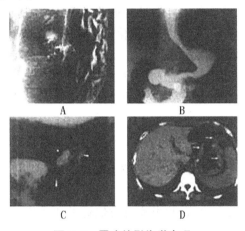

图9-7 胃癌的影像学表现

A、D、C:早期胃癌Ⅱa型,胃窦部见多个小的充盈缺损(箭头);B:革囊胃,全胃管腔狭窄、缩短、无蠕动;C:溃疡型胃癌,显示腔内龛影(箭头)和环堤(△);D:CT示胃壁明显不规则增厚

4.诊断与鉴别诊断要点

(1)胃癌的诊断与鉴别诊断:低张双重对比造影检查有助于发现早期胃癌,确诊需胃镜活检,钡餐是诊断进展期胃癌的主要手段,CT、MRI有助于制订临床分期和指导制订治疗方案。早期胃癌应与胃息肉、疣状胃炎、黏膜下肿瘤如平滑肌瘤、神经源性肿瘤,以及溃疡瘢痕鉴别。息肉是指黏膜过度生长,非肿瘤性息肉包括增生性息肉、错构瘤性息肉、炎性息肉、异位性息肉等。炎性息肉无恶变倾向,增生性息肉长大后可发生腺瘤性变,也可发生恶变。

中晚期胃癌应与淋巴瘤、平滑肌肉瘤、良性溃疡及肥厚性胃炎鉴别。

(2)胃良恶性溃疡的X线鉴别诊断:①良性溃疡特点:龛影圆形或椭圆形,边缘光滑整齐,龛影突出于胃腔轮廓之外,龛周可见黏膜线、项圈征、狭颈征,黏膜皱襞向龛影门部集中,附近胃壁柔软、有蠕动。②恶性溃疡特点:龛影不规则,扁平、有多个尖角,位于胃腔轮廓之内,龛周有指压迹样充盈缺损,有不规则环堤,皱襞破坏、中断、质硬,附近胃壁蠕动消失。

(四)胃肠道间叶源性肿瘤

1.病因病理　胃肠道间叶源性肿瘤包含胃肠道间质瘤(gastrointestinal stromal tumor, GIST)、平滑肌瘤和神经源性肿瘤等。胃肠道间叶源性肿瘤中约73%为GIST,GIST源于非定向分化的间质干细胞,组织学形态有梭形细胞上皮样细胞或多形性细胞,免疫组化表达 KIT 蛋白(CD117)阳性,多为恶性或低度恶性肿瘤,少数为良性。免疫组化及超微结构研究表明,大多数胃间叶源性肿瘤为胃间质瘤。胃平滑肌瘤起源于胃固有肌层或黏膜肌层,是胃壁间叶组织的一种胃部良性肿瘤,占胃部肿瘤的 2%~24%,占胃部良性肿瘤的 17%~46%。本病主要位于胃体,瘤体小于 2cm 者无任何症状,因而临床诊断率较低,而尸检发现率高。

2.临床表现　本病常无特征性临床表现,多在查体时发现。

3.影像学表现

(1)X 线:钡餐造影示 GIST 常表现为不规则肿块,向腔内外生长,可有龛影。平滑肌瘤多呈半球形较规则充盈缺损,表面光滑或有浅分叶或龛影形成,钡剂均匀涂抹在胃平滑肌瘤表面,可表现为均一的"涂抹征"。神经源性肿瘤亦表现为黏膜下病变特点,可呈分叶状。

(2)CT、MRI:CT、MRI 对诊断间叶源性肿瘤非常重要,尤其对向腔外生长者,可见壁间或壁外软组织肿块,可向腔内或腔外突出,强化扫描有强化。

(3)内镜:内镜可显示黏膜下病变。

影像学难以明确病变性质,确诊需病理检查。

4.诊断与鉴别诊断要点　GIST 表现为壁间或壁外的软组织肿块,需要和胃外占位鉴别,应行 CT 或 MRI 检查。

(五)十二指肠憩室

1.病因病理　十二指肠憩室 90%~95% 位于降段内侧,距壶腹部 2.5cm 范围内居多,老年人多见。

2.临床表现　本病多无症状,合并炎症时类似胃炎和溃疡,憩室炎可引起憩室出血、穿孔及胆管梗阻等严重并发症。

3.影像学表现　X 线钡餐可有内容物,表现为充盈缺损(图 9-8)。炎症时黏膜紊乱,可有小龛影。

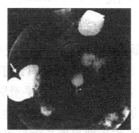

图 9-8　十二指肠多发憩室

有蠕动(粗箭头),内有黏膜(细箭头)

4.诊断与鉴别诊断要点　钡餐透视即可确诊,表现为突向腔外的囊袋状含钡影,轮廓光滑,黏膜突入其内,壁软,有蠕动及排空。本病须与溃疡鉴别。

(六)肠结核

肠结核是腹部结核中最常见的一种疾病,常为吞咽了带结核菌的痰液,结核菌直接侵入肠黏膜所致。40 岁以下青少年约占 90%。

1.病因病理　肠结核分为溃疡型和增生型,以前者为多见,好发部位是回盲部。溃疡型结核是肠壁集合淋巴结和孤立滤泡受侵,逐步形成干酪性病灶,黏膜糜烂,溃疡形成。溃疡常可多发,大小不一,边缘不整,愈合期可形成瘢痕组织而致管腔狭窄。增生型可在黏膜下层形成结核性肉芽组织和纤维增生,而致黏膜隆起形成大小不一的结节,腔壁增厚而致管腔狭窄。

2.临床表现　患者表现为下腹疼,腹泻或便秘,或二者交替出现,伴有低热、恶心、呕吐、食欲减退等,少数患者可出现肠梗阻表现。

3.影像学表现　X线在溃疡型结核的典型征象:肠管张力增高,管腔挛缩,可有激惹征象,管腔边缘呈锯齿状,可见斑点状小龛影;增生型结核的典型征象:主要表现是管腔变形、缩短,黏膜紊乱增粗,可呈多个大小不一的充盈缺损,激惹多不明显。

4.诊断与鉴别诊断要点　肠结核常需与结肠癌相鉴别,后者年龄多在40岁以上,病程较短,充盈缺损一般较局限,病变大多不超过回盲瓣;肠结核多见于青壮年,病变一般较为广泛,多累及盲肠及回肠末端,管腔挛缩,有激惹,可有多个尖刺样龛影。

第二节　肝、胆、胰、脾疾病

一、肝脏疾病

(一)肝硬化

肝硬化病因复杂,多由病毒性肝炎引起,某些毒物中毒、营养缺乏、胆管阻塞和血吸虫病也是造成肝硬化的原因。肝硬化的病理特点为肝细胞变性、坏死与再生,纤维组织增生,正常结构消失。按病理形态可分为门脉性、坏死后性和胆汁性肝硬化。早期肝体积多增大,质地稍硬;晚期肝体积缩小,质地硬,表面呈结节状,可伴有门静脉高压。临床上早期可无症状,以后逐渐出现恶心、呕吐、消化不良、乏力等,中晚期可出现不同程度的门静脉高压、低蛋白血症和黄疸。

1.X线检查　肝脏体积明显增大、缩小或形态异常时,可在腹部平片上得以显示。肝硬化并发门静脉高压,上消化道钡剂检查可发现食管中下段和胃底静脉曲张。腹腔动脉造影脾动脉明显扩张,肝总动脉管径可缩小亦可扩张,肝内动脉分支减少、呈螺旋状迂曲为肝硬化的典型表现。间接门静脉造影示门静脉显影及排空延迟,主干和主要分支变粗,而外围支变细且数目减少,呈枯树枝样改变;胃冠状静脉、食管胃底静脉逆行显影,呈静脉曲张改变。

2.超声成像(ultrasonography,USG)　肝脏切面形态异常:肝硬化早期肝大,肝缘角变钝;后期肝体积则缩小,各肝叶大小比例失调,肝左叶代偿性增大,右叶缩小,尾叶比例增大。肝脏表面回声异常的肝硬化可见肝表面不平滑,呈锯齿状、波浪状及驼峰状。肝脏内部回声异常:肝内光点回声增强、增粗,可密布全肝,也可分布不均匀,肝内正常管道的管壁强回声则消失或显示不清。门静脉高压征象:可见脾静脉和门静脉主干增粗、脾大、腹腔积液、侧支循环形成。胆囊继发改变:肝硬化时,胆囊可缩小、向右上后移位至腋前线,或游离在肝下缘飘荡在腹腔积液中。胆囊壁增厚,或呈双层。肝硬化者胆石症的发生率较无肝硬化者为多。

3.CT　早期肝硬化患者的CT表现可为正常,中晚期可有以下表现:肝脏缩小,各叶大小比例失调,通常尾叶、左叶较大而右叶较小;肝门及肝裂增宽;肝轮廓呈结节状凹凸不平;肝脏密度常因纤维化、再生结节等而不均匀,但多数病例于门脉期或延迟期可变均匀。也可有不同程度的脂肪变性,可遍及全肝或呈大小不同的灶状分布;脾增大是诊断肝硬化的重要依据,其外缘前后径超过5个肋单元;可伴有腹腔积液,CT上少量腹腔积液即可显示,表现为肝周围低密度的带状影;胃冠状静脉、脾静脉和腹膜后静脉的曲张,可呈簇状、分叶状或条索状影,增强扫描易于显示(图9-9)。

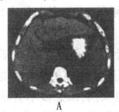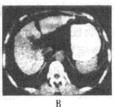

图9-9　肝硬化

A:CT平扫;B:增强扫描,肝脏表面凹凸不平、密度不均匀、肝裂及肝门增宽,脾大

4.MRI　肝形态改变和脾大的MRI表现与CT相同。肝硬化再生结节在T_1WI上一般呈等信号,在T_2WI上呈低信号,可压迫肝静脉移位,这是CT不易发现的。腹腔积液在T_1WI上呈低信号,在T_2WI上呈高信号。门静脉系统与体循环之间的侧支循环表现为特定区域低信号或无信号的结节状或条状扭曲结构,不使用造影剂进行增强即可与周围软组织鉴别。此外,MR门静脉造影对诊断肝硬化门静脉高压所致门静脉海绵样变及评价分流术后血管的通畅情况效果极佳,可代替有创性门静脉造影。

5.鉴别诊断　中晚期肝硬化具有典型的USG、CT及MRI表现,诊断较易,但早期肝硬化常无明显的影像学异常,诊断时需与临床和其他检查相结合。对确诊为肝硬化的患者,应警惕是否合并肝细胞癌,故常在CT或MR平扫后再做增强扫描,以减少漏诊,并注意肝硬化再生结节和局灶性脂肪浸润同肝细胞癌的鉴别,不能区分时,实验室检查和随访观察是必要的。

(二)原发性肝癌

多见于60岁以下的青壮年,是成年人最常见的肝原发恶性肿瘤,90%在慢性肝炎和肝硬化的基础上发生。病理学显示:组织学90%以上为肝细胞肝癌,50%~90%的肝细胞肝癌合并肝硬化,30%~50%的肝硬化并发肝细胞癌。该肿瘤主要由肝动脉供血,为不同程度的多血管性肿瘤,易发生出血、坏死、囊变和脂肪变性。

大体病理上分为三型:肿块大于5cm者为巨块型,直径小于5cm者为结节型,可单发或多发,细小癌灶广泛分布者为弥散型。有的肿瘤大而单发,并有完整的包膜,称包膜型,生长相对慢、病程长、转移少。肝细胞癌易侵犯肝静脉和门静脉,形成血管内瘤栓和肝内转移。淋巴道转移常累及肝门淋巴结,晚期也可累及腹部其他淋巴结,乃至锁骨上淋巴结和肺、骨等器官的转移。肝门附近的肿瘤或转移淋巴结可侵犯胆管,导致梗阻性黄疸。临床表现与病灶大小、部位、生长速度、转移情况和有无并发症等有关。早期缺乏特异症状,往往为乏力、食欲减退;中晚期常出现肝区疼痛、消瘦、乏力和腹部肿块,以及并发症和转移引起的相应症状。有78%~98%的患者有甲胎蛋白(α-fetal protein,AFP)水平升高。

1.X线检查　平片和上消化道造影诊断价值有限,有时可见肝脏局限性增大、变形或胃肠道受压移位等间接征象。肝动脉造影可发现直径2cm的肝癌。肝癌的血管造影主要表现:在动脉期可显示肿瘤供血动脉增粗,肿瘤血管表现为肿瘤区内增多、迂曲和不规则的新生血管影;肿瘤较大者可见邻近血管受压、移位和分离现象;肿瘤包绕或侵犯动脉,可见动脉被拉直,边缘不规则且僵硬;有动静脉瘘形成时,可使相邻的门静脉或肝静脉分支早期显影。毛细血管期可见肿瘤染色,呈高密度的结节影。肝实质期肿瘤表现为充盈缺损,呈肝影内的低密度区。若门静脉或肝静脉分支显影好,可显示其受压、移位或拉直现象,有时可见粗细不均、边缘不规则且僵硬,甚至狭窄、中断或闭塞。

2.USG　肝脏的形态、轮廓在早期病变局限时可无明显变化,较大的巨块型病变或邻近肝表面的病变常可导致肝脏的局限性外突,呈"驼峰状"改变,结节型病变或合并肝硬化者,轮廓常凹凸不平或不规则。肝内肿块边界清晰或不清晰,外周常可见低回声晕,巨块型的直径大于5cm,可单发或多发,也可伴有小结节,形态比较规则;结节型呈多发结节,结节大小多在2~5cm之间;弥散型的结节数目多且弥漫散布于整个肝脏,可致肝大,结节大小不一,多数直径在1cm左右。肿块内回声可表现为多种类型,即低回声型、中回声型、高回声型、混合回声型和弥散型,较小的肿瘤(<3cm)绝大多数为低回声,随着肿瘤体积的增大,内部回声逐渐转变为等回声、高回声或混合回声。肿块邻近血管受压或受侵表现为受累血管移位、管腔狭窄,甚至闭塞或突然中断;门静脉、肝静脉、下腔静脉癌栓呈管腔内的均匀低回声团块,有的可致管壁浸润破坏;肿瘤压迫或侵犯某一支肝内胆管可引起远端肝内胆管扩张,位于肝门部的肿块则可使肝内胆管普遍扩张。常合并肝硬化声像图表现。

3.CT　平扫表现为大小不等、数目不定的低密度病灶,如合并坏死和囊变则可见肿块中心部位密度更低,如伴有出血则呈高密度改变,如有脂肪变性则为肿块内的甚低密度灶,CT值为-60~-120Hu;肿瘤边界多不清楚,少数边界清楚并有包膜;大多数病灶呈圆形或类圆形,少数为分叶状或形态极不规则(图9-10)。

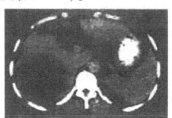

图9-10　原发性肝细胞癌

CT扫描可见肿块有包膜,边界清楚,肿块内有脂肪变性

由于肝癌为富血供性,且主要由肝动脉供血,而正常肝脏75%由门静脉供血,故在螺旋CT增强扫描的动脉期可见病灶明显强化,均匀或不均匀,此时正常肝组织尚未强化,病灶密度高于正常肝组织;在门静脉期病灶内造影剂浓度迅速下降,正常肝组织开始强化,至门静脉晚期及肝实质期病灶密度又低于正常肝组织。以上强化表现即所谓的造影剂"快进快出"的特点(图9-11)。病灶内出现动静脉分流现象,也为肝癌的特征之一,肝动脉期显示最佳,表现为病灶内或病灶附近门脉血管早期浓密显影,且较粗大而迂曲,其显影时间和密度几乎和腹主动脉接近。另一特征为在部分肝癌病例,动脉期可见到增粗的供血动脉。肝癌伴发改变包括癌瘤处肝体积增大、轮廓隆凸,肿瘤压迫肝门或肝裂而使之变形和移位;门静脉内癌栓,表现为门静脉增粗、密度不均,增强后可见腔内充盈缺损或门静脉不强化;邻近器官如胃、胰、肾等可受压移位或浸润;肝门、腹膜后淋巴结肿大;脾增大或腹腔积液等肝硬化表现。

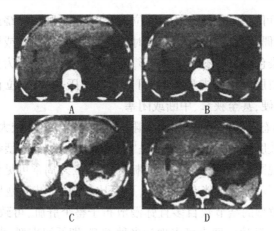

图9-11　原发性肝细胞癌

A.平扫,病灶呈等密度;B.动脉期,病灶明显强化;C.静脉期;D.延迟期,病灶呈低密度

4.MRI　原发性肝癌在 T_1WI 上呈稍低信号,边界常不清楚,有时与正常肝组织难以辨别;在 T_2WI 上信号稍高于正常肝组织。大于5cm的肝癌,形态多不规则,约80%信号不均匀,瘤块内常有脂肪变性、出血、坏死和液化。在 T_1WI 上肿瘤中心见有稍高信号或信号更低一些,前者表明出血或脂肪变性,后者代表液化或坏死,在 T_2WI 均表现为高信号。增强扫描可见肝癌实质部分信号增强,边界更为清楚,其中坏死区不强化。静脉癌栓、血管受侵、假包膜和瘤周水肿为肝癌的特征性表现。门静脉、肝静脉或下腔静脉内的癌栓表现为血管腔内持续存在的信号而正常流空效应消失,MR门静脉造影可清楚显示有无门静脉癌栓形成;肿瘤压迫邻近血管可见推移征象,侵及血管者可致血管腔不规则狭窄和闭塞;假包膜表现为环绕肿瘤周围的低信号圈;瘤周水肿于 T_2WI 上表现为肿瘤周围比瘤块信号更高的区域。原发性肝癌的占位征象(如肝裂和肝门的变窄、闭塞和移位及肝脏边缘的局限性隆起等)、肝门和腹膜后的淋巴结转移,以及患者常伴有的肝硬化都能在MRI上得以很好显示。

5.鉴别诊断　原发性肝癌应注意与肝硬化的再生结节、脂肪浸润,以及肝血管瘤、肝转移瘤、肝脓肿等鉴别。

(1)肝硬化的再生结节,有时达5~10mm,CT扫描可见多发结节,形似癌灶,与多结节性或弥散性肝癌鉴别困难,况且肝癌大多以肝硬化为病变基础。下列征象有助于肝硬化再生结节与肝癌鉴别:平扫时肝硬化再生结节较正常肝组织密度稍高;增强扫描时,结节强化不明显,不及正常肝组织,呈相对低密度,或结节密度与肝组织密度趋向一致,肝脏由平扫时的密度不均匀变为均匀,后一种情况更多见,更具有诊断意义;门静脉内无癌栓形成,而在弥散性肝癌的患者门静脉癌栓的发生率几乎是100%。

(2)肝硬化的局灶性脂肪浸润,可形成低密度灶,边缘不清,易与癌灶混淆,但增强扫描显示密度和内部结构无明显变化,与肝细胞癌不同。

(3)肝癌与肝转移瘤、血管瘤和肝脓肿的鉴别要点分别于各疾病的鉴别诊断中叙述。

(三)肝转移癌

肝脏由于双重供血,其他脏器的恶性肿瘤容易转移至肝脏,尤以经门静脉转移者为多。故来自消化道的转移瘤占首位,其次为来自肺、乳腺等的转移瘤。肝转移瘤的大小、形态和数目可有很大不同,多数为大小不等或大小相近的多发结节,少数可呈单发块状,中心易发生坏死、出血和囊性变,钙化也较常见。有些肝转移瘤的血管丰富程度与其原发肿瘤相似。临床表现为多数患者在原发病灶症状的基础上出现肝脏症状。少数原发病灶的症状不明显,可首先出现转移性肝肿瘤的症状。本病早期症状多无特异性,如乏力、消瘦等,晚期可出现肝区疼痛、恶病质、黄疸和腹腔积液,查体可发现肝大,有时可触及结节。

1.X 线检查 腹部平片和消化道造影可见肝大、右膈升高及腹腔积液等表现,有时还可发现原发肿瘤。血管造影依血管多少表现不同,肝动脉期显示多血管者与肝细胞癌类似,少血管者可见血管受压弯曲、伸展,肝实质期可见多发或单发的缺损影。

2.USG 表现为肝脏散在多个或密布全肝的结节性肿块,肿块回声有多种类型。高回声型者较多见,此型多见于来自消化道和泌尿道的恶性肿瘤,边界清楚、形态欠规则,回声显著高于周围肝组织,后方回声衰减;低回声型多见于乳腺癌和胰腺癌的肝转移,边界清楚、形态规则,直径常小于3cm;混合型为兼有液实性成分,回声分布不均匀。"靶环征"或"牛眼征"为肝脏转移瘤的典型声像图表现,可见于各种来源的转移性肝癌,但多见于腺癌肝转移,是由于肿块中心有坏死,而周边血窦增多,出现低回声带围绕强回声,强回声的中央又有液性暗区,肿瘤结节边界清楚。国外报道仅在转移性结节周围呈现血管围绕,结节内部常无血流分布。

3.CT 平扫表现为肝脏多发大小不等的类圆形低密度灶,少数肝转移瘤为单发的巨大肿块。大部分病灶边缘比较清楚、密度均匀,可有坏死和囊变,但出血或钙化较少见。CT 增强扫描时,多数病灶有不同程度的不均匀强化,但密度通常低于正常肝组织,其典型表现为病灶边缘呈环状强化,病灶中心为低密度区,病灶周围绕以稍低密度环,呈现"牛眼征"(图9-12)。少数血供丰富的肿瘤在动脉期显著强化,密度高于正常肝组织,延迟扫描为低密度灶(图9-13)。

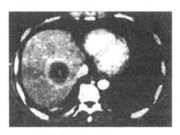

图9-12 单发转移性肝癌

CT 增强扫描示肝右叶圆形病灶,中心低密度,边缘增强,最外圈密度低于周围肝组织,形成所谓"牛眼征"

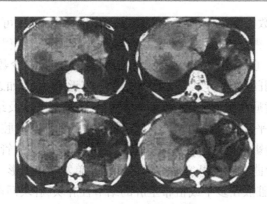

图 9-13 多发转移性肝癌

CT 平扫显示肝内多发大小不等的圆形低密度结节,边缘模糊

4.MRI 常表现为肝脏多发的边缘光滑而清楚的圆形肿块,在 T_1WI 上呈稍低信号, T_2WI 上呈稍高信号。在 T_2WI 上,有时肿块中心较周围信号更高一些,而 T_1WI 上中央信号较周围更低一些,称此种表现为"牛眼征",约 30% 的转移性肝癌可见此征,而良性肿瘤无此表现。

5.鉴别诊断 影像学检查如发现肝内多发病灶,结合其他器官的原发肿瘤,一般诊断不难。"牛眼征"有助于肝转移瘤的影像学诊断,但肝转移瘤的影像表现多样,其中多数病灶与原发性肝癌的表现相似。若为大小不等或大小相近的多发结节,AFP 阳性,有原发肿瘤病史,一般倾向于肝转移瘤的诊断。不典型的转移灶易与肝硬化的再生结节和局灶性脂肪浸润相混淆,前者在 CT 上为高密度且合并有肝硬化的其他表现,后者病变边缘常不规则且模糊,增强扫描亦无明显改变。有时肝脓肿的 CT 表现可与转移瘤相似,但其多有体温升高、白细胞增多和病灶变化迅速的特点。较小的单发转移瘤,特别是查不到原发灶时,与原发性肝细胞癌、血管瘤不易区别,需密切结合临床有关资料加以鉴别。

(四)肝海绵状血管瘤

为肝良性肿瘤中最常见的一种,可见于任何年龄,但以 50 岁以上多见,女性明显多于男性。肝海绵状血管瘤起源于中胚叶,为中心静脉和门静脉系统的发育异常所致,瘤体大小不一,可单发或多发,由大小不等的血窦组成。外观呈紫色或蓝紫色,内见大小不等的血管腔隙,腔内充满新鲜血液,间质中有中等量的纤维结缔组织。一般肿瘤越大,存在时间越长,瘤内增生的纤维组织越多。临床上肿瘤较小者常无症状,多在体检中偶然发现。肿瘤较大者可压迫相邻脏器,出现肝区不适、疼痛、恶心、呕吐等。血管瘤破裂时导致肝内或腹腔出血。

1.X 线片表现 腹部平片和胃肠道造影无任何特征,若肿瘤巨大可见肝影增大、变形,偶尔可见钙化。肝动脉造影的表现颇具特征性,在动脉期即可见肿瘤区域内有许多血管湖,呈爆玉米花状,且造影剂在血管湖内滞留时间较长,可达 20 秒或更长,至静脉期仍不消失,表现为出现早、消失晚的特点;供应血管可有或无扩张和迂曲,与肿瘤内部血管分布多少有关,一般不见动-静脉短路;巨大的血管瘤,因占位效应,肿瘤周围血管受压、伸展或聚拢,小血管瘤无此征象。

2.USG 表现 肝内可见单个或多个类圆形分叶状、结节状回声,边缘可见裂开征、血管进入或血管贯通征。直径小于 3cm 者多呈均匀的强回声或呈筛网状结构,边缘清晰锐利,声晕征相当少见。中等大小的血管瘤则回声类型多样,以强回声型多见,其内常见筛网状的液性暗区。巨大血管瘤往往边界不清,回声呈混合型,有由扩张的血窦形成的不规则无回声区,或由钙化所致的强回声伴声影。较大肿瘤常见后方回声增强效应,一般无后方衰减声影(图9-14)。

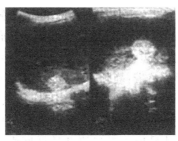

图9-14　肝脏多发血管瘤 USG
可见肝脏多发圆形强回声结节,边缘清晰锐利,后方无声影

3.CT　平扫表现为圆形或类圆形低密度灶,边缘清楚,密度比较均匀,较大血管瘤的中心部分常呈更低密度区。增强扫描时,在动脉期可见病灶边缘出现结节状强化,其密度与主动脉相近。随着时间的推移,在其后的 CT 扫描片上可见增强的范围由周边逐渐向中心扩展,密度则逐渐减低,最后整个病灶被造影剂"充填",这时病灶与正常肝组织的密度相等,整个过程在有的病灶需延时扫描 5~10 分钟以上。如上述,增强扫描表现出造影剂在肿瘤内"快进慢出"的特点,是诊断血管瘤的重要征象。较大的血管瘤增强扫描时其中心可始终保持低密度。

4.MRI　在 T_1WI 上表现为均匀低信号,常呈圆形或类圆形,较大的血管瘤则其中心结构不均匀且信号更低,系由纤维组织和血管所致。T_2WI 表现颇具特征性,呈边缘锐利的极高信号灶,系由肿瘤内充满缓慢流动的血液所致。且随回波时间(echo time,TE)延长,血管瘤的信号强度递增,在 T_2WI 上其信号强度更高,称之为"灯泡征"。大于 5cm 的肿瘤亦可在高信号中见到低信号区。增强扫描的表现与 CT 相似。

5.鉴别诊断　典型的血管瘤,诊断多不难。多血供性肝细胞癌或转移瘤(如肾癌肝转移等)增强扫描早期均可出现显著强化,但血管瘤"快进慢出"的增强特点,以及 MRI 上的"灯泡征"可资鉴别,而下列表现则支持肝癌的诊断:增强扫描早期高密度强化,持续时间很短,很快即变为与正常组织分界清楚的低密度,延迟无造影剂充填,呈现造影剂"快进快出"的特点;门脉系统受侵犯尤其是癌栓形成。较大的血管瘤因纤维化增多、血流减少,与恶性肿瘤鉴别困难时,可尽量增加造影剂剂量,并做较长的延时扫描,仍可见边缘强化、向中心扩展的特征。特殊疑难病例,肝血管造影是可靠的诊断方法。

(五)肝脓肿

可由阿米巴原虫或细菌感染引起。阿米巴肝脓肿的发病与阿米巴结肠炎有密切关系,其特点是脓肿较大,且多数为单发性。临床上以细菌性肝脓肿多见,肝脓肿的感染途径包括胆系、门静脉、肝动脉、淋巴道或邻近器官直接扩散等。经门静脉感染者,常为多发病灶;经肝动脉者多为单发灶;经胆系者常分布于胆管周围。细菌侵入肝脏后引起炎症反应,开始形成多数小脓肿,进而融合成较大脓腔,脓腔中多为脓液和坏死组织,外围为肉芽组织和纤维组织增生。脓肿向周围扩散可波及膈肌、胸膜和肺或导致肝周炎。脓液培养20%~50%有大肠埃希菌、葡萄球菌或链球菌生长。临床表现多见于老年、糖尿病、心功能不全及肝硬化患者。肝大、肝区痛、高热、弛张热为常见表现,如向上发展可有膈肌刺激和胸部症状。急性期多有白细胞计数增高,慢性期亦可正常。

1.X 线　腹部平片有时可见肝大、肝区积气和液平面,右侧膈肌升高、胸腔积液及肠道扩张等 X 线征象。胃肠道造影可有胃、十二指肠受压移位。肝血管造影,动脉期可见脓肿周围肝动脉分支受压、伸展和移位,脓肿边缘的肉芽组织可见新生血管增生;实质期显示脓腔呈充盈缺损,沿脓肿周边可见环形染色带;静脉期门静脉也可有受压表现。

2.USG　可见肝大或变形,靠近肝脏膈面时可致膈肌局限性抬高,活动受限,脓肿周围管状结构受压移位,脓肿依其形成的不同病理阶段而有不同表现。

(1)脓肿前期(炎症期):病灶呈现边界欠清楚的低回声区,其内回声不均匀,或呈等回声光团,边缘不规则,或有由周边液化引起的无回声环。

(2)脓肿形成期:声像图表现为边缘较清楚的无回声区,壁厚而粗糙,内壁不光滑。脓腔内部回声依液化程度和所含内容物均匀程度而有所不同,脓肿液化充分、脓液稀薄时,呈典型的圆形或类圆形无回声区,边界清楚,伴后方回声增强效应,当脓液较稠,含有坏死组织时,则无回声区内出现密集的细点状回声,其间有散在的片状或条索状高回声,具有随呼吸运动和体位改变而浮动的特征,并缓慢向脓腔底部集中。

(3)脓肿吸收期:脓肿内部无回声区明显缩小或消失,代之以斑片状或条索状高回声。

3.CT　平扫表现为单发或多发低密度区,多呈圆形或类圆形,大小不一,边界比较清楚。内部为脓液成分时,密度稍高于水,CT 值为 20~40Hu,少数病例可见气体,表现为多数聚集的气泡,甚至可见气-液平面。脓肿壁为脓腔周围环形带,其密度高于脓腔而低于正常肝。增强扫描脓腔不强化,脓肿壁呈环形强化,其密度可高于邻近正常肝实质。有时低密度脓腔由强化壁环绕,其外围又有一圈低密度水肿带,呈所谓"双靶征"。

4.MRI　典型的肝脓肿脓腔表现为长 T_1、长 T_2 的液体信号特征,在 T_1WI 上呈圆形、边界清楚的低信号,在 T_2WI 上显示为明显高信号。脓肿壁在 T_1WI 和 T_2WI 上均表现为脓腔周围环绕的一圈稍低信号环,代表肉芽组织和纤维组织。上述以脓腔为中心构成同心圆形态的不同信号为脓肿的典型表现。增强扫描脓肿壁呈明显环形强化,脓腔不强化。在脓腔内见到无信号气体是诊断肝脓肿的有力证据。

5.鉴别诊断　肝脓肿的影像学表现与坏死性转移瘤和囊肿出血伴有感染相似,须注意鉴别。对未液化的早期脓肿,也易与肝癌相混淆。脓肿壁的环形强化及脓腔内气液成分是 CT 和 MRI 诊断肝脓肿的特征性改变,短期内对脓肿消长的动态观察也是与肝癌鉴别的要点。

(六)肝囊肿

大多数为先天性,可为单发、多发和多囊肝,后者可单独发生,有时并发多囊肾,合并胰腺囊肿者较少见。女性较多见,可见于各种年龄,以 30~50 岁多见。肝囊肿一般呈圆形或椭圆形,大小不一,多为单房性,囊腔内充满清亮无色或微黄色浆液性液体,如合并囊内出血时,可呈咖啡色。囊壁薄,囊壁外有完整的纤维包膜,壁内衬以上皮。多发者常分散存在,多囊肝可累及全肝,并有明显肝大。临床表现上根据囊肿大小、生长部位和并发症的不同而有很大区别。多数患者囊肿较小,无明显症状,仅在体检时偶然发现;大的肝囊肿,尤其是位于肝包膜附近者可出现右上腹胀感和隐痛,当囊肿压迫胃肠道时有食后不适、恶心、呕吐。腹部触诊可扪及肝大或表面光滑的肿块,富有囊性感,多无压痛。少数患者可因囊肿破裂或囊内出血而出现急腹症等,如囊肿内发生感染,则患者往往有畏寒、发热、白细胞增多等。

1.X 线　腹部平片有时可见肝囊肿壁钙化、肝大。较大的囊肿在肝动脉造影时可显示肝内动脉分支受压移位呈抱球状,无肿瘤血管和肿瘤染色。

2.USG　肝内圆形或椭圆形无回声区,囊壁为菲薄均一的细光带强回声,边缘光滑整齐、锐利,后壁和后方回声增强。部分囊肿内有分隔光带。囊肿合并感染、出血主要发生于体积较大的囊肿,囊肿内可出现漂浮的弥散性点状回声,囊壁可增厚,边缘不规则。

3.CT　平扫表现为圆形或卵圆形的低密度病变,边缘光滑锐利,密度均匀,CT 值近似或稍高于水,单发或多发。增强扫描囊肿无强化,囊壁薄而不能显示,但边缘更清晰。

4.MRI　在 T_1WI 上呈明显低信号,T_2WI 上呈明显的高信号,信号均匀,边缘清楚锐利。增强后囊肿信号不增强。

5.鉴别诊断　USG 可以准确地识别肝囊肿,并且容易将其与肝实质病变加以鉴别,诊断准确率可达98%以上,是检查和随访肝囊肿的首选方法。对肝内小囊肿,要避免与肝内血管横断面混淆;对中等大小的肝囊肿,必须与胆囊、胆管囊肿、胰腺囊肿等鉴别;可在肋下测及的肝囊肿,应做加压试验,与肝癌、肝血管瘤鉴别;对极个别疑难病例,可选用 CT 或 MRI,肝囊肿在 MRI 的 T_2WI 上与血管瘤信号强度非常相似,难以区别,此时应仔细观察 T_1WI 图像,肝囊肿信号强度明显低于血管瘤。

二、胆管疾病

(一)胆石症

在我国为常见病,发病率在 8%以上,常并发胆囊炎。女性较多见,可分为胆囊结石、肝外胆管结石、肝内胆管结石和复合结石。胆结石主要成分为胆色素和胆固醇,在我国以胆色素结石为主,有时含有钙盐,含钙成分多时,X 线可显示,称为阳性结石,反之称为阴性结石。胆石症常并发胆囊慢性感染,使胆囊壁增厚,失去功能;严重感染可发生胆囊积脓、坏死及穿孔,形成腹膜炎。胆总管结石多位于胆总管下端或胆胰壶腹部,引起该部位水肿、痉挛及部分梗阻或完全梗阻,使胆总管扩张。临床上常出现右上腹疼痛、黄疸,合并感染时可有寒战、高热等。有时无任何症状,仅在健康查体时发现。胆石所致疼痛多呈连续性,持续 3~4 小时后缓解。如并发胆囊炎,炎症蔓延到胆囊壁以外则疼痛呈持续性。疼痛可向右肩胛部放射,并可产生呕吐。

1.X 线　10%~20%胆石是含钙的阳性结石,平片可以显示。这种结石大多在胆囊内,常多个堆积在一起,大小自沙砾至蚕豆大,呈圆形、多边形或菱形,犹如一串葡萄或一堆石榴籽。80%~90%为阴性结石,平片不能显示,胆囊造影常显示为多数成堆充盈缺损,呈圆形或多边形。胆管结石在胆管造影时显示为单个或多个圆形充盈缺损,常伴有胆管的狭窄或梗阻,结石部位以上的胆管扩张。

2.USG　典型的胆囊结石表现为胆囊腔内一个或多个强回声光团、光斑或弧形强光带,后方伴有清晰的声影。当体位改变时,在声像图上可见强回声光团的移动和强回声带及声影的重新分布。泥沙型结石,胆囊内可见后方伴声影的细小的强回声光点群。当结石填满胆囊时,胆囊无回声区消失,胆囊前半部呈弧形强光带,后方伴声影,称之为囊壁、结石、声影三合征,即"WES"征。肝外胆管结石表现为胆管腔内伴有声影的恒定强光团,近端胆管有不同程度扩张,部分有管壁增厚,强回声团与管壁之间有明确的分界,能见到胆汁的细窄无回声带。肝内胆管结石表现为贴近门静脉沿肝内胆管分布的斑片状或条索状强回声,伴有声影,所在胆管胆汁淤滞时,强回声周围呈现宽窄不等的无回声区,近端小胆管扩张,多数伴有肝外胆管扩张。当结石周围无胆汁存在时,仅显示为肝实质中边界清楚的强回声团。

3.CT 胆囊结石表现为胆囊区单个或成堆的高密度影,常呈环状或多层状,其位置多可随患者体位而改变。少数结石与胆汁呈等密度,需做胆囊造影 CT 才能显示。胆管结石表现为胆管内高密度影,其近端胆管扩张,合并产气杆菌感染时,胆管内可见低密度气体影。

4.MRI 正常胆汁在 T_1WI 上可以呈高信号也可以是低信号,但是在 T_2WI 和磁共振胆胰管成像(magnetic resonance cholangiopancreatography,MRCP)图像上均呈高信号。结石的质子密度低,信号弱,在 T_1WI、T_2WI 和 MRCP 图像上均呈无信号或低信号改变。胆管结石一般还可见近端胆管扩张。

5.鉴别诊断 腹部平片上的胆系阳性结石应与右上腹部的一系列钙化灶相鉴别,如肾脏疾患钙化、右肾上腺钙化、肝脏钙化、肋软骨钙化及右肾结石等。胆系造影时结石表现为胆囊或胆管内的充盈缺损,应与胆囊腺肌增生症、胆固醇沉着症、肠道气体重叠及胆囊或胆管的良、恶性肿瘤等鉴别。胆系结石在 USG 上的表现特异性大,常将 USG 作为诊断结石的首选影像学检查方法。但对于胆总管末端结石,USG 诊断也很困难,胆总管末端的 CT 薄层增强扫描和 MRCP 有较大价值,特别是与其他疾病引起的胆系梗阻进行鉴别时,如胆管癌、胰头癌、壶腹癌及炎性梗阻等,不仅可显示梗阻以上的胆管扩张,还可见梗阻段及其周围的局部改变。

(二)胆囊炎

可单独存在或与胆石并存,临床分为急性和慢性。急性胆囊炎是由结石梗阻、细菌感染、胰液反流等原因引起;慢性胆囊炎可为急性胆囊炎的延续,也可为原发的慢性炎症,常合并胆囊结石。急性胆囊炎,在病变初期为单纯性急性炎症,胆囊黏膜充血、水肿及白细胞浸润;进而炎症侵及胆囊壁全层,胆囊壁变厚,并可发生小脓肿,而形成化脓性胆囊炎;如果出现坏死灶或出血灶则为坏死性胆囊炎,可合并穿孔及局限性腹腔脓肿。慢性胆囊炎,病理改变为纤维组织增生和慢性炎症细胞浸润,使胆囊壁增厚,同时其肌肉组织萎缩,使胆囊收缩功能减退。急性胆囊炎的临床表现主要为突发的右上腹部疼痛,呈阵发性,也可呈持续性伴阵发性加剧,疼痛可向右肩及后背部放射为本病特点,同时有高热、寒战、恶心及呕吐等症状,右上腹压痛,Murphy 征阳性,有时可出现黄疸。慢性胆囊炎一般为反复发作性右上腹痛,伴有消化不良、腹胀、恶心、对脂肪性食物耐受性差等症状。

1.X 线 急性胆囊炎在普通 X 线上有时可见增大的胆囊影,产气杆菌感染时胆囊区可见低密度的气体影像,除配合行胆囊穿刺引流外一般不行造影检查。慢性胆囊炎可见胆囊影缩小,胆囊区可有钙化影。生理积聚法造影胆囊不显影,在排除其他因素(如小肠吸收等)后,对诊断慢性胆囊炎有意义。

2.USG 典型的急性胆囊炎胆囊多数增大,特别是横径增大更明显,常呈圆形或椭圆形,轮廓不光滑;胆囊壁弥散性增厚,超过 3mm,呈高回声带,其间为连续或间断的低回声带,呈现"双边影";胆囊内的脓液和碎屑使正常为无回声的胆汁呈密集点状或条状回声,可使正常的后方回声增强效应减弱或消失。超声 Murphy 征阳性,多伴有胆囊结石且嵌顿于胆囊颈部;急性胆囊炎穿孔时可显示胆囊壁的局部膨出或缺损,以及胆囊周围的局限性积液。慢性胆囊炎的病理改变程度不同,声像图表现差异很大,轻症者可仅有不确切的囊壁增厚,或仅可见到结石回声,而外形和腔内回声无异常;炎症较重时,胆囊外形有不同程度增大,壁增厚,回声欠光整,有时出现类似急性胆囊炎的"双边影";胆囊严重萎缩时,外形显著缩小,囊腔缩小,无胆汁回声或仅见结石强回声。

3.CT　急性胆囊炎可见胆囊壁增厚,超过 4mm 以上,但由于胆囊膨胀增大,增厚相对不明显;CT 增强扫描可见胆囊壁内侧黏膜面由于炎症引起充血而产生增强效应,呈致密细线条状阴影,其外层由于水肿而形成一低密度带环绕胆囊全壁,此征象比较有价值;胆囊周围可见程度不等的液体积聚;CT 对结石的发现也有助于诊断,另外产气杆菌引起的胆囊炎,在胆囊内、胆囊壁、胆管系统内均可见到低密度的气体影像(图 9-15)。慢性胆囊炎,在 CT 上可发现胆囊缩小、胆囊壁增厚,胆囊壁内可以有少量钙化影像。

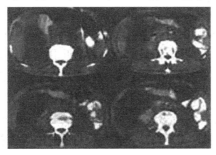

图 9-15　急性胆囊炎

胆囊壁均匀增厚,边缘模糊,周围胆囊窝内可见水样密度影

4.MRI　一般不需要 MRI 检查,在慢性胆囊炎需与胆囊癌进行鉴别时,MRI 检查有一定作用。

5.鉴别诊断　在 X 线片上增大的胆囊影有时应与胀气的十二指肠球部相鉴别,可以采用转动体位来鉴别,也可利用 USG 或 CT 进行鉴别。胆囊癌引起的胆囊壁增厚十分显著且不规则,以颈、体部明显,可与慢性胆囊炎鉴别,如有肝实质或肝门部受侵犯则可明确。胆囊腺肌样增生症也有胆囊壁增厚,其特点为囊壁内有较小的囊腔。

(三)胆囊癌

原发性胆囊癌较少见,女性与男性发病率之比为(4~5)∶1,好发于 50 岁以上的中老年患者,大多有胆囊结石史,可能与结石长期刺激及慢性炎症有关。多同时合并胆石及慢性胆囊炎。85% 为腺癌,其余为鳞状上皮癌及类癌等。癌瘤多突向胆囊内腔呈隆起性生长,也可沿胆囊壁浸润生长,胆囊壁不规则增厚,内腔狭窄变形、闭合,甚至完全不能辨认其形态。肿瘤可直接向周围器官蔓延,也可转移到肝脏、门静脉及胆管。胆囊癌没有典型、特异的临床症状,晚期可有右上腹部疼痛、黄疸、体重下降及右上腹部肿块等。有 25% 患者伴随急性胆囊炎症状,50% 患者既往有胆囊疾病史。大多数患者发现较晚,预后不良。

1.X 线　腹部平片及胃肠钡剂造影对本病诊断受到一定限制。生理积聚造影法,几乎 2/3 的患者由于胆囊管阻塞而不显影,仅有 10% 患者可以见到胆囊腔内的充盈缺损及胆囊呈不规则外形而怀疑本病。直接造影法见胆囊管及胆总管出现狭窄或闭塞时,已是病变的晚期改变。

2.USG　对本病的诊断正确率较高,部分病例可以在早期做出诊断,但也可有 10% 的假阴性。在声像图上因病程不同表现为多种类型。隆起型表现为癌瘤向胆囊腔内突出,直径多在 1cm 以上;有的基底宽,呈边缘规则的结节状,有的基底狭窄,呈乳头状,可单发,也可多发或互相融合成不规则团块状;瘤体多为低回声或中等回声,局部胆囊壁正常连续回声线破坏。壁增厚型表现为胆囊壁呈局限性或弥散性不均匀增厚,常以颈部或体部更为显著;回声可高可低,外壁不光滑,内壁粗糙、不规则;胆囊腔不均匀性狭窄或扩张,整个胆囊僵硬变形。混合型最多见,同时具有前两型的表现,即胆囊壁不规则增厚伴有向腔内突起的结节状或乳头状肿块。实块型,为胆囊癌的晚期表现,胆囊肿大,液性腔消失,整个胆囊呈杂乱的低回声或中等回声实性肿块,边缘不规则,内部由闭塞的胆囊腔及内容物形成不均质的点片状杂乱高回声,且常伴有结石高回声光团及声影。癌肿可向周围浸润生长,使胆囊与肝的正常界面中断或消失,有时可见肝实质内浸润病灶。

3.CT　胆囊增大或缩小,腔内有不规则充盈缺损,囊壁不规则增厚,甚至整个胆囊表现为一团块状阴影,CT 增强扫描可见有增强效应。邻近肝组织出现低密度区(带),为直接侵犯肝脏的征象。同时伴随征象可能有胆石、肝内外胆管扩张、周围淋巴结肿大、腹腔积液、肝内转移灶等。

4.MRI　胆囊壁不规则增厚,T_1WI 显示较清晰;胆囊内显示突出的肿块与增厚囊壁相连;邻近有转移灶,呈长 T_1、长 T_2 信号;伴有胆结石、肝内外胆管扩张、肝门淋巴结肿大、腹腔积液等。

5.鉴别诊断　对晚期胆囊癌,综合上述影像学所见,诊断比较容易。胆囊癌的早期病例由于患者多无症状,很难遇到,偶可在 USG 体检时发现,需要与其他病变鉴别,其主要影像学特征:胆囊壁不规则增厚与慢性胆囊炎的均匀增厚不同;胆囊腔内可见充盈缺损或软组织肿物,表面不规则,如超过 2cm 以上则以恶性可能性大,一般良性息肉均较小,如果同时有结石阴影,则对胆囊癌诊断应加以考虑。

(四)胆管癌

胆管癌多发生在较大胆管,根据发生部位不同,可将其分为三种类型,即肝内胆管癌、肝门部胆管癌和中、下段胆管癌。肝门部胆管癌是指发生在肝左管、肝右管及汇合成肝总管 2cm 内的胆管癌,是三种类型中最常见的一种,占 40%~50%。胆管癌以腺癌最多见,其次为鳞癌等。肿瘤形态可分为浸润型、结节型及乳头状三型,其中以浸润型最多见。浸润型多形成局限性胆管狭窄,无明显肿块形成;结节型造成胆管梗阻症状不明显,而形成局部肿块;仅有 5% 的胆管癌为乳头状,形成腔内肿块。胆管癌最常见的临床症状为黄疸,同时伴有体重减轻、全身瘙痒及食欲缺乏,此外可有腹痛、发热、陶土样大便等。胆管癌生长缓慢,但早期即发生胆管梗阻症状,多因并发症而死亡,预后多不佳。

1.X 线　普通 X 线检查对胆管癌的诊断无特殊意义。经皮穿刺肝胆道成像(percutaneous transhepatic cholangiography,PTC)可显示肿瘤近侧端的形态和部位,浸润型多产生局限性狭窄,狭窄呈突然性,常不规则;结节型或乳头型可以在胆管腔内见息肉样充盈缺损,表面不规则。内镜逆行胰胆管造影(endoscopic retrograde cholangio pancreatography,ERCP)可从远侧端观察肿瘤形态及侵犯范围,其影像特征与 PTC 相同。狭窄的近端胆管多扩张。PTC 和 ERCP 结合定性诊断正确率可达 90%以上。

2.USG　胆管癌的声像图表现可归结为两大类。一类在扩张的胆管远端显示出软组织肿块,多为乳头型或团块型。肿瘤自胆管壁呈乳头状或结节状突入管腔内,为低回声至稍高回声,其内回声分布不均匀,后方无声影,也可充满胆管腔,与胆管壁无分界;肿瘤若弥散性浸润生长,管壁增厚、僵硬、内腔变窄、堵塞,近端胆管扩张,表现为扩张的胆管远端突然狭窄或截断。另一类见扩张的胆管远端突然截断或细窄闭塞,管壁增厚、僵硬、内腔变窄、堵塞,可分为狭窄型和截断型。间接征象除病变以上的胆管系统明显扩张外,也可见肿瘤向周围扩散,侵及肝脏、胆囊、胰腺和肠管,以及肝门部淋巴结肿大等。

3.CT　表现为扩张的胆管突然狭窄或截断,局部有软组织肿块影,呈等密度。部分肝门区癌在显示肝内胆管扩张的同时,局部可见不规则低密度区,注射造影剂后可有轻度增强。肝脏被癌组织浸润时可见肝实质内出现低密度阴影,另外可见肝外淋巴结肿大、腹腔积液等(图 9-16)。

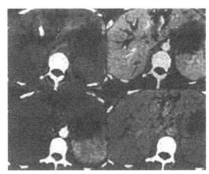

图 9-16　胆管癌

CT 增强扫描示肝门处 2cm×3cm 弱强化区,边界较清,肝内见扩张的肝内胆管,伴有肝内胆管结石

4.MRI　肿瘤在 T_1WI 上为低信号,在 T_2WI 上为高信号,病变近端胆管扩张。MRCP 的形态所见,与 PTC 和 ERCP 相似,作为一项无侵袭的检查方法已日益被认识,但其在判断完全梗阻和狭窄时会有假阳性出现。

5.鉴别诊断　近端端胆管癌的诊断比较容易,远侧端胆管癌,有时用 USG、CT 均查不到病灶,仅可见胆管系统的扩张,此时应与胆管良性狭窄、壶腹区的狭窄(如壶腹癌)和胆管结石阻塞相鉴别。USG 上胆管结石多为高回声伴后方声影,一般可与胆管癌鉴别,但少数泥沙样结石回声较弱且后方无声影时则较难鉴别。PTC 和 ERCP 对观察狭窄或闭塞部位的形态较准确,有利于以上几种疾病的鉴别诊断。

三、胰腺疾病

(一)急性胰腺炎

为急腹症之一,成年人多见,男性多于女性。由于某种原因使胰管发生暂时性或永久性的阻断,胰酶突然释放入邻近的间质组织而导致本病。胆系疾病(炎症)、暴饮暴食、酗酒常是本病的诱因。急性胰腺炎分急性水肿性(间质性)胰腺炎和急性坏死性(出血坏死性)胰腺炎。前者主要的病理改变是胰腺局部或全部充血、水肿,胰腺肿大、质硬;后者以腺泡及脂肪组织坏死、血管坏死出血为其特征,易发生继发感染。急性胰腺炎常有炎性渗出,溢出胰外,形成假性囊肿。临床症状为急性腹痛、发热、恶心、呕吐和黄疸等,实验室检查可见血、尿胰淀粉酶升高。出血坏死型症状重,常出现中毒性休克。

1.X 线　腹部平片可显示胰周区域肠腔的反射性积气和液平面,以及膈肌上升、胸腔积液、肺底不张或炎症浸润等表现。胃肠道钡餐造影可以间接地反映胰腺炎在胃肠道的改变,如十二指肠圈扩大、乳头水肿和胃的受压移位等。但在急性期一般不行胃肠道造影检查。

2.超声　胰腺体积增大,多为弥散性,也可为局限性;胰腺内部回声减低或不均匀;主胰管一般表现正常,或有轻度扩张;胰腺边缘常不清晰,周围弱回声区,为胰腺周围渗出和水肿样变化。另外可见一些间接征象,如下腔静脉和肠系膜上静脉受压、腹腔积液征、胃肠道积气,以及麻痹性肠梗阻等。

3.CT　对急性胰腺炎诊断价值很大,不仅可以确定诊断,还可以协助判断炎症浸润范围及程度。胰腺肿大,一般为弥散性肿大。水肿性者,肿大胰腺的密度尚较均匀,边缘比较清楚,周围脂肪间隙存在或消失,周围无明显液体渗出。出血坏死性者,胰腺增大明显,且密度不均匀,坏死呈低密度区而出血呈高密度灶,胰腺周围常有炎性渗出,周围脂肪间隙模糊。胰腺周围液体渗出,导致胰腺轮廓不清、邻近的肾前筋膜增厚,渗出较多时胰腺周围可形成明显的液体潴留,多在网膜囊、肾旁前间隙等处呈现多个水样囊性低密度区。胰腺内也可有积液。液体潴留被纤维囊包围即形成假性囊肿。增强扫描可见坏死区不增强,而一般水肿、炎症的胰腺实质有增强。脓肿是胰腺炎的重要并发症,表现为局限性低密度灶,与坏死区相似,出现气体是脓肿的特征(图 9-17)。

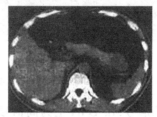

图 9-17　急性胰腺炎

CT 扫描示胰腺体尾部肿大,内密度减低,周围脂肪间隙模糊,左肾前筋膜增厚

4.MRI　胰腺增大,边界不清;由于炎症、水肿、坏死使组织的 T_1 和 T_2 延长,胰腺在 T_1WI 上信号减低,在 T_2WI 上信号增高;出血使 T_2 延长而 T_1 缩短,因而在 T_1WI 和 T_2WI 上都表现为高信号。

5.鉴别诊断　急性胰腺炎一般根据临床、体征和生化检查,结合影像学表现,诊断不困难,影像学检查的主要目的在于帮助确定病变的范围、程度及有无并发症等。急性胰腺炎若主要引起胰头局部扩大,则需与胰头肿瘤鉴别,随访检查十分重要,在抗感染治疗后,炎症消退,形态恢复正常,有助于与之鉴别。

(二)慢性胰腺炎

为慢性胰腺功能不全的最主要原因,可以是多次急性胰腺炎反复发作的结果,但有时可以没有胰腺炎病史。慢性胰腺炎的病理改变主要以胰腺纤维化为主,结缔组织增生,腺泡萎缩减少,可累及胰腺局部或全部,使胰腺增大、变硬,后期可发生萎缩。胰管一处或多处狭窄,狭窄的远端扩张,还可以有胰腺钙化和胰管内结石,以及假性囊肿形成。临床上慢性胰腺炎多为反复急性发作,急性发作时症状与急性胰腺炎相似,表现为腹痛、恶心、呕吐和发热。平时有消化不良症状如腹泻等,甚至可产生脂肪泻,严重破坏胰岛时可产生糖尿病症状,病变累及胆管可引起梗阻性黄疸。血清淀粉酶活性可以增高,但也可正常。

1.X 线　腹部平片可于胰腺区域发现致密的多发性小结石和钙化。ERCP 可显示胰管及其分支出现扭曲变形、不规则扩张和狭窄乃至完全闭塞。

2.超声　可见胰腺增大,可为弥散性肿大,边缘呈不规则结节,也可形成局限性肿块,但有时胰腺萎缩。胰腺轮廓多不规则,与周围组织缺乏清楚的边界,内部回声多呈不均匀性增强。主胰管常扩大而明显可见,其中如有小结石可出现点状或斑片状高回声并伴声影。常合并假性囊肿、主胰管扩张、胰管内结石等。

3.CT　常见胰腺增大,边缘不规则,可以是完全性的,也可是局灶性的。约 1/4 的患者可见胰腺钙化,表现为斑点状致密影沿胰管分布,是慢性胰腺炎的特征性表现。胰管常有不同程度的扩张,左肾前筋膜可增厚,常合并假性囊肿,多在胰腺内,表现为边界清楚的囊性低密度区,CT 值接近水的密度。病变发展到最后可见胰腺萎缩(图 9-18)。

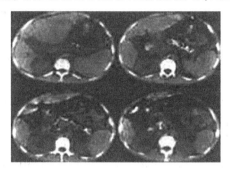

图 9-18　慢性胰腺炎
胰管呈串珠样扩张,并可见多个钙化灶,胰腺实质萎缩

4.MRI　胰腺增大或缩小,但信号强度改变不明显。钙化是慢性胰腺炎的重要改变,在 MRI 上不形成信号,很难识别。假性囊肿在 T_1WI 上表现为局限性囊性低信号区,在 T_2WI 上显示为囊状高信号区。

5.鉴别诊断　根据影像学的特征表现(钙化、胰石形成、假性囊肿和胰管扩张),再结合临床多可确定诊断,必要时参考 ERCP 的表现。在鉴别诊断中,往往需要与胰腺癌鉴别,因为胰腺癌可并发于慢性胰腺炎,且都可以表现为胰头增大而胰体尾部萎缩。胰腺癌更易侵犯或包埋邻近血管,较早即可能出现肝、腹膜后淋巴结转移。

(三)胰腺癌

胰腺癌占全身恶性肿瘤的 1%~4%,为胰腺恶性肿瘤中最常见者,男性多于女性,以 50~70 岁为多,青年及儿童也可发生。根据其发生部位分为胰头癌、胰体癌、胰尾癌及全胰癌,以胰头癌为最多见,占 60%~70%。胰腺癌多来源于导管上皮,少数发生于腺泡。约 90% 为腺癌,病理上为质地坚硬的纤维硬化性致密肿块,与周围组织界限不清,肿瘤易发生出血、坏死及形成囊状空腔。由于胰管狭窄、闭塞,其远端胰管扩张,并可呈囊状。主要症状有腹痛、上腹深部肿块、进行性阻塞性黄疸、消瘦、乏力、食欲缺乏和腹泻等。可因肿瘤发生部位而不同,胰头癌约有 85%以黄疸为主要表现,胰体、尾部癌则常以腹痛、腹部肿块为主要表现。

1.X 线　平片提供信息很少,巨大肿块可见胃和结肠的受压改变。低张十二指肠造影可见十二指肠内侧壁的黏膜皱襞平坦、消失,肠壁僵硬。进而可引起黏膜皱襞破坏,十二指肠肠曲扩大,其内缘出现压迹,可呈双重边缘,由于乳头较固定而使十二指肠内侧缘呈"反 3 征"。胃窦部大弯可受压移位,后壁受压则呈"垫压征"。由于胆总管下端梗阻,可使胆囊和胆总管扩大,在十二指肠相应部位造成弧形或带状压迹。ERCP 可显示胰管狭窄和阻塞。如已有阻塞性黄疸,PTC 可显示胆总管的胰腺段梗阻,梗阻端可圆钝、尖削或呈不规则性狭窄。胰腺癌如有上述表现,大多已属进展期。

2.超声　胰腺多呈局限性增大,内见肿块,轮廓不规则,边界欠清晰;肿瘤内部多呈低回声,可不均匀,肿瘤坏死液化可出现无回声区。依肿瘤位置不同可压迫或侵犯周围血管和脏器而出现不同的间接征象,胰头癌可使十二指肠肠曲扩大,压迫下腔静脉、门静脉、肠系膜上静脉使之变窄、移位,压迫胆总管末端使胆系扩张,胰管也可扩张。胰腺癌晚期,常有肝、周围淋巴结转移及腹腔积液。

3.CT　胰腺局部增大,边缘呈不规则隆起或呈分叶状。肿瘤的密度常与胰腺的密度相似,但其中常有坏死或液化而形成低密度区。增强扫描肿瘤常不增强或稍有增强,而正常胰腺实质增强明显,从而使肿瘤得以显示。胰头癌侵犯、压迫胆总管末端,可使肝内外胆管扩张而胰头处胆总管突然狭窄、中断或变形。亦常阻塞胰管而见体尾部胰管扩大。胰腺癌进展,可使胰腺周围脂肪层消失,邻近血管可被推移甚至包埋。肝门和腹膜后可出现淋巴结增大,肝内转移也很常见。采用螺旋 CT 双期扫描可以更清楚地显示病变细节及其毗邻关系。

4.MRI　胰腺局限性增大,边缘轮廓不规则。T_1WI 上肿瘤信号稍低于正常胰腺和肝,其中坏死区信号更低;T_2WI 上肿瘤信号稍高且不均匀,坏死区则显示信号更高。一些间接征象如肝内外胆管扩张和胰管扩张是诊断胰头癌的重要依据,MRCP 可以清楚显示胰、胆管梗阻的部位、形态和程度。MRI 还可很好地显示胰腺癌向肝、肝门、门-腔间隙,以及其他邻近器官和腹膜后间隙转移、侵犯的情况。

5.鉴别诊断　在一般情况下胰腺癌与慢性胰腺炎不存在鉴别诊断问题。但是,呈局限性胰腺肿大的慢性胰腺炎需与胰腺癌鉴别,而且单从影像学角度鉴别仍十分困难,有否淋巴结肿大和肝内转移灶对鉴别很有帮助。胰腺癌的中央坏死形成囊腔有时需与胰腺炎所致的假性囊肿鉴别,壁厚且不规则的囊腔有助于胰腺肿瘤的诊断。

四、脾脏疾病

(一)脾外伤

脾外伤往往是腹部外伤的一部分,而腹部挫伤最常受累的是脾,也经常合并肋骨、肝、胰、肾的损伤。因受力大小、方向、作用速度及受伤时体位不同,而产生不同类型、不同程度的损伤,可分为:①包膜下撕裂,损伤轻,脾包膜完整,包膜下表浅组织损伤,产生包膜下血肿。②中央破裂,脾包膜完整,深部组织发生破裂,形成深部血肿。③完全性破裂,此型最为多见,实质及包膜均有破裂,伴有严重的腹腔出血。根据脾破裂发生的时间,临床上有早发性脾破裂和迟发性脾破裂。急性脾破裂的患者可出现剧烈的左上腹疼痛并向背部放射,全腹明显压痛及肌紧张,左上腹为著,严重者可出现出血性休克。迟发性脾破裂者,症状可隐匿数天至出现大出血。

1.X 线 平片可显示一些间接征象,如脾影增大,轮廓呈部分或全部消失,结肠脾曲受压而下移,左膈抬高、活动受限,以及反射性肠扩张和腹腔积液征象。还可合并肋骨骨折、气胸、胸腔积液和膈下游离气体等。

脾动脉造影时,根据受伤程度可有三种表现。重度:大血管分支断裂;中度:脾内、外有较大量的造影剂外溢;轻度:脾内血肿呈小范围无血管区改变或少量造影剂外溢。在血管造影已明确脾损伤部位、性质、范围后,根据临床情况,可行紧急性介入治疗,可部分取代外科手术。

2.超声

(1)脾包膜下血肿,脾稍大、变形,包膜光滑、完整,血肿部位可见局限性无回声区,其间可有细点状回声。

(2)中央性破裂,脾不同程度增大,轮廓清楚,实质回声不均匀,可见不规则的回声增强或减低区;有血肿形成者,可见实质内不规则无回声区。

(3)完全性破裂,多数表现为脾包膜连续性中断,局部回声模糊,或有局限性无回声区,脾实质内可有不均匀性回声增强或减低区;严重者脾脏失去正常轮廓,边界模糊不清,内部回声杂乱,或实质分为不规则的低回声碎块;均可见在脾外或腹腔内显示异常液性无回声区。

3.CT 脾挫裂伤显示为脾内线条状、不规则形的低密度区伴有小点、片状高密度影。新鲜的脾包膜下血肿及脾内血肿于平扫时呈等密度或稍高于脾密度,包膜下血肿表现为脾实质与包膜间的半月形影、脾实质受压变形,脾内血肿呈实质内的团块状高密度影。随着时间的推移,血肿密度逐渐降低,陈旧性血肿呈现为边缘光滑、锐利的均一水样密度。增强扫描时,因血肿不增强,与增强的脾实质密度差别更明显,而显示出清晰的形态。脾破裂时,脾脏光滑、锐利的边缘变得模糊不清,边缘连续性中断,实质内可见稍低密度的裂隙,脾周及腹腔内可有出血征象。增强扫描尤其是螺旋 CT 双期扫描有助于显示较轻的病变。

4.MRI 外伤引起的脾内、包膜下血肿,以及脾脏破裂造成的脾周或腹腔内出血,其 MRI 表现与其他部位的血肿相似。

5.鉴别诊断 根据 CT 或超声表现,结合病史易做出诊断。但若外伤时间短,脾破裂和血肿征象表现不明显时,需随访观察。单凭 CT 表现不易区分陈旧性血肿和脓肿,鉴别需要密切结合临床。

(二)脾肿瘤

原发于脾的肿瘤少见,良性肿瘤中以血管瘤多见,恶性肿瘤中以淋巴瘤多见。血管瘤在病理学上可分为海绵状血管瘤、毛细血管瘤及静脉性血管瘤,以海绵状血管瘤为最多见,肿瘤大者内部可发生血栓、坏死、纤维化、钙化和出血等。脾恶性淋巴瘤除原发于脾者外,也可为全身性恶性淋巴瘤脾浸润,病理上可有几种类型:①弥散性脾大,无明显肿块形成。②粟粒状肿物。③2～10cm 大小的肿物。④孤立性大肿块。脾血管瘤多发生于 30～60 岁,多为海绵状血管瘤,也可见于 6 岁以下的小儿,多为毛细血管瘤,可无症状,肿瘤大者可有上腹痛、左上腹肿块、压迫感及恶心、呕吐等症状。恶性淋巴瘤患者年龄多在 40 岁以上,平均年龄为 56 岁,男性稍多于女性。临床上多以左上腹疼痛和脾大为最突出的症状。血中白细胞和血小板减少。

1.X 线　腹部平片上可大致显示脾脏大小、形态的改变,以及周围脏器的受压移位。偶尔可见肿瘤内的钙化,特别是血管瘤。

2.超声　脾海绵状血管瘤表现为境界清楚的圆形高回声,边缘锐利,高回声内可有小的无回声区和高回声间隔光带,呈网格状,脾恶性淋巴瘤表现为脾弥散性增大,脾实质回声减低或正常,光点分布均匀;部分患者为脾实质内单发或多发散在分布的圆形低回声结节,边界清楚,多个结节融合可呈分叶状;多发性结节状淋巴瘤呈蜂窝状低回声,间隔呈较规则的线状高回声带。

3.CT　脾海绵状血管瘤,平扫时为边界清楚的低密度区,形态规则,当内部有出血、坏死时,密度不均匀。增强扫描时,早期呈病灶周边的结节状强化,延迟扫描造影剂逐渐向病灶中心充填,最后病灶呈等密度。当肿瘤中心有血栓形成、囊变及坏死时,其中心部位可始终为低密度区(图 9-19)。

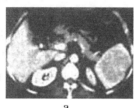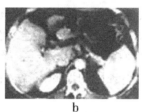

a　　　　　　　　b

图 9-19　脾血管瘤

CT 增强扫描早期示脾实质内类圆形低密度肿块,强化不均匀,边界清楚;延迟扫描示肿块完全被造影剂充填,与正常脾实质密度一致

脾恶性淋巴瘤,可见脾大,平扫时可见比脾实质密度稍低的单发或多发性低密度占位性病变,边界不清楚。增强扫描病灶轻度不规则强化,但周围正常脾组织强化明显,从而密度差加大,病灶显示得比较清楚。

4.MRI　脾血管瘤由于其 T_1 和 T_2 延长,在 T_1WI 上为低信号区,且肿瘤内具有瘤样扩张的血管成分,血流缓慢,在 T_2WI 上呈明显的高信号。血管瘤往往信号均匀,边界清楚。Gd-DTPA 增强后约 83% 显示明显强化。

脾淋巴瘤在 MRI 上表现为单个或多个大小不等的圆形肿块,在 T_1WI 和 T_2WI 上均为不均匀性混杂信号,边界不清,Gd-DTPA 增强扫描对诊断有一定帮助。

5.鉴别诊断　脾海绵状血管瘤患者常无临床症状,超声和 CT 表现均类似于肝海绵状血管瘤,与脾恶性肿瘤易于鉴别,个别疑难病例可借助 DSA 检查确诊。超声、CT 和 MRI 均可对脾淋巴瘤做出定位诊断并判断肿瘤与周边的关系,并可显示其他部位的肿大淋巴结,但在定性诊断方面仍需要密切结合临床、实验室检查等资料。

第三节　肾脏疾病

一、肾癌

肾癌又称肾细胞癌(renal cell carcinoma,RCC),是泌尿系统最常见的恶性肿瘤。肾癌约占肾脏恶性肿瘤的 85%,占全身恶性肿瘤的 2%~3%。

(一)临床与病理要点

1.发病年龄 多在 40 岁以上,男女发病比例为 3∶1。

2.病理改变 来源于肾小管上皮细胞,以透明细胞癌和乳头状细胞肾癌常见。肿瘤多为单发,多发少见,多发生于肾脏上下极,肿瘤内可有出血、坏死、囊变、钙化等。部分可侵犯肾静脉及下腔静脉。

3.临床表现 常见症状为无痛性肉眼血尿,进展期可出现腹痛,腹部可触及肿块。另有少数患者表现为副肿瘤综合征,如红细胞增多症或高钙血症等。部分肾癌可产生类激素,致使临床出现相应表现。

(二)影像学表现

1.X 线片表现

(1)泌尿系 X 线平片(KUB):部分病例可见点状或弧线状钙化和肾轮廓局限性外突。

(2)静脉尿路造影(intravenous urography,IVU):显示邻近肾盏拉长、狭窄和受压变形,也可表现相邻肾盏聚集或分离。部分可以侵犯集合系统,出现肾盂内不规则充盈缺损,肾盂、肾盏截断等征象。肿瘤内可见钙化高密度影,为多发斑点状钙化。

(3)肾动脉 DSA:直接征象为肾内肿块影,致肾动静脉受压、移位、拉直、包绕。肿瘤内见散在分布、异常扩张或狭窄的肿瘤血管,走行僵直、紊乱。间接征象可见肿瘤血管和肾外血管形成异常的侧支循环。肾动脉造影或肾静脉造影时可见肾静脉内和下腔静脉内瘤栓形成不规则的充盈缺损。

2.CT 表现

(1)平扫:通常表现为肾实质单发肿块,少数为多发,呈类圆形或分叶状,常造成局部肾轮廓外突。较大的透明细胞型和乳头状型肿瘤,密度常不均一,其内有不规则低密度区,代表陈旧性出血、坏死或囊变。

(2)增强扫描:透明细胞癌皮质期可见肿瘤实质明显强化,强化后迅速减低,显著低于周围正常的肾实质,呈所谓的“快进快出”型,坏死、囊变区无强化,但囊壁可以强化,呈不规则增厚或结节状改变。病变进一步发展,静脉期有时可见肾静脉及下腔静脉内瘤栓形成不规则充盈缺损区。有时可见肾前筋膜增厚或受侵犯。CT 还可以发现肾蒂周围、主动脉旁等处淋巴结肿大,以及远处转移病灶。

3.MRI 表现 在 T_1WI 上,肿瘤的信号强度常等于或低于肾皮质,如果肿瘤内出现出血、坏死、囊变、钙化等病变,可表现为低、等、高或混杂信号,T_2WI 上呈高或等信号,周围常有低信号环影,代表肿瘤的假包膜,具有一定特征。增强扫描强化程度和形式类似 CT 增强检查。MRI 检查还能清楚显示肾静脉、下腔静脉内瘤栓和范围,以及肾周淋巴结转移。

(三)诊断与鉴别诊断

根据影像表现特征,结合临床资料,本病诊断一般不难。需与以下病变鉴别:①肾血管平滑肌脂肪瘤,其内常含有确切的脂肪成分。②肾盂癌,病变位于肾窦区,一般不造成肾轮廓的改变,且强化程度不及大多数肾细胞癌。③复杂性肾囊肿,其壁和分隔薄而均一,无确切强化的壁结节或明显的实性部分。④肾转移瘤及淋巴瘤,表现类似多灶性乳头状细胞癌,但转移瘤常可发现原发瘤或其他部位转移灶。

(四)比较影像学

对于 RCC,超声检查具有重要的筛选价值,而 CT 则为诊断的主要方法,不但能大致评估 RCC 的组织学类型,且能较准确显示肿瘤的范围,有利于肿瘤的病理分期,为临床制订治疗方案和预后评估提供了有利依据,MRI 通常作为补充检查方法。

二、肾盂癌

肾盂癌占肾恶性肿瘤的 8%～12%,多见于 40 岁以上男性。

(一)临床与病理要点

1.病理改变　属于尿路上皮细胞肿瘤,大部分为移行细胞癌,单侧发病多见,双侧同时发病少见,肿瘤可向下种植至输尿管和膀胱。

2.临床表现　典型症状为无痛性全程血尿。大的肿瘤或合并肾积水时可触及肿块。感染时可以出现脓尿、发热等症状。

(二)影像学表现

1.X 线片表现　KUB 无价值。IVU 主要表现为肾盂、肾盏内的充盈缺损,形态一般不规则,肾盂、肾盏扩张积水,少数可合并结石。如果肿瘤较大,压迫肾实质或者侵犯肾实质可致肾功能减退,导致显影延迟或不显影,此时肿瘤显示较差,可以采用逆行尿路造影显示肿瘤形态。

2.CT 表现

(1)平扫:可见肾盂内的软组织密度肿块影,边界不规则,有时瘤体内可见点状、颗粒状或线条状钙化影。

(2)增强扫描:可见肿块不均匀中度强化,延迟扫描出现残存肾盂、肾盏明显强化时,能清楚显示肿瘤造成的充盈缺损。肿瘤较大或侵犯输尿管时可见肾盂积水扩张,CT 还可以显示肿瘤向输尿管、肾实质及周围组织的侵犯情况。

(3)CT 尿路造影(computed tomography urography,CTU):能整体观察肾盂、肾盏内肿块的形态。

3.MRI 表现　表现类似于 CT,在 T_1WI 上肿瘤的信号强度与正常肾实质相似,高于尿液,T_2WI 上呈略高信号,但低于尿液信号。但是 MRI 可以显示肿瘤的肾外侵犯及肾外转移情况。肿瘤合并尿路梗阻积水时,磁共振尿路造影(magnetic resonance urography,MRU)能清楚显示肿瘤导致的肾盂、肾盏内充盈缺损,并有助于确定梗阻部位。

(三)诊断与鉴别诊断

本病出现比较典型的影像学表现,结合临床一般可以做出诊断。有时需与肾癌相鉴别,肾盂癌一般不累及肾静脉与下腔静脉,较易引起肾积水。另外肾盂癌应与肾盂内的阴性结石和血块鉴别,CT 增强检查有助于鉴别。

(四)比较影像学

平片对软组织分辨能力有限,一般不用于肾盂癌的检查。IVU 是较为灵敏的检查方法;CT 对病灶的发现、定位、定性,以及分期有明显的优势;MRI 对较小的病灶容易漏诊,且信号强度无明显特异性,主要用于协助显示肿瘤的肾盂外侵犯及肾外转移,适用于对碘造影剂过敏的患者。

四、肾囊肿及多囊肾

肾脏囊性病变有多种,包括肾单纯性囊肿、多囊性肾病、肾衰透析囊肿、髓质海绵肾、肾盂旁囊肿、囊性肾肿瘤等。其中最常见的是肾单纯性囊肿及多囊性肾病。

(一)临床与病理要点

1.肾单纯性囊肿　极为常见,可发生于任何年龄,55 岁以上较多见,无性别差异,病因不明。病理上囊肿可单发或多发,多位于肾皮质,常突出于肾外,大小自数毫米至数厘米不等。囊肿一般为纤维囊,其内含透明浆液,囊壁偶可发生钙化。临床上多无症状,常属意外发现,囊肿较大时可有季肋部不适或可触及肿块。

2.多囊肾　即多囊性肾病,系遗传性病变,分为常染色体隐性遗传性多囊肾(婴儿型)和常染色显性遗传性多囊肾(成年人型)。婴儿型在胎儿期可见羊水减少,生后可有尿毒症、肺发育不全等多脏器病变,最后大多死于尿毒症。成年人型通常在 30~50 岁出现症状,表现腹部肿块、高血压和血尿等,晚期可死于肾衰竭。

(二)影像学表现

1.X 线片表现

(1)KUB:单纯性肾囊肿较小时无阳性发现,偶可见囊壁线样钙化。多囊肾表现为双肾影增大,轮廓呈分叶状。

(2)IVU:可见肾盂、肾盏移位、拉长、变细和分离,呈蜘蛛足样改变。

2.CT 表现

(1)单纯性囊肿:可以单发或多发,累及一侧或双侧肾脏,平扫表现为肾内边缘锐利的圆形水样低密度影,常突出于肾外,壁薄而不能显示。增强检查无强化(图 9-20),偶可发生出血、感染和钙化,表现为囊壁增厚、钙化或囊内高密度。

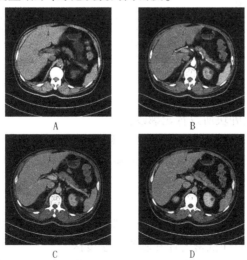

A　　　　　B

C　　　　　D

图 9-20　左肾囊肿

A.CT 平扫;B.增强动脉期;C.静脉期;D.延迟扫描;左侧肾脏平扫表现为
肾内边缘锐利的圆形水样低密度影,常突出于肾外,增强检查无强化(↑)

(2)多囊肾:表现为双肾多发大小不等圆形或卵圆形水样低密度病变。增强检查病变无强化。肾外形和大小早期大致正常,随病变进展,囊肿增大且数目增多,肾体积增大,呈分叶状。部分囊肿内可有急性出血,呈高密度,常合并多囊肝。

3.MRI 表现　表现类似于 CT 检查所见,囊肿的信号强度多为类似于水的长 T_1 和长 T_2 信号,部分囊内可伴有出血信号。

(三)诊断与鉴别诊断

肾单纯性囊肿单发病灶容易诊断。多发性肾囊肿应与多囊肾鉴别,后者一般合并有其他脏器如肝脏、胰腺、脾脏等的病变,且囊肿较多,皮髓质均有,正常肾实质残存较少,肾脏功能受影响明显,而肾脏多发性囊肿一般大小欠均匀,以皮质分布为主,不合并其他脏器病变,较易鉴别。另外,囊肿合并感染、出血时应与囊性肾癌鉴别,有时需穿刺活检。

(四)比较影像学

CT 为主要检查方法之一,能准确发现病灶,一般可以明确诊断。静脉尿路造影可以发现病变及观察肾脏功能。MRI 用于观察囊肿内部成分,特别在合并感染及出血时,可以帮助鉴别诊断。

五、肾血管平滑肌脂肪瘤

肾血管平滑肌脂肪瘤是肾内较为常见的良性肿瘤。

(一)临床与病理要点

1.发病年龄　常见于 40~60 岁女性,约有 20% 肿瘤见于结节性硬化患者,此时多为双侧多发病灶,并可发生于任何年龄。

2.病理改变　肿瘤多为单发,大小不等;肿瘤为一种无包膜的错构瘤,内含有不同比例的脂肪、平滑肌及血管组织。

3.临床表现　早期无症状,肿瘤较大时偶可触及肿块,血尿少见。本病是肾脏自发破裂的常见原因,并发出血时导致剧烈腰腹部疼痛。

(二)影像学表现

1.X 线片表现

(1)KUB 可显示较大肿块所致肾轮廓改变。

(2)IVU 可显示肿瘤较大时肾盂、肾盏受压移位和变形征象。

(3)肾动脉 DSA 可见肿瘤内血管增多、增粗、迂曲,可有动脉瘤形成,肿瘤周围血管受压移位,呈环行包绕肿瘤表现。

2.CT 表现

(1)平扫表现取决于其内脂肪成分多少。典型表现为肾实质或突向肾外的边界较清的混杂密度影,其内可见脂肪性低密度灶和软组织密度区。

(2)增强后肿块呈不同程度强化,肿块内脂肪性低密度区无强化。并发出血时肿块内或周边甚至肾外可见高密度出血灶。当肿块内密度明显不均或边缘与肾实质分界不清时,应怀疑有恶变可能。

3.MRI 表现　肿瘤形态类似于 CT 表现。在 T_1WI 和 T_2WI 上均呈混杂信号肿块,其内可见脂肪性高信号或中等信号灶,且可被脂肪抑制技术所抑制而转变为低信号,MRI还可显示病变内血管流空影。并发出血时随期龄不同而信号强度发生变化。

(三)诊断与鉴别诊断

本病出现典型影像学表现,诊断一般不难。在鉴别诊断方面,应与其他良性肿瘤如平滑肌瘤、脂肪瘤鉴别。当肿瘤内脂肪成分含量较少或合并囊变、出血、钙化等表现时,应与肾癌、转移瘤鉴别,有时需穿刺活检。发生在肾上腺时需与肾上腺髓样脂肪瘤相鉴别,CT及MRI增强检查显示肾上腺皮质是否完整有助于两者的鉴别。

(四)比较影像学

CT为本病首选检查方法,可以明确显示肿瘤位置、大小、分布,以及周围组织受压移位情况,一般可以明确诊断。尿路造影由于无明显特征性表现,仅可能发现病变,对诊断帮助不大。MRI由于对脂肪组织灵敏并可见血管流空现象,具有特异性,当脂肪组织含量较少或囊变、出血时,对肿瘤内的各种成分具有鉴别诊断意义。DSA检查由于具有创伤性,一般不作为常规检查。

六、肾与输尿管先天异常

泌尿系统的先天异常相对比较常见。肾脏先天异常常见的有肾阙如、额外肾、同侧或交叉异位肾、融合肾和肾发育不全等。输尿管的先天异常有时与肾盂的先天异常同时出现,包括重复肾、先天性输尿管狭窄、巨输尿管、输尿管瓣膜、输尿管囊肿和输尿管异位开口等。本节仅介绍一些常见肾和输尿管先天异常。

(一)肾脏数目异常

以肾阙如常见,也称孤立肾。双侧肾阙如者难以存活,故临床上肾阙如均为单侧性,即有一侧肾。

1.临床与病理要点　孤立肾发生代偿性增生、肥大。一般无临床表现,多因体检而意外发现。

2.影像学表现

(1)X线片表现:①KUB可见一侧肾影阙如,对侧肾影相对增大。②IVU仅显示一侧肾显影。③逆行尿路造影,肾阙如侧的输尿管呈盲端且管径较正常为细。④腹主动脉造影仅显示一侧肾动脉。

(2)CT和MRI表现:仅显示一侧肾影,另一侧肾床为腹腔内软组织所占据,但该侧肾上腺多清楚显示;对侧肾代偿性增大,而密度和信号正常。

3.诊断与鉴别诊断　孤立肾影像学表现具有特征性,容易做出诊断,但应与异位肾、先天肾发育不良及手术切除后鉴别。手术肾切除有明确病史。

(二)肾脏位置异常

肾脏位置异常包括单纯异位肾、游走肾和肾下垂。本节重点介绍异位肾。

1.临床与病理要点

(1)病理改变:异位肾居同侧腹膜后,并常伴有旋转异常。异位的肾可位于盆腔、髂窝、下腹或胸腔内。

（2）临床表现：常无症状，但可表现为腹部及盆腔肿块，也可因结石、梗阻或感染而出现相应临床表现。

2.影像学表现

（1）X线片表现：排泄性尿路造影可见肾盂、肾盏及输尿管显影，但位置异常，由于多伴有肾旋转异常，因而肾盂、肾盏的形态有所变化。

（2）CT和MRI表现：平扫显示肾床内无肾影，肾上腺位置正常。扫描范围大，有利于显示下腹部、盆腔、膈下或胸内异位肾密度（或信号）和形态类似于正常的肾脏。增强扫描，其强化程度和形态与正常位置肾脏基本相同。

3.诊断与鉴别诊断　根据异位肾影像学表现，易于做出诊断。低位的异位肾应与肾下垂鉴别：肾下垂于KUB或IVP卧位、立位变换体位检查时，肾盂位置上下移动度范围超过一个半椎体高径。而游走肾在各个方向均有一定的移动度。

（三）融合肾

融合肾中最常见的是马蹄肾。多见于男性。

1.临床与病理要点

（1）病理改变：两肾的下极或上极相互融合，以下极融合多见。融合部称为峡部，多为肾实质，少数为纤维组织相连。

（2）临床表现：可无症状，或因腹部肿块而就诊。部分病例可因尿路梗阻、感染而出现相应的临床表现。

2.影像学表现

（1）X线片表现：平片可显示肾影位置较低且肾脊角发生改变。尿路造影检查可见两肾下盏距离缩短，而上肾盏距离增大，且伴旋转异常（图9-21）。

（2）CT和MRI表现：均可于脊柱前方发现连接两肾下极的肾实质，其密度、信号强度及强化表现均同于正常肾实质，并能显示并发的肾积水等表现（图9-22）。

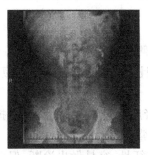

图9-21　马蹄肾

IVU 显示两肾下极相连

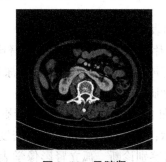

图9-22　马蹄肾

增强 CT 显示两肾下极相连

3.诊断与鉴别诊断　马蹄肾的特征是两侧肾脏上极或下极相连，尿路造影、超声检查均可发现相关异常表现，而 CT 和 MRI 检查能直接显示，容易做出诊断。

（四）肾发育不全

肾发育不全又称侏儒肾，较为少见。女性多于男性。

1.临床与病理要点

(1)病理改变:本病一般为单侧性。肾实质总量减少致肾体积小,但组织结构正常。

(2)临床表现:可无症状,如并发高血压、结石或感染则可出现相应的临床表现。

2.影像学表现

(1)X 线片表现:平片可见一侧肾影小,对侧肾影相对增大;尿路造影检查显示患侧肾盂、肾盏及输尿管均细小。

(2)CT 和 MRI 表现:发育不全肾脏的密度、信号强度及强化表现均类似于正常肾脏,仅显示肾脏体积显著缩小。

3.诊断与鉴别诊断　患侧肾脏体积小,但形态、密度及信号均正常,是肾发育不全的特征,诊断不难。在鉴别诊断方面:肾动脉病变造成的肾萎缩在血管成像上显示不同类型的肾动脉狭窄;慢性肾盂肾炎所致的肾萎缩形态不规则,有瘢痕性切迹。

4.比较影像学　对于以上肾脏发育异常病变 X 线片价值有限,IVU 可显示相应的异常表现,具有重要的价值。CT 平扫及增强均可明确诊断,当伴有尿路梗阻时,MRU 有其独特的优势,可作为进一步检查的补充。

(五)肾盂输尿管重复畸形

肾盂输尿管重复畸形即重复肾,是比较常见的一种发育异常。

1.临床与病理要点

(1)病理改变:患侧肾床内肾脏分为两部,各有一套肾盂和输尿管。重复的输尿管向下走行时可相互汇合,也可分别直接进入膀胱。异位输尿管口可发生狭窄,其上方肾盂、输尿管积水。

(2)临床表现:通常无症状,如有狭窄导致尿路梗阻则可出现相应的临床表现。

2.影像学表现

(1)X 线片表现:KUB 无异常发现。IVU 显示患侧肾分成两部分,均有肾盂、输尿管连接,并可见两支输尿管汇合或分别进入膀胱及在其他位置开口。若肾盂、输尿管连接狭窄,可致肾盂严重积水,而肾小盏扩张不明显。

(2)CT 和 MRI 表现:CTU 和 MRU 均显示一侧肾区有两套肾盂和输尿管,表现类似IVU。同时可明确扩张积水的肾盂结构。

3.诊断与鉴别诊断　肾盂输尿管重复畸形影像学表现具有特征性,不难做出诊断。

4.比较影像学　KUB 价值不大。IVU 即可明确诊断肾盂输尿管重复畸形,是本病主要检查方法之一,如狭窄合并有上方肾盂输尿管积水时,CTU 和 MRU 检查则可明确诊断,具有一定的优势。

第十章　骨关节影像学检查

第一节　骨关节X线

一、骨折

(一)长骨骨折

1.概述　患者一般均有明显的外伤史,并有局部持续性疼痛、肿胀、功能障碍,有些还可出现肢体局部畸形。骨折是骨或软骨结构发生断裂,骨的连续性中断,骨骺分离也属骨折。骨折后在断端之间及其周围形成血肿,为日后形成骨痂修复骨折的基础。

2.X线特征

(1)骨折的基本X线片表现:骨折的断裂多为不整齐的断面,X线片上呈不规则的透明线,称为骨折线,于骨皮质显示清楚整齐,在骨松质则表现为骨小梁中断、扭曲、错位。当中心X线通过骨折断向时,则骨折线显示清楚,否则可显示不清,甚至难于发现。严重骨折常致骨变形。嵌入性或压缩性骨折骨小梁紊乱,甚至局部骨密度增高,而可能看不到骨折线(图10-1,图10-2)。

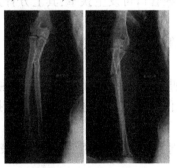

图10-1　尺骨骨折

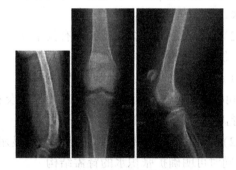

图10-2　髌骨骨折

(2)常见部位的骨折

1)Colles骨折:又称伸展型桡骨远端骨折,为桡骨远端2~3cm以内的横行或粉碎性骨折,骨折远端向背侧移位,断端向掌侧成角畸形,可伴尺骨茎突骨折。

2)肱骨外科颈骨折:很常见,占肩部损伤的21.83%,指肱骨大结节下部与胸大肌止点上方的骨折,是在肱骨外科颈下2~3cm的骨折。分为外展型和内收型,外展型较为常见,X线正位片显示内侧皮质分离,外侧皮质嵌压;内收型则表现为外侧皮质分离,内侧皮质嵌压。

3)肱骨髁上骨折:多见于儿童。骨折线横过冠突窝和鹰嘴窝,远侧端多向背侧移位。

4)股骨颈骨折:多见于老年。骨折可发生于股骨头下、中部或基底部。断端常有错位或嵌入。头下骨折在关节囊内,易引起关节囊的损伤,影响关节囊血管对股骨头及颈的血供,使骨折愈合缓慢,甚至发生股骨头缺血性坏死。

3.诊断与鉴别诊断　X线检查发现骨折线,结合患者的局部外伤史,骨折即可确诊。但仍须注意骨干骨折线应同骨滋养动脉影区别,干骺端的骨折线须同骺线区别。发现骨折线还应注意邻近有无骨质破坏,以除外病理性骨折的可能。

(二)脊柱骨折

1.概述　患者多有自高处跌下足或臀部着地,或由重物落下冲击头肩部的外伤史。由于脊柱受到突然的纵轴性暴力冲击,使脊柱骤然过度前屈,故使受应力的脊椎发生骨折。常见于活动范围较大的脊椎,如颈椎($C_{5,6}$)、胸椎($T_{11、12}$)、腰椎($L_{1,2}$)等部位,以单个椎体多见。外伤患者出现局部肿胀、疼痛、活动功能障碍,甚至神经根或脊髓受压等症状。有些还可见脊柱局部轻度后突成角畸形。由于外伤机制和脊柱支重的关系,故骨折断端常重叠或嵌入,椎体变扁。

2.X线特征　表现为椎体压缩呈楔形,前缘骨皮质嵌压。由于断端嵌入,所以不仅不见骨折线,反而可见横行不规则线状致密带。有时,椎体前上方有分离的骨碎片。其上下椎间隙一般保持正常。严重时,常并发脊椎后突成角、侧移,甚至发生椎体错位。常并发棘间韧带撕裂,使棘突间隙增宽,也可并发棘突撕脱骨折。横突也可发生骨折。

3.诊断与鉴别诊断　脊柱外伤性骨折应注意与脊椎病变所致的椎体压缩变形鉴别,后者常见椎体或附件骨质破坏,波及椎间盘时,可见椎间隙变窄,椎间盘破坏或消失,椎旁可见脓肿或软组织肿块形成等。结合临床病史不难鉴别。脊柱结构比较复杂,且邻近脊髓、神经根,外伤后诊治不当,常引起多种并发症。X线片由于其前后结构重叠,征象观察受到较大限制。因此,脊椎骨折,特别是爆裂性骨折,在X线平片的基础上应进一步行CT检查,必要时,还须行MRI检查。

(三)青枝骨折

1.概述　青枝骨折多发生在小儿,骨质部分断裂,骨膜及部分骨质未断。

2.X线特征　常见于四肢长骨骨干,表现为骨皮质发生皱折、凹陷或隆起而不见骨折线,似嫩枝折曲后的表现。

3.诊断与鉴别诊断　结合病史和影像表现,不难诊断。

(四)骨骺分离

1.概述　骨骺分离也称骺离骨折,儿童骨关节损伤最常见的类型,是指骨折线先经过骺板软骨,然后折向干骺而发生的骨折。

2.X线特征　表现为骨骺与干骺端距离较正常增宽,骺端带有干骺骨折片,骺与干骺骨折片都向一侧移位。

3.诊断与鉴别诊断　结合病史和影像表现,不难诊断。

二、关节创伤

(一)概述

肌腱与韧带损伤多发生于急性创伤时,如切割伤和撕裂伤,少数也可在劳损的基础上发生变性甚至断裂。韧带肌腱断裂有部分性和完全性两种类型。部分断裂时,损伤的韧带和肌腱内有出血和水肿与尚未断裂的纤维交织,邻近的组织内也可出现出血和水肿。完全断裂时,可见韧带和肌腱的位置异常和断端及邻近结构的出血和水肿。韧带和肌腱急性损伤后,局部肿胀、疼痛、压痛甚至出现皮下淤血,相应关节活动受限,完全断裂时,施加外力可出现关节异常活动或关节间隙异常增宽,并可合并肌腱韧带附着处的撕脱骨折。关节附近的韧带损伤常合并有关节腔内出血或积液。

(二)X 线特征

1.肌腱和韧带损伤　X 线平片一般见不到肌腱和韧带损伤的直接征象。

2.膝关节半月板撕裂　常规 X 线平片无助于半月板撕裂的诊断,膝关节造影(用气体或水溶性有机碘造影剂)对做出诊断有所帮助,但操作较繁杂,且伪影较多,目前临床上已经不开展此项技术。

(三)诊断与鉴别诊断

明确诊断须结合 CT 及 MRI 等其他影像学检查。

三、急性化脓性骨髓炎

(一)概述

急性化脓性骨髓炎的主要临床表现:①发病急、高热和明显中毒症状。②患肢活动障碍和深部疼痛。③局部红肿和压痛。血行感染时,细菌栓子经滋养动脉进入骨髓,广泛地侵犯骨髓和骨皮质,常较多停留于干骺端的骨松质部分,使该处明显充血、水肿,多量中性粒细胞浸润,形成局部脓肿。脓肿虽可局限化而成为慢性骨脓肿,但病灶常蔓延发展,侵犯较广区域,甚至涉及整个骨干。

蔓延可向髓腔方向直接延伸,也可由病灶向外扩展,突破干骺端的骨皮质,在骨膜下形成脓肿,再经哈氏管进入骨髓腔。骺软骨对化脓性感染有一定的抵抗力,故在儿童,除少数病例外,感染一般不能穿过骺软骨而侵入关节。但在成年,由于已无骺软骨,所以感染可侵入关节而引起化脓性关节炎。若干骺端位于关节囊内,则感染可以侵入关节。例如,股骨上端骨髓炎就常累及髋关节。有时,骨膜下脓肿也可延伸入关节。

(二)X 线特征

在发病后 2 周内,虽然临床表现明显,但骨可无明显变化。如周围软组织显影良好,则可见一些软组织改变:①肌间隙模糊或消失。②皮下组织与肌间的分界模糊。③皮下脂肪层内出现致密的条纹影,靠近肌肉部分呈纵行排列,靠外侧者则呈网状。变化较为广泛,系软组织充血、水肿所致,虽无特征,但结合病史对早期诊断有一定意义,应做追踪复查。

发病 2 周后可见骨改变。开始在干骺端骨松质中出现局限性骨质疏松,继而形成多数分散不规则的骨质破坏区,骨小梁模糊、消失,破坏区边缘模糊。以后骨质破坏向骨干延伸,范围扩大,可达骨干 2/3 或全骨干。小的破坏区融合而成为大的破坏区。骨皮质也遭受破坏。有时可引起病理性骨折。由于骨膜下脓肿的刺激,骨皮质周围出现骨膜增生,故表现为一层密度不高的新生骨与骨干平行,病程越长,则新生骨越明显。新生骨广泛则形成包壳。骨膜增生一般同骨的病变范围一致。由于骨膜掀起和血栓动脉炎,故使骨皮质血供发生障碍而出现骨质坏死,沿骨长轴形成长条形死骨,与周围骨质分界清楚,且密度高于周围骨质。

(三)诊断与鉴别诊断

急性化脓性骨髓炎的临床症状独特,X线特征明确,诊断不难。但有时须注意与表现不典型的骨结核或一些骨肿瘤(如骨肉瘤)鉴别。注意到其急性起病,患肢大范围间断性的骨质破坏和一定程度的骨膜增生,可以区别。

四、慢性化脓性骨髓炎

(一)概述

慢性化脓性骨髓炎是急性化脓性骨髓炎未及时而充分治疗的结果。急性期过后,有时临床仍可见排脓瘘管经久不愈或时愈时发,主要是因为脓腔或死骨的存在。因死骨时,积存细菌,抗生素不易渗入其内,阻挠病变愈合,致炎症呈长期慢性病程。

(二)X线特征

X线片可见到明显的修复,即在骨破坏周围有骨质增生硬化现象。骨膜的新生骨增厚,并同骨皮质融合,呈分层状,外缘似花边状。因此,骨干增粗,轮廓不整。骨内膜也增生,致使骨密度明显增高,甚至使骨髓腔闭塞。虽然有骨质修复、增生,但由于未痊愈,因此,仍可见骨质破坏和死骨。因有骨硬化,常需要用过度曝光片或体层摄影才能显示。

慢性骨髓炎痊愈,则骨质破坏与死骨消失,骨质增生硬化逐渐吸收,骨髓腔沟通。如骨髓腔硬化仍不消失,虽然长期观察认为病变已静止,但当机体抵抗力降低时仍可突然复发。

化脓性骨髓炎的慢性期,有时可具一些特殊的X线特征。

1.慢性骨脓肿 系慢性局限性骨髓炎。大都限于长骨干骺端骨松质中。以胫骨上下端和桡骨远端为常见。X线片表现为长骨干骺端中心部位的圆形、椭圆形或不规则形骨质破坏区,边缘较整齐,周围绕以骨硬化带。破坏区中很少有死骨,多无骨膜增生,也无软组织肿胀或瘘管。

2.硬化性骨髓炎 少见,特点为骨质增生硬化,骨外膜与骨内膜都明显增生。局部密度很高,致使不规则的小破坏区不能被发现。骨皮质增厚。骨髓腔变窄,骨干增粗,边缘不整。

(三)诊断与鉴别诊断

慢性化脓性骨髓炎的特点为残存的骨破坏、大量的骨质增生和可有死骨形成,识别不难。但由于抗生素的广泛应用,细菌毒力较低或耐药菌株的增加,故典型、严重、长期不愈的慢性骨髓炎已很少见。相反,却常有多种不典型的X线片表现。如感染仅限于骨膜下,则表现为骨膜增生,而无明显破坏,少数病例甚至似恶性骨肿瘤或其他骨疾病,应注意分析鉴别。

五、化脓性关节炎

(一)概述

致病菌进入关节首先引起滑膜充血、水肿、白细胞浸润和关节内浆液渗出。继而,滑膜坏死,关节腔内为脓性渗液。白细胞分解释放出大量蛋白酶,它能溶解软骨和软骨下骨质。愈合期,关节腔形成肉芽组织,最后发生纤维化或骨化,使关节形成纤维化强直或骨性强直。

化脓性关节炎临床表现主要为关节肿胀,周围软组织出现红、肿、热、痛等急性炎症表现,关节活动受限,也可出现感染的全身中毒症状。

(二)X线特征

关节积液表现为关节囊增大,密度增高,并推挤周围脂肪垫移位;关节间隙因积液而增宽。局部骨质疏松。随后,关节间隙变窄,软骨下骨质破坏最初表现为小透亮区,以持重面为重,以后破坏逐渐扩大。可出现大块骨质破坏和死骨。儿童还可引起骨骺分离。晚期多出现骨性强直,周围软组织也可发生钙化。

(三)诊断与鉴别诊断

本病主要依靠临床表现,影像学表现进行诊断。关节内抽出脓性液体经镜检及细菌培养可确立诊断。应与关节结核鉴别,后者病程长,无急性症状及体征,关节边缘性侵蚀破坏和骨质疏松为其特征,晚期可出现纤维性强直,很少出现骨性强直。类风湿关节炎因其多关节侵袭发病容易与本病鉴别。

六、骨结核

(一)概述

骨结核是以骨质破坏和骨质疏松为主的慢性病。多发生于儿童和青年。系继发性结核病,原发病灶主要在肺部。结核分枝杆菌经血行到骨,停留在血管丰富的骨松质内,如椎体和干骺端或关节滑膜而发病。骨结核为一种比较慢性进展的骨感染,好侵犯邻近软骨(骺软骨、关节软骨)。以相对比较局限的骨质破坏,患肢持续性骨质疏松为其特征,部分病变可合并冷性脓肿形成。

临床上无急性发病历史,经过缓慢。多为单发。局部可有肿、痛和功能障碍。还可有血红细胞沉降率增快等表现。病变按病理成分可分为:渗出性病变为主型,以大量巨噬细胞或中性粒细胞为主要表现;增生性病变为主型,以形成多个结核结节为特征;干酪样坏死为主型,则以大片组织坏死为特征,常伴有不同程度的钙化。不同的病理表现,与临床症状和X线片表现有一定的关系。

(二)X线特征

1.长骨结核 干骺端是结核在长骨中的好发部位。干骺端结核病灶内干酪坏死物可形成脓肿。X线片可见骨松质中出现一局限性类圆形、边缘较清楚的骨质破坏区,邻近无明显骨质增生现象。骨膜反应少见,即使有也较轻微,这与化脓性骨髓炎显然不同。在骨质破坏区有时可见碎屑状死骨,密度不高,边缘模糊,称之为"泥沙状"死骨,也和化脓性骨髓炎明显不同。病变早期,患骨即可见骨质疏松现象。病变发展易破坏骨膜而侵入关节,形成关节结核。干骺端结核很少向骨干发展,但病灶可破坏骨皮质和骨膜,穿破软组织而形成瘘管,并引起继发感染,此时,则可出现骨质增生和骨膜增生。

骨干结核少见,可发生于短骨或长骨。侵犯短骨的多发于5岁以下儿童的掌骨、跖骨、指(趾)骨,常为多发。初期改变为骨质疏松,继而在骨内形成囊性破坏,骨皮质变薄,骨干膨胀,故又有骨囊样结核和骨"气鼓"之称。

2.关节结核 多见于少年和儿童,大多累及一个承重的大关节,以髋关节和膝关节为常见,根据发病部位可分为骨型和滑膜型关节结核。早期滑膜病变以渗出性为主,滑膜明显肿胀充血,表面常有纤维素性炎性渗出物或干酪样坏死物所覆盖。晚期由于纤维组织增生而致滑膜增厚。关节间隙变窄出现较晚,而且多不对称。骨型关节结核以髋、肘关节常见,在骨骺与干骺结核的基础上,又出现关节周围软组织肿胀,关节骨质破坏及关节间隙不对称狭窄等。滑膜型关节结核较常见,膝和踝关节多为此型,早期因关节囊增厚、滑膜充血水肿及关节内稀薄脓液,X线片表现为关节囊和关节软组织肿胀膨隆,密度增高,软组织层次模糊,关节间隙正常或稍增宽,相邻关节骨质疏松。侵犯骨和关节面时,首先在关节非承重面,即骨端的边缘部分出现虫蚀状或鼠咬状骨质破坏,边缘模糊,且关节上下边缘多对称受累,破坏范围扩大可呈现圆形或类圆形骨质缺损。在膝关节时,有时关节的边缘出现大块的死骨,多呈三角形,其底朝向关节面,可同时出现在关节的对面,即所谓"吻形死骨"。骨端骨质疏松明显,关节周围软组织常因干酪化而形成冷脓肿。

3.脊椎结核 脊椎结核以腰椎多见。病变好累及相邻的两个椎体,附件较少受累。椎体结核主要引起骨松质的破坏。由于骨质破坏和脊柱承重的关系,故椎体塌陷变扁或呈楔形。由于病变开始多累及椎体的上下缘及邻近软骨板,故较早就引起软骨板破坏,而侵入椎间盘,使椎间隙变窄,甚至消失和椎体互相嵌入融合而难以分辨。受累的脊柱节段常出现后突变形。病变在破坏骨质时,可产生大量干酪样物质流入脊柱周围软组织中而形成冷脓肿。腰椎结核干酪样物质沿一侧或两侧腰大肌流注,称为腰大肌脓肿,表现为腰大肌轮廓不清或呈弧形突出。胸椎结核的脓肿在胸椎两旁,形成椎旁脓肿,表现为局限性梭形软组织肿胀,边缘清楚。在颈椎,则使咽后壁软组织增厚,并呈弧形前突,侧位上易于观察。时间较长的冷脓肿可有不规则形钙化。

(三)诊断与鉴别诊断

长骨干骺端结核应与慢性骨脓肿鉴别,前者破坏区常跨越骨髓线侵犯骨髓,边界模糊,周围无骨质增生硬化,患肢有骨质疏松等,可资鉴别。

关节结核须与化脓性关节炎和类风湿关节炎相鉴别。化脓性关节炎关节软骨较早破坏而出现关节间隙狭窄,常为匀称性狭窄,骨破坏发生在承重面,骨破坏同时多伴有增生硬化,骨质疏松不明显,最后多形成骨性强直;而类风湿关节炎的骨破坏亦从关节边缘开始,骨质疏松明显与结核相似,但常对称性侵及多个关节,关节间隙变窄出现较早,且匀称性狭窄,然后再侵及骨性关节面。

脊椎结核有时须与椎体压缩性骨折鉴别。前者的主要X线片表现是椎体骨质破坏、变形,椎间隙变窄或消失和冷脓肿的出现;后者有明确的外伤史,椎体仅表现压缩楔状变形,无骨质破坏,早期椎间隙不变窄,区别不难。

七、软骨发育不全

(一)概述

软骨发育不全为管状骨骺板软骨细胞增生及成熟发生障碍,不能形成正常的先期钙化带,因而影响骨骺长轴的生长,软骨化骨过程发生障碍。但骨膜下骨的生长不受影响,骨横径的生长仍正常,故管状骨较短并相对增粗。

一般在2~3岁发病,以后可发育成典型的侏儒。患者躯干大而四肢粗短,站立时手不能及髋,头大唇厚而向外突出。四肢的短小,近端较远端明显。下肢可弯曲,手足宽而厚,手指等长,宽短而散开,呈"三叉"状。正常的腰椎弧度增加,腹部膨隆,臀部向后突出。头颅之前额与顶部隆凸,脸小,鼻梁宽而平,下颌大。智力和性发育正常。

(二)X线特征

颅底短,颅盖相对较大。肱骨和股骨对称性短粗且弯曲,骨皮质增厚,肌肉附着的结节部常明显增大。骺板光滑或轻度不规则,并有散在点状致密影。干骺端增宽,向两侧张开,而中央凹陷呈"杯口"状或"V"字形,尺骨较桡骨短,近端增宽,远端变细,手足短管状骨粗短,诸手指近于等长。椎体较小,后缘轻度凹陷,骨性中板不规则。椎弓根间距从第 1 腰椎到第 5 腰椎逐渐变小,骨盆狭小,髂骨呈方形,坐骨大切迹小、深凹呈鱼口状。髋臼上缘变宽呈水平状。

(三)诊断与鉴别诊断

1.黏多糖病　两者皆可形成侏儒,但黏多糖病患者排出过多的黏多糖。区别点是掌骨近端和骨端,以及广泛的骨骺不规则,侏儒很严重伴有普遍性肢体短小,但无颅骨面骨的改变,骨盆变化亦不显著,尾骨可稍变短,椎弓根间距离宽度正常。

2.垂体性侏儒症　发育对称,躯干与四肢的比例对称,性发育不全。

3.干骺发育不全　系肢体短小型侏儒,上肢较长,下肢短而弯曲,似猿人样外观。头颅与骨盆发育正常可与软骨发育不全相区别,干骺端呈佝偻样改变。

八、成骨不全

(一)概述

成骨不全具有骨质疏松易骨折、蓝色巩膜、牙齿发育不全和听力障碍四大特点。早发型出生时即有骨折,或在婴幼儿期发病。患儿头大而软,前额突出。手和足一般不受累。晚发型出生时正常,骨折发生于小儿学走路时和青春期,成年人极少发病。长管状骨和肋骨为好发部位。90%有蓝巩膜。约 25%的患者有进行性聋。本病系因基因缺陷所致骨 I 型胶原纤维合成不足或结构异常,而导致骨骼强度和耐受力差。

(二)X线特征

基本征象为多发骨折、骨皮质菲薄及骨密度减低,以长管状骨明显。骨折多发,但不对称,骨折愈合迅速,有时可形成假性关节。

长管状骨的 X 线片表现可分为 3 型:①粗短型,一般胎儿和婴儿发病,其长管状骨粗短,伴有多发骨折和弯曲变形。②囊型,生后即发病,呈进行性,骨内可见多发囊样区,似蜂窝样,以下肢明显。③细长型,发病较迟,病情较轻,也可在胎儿或生后即出现,表现为骨干明显变细,干骺端相对增宽,骨骺和干骺交界处可见横行的致密影。颅骨改变多见于婴幼儿。头颅呈短头畸形,两颞突出,颅板变薄,颅缝增宽,囟门增大,闭合延迟,常有缝间骨。椎体密度减低伴有双凹畸形,也可普遍性变扁或呈楔形。肋骨变细,皮质变薄,密度减低,常有多发骨折。

(三)诊断与鉴别诊断

诊断一般并不困难。有时要与严重的佝偻病相区别。佝偻病表现为骨骺软骨增宽、模糊、干骺端到钙化软骨区不规则,分界不清。干骺端本身呈杯状增宽。此外,其他骨骼的稀疏情况不及成骨不全者明显。临床上尚应与软骨发育不全、先天性肌弛缓、甲状腺功能减退及甲旁亢等区别,一般说来并不困难。

九、石骨症

(一)概述

石骨症是由于正常的破骨吸收活动减弱,使钙化的软骨和骨样组织不能被正常骨组织所代替,而发生堆积,导致骨质明显硬化且变脆。

本症临床上多在儿童或青年期被发现,少数发现于老年,男多于女,临床症状不一,一般患者的发育和骨骼生长均正常,但亦可发育迟缓,甚至成为侏儒。由于骨质密度增生及骨性脆弱,故轻微外伤即可引起骨折,严重者多发骨折。颅底骨质增生可使颅底诸孔变小,以致颅神经受压而萎缩,继而出现视力减退、失明、聋等症状。由于骨髓腔缩小,甚至闭塞,故影响了造血系统而出现贫血症状,大多属于低色素型,严重者可为再生障碍性贫血。由于造血代偿的结果,故髓外造血器官如肝、脾、淋巴结均可继发性增大。

(二)X线特征

全身大部分骨质密度增高,髓腔消失,于干骺端可见多数条状互相平行或呈波浪状的密度增高影,其间为等宽的正常骨质。婴儿指骨的干骺端可出现锥形致密区,锥形的长轴与骨干平行,基底部位于两端,以远端为著。髂骨翼有多条与髂骨嵴平行的弧形致密线。椎体的上下终板明显硬化、增宽,而中央相对低密度,表现似一"夹心面包"的形状。颅骨普遍性密度增高,板障影消失,以颅底硬化更显著。

(三)诊断与鉴别诊断

石骨症是一种少见的遗传性疾病,临床并不多见,容易出现漏诊,有时需要通过生化和免疫学检查结合 CT、X 线片才能确定其分型。同时要和某些化学元素中毒(如磷、铅、氟中毒)及成骨型骨转移瘤相鉴别,还注意要和地中海贫血、白血病、雅-克综合征及骨髓纤维化相鉴别。

第二节　骨关节 CT

一、骨关节发育异常

(一)神经纤维瘤病

1.概述　为位于 17q11.2 和 22q12 神经纤维瘤病 1 和 2 基因突变,引起细胞无限制增生,从而导致中胚层和外胚层神经组织发育异常,而引起 1 型和 2 型神经纤维瘤病。

本病累及多个器官和系统,颅神经和脊神经均可形成多发性神经纤维瘤,且部分可并发脑膜瘤。其症状与受累的神经有关,常可致听力和运动障碍。皮肤受累主要表现为咖啡色素斑。骨骼主要为瘤组织压迫侵蚀引起的形态和发育异常。

2.CT 表现　神经纤维瘤压迫侵蚀相邻的骨质,使其表面形成切迹或缺损。颅骨常有特征性缺损,如蝶骨翼和额骨眶板的发育缺损。脊柱侧弯常伴后突,好发于下胸椎。

3.诊断与鉴别诊断　由于本病涉及神经、皮肤和骨骼系统,故 CT 诊断应结合临床表现、X 线和 MRI 检查。

(二)先天性髋关节脱位

1.概述 关节囊松弛使股骨头位于髋臼外,发生在出生前或出生后的很短时间内。其原因有很多,可能与子宫内运动受限制和母体激素作用有关。女性胎儿多见,其发生率约为男性的 5 倍。该病也有家族倾向,可能与雌激素代谢的遗传异常有关。

生后 4 个月内,可表现为大腿内侧皮纹不对称,下肢不等长。Ortolani 手法检查可感到股骨头滑进髋臼或听到弹响。Barlow 检查有半脱位和后脱位。患儿行走之后,可出现会阴部增宽、跛行和鸭步等表现,患肢外展受限,两下肢不等长。Galeazzi 和 Allis 征阳性,Trendelenburg 试验阳性。

2.CT 表现 髋臼浅而不规则,股骨头较对侧小,常出现骨骺的缺血坏死。CT 对确定髋关节的解剖关系非常必要。治疗性蛙形石膏固定后,可观察脱位复位情况。

3.诊断与鉴别诊断 根据病史及 CT 表现即可明确诊断。

二、骨与关节创伤

(一)骨折

1.概述 见 X 线检查部分。

2.CT 表现

(1)长骨骨折:CT 不作为常规的检查方法,但对骨盆、髋、肩、膝等关节,以及脊柱和长骨外伤的检查非常重要,可以了解这些解剖结构比较复杂的部位有无骨折和骨折碎片的数目及位置,三维重建时,可以立体显示骨折的详情,有利于临床处理。

(2)脊柱骨折:X 线检查常不能完全显示脊椎外伤的范围和严重程度,而 CT 可以充分显示脊椎骨折、骨折类型、骨折片移位程度、椎管变形和狭窄,以及椎管内骨碎片或椎管内血肿等。CT 还可以对某些脊髓外伤情况做出判断。

3.诊断与鉴别诊断 见 X 线检查部分

(二)关节创伤

1.概述 见 X 线检查部分。

2.CT 表现

(1)肌腱和韧带损伤:损伤后可见其边缘模糊、肿胀、失去正常形态甚至呈碎片状。伴有出血时,可见韧带内和周围有不均匀的较高密度影。CT 还可以清晰地显示撕脱骨折和关节内积液。

(2)膝关节半月板撕裂:常规 X 线平片无助于半月板撕裂的诊断,膝关节造影(用气体或水溶性有机碘造影剂)有助于做出诊断,但操作较繁杂,且伪影较多。CT 可对半月板行横断扫描,仅可显示半月板纵行撕裂且灵敏度较低,表现受伤的半月板内出现线状低密度影。

三、骨与关节感染

(一)急性化脓性骨髓炎

1.概述 见 X 线检查部分。

2.CT 表现 CT 能很好地显示急性化脓性骨髓炎的软组织感染、骨膜下脓肿、骨髓内的炎症、骨质破坏和死骨。特别是能发现 X 线片不能显示的小破坏区和小的死骨。

3.诊断与鉴别诊断 见 X 线检查部分。

(二)慢性化脓性骨髓炎

1.概述 见 X 线检查部分。

2.CT 表现 慢性化脓性骨髓炎的 CT 表现与 X 线片表现相似,骨皮质明显增厚、髓腔变窄甚至闭塞、骨质密度增高,并易于发现 X 线片不能显示的死骨。

3.诊断与鉴别诊断 见 X 线检查部分。

(三)化脓性关节炎

1.概述 见 X 线检查部分。

2.CT 表现 CT 显示骨质破坏和脓肿侵犯的范围常较平片灵敏。

3.诊断与鉴别诊断 见 X 线检查部分。

(四)骨结核

1.概述 见 X 线检查部分。

2.CT 表现

(1)长骨结核:CT 可显示低密度的骨质破坏区,其内常见多数小斑片状高密度影为死骨。可见周围软组织肿胀,结核性脓肿密度低于肌肉,注射造影剂后其边缘可有强化。

(2)脊椎结核:CT 显示椎体及附件的骨质破坏、死骨和椎旁脓肿优于平片。椎体骨质破坏可引起椎体塌陷后突以致椎管狭窄,CT 可以显示这一改变。结核性脓肿的位置因发病部位而异,呈液性密度,注射造影剂后周缘有环形强化。CT 还可发现椎管内硬膜外脓肿。

3.诊断与鉴别诊断 见 X 线检查部分。

四、骨坏死和骨软骨病

(一)股骨头骨骺缺血坏死

1.概述 儿童期股骨头骨骺血供较单一,5 岁以前,股骨头骨骺的血液供应主要依靠外骺动脉和下干骺动脉,5~9 岁时外骺动脉为仅有的供血血管,9 岁以后由外骺动脉、内骺动脉供血。当股骨头骨骺发生创伤时,虽不足以产生骨折,却可以引起血供障碍,进而导致缺血坏死。

本病好发于 3~14 岁男孩,尤以 5~9 岁最多见。多单侧受累,也可两侧先后发病,主要症状为髋部疼痛、乏力和跛行,可以有间歇性缓解。本病进展缓慢,从发病至完全恢复大致需要 1~3 年。

2.CT 表现

(1)早期:以骨质硬化及骨发育迟缓为主。股骨头骨骺骨化中心变小,密度均匀增高,骨纹消失,关节间隙增宽。股骨头骨骺外上方因承重而受压变扁,并出现骨折线和骨质节裂。股骨头骨骺边缘部可见新月形透光区。干骺端改变包括股骨颈粗短,骨质疏松,骺线不规则增宽,邻骺线骨质内囊样缺损区。

(2)进展期:骨骺更为扁平并呈不均匀性密度增高,坏死骨质节裂成多数小致密骨,有时出现多发大小不等的囊性透光区。骺线不规则增宽,干骺部粗短,局限性骨质疏松和囊样变,关节间隙增宽或正常。

(3)晚期:若临床治疗及时,股骨头骨骺大小、密度及结构可逐渐恢复正常。如治疗延迟

231

或不当,可遗留股骨头圆帽状畸形,股骨颈粗短,髋内翻和髋关节半脱位。最终引起继发性退行性骨关节病而出现骨质增生和关节间隙变窄。

3.诊断与鉴别诊断　CT上出现骨骺密度升高或同时出现扁平、节裂或囊变,而关节间隙增宽,也应做出诊断。

本病主要应与髋关节结核相鉴别,后者骨破坏周围较少有硬化带,相邻关节骨质疏松广泛,较早即有关节间隙狭窄,无明显骺板和干骺端增宽。

(二)股骨头缺血坏死

1.概述　本病病因很多,可达40多种,常见的有创伤、肾上腺皮质激素治疗和乙醇中毒。股骨头缺血坏死是股骨颈骨折的最常见并发症,股骨头血供主要来源于股深动脉发出的旋股内侧动脉和旋股外侧动脉,两者在股骨颈基底部形成动脉环,因此,关节囊内骨折会导致股骨头血供减少,易并发股骨头缺血坏死。此外,有相当部分股骨头缺血坏死患者找不到明确病因,称特发性股骨头缺血坏死。

本病好发于30~60岁男性,50%~80%的患者最终双侧受累。主要症状和体征为髋部疼痛、压痛、活动受限、跛行及"4"字试验阳性。晚期,关节活动受限加重,同时还有肢体短缩、肌肉萎缩和屈曲、内收畸形。

2.CT表现　早期表现为股骨头内簇状、条带状、斑片状高密度硬化影,边缘较模糊。斑片状高密度硬化区多呈扇形或地图形,其内正常骨小梁结构模糊或消失,可呈毛玻璃样改变,周围多有更多高密度硬化条带构成的边缘。随病程进展,股骨头前上部高密度硬化带周围和边缘部出现条带状或类圆形低密度区,内为软组织密度。少数类圆形低密度区内可含有气体。晚期,前上部病变区呈明显高低混杂密度改变,并出现髋关节退变征象。股骨头塌陷可发生于低密度区出现之前、之后或同时出现,表现为股骨头皮质成角、新月征、台阶征、双边征、裂隙征和股骨头碎裂。

3.诊断与鉴别诊断　股骨头出现斑片状密度增高区伴周边不规则形硬化边、新月征及股骨头塌陷而髋关节间隙正常等征象,可以做出明确诊断。但应与以下几种疾病鉴别。

(1)退变性囊肿:局限于骨性关节面下,形态规整,无明显股骨头塌陷。

(2)骨纤维异常增生症:病变广泛,少有条带状低密度区及线样症。

(3)暂时性骨质疏松:与股骨头缺血坏死周边的骨髓水肿改变相似,但本病短期随访可恢复正常。

(三)骨梗死

1.概述　本病为发生于干骺端的骨缺血坏死。骨梗死易累及四肢长骨的松质部分,以骨股上部最多见。单发或数个病灶同时发生,左右对称或不对称。长期慢性缺血可导致骨内外膜增生成骨。

急性骨梗死可出现患肢肌肉关节疼痛,活动障碍。慢性者患肢酸痛、软弱无力,可伴有一定程度活动受限。但也有的患者可无症状。除关节症状外,不同病因可有不同的表现。

2.CT表现　早期CT片上可以表现正常。骨骼改变主要包括囊状及分叶状透光区、硬化斑块影、条带状钙化骨化影、绒毛状骨纹和骨外膜增生。

3.诊断与鉴别诊断　长骨干骺端髓腔内的不规则钙化、骨化影,不伴髓腔膨胀、骨质破坏、骨膜反应和软组织肿块者可以考虑骨梗死的诊断。

骨梗死主要应与发生于骨髓腔内的早期软骨肉瘤鉴别,后者主要表现为小环形、斑点状钙化,骨皮质内缘多有侵蚀征象,髓腔内骨肉瘤多见云絮状瘤骨,与钙化和成熟的骨化不同。

(四)剥脱性骨软骨炎

1.概述　本病组织学变化为关节软骨或关节软骨连同部分关节下骨质碎裂剥脱,剥脱骨软骨片可以与骨床相连,也可以完全游离。碎裂部分软骨肥大,伴或不伴有层状钙化。

青少年至中年均有发病,5~15 岁及骨骺愈合以后皆为发病的高峰期。男性居多,单发病变多见,也有多发者。大多数有受累关节疼痛,活动后加重,可出现关节活动受限、弹响、绞锁及关节肿胀。有些没有任何症状。

2.CT 表现　自关节面剥脱的小骨块,密度较高,边缘锐利,周围环绕透亮线,其下为容纳骨片的骨床,有明显的硬化环形成。完全剥脱并移位者表现为关节面下透亮缺损区,周边有明显硬化,关节腔内可见游离体。

3.诊断与鉴别诊断　本病依据发病部位和影像学表现不难诊断,但应与关节结核鉴别。后者骨质破坏缺损区以关节面的边缘部分为主,常同时有关节间隙变窄和关节囊肿胀。

五、软组织病变

(一)软组织钙化与骨化性疾病

1.局限性骨化性肌炎

(1)概述:基本病变为未分化间叶细胞增生及基质变性。初期为局部组织变性、坏死、肌纤维断裂及原始间叶细胞增生,呈界限不清的肿块,无骨质形成。随病变进展,界限变清楚,肿块呈圆形或类圆形,质地变硬。病灶中央部柔软,偶尔有囊变及陈旧性出血。镜下可见:中央带为不成熟、富血管、增生活跃的纤维组织;中间带为类骨组织,形成不规则相互吻合的小梁,间杂有成纤维细胞和骨母细胞;外带为成熟的骨组织。

本病病因不明,可能与外伤有关。本病好发于青年男性,多位于易受伤处,如股四头肌、股内收肌及上臂肌肉,但不限于肌肉。外伤后早期局部明显肿胀、疼痛,可扪及软组织肿块,邻近关节活动受限。后期,肿块逐渐缩小、变硬,症状减轻或消失,只遗留硬实性肿块。

(2)CT 表现:初期多表现为边缘清楚的低密度肿块,随病变进展,病灶呈斑点状或云雾状,可部分或完全钙化(图 10-3)。

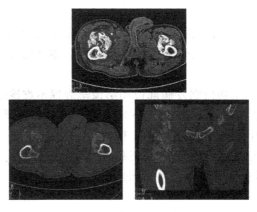

图 10-3　双下肢外伤后骨化性肌炎

(3)诊断与鉴别诊断:本病影像学检查以CT检查最佳,X线平片可作为补充。典型表现为沿肌束走行分布的肿块,外周部分呈不同程度环状钙化或骨化,中央部与周围肌肉相比呈等或低密度。

本病须与以下疾病鉴别:①骨外软组织骨肉瘤,斑片状瘤骨多位于肿瘤中央区,外周较淡或无瘤骨,局部伴软组织肿块并逐渐增大。②骨外软骨肉瘤,多有较大软组织肿块,与正常软组织间界限模糊,钙化多集中于肿瘤中心区,多呈斑点状、片状高密度影,外围钙化淡而分散。③皮质旁骨肉瘤,与附着骨间可有透亮间隙,但不完全分开,瘤骨呈分层状高密度影,无正常骨结构。

2.进行性骨化性肌炎

(1)概述:病因不明,可能为中胚层发生或发育异常。患者自幼儿即出现横纹肌纤维间、肌腱、腱鞘和筋膜等的进行性骨化。早期为皮下软组织及肌肉的结节状肿胀,后期有胶原纤维增生,形成纤维性结节,随后发生钙盐沉着及骨化,无炎症。

本病10岁以下儿童多见,约10%有家族史,病变为进行性,缓解与进展交替出现。病变多始于上背部肌肉,逐渐蔓延到上肢、脊柱旁及下肢等,致受累部位关节活动受限。常伴有先天性指、趾畸形。本病预后较差。

(2)CT表现:钙化或骨化沿肌束、肌腱或韧带走向分布,断面上由中央部开始逐渐向外扩展。最终,全部肌肉或肌群呈板层样骨结构。

(3)诊断与鉴别诊断:本病影像学检查以CT检查最佳,X线平片可作为补充。典型表现为钙化或骨化沿肌束、肌腱或韧带走向分布,断面上由中央部开始逐渐向外扩展,最终,全部肌肉或肌群呈板层样骨结构。本病需要与局限性骨化性肌炎鉴别,后者常有外伤史,局灶性发病,预后良好,无进行性发病进程。

3.肿瘤样钙质沉着症

(1)概述:病因不明,目前本病认为属常染色体显性遗传,为先天性钙磷代谢异常所致,病变位于关节附近,但病变不累及关节滑膜,可分为活动期及非活动期。活动期,病变内可见纤维组织分隔的多个囊肿,囊内含黄白色钙化物质。非活动期,病变呈硬实性肿块,为钙化性物质被周围致密结缔组织包绕所致。

本病多发于青壮年,女性多于男性,可见家族性发病。临床表现为髋、肩、肘等大关节附近的大而硬实性肿块,生长缓慢,约2/3呈多发或对称性。多数患者不出现症状,少数有溃疡及瘘管。

(2)CT表现:CT表现为多囊状肿块,其间可见低密度分隔,囊壁可见薄层钙化或呈高密度线样结构。囊腔中心呈低密度,下部可见分层状强化。亦可见分叶状、大小不等的高密度结节影,边界清楚。

(3)诊断与鉴别诊断:本病依据发病部位和影像学表现不难诊断。CT利于明确病变范围、内部结构及邻近骨皮质变化。本病须与下列疾病鉴别:①维生素D中毒,有长期服用大量维生素D病史,关节周围钙化,常合并肾脏、四肢动脉壁的广泛钙化。②慢性肾病、继发性甲旁亢及尿毒症引起的软组织钙化,发病年龄较大,多合并有内脏,如肾、肺、心及胃等的多发钙化灶,同时常伴有骨性营养不良表现,如佝偻病、骨软化等。

(二)软组织感染

1.概述 软组织感染可原发于软组织或继发于骨的感染。原发于软组织的感染常有一个急性发病的过程。局部红、肿、热、痛,甚至全身发热和血白细胞计数升高。急性期的病理基础主要是充血和水肿,继而可形成脓肿,脓肿可局限,也可沿肌间隙扩散。病变进入慢性期,病灶内可出现钙化,由于慢性炎症长期刺激的,病灶边缘可包绕一层纤维组织。

2.CT 表现　感染急性期的充血、水肿在 CT 上表现为皮下脂肪层密度增高,所累及的肌影增大、密度减低,肌间隙模糊。脓肿形成后,局部肿胀的软组织中可见圆形或类圆形的分叶状块影,边界比较清楚,中央部分密度较低提示组织坏死液化。增强后坏死灶周围出现环状强化带,代表肉芽组织形成的脓肿壁。

3.诊断与鉴别诊断　根据上述影像学表现及临床表现,诊断不困难。

(三)软组织肿瘤

1.脂肪瘤

(1)概述:脂肪瘤呈扁平或分叶状,质软,边缘清楚,由成熟脂肪细胞构成,其间有不规则纤维组织分隔,与周围正常的脂肪组织无区别。本病好发于 50~70 岁,多见于肥胖人群,无明显性别差异。临床表现与发病部位、肿瘤形态有关,典型表现为缓慢生长的软组织肿块,但可产生压迫性症状。

(2)CT 表现:CT 表现为边缘光整、清楚的脂肪密度区,CT 值为-120~-80Hu,密度均匀,有包膜,内部可见分隔。周围组织受压。增强扫描无强化。

(3)诊断与鉴别诊断:根据以上所述典型影像学表现,不难诊断,一般无须与其他疾病鉴别,但有时须与恶性脂肪肉瘤鉴别。

2.脂肪肉瘤

(1)概述:本病有不同分化程度和异型性的脂肪细胞构成。肿瘤呈结节状或分叶状,有假包膜,切面呈鱼肉状,可出现坏死灶。按其所含主要细胞成分不同,可分为黏液型、圆细胞型、高分化型、多形性型及混合型。

本病多见于 50~60 岁,儿童极少见,男女之比为 4:1,好发于躯干、下肢,其次为上肢和头颈部。多发于深部软组织,极少发于皮下。病程为几个月或几年,晚期可出现疼痛或功能障碍,发生于四肢者可呈局限性、分叶状、无痛性软组织肿块。

(2)CT 表现:通常呈圆形或不规则软组织肿块,呈浸润性生长,边界欠清。分化好的脂肪肉瘤以脂肪成分为主,CT 值在 50~120Hu。分化不良的脂肪肉瘤,其内含有不同程度的脂肪成分,脂肪含量少,CT 值大,恶性程度高;反之,CT 值小,恶性程度低。增强扫描实性部分呈不均匀强化。

(3)诊断与鉴别诊断:本病诊断较难,须与下列疾病鉴别:①脂肪瘤,多发生于皮下软组织内,与人体脂肪密度相同。②其他类型软组织肿瘤,发现有脂肪密度时,有助于脂肪肉瘤的诊断。

3.纤维肉瘤

(1)概述:本病为原发于成纤维细胞的恶性肿瘤,肿瘤发生于皮下深层、筋膜或肌肉,与周围组织界限清楚,少数可见假包膜,可以向周围浸润。

本病好发于 30~55 岁,女性多于男性,常发生于大腿和膝部,其次为躯干、小腿和前臂。肿瘤表现为生长缓慢、无痛性、孤立性肿块。

(2)CT 表现:CT 表现为边界清楚或模糊的软组织肿块,附近肌肉受侵犯或被推移。增强扫描轻度强化。

（3）诊断与鉴别诊断：本病影像学表现无特殊性。CT检查可明确显示病变范围和周围受侵情况。定性诊断须依靠活检。

4.血管瘤

（1）概述：血管瘤由血管组织所形成，一般位于比较表浅的部位，但也可累及深部组织，深部血管瘤通常位于肌肉内。根据血管瘤口径大小、内皮细胞的形态和特征性组织结构，血管瘤可分为毛细血管瘤、海绵状血管瘤、静脉性血管瘤、上皮样血管瘤、肉芽肿性血管瘤。

本病多见于婴儿和儿童，女性多于男性。一般无明显自觉症状，可有间歇性疼痛、肿胀。也可侵犯、破坏周围组织，引起肢体功能障碍、畸形或并发感染、溃疡及出血。

（2）CT表现：皮下软组织内形态不规则软组织肿块，边界不清。海绵状血管瘤常伴有脂肪组织增生，呈不均匀低密度区。钙化及静脉石为本病的典型表现。增强扫描明显强化。

（3）诊断与鉴别诊断：皮肤及皮下血管瘤临床表现典型，易于诊断。累及深部组织的血管瘤，须行CT检查。

第三节　骨关节MRI

一、骨原发性恶性肿瘤

骨原发性恶性肿瘤不是常见病，发病率约为1/100万，一般影像医师较难积累经验，是影像诊断中的难点。另外，许多骨原发性恶性肿瘤需结合临床表现、影像征象和病理改变才能做出诊断。因此，必须具备一定的基本知识。

在各种资料中，患者的性别、年龄、发病部位、症状和体征都有利于诊断，其中，年龄和发病部位最为重要：①年龄：大多数骨原发性恶性肿瘤有一定的好发年龄。尤文肉瘤好发于5~19岁；骨肉瘤常见于10~19岁；多发性骨髓瘤则多发生在40岁以上。②发病部位：大多数骨原发性恶性肿瘤好发于长骨，以干骺端最为常见。尤文肉瘤多发于骨干，骨髓瘤好发于含红骨髓和血液丰富的骨骼，如扁骨和椎骨等；短骨很少发生肿瘤。多数骨原发性恶性肿瘤起自骨髓内，少数如软骨肉瘤可起自骨表面。

（一）骨肉瘤

1.概述　骨肉瘤是一种肿瘤细胞直接形成骨或骨样组织的最为常见的恶性骨肿瘤，占所有骨原发性恶性肿瘤的1/3~1/4，恶性程度非常高。其临床表现和病理学变化范围很大，根据肿瘤发生部位可分为两大类，中央型骨肉瘤（骨髓内）和周围型（骨表面）骨肉瘤，以前者最常见，约占90%以上。

本病发病年龄多在11~20岁，5岁以下、40岁以上较少发生，男女发病率为1.7：1。好发部位为膝关节上下，即股骨下端和胫骨上端。

2.病理表现　大体标本，切面呈灰红、质软、鱼肉状，也可呈灰蓝色软骨样或灰白色、质地坚实的肿块。若伴有钙化则呈砂砾状；若骨化，则为象牙状坚硬骨性肿块。瘤内常伴不同程度的出血、坏死和囊变。组织学形态，肿瘤由圆形或棱形细胞，以及由这些细胞直接形成的骨样组织和骨组成。瘤细胞核形状怪异、深染，易见分裂像。

3.临床表现　最早症状为疼痛，好发于膝部，多有轻伤史。疼痛逐渐加重，夜间尤甚。

后出现逐渐增大的偏心性肿块,硬度不一,表面可见静脉扩张。

血清碱性磷酸酶(alkalinephosphatase,AKP)的测定对诊断和推测预后有重要意义,但在儿童,骨的生长发育旺盛,AKP升高的意义较难确定。

4.MRI表现　长管状骨干骺端的瘤区T_1加权像低信号,T_2加权像高信号。瘤区信号亦可不均匀,钙化、骨膜反应和瘤骨部分T_1和T_2加权均为低信号;未钙化的软骨T_2加权为高信号;液化、坏死区为液性信号;出血部位则T_1和T_2加权均为高信号。病灶呈偏心或中心性改变,骨髓和软组织可受侵犯,并见成骨及溶骨改变。Gd-DTPA增强软组织块强化明显。

5.诊断要点

(1)青少年,11~20岁,有轻伤史。

(2)长骨干骺端出现偏心性肿块,逐渐增大伴疼痛、夜间痛。

(3)MRI表现为长管状骨干骺端不均匀信号,骨髓和软组织受侵犯,见成骨及溶骨改变,Gd-DTPA增强软组织肿块强化明显。

6.鉴别诊断　骨肉瘤需与软骨肉瘤、骨纤维肉瘤、骨髓炎等鉴别。

(二)软骨肉瘤

1.概述　软骨肉瘤是仅次于骨肉瘤的骨恶性肿瘤。临床分为两型:一型为原发性软骨肉瘤,即开始就是恶性的;另一型为继发性软骨肉瘤,多由原来存在的良性软骨性肿瘤恶变而来。根据发病部位分为中心型和周围型。

本病多发生于20~30岁的青壮年,男性多于女性。好发部位为四肢长骨干骺端,约半数发生于膝关节上下。扁骨也不少见,好发于骨盆和肋骨等。

2.病理表现　大体标本呈分叶状,切面为蓝白色,半透明,有黄白色斑点状钙化或骨化。可有皮质骨破坏,肿瘤侵入周围软组织。镜下主要由分化程度不同的瘤软骨细胞组成。

3.临床表现　疼痛和压痛是常见症状,但无特异性。可出现局部肿胀。

4.MRI表现　中心型T_1加权为不均匀的稍低信号;T_2加权为不均匀的高信号。周围型T_1加权呈略高于肌肉的不均匀信号;T_2加权呈不均匀高信号。Gd-DTPA增强可见明显强化。

5.诊断要点

(1)多见于20~30岁。

(2)临床表现为疼痛、肿块和功能障碍等,但缺乏特异性。

(3)MRI表现为T_1加权不均匀稍低信号或略高于肌肉的信号;T_2加权为不均匀的高信号。

6.鉴别诊断　软骨肉瘤需与骨肉瘤、骨纤维肉瘤、骨髓炎、软骨瘤及骨软骨瘤等鉴别。

(三)骨纤维肉瘤

1.概述　骨纤维肉瘤是一种源于成纤维结缔组织,瘤细胞形成胶原纤维束的骨原发性恶性肿瘤,一般不向骨或软骨分化。多数病例为原发性,其余继发于其他疾病,如B细胞瘤和纤维结构不良等。好发年龄30~59岁,男性居多。好发部位在长骨的干骺端或骨干。

2.病理改变　大体标本肿瘤有一假纤维包膜,切面为白色坚硬的实质组织,可有钙化和坏死。镜下见瘤细胞呈棱形、圆形或椭圆形,大小不一,核深染,有不同程度间变;骨纤维肉瘤以不产生任何瘤软骨或肿瘤骨为特征。

3.临床表现　疼痛和肿胀是主要症状,但没有特征性。可有病理骨折。

4.MRI 表现　瘤体在 T_1 加权上呈低信号;在 T_2 加权上信号可初步反映肿瘤的分化程度,即分化良好者钙质沉积明显,多呈低信号;分化不良者钙质少有沉积,多呈高信号。

5.诊断要点

(1)30~59 岁。

(2)长骨的干骺端或骨干的肿块,见钙化、骨质破坏等。

(3)MRI 表现为 T_1 加权呈低信号;T_2 加权呈低信号或高低混杂信号。

6.鉴别诊断　骨纤维肉瘤需与骨肉瘤、软骨肉瘤、骨髓炎、软骨瘤及骨软骨瘤等鉴别。

(四)尤文肉瘤

1.概述　尤文肉瘤是一种有相当一致性,呈密集排列的小圆细胞构成的骨原发性恶性肿瘤。好发年龄 5~19 岁,男性居多。好发部位为长骨的骨干或干骺端交界处,也可位于扁骨。生长迅速,多经血行转移,预后差。

2.病理改变　大体标本肿瘤组织主要位于骨髓内,灰红色,质软呈鱼肉样,常伴有明显的出血、坏死和囊性变。此瘤向周围浸润性生长,常穿破骨皮质侵犯软组织。镜下见瘤细胞呈圆形或多角形,分化差,呈巢状或假菊团状排列。

3.临床表现　除局部肿胀和疼痛外,还可有发热、贫血、白细胞增多和血沉增快等全身症状。放射治疗后症状可以缓解。

4.MRI 表现　瘤体部位广泛骨质破坏,主要侵犯骨髓,呈软组织肿块,可见骨膜反应。T_1 加权呈大片状均匀低信号;T_2 加权呈很亮的高信号。Gd-DTPA 增强可见中度强化。

5.诊断要点

(1)5~19 岁,男性多见。

(2)骨干或干骺端交界处软组织肿块,主要侵犯长骨骨髓,也可位于扁骨。

(3)T_1 加权呈均匀低信号;T_2 加权呈很亮的高信号。Gd-DTPA 增强可见中度强化。

6.鉴别诊断　尤文肉瘤应与骨髓炎鉴别。

(五)骨髓瘤

1.概述　骨髓瘤是起源于髓腔网状组织的恶性肿瘤,多发的称"多发性骨髓瘤"。好发于扁骨和不规则骨,如脊柱、骨盆、颅骨和肋骨,也可发生于股骨和肱骨等长骨。多发于 40 岁以上,男性多见。其特征是广泛的溶骨性破坏,伴顽固性贫血、高血钙、肾功能紊乱和抗感染力降低等。

2.病理改变　肉眼见髓腔被胶冻状紫红色或暗棕色瘤结节填充。松质骨破坏后可形成囊腔。骨皮质变薄,瘤组织可延伸至周围软组织。镜下见瘤细胞似浆细胞或网状细胞。

3.临床表现　主要症状是疼痛,多于运动后加重。可因病理骨折而发现。早期可出现M 型血清球蛋白。根据免疫球蛋白的种类,临床可分为 IgG、IgA 等型。由于骨质广泛破坏,可出现高血钙、氮质血症和肾受损。本-周蛋白约见于 60% 的患者,但不是骨髓瘤的特异性表现,也可发生于许多其他疾病。

4.MRI 表现　骨髓瘤在 T_1 加权上最灵敏,呈低信号,而正常骨髓呈高信号;T_2 加权呈很亮的高信号,而正常骨髓呈中等信号。瘤内自发性或病理性骨折后出血则 T_1 和 T_2 加权像均呈高信号。

5.诊断要点

（1）40 岁以上发病。

（2）临床表现为疼痛，运动后加重，伴顽固性贫血、高血钙、肾功能紊乱和抗感染力降低等。尿中约 60%见本-周蛋白。

（3）MRI 表现多见于扁骨和不规则骨，髓腔内病变，T_1 加权呈低信号；T_2 加权呈很亮的高信号。

6.鉴别诊断　骨髓瘤应与镰状细胞贫血、骨质疏松、骨髓纤维化、溶骨性骨转移瘤、巨细胞瘤和嗜酸性肉芽肿等鉴别。

（六）骨巨细胞瘤

1.概述　骨巨细胞瘤是一种有良性、生长活跃和恶性的特殊属性骨肿瘤。骨巨细胞瘤中必定存在破骨细胞型巨细胞，但不是所有存在破骨细胞型巨细胞的病变都是骨巨细胞瘤。

骨巨细胞瘤是一种侵袭性肿瘤，以大量破骨细胞型巨细胞均匀分布在间质细胞中为特征。大多数都发生在骨骼发育成熟后。好发年龄 20~39 岁，男女发病率差别不大。多发生于长骨，尤以股骨下端、胫骨上端、肱骨上端和桡骨下端多见，约占所有病例的 3/4。长骨病变几乎都位于骨端或骨骺-干骺端，位于骨干者不到 1%。因此，如果一个病变不在骨端或出现在骨骺未发育成熟的患者，诊断骨巨细胞瘤时须非常谨慎。

2.病理改变　大体标本肿瘤位于长骨骨端，呈溶骨性破坏，骨皮质膨胀变薄。瘤组织灰红色或棕红色，质软，常伴有显著出血、坏死和囊性变。镜下见肿瘤存在两种细胞成分，即破骨细胞型巨细胞和间质细胞。

自 Jaffe 等 1940 年提出巨细胞瘤的组织分型以来，至今国内仍广泛采用，即 Ⅰ 级为良性、Ⅱ 级为交界性、Ⅲ 级为恶性。然而大量研究表明单独依据病理分型并不能可靠地估计肿瘤的生物行为。Ⅰ 级巨细胞瘤可发生肺转移。目前认为，所有巨细胞瘤都是具有局部侵袭能力的潜在恶性或低度恶性肿瘤。

3.临床表现　主要症状为疼痛、局部肿胀和运动受限，但均无特异性。

4.MRI 表现（图 10-4）　位于骨端或骨骺-干骺端的离心性溶骨灶呈膨胀性生长。T_1 加权像呈低信号；T_2 加权像呈低或中等信号，局限性囊变区呈高信号。瘤内出血则 T_1 和 T_2 加权均呈高信号。Gd-DTPA 增强呈中度强化。

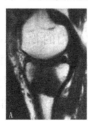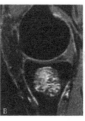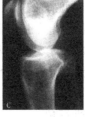

图 10-4　右侧胫骨巨细胞瘤

男性，35 岁。T_1WI（A）示右侧胫骨上端不均匀低信号影；增强扫描加脂肪
抑制像（B）见肿块呈网格样不均匀显著强化；平片（C）示其为溶骨性破坏

5.诊断要点

（1）20~39 岁。

（2）位于骨端或骨骺-干骺端,呈偏心膨胀性生长。

（3）MRI 表现为 T_1 加权呈低信号;T_2 加权呈低或中等信号,局限性囊变区呈高信号。Gd-DTPA增强呈中度强化。

6.鉴别诊断　骨巨细胞瘤应与骨囊肿、中心型软骨瘤和甲状旁腺功能亢进的骨改变等鉴别。

二、良性肿瘤与瘤样病损

（一）骨样骨瘤

1.概述　骨样骨瘤是一种由骨母细胞及其所产生的骨样组织所构成的良性肿瘤,特征是体积小,通常小于 $2cm^3$,境界清楚,周围常存在反应性骨生成区。好发于 10~19 岁男性,多见于长骨骨干、股骨颈和粗隆间区。

2.病理改变　肿瘤的核心为圆或卵圆形,直径多小于 2cm,棕红色,颗粒状,杂有黄白色斑点。钙化明显时,灰红色,质硬,砂砾感。瘤核心由骨母细胞、骨样组织和编织骨组成,间质为富含扩张血管的疏松结缔组织。

3.临床表现　常见症状是疼痛,夜间加重,服用水杨酸类药物可使疼痛缓解。

4.MRI 表现　瘤体钙化或硬化部分 T_1 和 T_2 加权像均无信号。瘤巢 T_1 加权呈低信号;T_2 加权呈稍高信号。Gd-DTPA 增强无强化。

5.诊断要点

（1）10~19 岁男性。

（2）发生于长骨骨干、股骨颈和粗隆间区。

（3）临床表现疼痛,夜间加重,服用水杨酸类药物可使疼痛缓解。

（4）瘤巢 T_1 加权呈低信号;T_2 加权呈稍高信号。Gd-DTPA 增强无强化。

6.鉴别诊断　骨样骨瘤应与慢性骨皮质脓肿、Garre 骨髓炎及尤文肉瘤等相鉴别。

（二）骨软骨瘤

1.概述　骨软骨瘤为良性骨肿瘤中最多见者,又称外生骨疣。分为单发和多发两种,其中多发者常为常染色体显性遗传。好发于 10~20 岁,男性多见。股骨和胫骨发病率最高,其次为手与足的短管状骨及肱骨。

2.病理改变　此瘤特征是在骨表面有一个具有软骨帽的骨性突出物,自表面向下为三层结构,即薄层纤维结缔组织、软骨帽和含有红骨髓及脂肪性骨髓的松质骨。

3.临床表现　一般无明显症状,少数可触及无痛性肿物,或出现压迫症状。

4.MRI 表现　干骺端外生性突起。MRI 可见软骨帽、骨皮质和骨松质三层结构,其中骨松质与髓腔相通为特异性征象。

5.诊断要点

（1）10~20 岁,男性好发。

（2）股骨和胫骨等骨表现具有软骨帽的骨性突出物。

（3）MRI 表现为含有骨、软骨和骨髓三种信号。

6.鉴别诊断　征象特异,易于诊断。

(三)动脉瘤样骨囊肿

1.概述　动脉瘤样骨囊肿是一种由大小不等、充满血液腔隙组成的膨胀性溶骨性囊性病变,囊壁为含骨样组织、骨小梁和破骨细胞型巨细胞的结缔组织。好发于 30 岁以下的青少年,常位于长骨干骺端和骨干或脊柱的后部。骨皮质膨胀变薄,呈"吹气样",部分病例可见骨膜反应。

2.病理改变　大体标本为膨胀性球形肿块,表现是薄层骨壳,内衬暗红色膜状组织。囊内为许多扩张的血窦,囊壁间充满红细胞。

3.临床表现　局部肿胀和疼痛,没有特异性。

4.MRI 表现　边界清晰膨胀性肿块,偶见多个分隔。典型征象如下。

(1)囊腔内显示液-液平面,为分层的未凝血液,T_2 加权液平面上呈高信号,下呈低信号。

(2)多个囊腔内在 T_1 和 T_2 加权像上均显示为不同程度的高信号,为不同时期的出血。

5.诊断要点

(1)好发于 30 岁以下的青少年。

(2)常位于长骨干骺端和骨干。

(3)MRI 表现为边界清晰膨胀性肿块,囊腔内显示液-液平面或多个囊腔内在 T_1 和 T_2 加权像上均显示为不同程度的高信号等典型征象。

6.鉴别诊断　动脉瘤样骨囊肿应与骨巨细胞瘤、单纯性骨囊肿和骨纤维性结构不良等相鉴别。

(四)骨纤维性结构不良

1.概述　骨纤维性结构不良是以纤维组织大量增生替代骨组织为特征的骨病,在骨肿瘤样病损中占首位,一般分为单骨型、多骨型和 Albright 综合征。好发年龄 11~30 岁,男性发病率略高于女性。多见于股骨和胫骨,其次为面颅骨和头颅骨。

2.病理改变　主要病变为纤维组织替代了骨组织,其内杂有软骨、骨样组织和新生骨。病灶内所含纤维组织、骨样组织和骨组织的成分比例不同,故质地可硬可软。

3.临床表现　常见的症状为局部畸形,多由病理性骨折引起。可以是单骨性或多骨性。一般到骨骼生长成熟后,病变趋于稳定。

4.MRI 表现　边界清晰的肿块,有时可以发生病理性骨折。严重的可因骨骺提前愈合而发生畸形。典型的股骨畸形称为"牧羊人杖"畸形。在 T_1 和 T_2 加权呈不均匀的中等信号,病灶内的液化区呈 T_1 加权低信号,T_2 加权高信号。

5.诊断要点

(1)好发年龄 11~30 岁。

(2)多见于股骨和胫骨。

(3)MRI 表现在 T_1 和 T_2 加权呈不均匀的中等信号,有时见液化区。发生病理性骨折后少数可见典型的畸形。

6.鉴别诊断　应与非骨化性纤维瘤、软骨瘤、骨巨细胞瘤和甲状旁腺功能亢进等鉴别。

第三篇　核医学

第十一章　神经系统核医学检查

第一节　局部脑血流灌注显像

一、基本原理

脑的血液循环正常与否决定着脑组织的日常功能维持和代谢平衡,脑血流量减少或中断会导致脑神经细胞的缺氧甚至坏死,造成严重的神经和精神障碍。脑血流量(cerebral blood flow,CBF)不仅可以直接评价脑的血流灌注情况,而且能反映脑的功能活动和代谢状态。脑血流灌注显像(cerebral blood flow perfusion imaging)是指静脉注射具有分子量小、不带电荷、脂溶性高、能透过血脑屏障进入脑细胞特点的造影剂,经水解酶或脱脂酶的作用,造影剂由脂溶性变为水溶性,因为不能反向扩散出脑细胞而滞留在脑组织内。进入脑细胞的造影剂与局部脑血流成正比,局部脑组织放射性分布即反映了局部脑血流灌注量。在体外用单光子发射计算机体层扫描(single photon emission computed tomography,SPECT)进行脑断层显像,经图像重建处理后可获得横断面、冠状面和矢状面的断层影像,显示大脑、小脑、基底核和脑干等各个部位局部血流量的影像,根据一定的生理数学模型,可以计算出各部位的局部脑血流量(regional cerebral blood flow,rCBF)。

脑血流灌注显像负荷试验(interventional test of cerebral blood flow perfusion imaging)的基本原理是指脑内供血系统有一定的储备能力,仅脑储备血流下降时,常规静息状态脑血流灌注显像往往不能发现异常。可以通过负荷试验了解脑血流的反应性变化,评价脑循环的储备功能,提高缺血性病变特别是潜在的缺血性病变的阳性检出率。介入试验主要包括药物介入试验(如乙酰唑胺、尼莫地平、乙酰肉毒碱、抗胆碱药、抗精神疾病药、双嘧达莫、腺苷介入试验、CO_2负荷试验等)、人为干预介入试验(如过度换气诱发试验、剥夺睡眠诱发试验、睡眠诱发试验、直立负荷试验、颈动脉压迫试验等)、生理刺激介入试验(如肢体运动、视觉、听觉刺激试验,躯体感觉刺激试验等)、认知作业介入试验(如记忆试验、听觉语言学习试验、计算试验、思索试验等)、物理性干预试验(如磁场干预试验、低能激光照射试验、针刺激发试验等)。

二、显像方法

(一)造影剂

常用的造影剂为^{99m}Tc-双半胱乙酯(^{99m}Tc-ECD)或^{99m}Tc-六甲基丙烯胺肟(^{99m}Tc-HM-PAO),用量740~1100MBq(20~30mCi)。^{99m}Tc标记化合物放化纯度应大于90%,若过低,游离^{99m}Tc和其他杂质,会使头皮、颅骨、静脉窦、鼻腔及其他组织内放射性摄取增高,易造成脑内造影剂分布紊乱,产生伪影。^{123}I-苯丙胺(^{123}I-IMP)的用量111~222MBq(3~6mCi),^{133}Xe等惰性气体由于在脑内滞留的时间较短,难以获得高质量的图像而限制了其在临床广泛应用。

243

(二)辐射吸收剂量

成年人及儿童常用剂量见表 11-1 和表 11-2。

表 11-1 成年人辐射剂量

造影剂	注射剂量/MBq（mCi）	最大辐射剂量的器官/mGy（rad）*	有效剂量/mSv（rem）*
^{99m}Tc-HMPAO	555~1110（15~30）	肾脏 0.034（0.126）	0.0093（0.034）
^{99m}Tc-ECD	555~1110（15~30）	膀胱壁 0.073（0.27）	0.011（0.041）

* MBq（mCi）

表 11-2 儿童辐射剂量(5 岁)

造影剂	注射剂量/MBq/kg（mCi/kg）	最大辐射剂量的器官/mGy（rad）*	有效剂量/mSv（rem）*
^{99m}Tc-HMPAO	7.4~11.1（0.2~0.3）	甲状腺 0.14（0.52）	0.026（0.096）
^{99m}Tc-ECD	7.4~11.1（0.2~0.3）	膀胱壁 0.038（0.31）	0.023（0.085）

* MBq（mCi）

(三)方法

1.静息状态显像　静脉注射^{99m}Tc-ECD 或^{99m}Tc-HMPAO 前 30~60 分钟口服过氯酸钾 400mg 以封闭甲状腺、脉络丛和鼻黏膜,减少这些组织对未标记^{99m}TcO$_4^-$ 的摄取和分泌。患者保持安静在无噪声、光线适宜、较暗的室内休息,佩戴眼罩、用耳塞塞住外耳道,视听封闭 5 分钟后,静脉注射 740~1100MBq（20~30mCi）造影剂,之后继续视听封闭 5 分钟。嘱咐患者平卧于检查床上,头部置于头托中,摆正头位置,调节头托使听眦线（orbitomeatal base line, OML）与地面垂直,并固定头部位置,避免移动。静脉注射造影剂 30 分钟后进行断层显像,探头应尽可能接近头部。

正确选择采集条件对保证断层图像的质量有很大帮助。采集条件或参数包括准直器类型、矩阵大小、角度间隔数、总角度数、采集时间、旋转半径等。SPECT 探头推荐配置低能高分辨型、扇型准直器,能峰 140keV,窗宽 20%,采集矩阵 128×128,Zoom 1.5,旋转 360°（双探头 180°）,3°~6°/帧,每帧采集时间 20~30 秒。

影像处理采用厂家推荐或进行必要修改后的影像处理程序进行。常用的重建滤波函数为 Butterworth,它有两个参数:截止频率及陡度因子,这两个参数主要是控制高频噪声的影响,特别是截止频率的影响较大,截止频率越低,边缘越模糊,影像越平滑;相反,截止频率越高,边缘越锐利,有时呈很大的花斑样改变,会影响空间分辨率,直接影响断层影像的质量。选择时可考虑以下几个方面:参考仪器说明书的推荐参数;兼顾消除噪声和尽量保持空间分辨率;造影剂用量较大时,信噪比高时,截止频率可适当选高,反之亦然;小病灶属高频范围,截止频率选高,可以提高病变检出率。

2.负荷状态显像　乙酰唑胺（acetazolamide）试验是临床上常用的药物介入负荷试验方法。其基本原理是乙酰唑胺能抑制脑内碳酸酐酶的活性,使碳酸脱氢氧化过程受到抑制,导致脑内 pH 急剧下降,正常情况下会反射性地引起脑血管扩张,导致 CBF 增加 20%~30%,而病变部位血管的这种扩张反应很弱或甚至根本没有反应,应用乙酰唑胺后潜在缺血区和缺血区的 rCBF 增高不明显,在影像上出现相对放射性减低或缺损区。检查时需行两次显像,首先行常规静息状态 SPECT 血流灌注显像,随后进行乙酰唑胺负荷试验。方法是静脉推注乙酰唑胺 1g,10 分钟后行第二次显像,将两次显像所得的影像进行对比分析。本方法主要用于评价脑循环的储备功能,对缺血性脑血管病的早期诊断很有价值。

三、适应证与禁忌证

(一)适应证

1.缺血性脑血管病的诊断、血流灌注和功能受损范围的评价。

2.癫痫致痫灶的定位诊断。

3.痴呆的诊断与鉴别诊断。

4.评价颅脑损伤后或其手术后脑血流灌注与功能。

5.帕金森病的诊断。

6.脑动静脉畸形的辅助诊断。

7.情绪障碍　包括焦虑症、恐惧症、强迫症和癔症、精神分裂症、睡眠障碍的功能损伤定位及辅助诊断。

8.了解脑肿瘤的血运、评价疗效和监测复发。

9.诊断脑死亡。

10.其他　如偏头痛、儿童孤独症、新生儿缺氧缺血性脑病、注意缺陷多动障碍、抽动障碍、学习障碍、精神发育迟缓的功能损伤定位、治疗方法的筛选和疗效评价;药物成瘾与依赖性的研究。

(二)禁忌证

无明确禁忌证。

四、图像分析

(一)正常影像

脑内造影剂分布反映了局部脑血流灌注、脑神经细胞功能活跃程度。脑血流灌注断层影像与 CT 影像相似,分析时需熟悉脑解剖结构。正常影像可见左右两侧大脑皮质、基底核、丘脑、小脑和脑干等灰质结构,表现为对称性造影剂分布浓聚区,白质和脑室部位造影剂分布明显低下,脑灰、白质对比度比较好(图 11-1)。

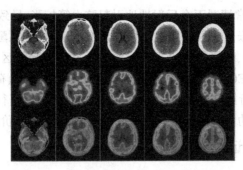

图 11-1　正常 SPECT/CT 脑血流灌注图像

图像分析方法有以下几种。

1.目测法　至少连续两个断面以上有一处或多处造影剂分布减低区或异常浓聚区,脑室及白质区域扩大或尾状核间距增宽,两侧丘脑、基底核及小脑较明显不对称等均视为异常。

2.半定量分析法

(1)在断层影像某区域和对应部位的镜像部提取计数,计算感兴趣区(region of interest, ROI)比值。

(2)利用扇形区分割法提取某扇面区域和镜像扇面均数,计算比值。正常情况下左、右大脑半球相应部位放射性比值差异小于 10%,大于 10%视为异常。

3.定量分析法　局部脑血流量定量分析的理论基础是 Fick 的物质守恒原理,即单位时间内造影剂被脑组织摄取并滞留的量等于动脉血带入脑组织的量减去脑静脉血中带走的量。由于定量测定需要抽取动脉血样,在实际操作中多有不便,在此基础上试用了众多非采血方法或静脉血动脉化方法,但因影响因素较多,目前临床不能广泛应用,仅限于研究。

4.统计参数图(statistical parametric mapping,SPM)分析　是针对像素水平的图像统计分析方法,以整个三维图像中的所有像素作为分析对象,获得每像素所包含的信息大小,然后对每个像素的数值大小进行统计检验,将统计上有意义的像素提取出来得到统计参数图。

(二)异常影像的类型

1.局限性造影剂分布减低或缺损　脑皮质和脑内灰质核团有单处或多处局限性造影剂分布减低或缺损区(图 11-2),3D 影像显示呈类圆形、椭圆形和不规则形等。引起局限性造影剂分布减低或缺损的原因很多,如缺血性脑血管病、脑出血、脑脓肿、癫痫发作间期和偏头痛等缺血性、功能性和占位性脑病皆可出现。

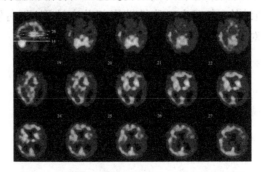

图 11-2　局限性造影剂分布减低或缺损影像

2.局限性造影剂分布浓聚或增高　脑皮质核团有单处或几处局限性造影剂分布浓聚或增高,多数呈点灶状、团块状,有的呈环形或新月形等。癫痫发作期致痫灶可表现为造影剂分布浓聚。血运丰富的肿瘤、偏头痛发作期也是此表现。短暂性脑缺血发作、脑梗死亚急性期和慢性期时的病灶周围可出现造影剂分布浓聚,这种现象称为"过度灌注"(luxury perfusion)(图11-3)。负荷试验时,如负荷生理刺激、针刺等亦见相应脑皮质和灰质核团造影剂分布增高,表明该脑区对刺激的应答使 rCBF 灌注增加,脑细胞功能活动增高。

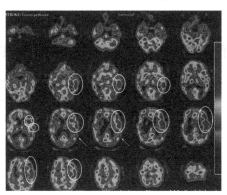

图 11-3　脑血流灌注显像的"过度灌注"

3.交叉性小脑失联络现象　一侧大脑皮质有局限性造影剂分布减低或缺损,同时对侧小脑造影剂分布亦见明显减低,这种现象称为交叉性小脑失联络(crossed cerebellar diaschisis,CCD)(图11-4),多见于慢性脑血管病,其机制尚在研究中。

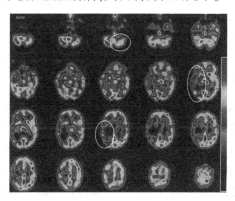

图 11-4　脑血流灌注显像的"交叉性小脑失联络"

4.白质区扩大　脑梗死、脑出血和脑肿瘤等疾病,除可见局部明显的造影剂分布减低或缺损外,有时可见白质区扩大,中线结构偏移,多不规则。这是由于局部病变造成周围组织缺血、水肿和受压所致。

5.脑结构紊乱　表现为脑内造影剂分布紊乱,无法识别原有的结构。有时可见脑皮质周围有环形造影剂分布,呈花边状。多见于脑挫伤。这些所见是由于外力撞击使脑内部分组织挫伤、水肿、组织缺血、功能不全和血脑屏障受损等原因所致。

6.异位造影剂浓聚　正常脑结构以外的异常造影剂的非生理性浓聚。主要分布于鼻腔、侧脑室、头皮或颅骨内,往往是脑挫伤伴脑脊液漏、硬膜下血肿、蛛网膜下隙出血等疾病引起。

7.脑萎缩　表现为皮质变薄,造影剂分布呈弥漫性稀疏、减低,脑室和白质区相对扩大,脑内容量减少。伴有脑裂增宽,脑内灰质核团变小,核团间距离加宽。常见于脑萎缩症、抑郁症晚期、阿尔茨海默病和各型痴呆等。

8.脑内造影剂分布不对称　一侧造影剂分布明显高于或低于对侧,如舞蹈病、Parkinson病时,一侧基底核可明显低于对侧基底核。

五、临床应用

(一)短暂性脑缺血发作和可逆性缺血性神经功能缺损的诊断

短暂性脑缺血发作(transient ischemic attack,TIA)是由脑供血血管病变引起的一过性或短暂性、局灶性脑或视网膜功能障碍,无急性脑梗死的存在,临床症状可在 24 小时内完全消失,不遗留神经功能缺陷症状和体征。TIA 多发生于老年人,男性多于女性,具有突发性、短暂性特点,发作一般持续十几分钟,多在 1 小时内,部分患者可达数小时,但不超过 24 小时。

TIA 发作期的脑 SPECT 显像特点是局灶性或弥漫性的脑血流灌注减低,且距 TIA 发病时间越短,脑 SPECT 显像低灌注检出率越高。在 TIA 发作后 24 小时内,脑 SPECT 显像的灵敏度约为 60%,1 周后下降至约 40%。TIA 发作后减低的 rCBF 如果可以恢复正常或接近正常,则预后较好;如果低灌注区长期存在,则可能导致不可逆性脑缺血,最终发展为脑梗死。

TIA 发作间期的脑 SPECT 显像,有 32%～100% 的患者可发现局灶性或弥漫性的 rCBF 减低。随着 TIA 发病次数的增加,颅神经功能缺损加重,脑灌注显像中的低灌注区范围也会随之增大。发作间期持续存在的脑局灶性低灌注区可能会导致 TIA 反复发作,如不及时治疗,往往会引起比较严重的脑损伤后果。

应用乙酰唑胺、双嘧达莫等介入试验可显著提高 SPECT 脑血流灌注的灵敏度,有助于慢性低灌注状态病灶的检出。正常情况下,静脉注射 1g 乙酰唑胺,可在 20～30 分钟将 rCBF 提高 30%～50%,经过 2～3 小时 rCBF 逐渐恢复正常。而存在血管功能异常的脑区,这一变化并不显著。此外,利用断层显像观察治疗前后 rCBF 的变化,还可以评价疗效。

目前,脑血流灌注显像在脑血管疾病的临床应用价值受到 CT 和 MR 新技术的挑战,特别是 MR 新技术如弥散加权成像、灌注成像、多层回波平面成像、磁共振血管造影等的应用,对急性脑梗死脑实质的结构变化从常规的 18～24 小时提前到 2 小时即可发现缺血灶,对急性脑梗死或 TIA,因发病急,治疗时间窗在 3～6 小时内,SPECT 难以实现急诊检查,客观上也使其应用受到限制。

(二)癫痫灶的定位诊断

癫痫发作是脑部某一区域兴奋性过高的神经元忽然过度高频放电而引起的脑功能短暂异常。根据临床发作特点、体征及脑电图表现,本病的临床诊断并不困难,确诊后常规给予抗癫痫药物治疗。但 20%～30% 为药物难治性癫痫,手术是其控制发作最有效的方法,常常可以改善患者的认知功能、行为能力和生活质量。手术治疗的关键因素之一是准确定位致痫灶。目前有多种术前评估方法,这些方法分别从临床、神经电生理、影像学角度等提供致痫灶定位信息,而定位致痫灶的"金标准"是颅内电极脑电图。

影像学评估主要通过 MRI、功能性磁共振成像(functional magneticresonance imaging,fM-

RI)、磁共振波谱(magnetic resonance spectroscopy,MRS)、正电子发射体层显像(positron e-mission tomography,PET)、SPECT 等影像学技术,利用不同的原理在解剖影像上显示致痫灶。研究表明致痫灶在发作间期、发作期可能出现脑血流减低或增强。利用这些特性进行显像可定位致痫灶。SPECT 脑血流灌注显像的检出率可达 70%~80%,借助诱发试验(如贝美格等)发作期显像可进一步提高致痫灶的检出率。发作间期脑血流灌注断层显像多表现为局部放射性减低区,有些病例也可出现同侧基底核和丘脑放射性的减低、双侧小脑或对侧小脑放射性减低。发作期显像若发现发作间期放射性摄取减低区出现放射性摄取的增高,将提示此为致痫灶,发作间期显像结合发作期显像将提高致痫灶定位的特异度和准确性,为癫痫治疗决策和疗效判断提供科学依据。

发作期 SPECT 减影与 MRI 融合成像术(subtraction ictal single-photon emission computed tomographycoregistered to MRI,SISCOM)作为一种新兴的神经影像学方法,充分结合了 SPECT 功能显像和 MRI 解剖定位的优势,在致痫灶的定位中具有重要价值。SISCOM 技术处理过程主要包括:SPECT 发作期与发作间期影像配准、归一化、减影、SPECT 减影图像与 MRI 配准融合。患者出现脑电图异常或临床症状时即刻静脉注射造影剂,注射造影剂后 1 小时内采集图像得到发作期影像;通过回顾视频脑电图(video-electroencephalography,VEEG),在癫痫停止发作至少 24 小时后静脉注射造影剂获得发作间期影像。SISCOM 技术对难治性癫痫患者术前评估的临床应用价值,已得到许多临床专家的认可。国外学者对癫痫发作期的高灌注类型的分类进一步总结,把高灌注类型分为三型:Ⅰ型为高灌注区最大最浓(Z 值最大)且在手术切除灶内;Ⅱ型为高灌注区呈双叶状,最亮的小叶在切除灶外,另一叶在切除灶内;Ⅲ型为在手术切除灶外多发高灌注区。通过与术后 MRI 相比,Ⅰ型在 Z 值为 1.5 时检出率最高,准确定位率为 92.7%;Ⅱ型在 Z 值为 1.5 时检出率最高,准确定位率为 100%;Ⅲ型在 Z 值为 1.0 时检出率最高,检出率仅 3.8%。SISCOM 在 Z 值为 1.5 时,对致痫灶的灵敏度(84.8%)和特异度(93.8%)总和最大。约 20% 的部分性癫痫术后结果较差,需进行二次手术,SISCOM 局灶性高灌注区域与致痫灶的吻合率高达 70%。有学者通过回顾性分析 54 例患者的临床资料和视频脑电图,发现 MRI 定位准确率仅 39%,而 SISCOM 定位准确率为 67%。

(三)阿尔茨海默病的诊断与鉴别诊断

阿尔茨海默病(Alzheimer disease,AD)是一种弥漫性大脑萎缩性退行性疾病。发病多在 50 岁以后,病情进展缓慢,以痴呆、渐进性的记忆减退、言语困难和认知障碍为主要临床表现。病理改变以大脑皮质弥漫性萎缩和神经细胞变性为主。SPECT 脑血流灌注显像在检测痴呆神经变性过程具有较高的灵敏度,能辅助临床诊断 AD、明确分期,同时能帮助临床医师鉴别轻度认知功能障碍、AD 和其他类型痴呆,利于分析认知功能变化的生理、病理和神经解剖基础,便于监测药物治疗反应。

AD 患者 rCBF 断层显像的典型表现是双侧顶叶和颞叶为主的大脑皮质放射性对称性明显减低,一般不累及基底核和小脑,病情较轻者在右半球颞顶区的放射性分布减少,中等者波及两侧额叶及枕叶,较重者在双侧额及颞、枕区的放射性分布更稀疏,呈"分水岭"征,中额区亦见下降。局部脑血流减低的程度和范围与 AD 的病情严重程度相关,脑血流灌注显像诊断 AD 具有较高的灵敏度和特异度。其他类型的痴呆在 rCBF 断层显像图中的影像表现各有特点,如多发性脑梗死性痴呆表现为大脑皮质多发性散在分布的放射性减低区,基底核和小脑常常受累。帕金森病、血管性痴呆则主要是基底核部位放射性分布减低。Pick 病主要表现是额叶放射性分布减低。

(四)脑肿瘤手术及放疗后复发与坏死的鉴别诊断

SPECT 脑血流灌注显像对脑肿瘤的诊断不能提供有决定性意义的信息,但对诊断脑肿瘤术后或放疗后的复发有一定的价值。恶性肿瘤的血供丰富,复发灶的 rCBF 常增高,影像表现为放射性增浓区;而坏死区基本上没有血供,呈放射性减低或缺损区。

(五)外伤性脑损伤

对于有症状而 CT 和 MRI 检查未见异常的轻度外伤性脑损伤患者,SPECT 脑血流灌注显像具有独特的优势。轻度外伤性脑损伤患者 SPECT 脑显像显示脑内血流灌注紊乱,依据脑外伤的部位不同,可见额叶、顶叶及丘脑等脑区域血流灌注异常,大多数表现为局部脑血流灌注的减低,诊断阳性率为68%~77%。脑外伤后局部脑血流灌注减低的原因可能与血管痉挛、直接血管损伤、神经细胞功能减低有关。SPECT 脑血流灌注显像同时还可用于颅脑损伤治疗后的随访和预后评估。

(六)脑功能研究

脑血流量与脑的功能活动之间存在着密切关系,应用 SPECT 脑血流灌注显像结合各种生理负荷试验有助于研究脑局部功能活动与各种生理刺激的应答关系。如通过视觉、听觉、语言等刺激,可分别观察到枕叶视觉中枢、颞叶听觉中枢及额叶语言中枢或精神活动区放射性分布增浓。

(七)其他

许多神经精神疾病采用 SPECT 脑灌注显像可观察到 rCBF 的改变。例如,偏头痛发作时 CBF 发生增高或减低的变化;精神分裂症患者 CBF 的变化特点是从脑前部向后部呈阶梯形改变,以额叶损害最严重,rCBF 明显减低,基底核和颞叶亦常受损,左侧受损程度常较右侧重;抑郁症患者额叶和颞叶、边缘系统的 rCBF 减低;遗传性舞蹈病患者大脑皮质和基底核出现多处 rCBF 减低区;小儿缺氧缺血性脑病局部放射性降低或缺损;脑动静脉畸形处 rCBF 明显减低。

第二节　脑代谢显像

一、脑代谢显像的类型

(一)脑氧代谢显像

正常人脑重量约占体重的 2%,但其耗氧量占全身耗氧量的 20%,因此脑耗氧量是反映脑功能代谢的一个不可忽视的指标。$^{15}O-H_2O$ 被受检者吸入后,参与氧代谢全过程,用 PET 进行动态显像,可得到脑氧代谢率(cerebral metabolic rate of oxygen, $CMRO_2$)。结合 CBF 测定结果,还可计算出人脑的氧摄取分数(oxygen extraction fraction, OEF),$CMRO_2$ 和 OEF 是反映氧代谢活动的较好指标。

(二)脑葡萄糖代谢显像

脑是人体新陈代谢最为旺盛的器官,其能量绝大部分(90%以上)来自糖的氧代谢。由于脑组织本身并不能储存能量,所以需要连续不断地供应氧气和葡萄糖。脑的重量占体重的2%,而其消耗的葡萄糖占全身的20%。葡萄糖通过有氧代谢提供能量,只有当氧分压下降至6.67kPa(50mmHg)时才通过无氧酵解供应能量。葡萄糖几乎是脑细胞能量代谢的唯一来源。^{18}F-脱氧葡萄糖(^{18}F-fluorodeoxyglucose,^{18}F-FDG)为葡萄糖的类似物,静脉注入人体后进入脑组织,在己糖激酶的作用下磷酸化生成6-磷酸-FDG,后者不能参与葡萄糖的进一步代谢而滞留于脑细胞内。通过^{18}F-FDG PET显像,可以反映大脑生理和病理情况下葡萄糖代谢状态。应用动态采集及其软件,还可获得有关糖代谢的各种速率常数、脑组织葡萄糖代谢率等定量参数。另外,脑代谢PET显像可以借助各种生理性刺激或药物介入完成神经活动状态的观察,以助临床诊断和治疗。目前国内PET临床应用的造影剂^{18}F-FDG占95%以上,以下详细介绍^{18}F-FDG脑PET显像的临床应用。

(三)脑蛋白质代谢显像

蛋白质代谢中两个主要步骤是氨基酸摄取和蛋白质合成。细胞恶变后,氨基酸转运的增加可能比蛋白质合成增加更多,因为不少过程是作用于氨基酸转运而不是蛋白质合成过程,包括转氨基和甲基化作用。脑蛋白质代谢显像主要造影剂:^{11}C-MET(^{11}C-甲基-L-甲硫氨酸)、^{11}C-TYR(^{11}C-酪氨酸)、^{18}F-FET(^{18}F-氟代乙基酪氨酸)、^{123}I-IMT(^{123}I-碘代甲基酪氨酸)等。其中,^{11}C-MET较为常用,该造影剂易穿透血脑屏障而进入脑组织。通过PET显像可获得造影剂在脑内的断层图像,利用生理数学模型得到脑内氨基酸摄取和蛋白质合成的功能及代谢参数。

(四)脑胆碱代谢显像

在肿瘤细胞内,胆碱的代谢途径是参与膜磷脂的合成,胆碱通过特异性转运载体进入肿瘤细胞,入胞后的代谢途径:胆碱→磷酸胆碱→胞嘧啶二磷酸胆碱→磷脂酰胆碱,作为终末代谢产物的磷脂酰胆碱最终整合到细胞膜上,即"化学滞留"。许多肿瘤细胞膜上的磷酸单酯(主要是磷脂酰胆碱和磷脂酰乙醇胺)成分增多,胆碱摄取速率反映细胞膜的合成速率,因此^{11}C-胆碱也是肿瘤细胞增生的指标。

(五)乏氧显像

乏氧是实体肿瘤普遍存在的现象,因此利用乏氧组织造影剂探测肿瘤是可行的。由于乏氧细胞对放疗和化疗都不敏感,而成为肿瘤难以治愈和容易复发的重要原因。对肿瘤患者治疗前后肿瘤乏氧水平进行检测,可评价疗效,有助于制订治疗方案,提高放疗及某些化疗的成功率。乏氧造影剂分为硝基咪唑类化合物及非硝基咪唑类化合物。硝基咪唑类化合物进入细胞后,在硝基还原酶的作用下,有效基团($-NO_2$)发生还原,在氧含量正常的细胞中,还原后的基团可重新被还原成原来的有效基团,当组织细胞乏氧时,还原后的基团不能被再氧化,此时还原物质即与细胞内物质不可逆结合,从而滞留于这些组织中。常用PET乏氧造影剂^{18}F-FMISO为一种硝基咪唑化合物,可选择性地与肿瘤乏氧细胞结合,主动扩散通过细胞膜进入细胞,硝基在硝基还原酶的作用下被还原,在非乏氧细胞内,硝基还原产物可立即被氧化并排出细胞;而在乏氧细胞内,硝基还原产物则不能发生再氧化,还原产物与细胞内大分子物质发生不可逆结合,滞留于乏氧细胞中,其浓聚程度与乏氧程度成正比。

二、脑¹⁸F-FDG PET 显像的适应证

1.癫痫灶的定位诊断、术前评价与疗效判断。

2.脑肿瘤恶性程度分级判断、术前脑功能及预后评价;治疗后肿瘤复发与放射性坏死或纤维化的鉴别诊断;指导细针穿刺;转移性脑肿瘤的诊断(全身显像有助于寻找肿瘤原发灶和颅外转移灶)。

3.痴呆的诊断(包括早期诊断和痴呆严重程度评价)及鉴别诊断、病程评价。

4.脑外伤、脑血管性病变、精神疾病、脑感染性病变(艾滋病、弓形虫病等)、药物成瘾及滥用、酗酒等有关脑功能的评价。

5.锥体外系疾病如帕金森病、亨廷顿病等诊断与病情评价。

6.脑生理研究与认知功能的研究。

三、脑¹⁸F-FDG PET 显像方法学

(一)显像方法

要求患者¹⁸F-FDG PET 检查前禁食4~6小时。患者保持安静,戴黑眼罩和耳塞,避免声光刺激。建立静脉通道,¹⁸F-FDG 注射剂量2.96~3.7MBq/kg(0.08~0.10mCi/kg),然后用生理盐水冲洗通道。常规显像宜在注射后40分钟进行。患者定位于检查床上,采集时间一般为6~8分钟。影像处理采用厂家推荐或进行必要修改后的影像处理程序进行,数据经软件重建获得¹⁸F-FDG 在脑内分布的横断面、冠状面和矢状面图像。

(二)影像分析

脑¹⁸F-FDG PET 影像的横断面和冠状面同时出现连续2帧以上局限性或弥漫性放射性分布降低,左右侧明显不对称。放射性分布较正常脑皮质降低者,为低代谢灶;较正常脑皮质增高者,为高代谢灶。脑¹⁸F-FDG PET 影像要求两侧对称,可采用不对称性指数(asymmetry index,AI)来判别。计算公式:AI=[(左-右)/(左+右)]×2100%。如果 AI 大于15%,一般考虑为异常。

四、脑¹⁸F-FDG PET 显像的临床应用

(一)癫痫

癫痫患者¹⁸F-FDG PET 显像的目的不是为了诊断或排除癫痫,而是为了致痫灶探测和定位。致痫灶在癫痫发作期,大脑神经元过度放电,消耗大量能量,导致局部脑组织血流和葡萄糖代谢增加,脑组织对¹⁸F-FDG 摄取增高,PET 影像表现为高代谢灶。但由于癫痫的发作是随机的,发作期的¹⁸F-FDG PET 脑显像很难准确捕捉到。因而传统意义上的发作期显像实际上包含了发作间期、发作期和发作后的代谢时相。典型的发作期¹⁸F-FDG 高代谢PET 显像仅出现在少数癫痫持续状态或频繁发作,以及癫痫发生在¹⁸F-FDG 摄取早期的病例。因此,¹⁸F-FDG PET 常是发作间期的显像。发作间期的致痫灶可能存在神经元活性、兴奋性下降,导致葡萄糖代谢较对侧或其他脑区减低、血流灌注减少,¹⁸F-FDG 摄取减低,PET 影像中表现为低代谢灶。其机制尚未确定,可能与皮质萎缩、神经元减少、胶质增生及突触

活性降低等病理改变有关,而与神经元的数量多少无关。因此,如果同一皮质区域在发作间期表现为低代谢,发作期为高代谢,则此区域为致痫灶。

癫痫发作间期¹⁸F-FDG PET 显像定位致痫灶的灵敏度为70%~90%,对无形态结构异常的病灶有较高的定位诊断价值。但¹⁸F-FDG PET 显像显示脑周部放射性分布减低并无特异性,其显示的病灶范围往往大于实际异常的范围;有时在发作间期显示的致痫灶与术中取得的同期组织改变不完全一致;有时甚至出现定位错误,如在颞叶癫痫中,¹⁸F-FDG PET 显像大多显示为显著的外侧颞叶代谢降低,而大多数致痫灶却位于内侧颞叶。因此,¹⁸F-FDG PET 显像适合确定病灶的侧别,而不适合更具体的准确定位。

此外,尽管高分辨率 MRI 可清晰显示癫痫患者大脑的病理解剖变化,但癫痫发作并非癫痫病理灶而是致痫灶,癫痫病理灶和致痫灶有时候会不一致。而¹⁸F-FDG PET 脑显像则有较高的癫痫术前定位诊断价值。当 PET、MRI 定位结果与脑电图结果不一致时,应行颅内电极检查,PET 显示的低代谢区域也为颅内电极的安放指引了方向。

(二)正常老化和痴呆

脑老化是大脑有关部位表现出来的与年龄相关的正常组织的生理退行性变化。人脑的诸多功能在脑老化过程中会出现不同程度的衰退,脑皮质和白质的退行性改变对脑功能的衰退有关键影响。脑白质位于大脑深部,由神经纤维聚集而成,连接不同脑区,构成了复杂的脑神经网络。有研究通过对比健康老年人与青年人的脑体积发现,相比灰质区,白质区体积的减少更加明显,达到11%左右,约为灰质区体积减少量的3倍。正常人脑葡萄糖代谢的增龄性变化随着年龄增加而逐渐降低,包括糖酵解和有氧代谢。主要表现为新皮质、基底核和背侧丘脑、端脑及髓核等部位的糖代谢水平下降。

阿尔茨海默病(Alzheimers disease,AD)是最常见的一类老年期痴呆,是一种发病隐匿、进行性发展的神经细胞退行性疾病,临床上以记忆障碍、失语、失用、失认、抽象思维和计算损害、人格和行为改变等表现为特征。脑组织局部神经元缺失和突触功能下降与 AD 的发生及其严重程度密切相关。¹⁸F-FDG 脑 PET 显像可以通过显示脑组织葡萄糖代谢的减低情况,反映脑内神经突触的活性,对 AD 病情做出评价。在¹⁸F-FDG PET 脑代谢显像中,轻度及中度 AD 表现为脑局部葡萄糖代谢率减低,常见于顶叶、颞后叶和枕叶前部皮质,以双侧颞、顶叶代谢降低更明显,其降低程度随痴呆严重程度和病程而增加(图11-5)。双侧顶颞叶、后扣带回和楔前回葡萄糖代谢减低是 AD 的特征性表现。明显的额叶代谢减低出现在中、重度患者,主要位于额上回和额中回附近区域。

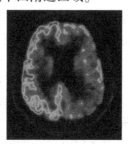

图11-5　AD 患者脑葡萄糖代谢显像

AD 严重程度的评价,常用的方法有目测法和半定量分析。①目测法:通过肉眼观察

^{18}F-FDG代谢减低区的范围对病情进行评估。随着病情的发展,脑内低代谢区数目增加、范围扩大。轻度 AD 有 1~2 个脑叶受累,中度有 3~4 个脑叶受累,而重度 AD 受累的脑叶在 5 个以上。轻度和中度 AD 多为单侧或非对称性代谢减低,此时颞叶和海马轻度萎缩或无明显萎缩;重度 AD 常表现为双侧颞顶叶和额叶代谢减低,颞叶和海马明显萎缩。②半定量分析:采用比值法,单侧病变采用病变区/对侧正常脑区比值,正常比值> 0.90,0.80~0.90 为轻度,0.70~0.80 为中度,≤0.70 为重度;双侧病变采用病变区/同侧小脑比值,正常比值大于1.20,0.96~1.10 为轻度,0.80~0.95 为中度,≤0.80 为重度。以正常人群脑葡萄糖代谢为模板的一些软件(如 Cortex ID)可以更直观评价 AD 的严重程度。

PET 成为 AD 早期诊断的重要辅助手段。已研发了针对 AD 各个病理环节不同靶点的 PET 造影剂,包括糖代谢类、淀粉样蛋白 Aβ 结合类、神经递质及受体类、tau 蛋白结合类、小胶质细胞活化的神经炎症类等造影剂。其中,糖代谢类造影剂^{18}F-FDG、Aβ 造影剂和 tau 蛋白造影剂对 AD 诊断和病情评估方面有较好的指导意义。但需注意的是,^{18}F-FDG 脑葡萄糖代谢显像中 AD 患者脑内由于神经元的丧失存在相应部位的葡萄糖代谢减低,但特异度不高,没有针对 AD 的重要病理特征成像。

(三)帕金森病

帕金森病(Parkinson disease,PD)是锥体外系疾病中最常见的一种慢性、进行性中枢神经变性疾病。其主要病理改变为黑质-纹状体系统的黑质多巴胺(dopamine,DA)能神经元选择性变性及缺失,其多巴胺神经递质的合成及释放减少,引起胆碱能系统的作用相对亢进。MRI 可表现为黑质致密部宽度变窄,并且随病情加重而更加变窄,也可以发现由于神经元的变性或铁剂沉积引起的黑质体积减小,同时 MRS 也可以根据 N-乙酰天冬氨酸(N-acetyl aspartate,NAA)峰的变化为诊断提供帮助,但是 MRI 不能用于 PD 引起的痴呆和 AD 的鉴别,其主要用于排外其他一些颅内疾患。而 PET 不仅能够用于研究脑部代谢,而且可用于研究多巴胺递质受体系统,后者对 PD 的诊断和病程的判断都具有重要价值。

^{18}F-FDG 脑 PET 显像示 PD 患者脑代谢下降,双侧纹状体代谢不对称,早期 PD 患者可出现豆状核、丘脑和脑干代谢水平增高。豆状核的代谢状态与运动迟缓症状密切相关,代谢水平增高,运动迟缓严重。中晚期 PD 患者尾状核代谢水平下降,低代谢皮质区范围更为广泛,背外侧前额皮质及后部皮质代谢减低可能与 PD 患者伴发认知障碍有关。

帕金森病相关脑代谢网络模式(Parkinson disease-related pattern,PDRP)是新近发现的 PD 影像学标志物,是由于基底核-丘脑-皮质环路和相关功能/解剖通路异常而造成的特殊的脑代谢网络,这种异常脑代谢网络具有疾病特异性,其主要特征是豆状核和丘脑的高代谢,以及运动前区和后顶叶的低代谢。随着 PD 的病程进展,丘脑底核、内侧苍白球、背侧脑桥和运动皮质的代谢增加,而额前叶和顶叶下代谢减少,PDRP 值随 PD 病程的延长而增高,与纹状体多巴胺转运体的减少、运动评分的增加呈正相关。因此,PDRP 可以用于 PD 的早期诊断,对原发性 PD 和帕金森叠加综合征的鉴别也有较好的价值。另外,PDRP 可以用于 PD 严重度的客观评估和疗效的监测,有望用于 PD 治疗新方法的客观评估。不同的生物学标志物检测(多巴胺转运体脑功能显像、PDRP 脑代谢网络显像、脑脊液 α-突触核蛋白等)往往可以互补,联合运用比单独运用具有更高的临床价值,这些可望成为 PD 生物学标志物未来的研究方向。

(四)脑肿瘤

不同种类或级别的胶质瘤影像表现不同。影像学评价包括病变性质判定、可能的级别或边界,以及各种治疗后疗效随访评价。目前的影像检查方法主要包括 CT、MRI 和 PET 等。颅内占位性病变疑似脑胶质瘤患者,如果 ^{18}F-FDG PET 影像可见明显高摄取,CT 呈中重度瘤周水肿和占位效应者,可考虑高级别脑胶质瘤。而低级别脑胶质瘤 ^{18}F-FDG PET 影像未见明显摄取,CT 无或有轻度瘤周水肿,占位效应常不明显。

美国国立综合癌症网络(National Comprehensive Cancer Network,NCCN)指南推荐运用 MRI 对胶质瘤进行诊断和治疗后复查。而 PET/CT 或 PET/MR 可能对鉴别肿瘤复发和放射性坏死、肿瘤分级有帮助,或提示活检最佳靶点。最常用于鉴别肿瘤复发和放射性坏死的造影剂是 ^{18}F-FDG 和 ^{11}C-MET,肿瘤复发为高代谢灶,而放射性坏死为代谢减低区。^{11}C-MET 的鉴别能力要高于 ^{18}F-FDG,^{11}C-MET 自破坏的血脑屏障通过被动扩散进入放射性坏死灶,与肿瘤复发时瘤细胞主动摄取造影剂的机制不同;但是放射性坏死常伴随炎症反应和反应性胶质增生导致生物活动增多,多种病理变化混杂增加了鉴别难度。

脑转移瘤的 ^{18}F-FDG PET 显像表现各异,可为高代谢、等代谢或低代谢,病灶周围的水肿或中心区的坏死表现为低代谢或摄取缺损。脑转移瘤 ^{18}F-FDG PET 显像受脑灰质高度摄取 ^{18}F-FDG 的影响,诊断效果并不理想,传统的脑转移瘤诊断以 CT 或 MRI 为主。由于 ^{18}F-FDG PET/CT 具有全身显像的优势,虽然脑转移瘤的 ^{18}F-FDG PET/CT 图像表现形式多样,但根据其脑 PET 与 CT 图像之间的对应关系及其特点,结合全身 PET/CT 表现,可提高对脑转移瘤征像的认识和准确诊断。NCCN 指南推荐,CT 或者 MRI 提示颅内单发或者多发脑转移,如果原发肿瘤不明确,需要进行全身检查,这些检查措施包括胸部/腹部/盆腔增强 CT、全身 PET/CT 或者其他检查。如果其他部位活检困难,推荐手术明确脑内转移的诊断。脑外原发肿瘤明确的患者如果对脑转移瘤的诊断有疑问,推荐活检明确诊断。

(五)缺血与脑卒中

脑 ^{18}F-FDG PET 比 CT 更能够早期发现病灶,并且所显示病灶的范围超过 CT 所显示的范围。脑梗死后即刻局部氧摄取分数(rOEF)增加而 rCBF 明显下降,局部脑葡萄糖代谢率(regional cerebral metabolic rate of glucose,rCMRglc)轻度下降,血流和代谢的这种不一致表现为灌注减低后代谢代偿性转变,称为"贫乏灌注"(misery perfusion)。1 周后由于侧支循环的建立,梗死的脑区倾向于 rCBF 增加而 rCMRglc 仍降低,这种现象称为过度灌注,往往提示预后良好。1 个月后,rCBF 与 rCMRglc 在较对侧正常脑组织低的水平(可能比梗死前低)再一次匹配。

有关严重脑缺血或梗死区周围有活力的脑组织是否可以恢复是一个值得研究的课题,PET 可以提供梗死区域周围的脑区在足够的 rCBF 得以恢复后是否可以挽救的信息。当 rCBF 和 rCMRglc/局部脑氧代谢率(rCMRO$_2$)在比基础值低的水平再匹配时将到达脑卒中的晚期,通过介入方式增加 rCBF,神经元的功能将可能恢复。运动皮质的脑卒中将干扰皮质脑桥小脑束的传导,引起对侧小脑半球的血流与代谢的减低,即交叉性小脑失联络(crossed cerebellar diaschisis,CCD)。脑皮质不仅可以出现失联络,而且梗死灶对侧的纹状体、丘脑、小脑都可以出现,所有的这些结构在 CT 上没有异常改变。梗死灶对侧相应部位出现代谢减低,称为镜灶(mirror foci),这表示双侧半球纤维联系的中断。主要动脉支梗死后形成交通循环以维持脑组织的存活,此时靠局部脑血流容积(rCBV)的增加来部分补偿灌注压的降低,动脉舒张降低血流的阻力使 rCBF、rCMRglc、$rCMRO_2$ 维持在正常水平,rCBV 的增加提示与之有关的脑区已经应用补偿机制来保持灌注,PET 可以灵敏地测量 rCBF/rCBV 比值定量评价灌注贮备。低灌注贮备的脑区血管扩张,rOEF 增加,可以预测梗死未来的危险性。

对脑卒中 PET 尚可用于监测药物的疗效,提供生理方面的信息,帮助医师解释临床转归时也有助于理解急性脑梗死的病程。溶栓治疗是目前公认的脑卒中最有效的救治方法,PET 作为评价溶栓治疗的媒介有着很大的优势,可以精准地发现脑血流灌注及氧代谢的变化。康复治疗对于脑梗死患者的发病后生活质量有重要的影响,通过 PET 评价和监测康复治疗的疗效,能使治疗方案更加准确和全面,促进康复医疗技术得到更好的发展。

第三节 神经受体显像

一、原理与方法

中枢神经递质和受体显像是根据受体-配体特异性结合特性,用放射性核素标记特定的配体或神经递质,通过 PET 或 SPECT 显像显示受体的特定结合位点及其分布、密度和功能,并能定量其代谢参数。脑受体显像可以显示脑内各种神经受体的分布状态,并可观察其在病理情况下的改变,对疾病的诊断和鉴别诊断、发病机制的探讨、治疗方案的选择及治疗效果评价、预后判断等具有重要价值,表 11-3 为常用的脑 PET 和 SPECT 受体造影剂在临床中的主要应用。

表 11-3 常用的脑受体造影剂及临床应用

造影剂类型	PET 造影剂	SPECT 造影剂	临床应用
多巴胺代谢	^{18}F-FDOPA		PD
多巴胺转运蛋白(DAT)	^{18}F-FPCIT、^{11}C-β-CIT	^{99m}Tc-TRODATI	PD,药物成瘾
单胺囊泡转运体(VMAT2)	^{11}C - 二氢丁苯那嗪(DTBZ)		PD
多巴胺受体			PD、精神分裂症、药物成瘾、HD、Tourette 病
D1 受体	^{11}C - SCH23390、^{11}C - SCH39166		
D2 受体	N-甲基-^{11}C-甲螺哌隆、^{18}F-N-甲螺哌隆、N-甲基-^{11}C-苯哌利多、^{11}C-依替必利、^{11}C-雷氯必利	^{123}I-IBZM	

（续表）

造影剂类型	PET 造影剂	SPECT 造影剂	临床应用
D3 受体	^{18}F-7-OH-AFPAT		
阿片受体			癫痫、麻醉药成瘾、疼痛综合征
μ 受体	^{11}C-二丙诺啡 ^{11}C-卡芬太尼	^{123}I-吗啡	
δ、κ 受体	^{11}C-氟吗西尼（R015-1788）	^{123}I-IA-DNP	
苯二氮䓬受体	^{11}C（R）-PK11195（周围受体配体）		癫痫、AD
5-HT 受体	^{11}C-β-CIT ^{11}C-WAY-100635 ^{11}C-美吡拉敏	^{123}I-β-CIT ^{123}I-酮色林	抑郁症
乙酰胆碱受体	2,4-^{18}F-氟右苄替米特、^{11}C-TRB、^{76}Br-4-溴右苄替米特	^{123}I-IQNB	AD、重症肌无力
NMDA 受体	^{11}C-（s）-［N-甲基］氯胺酮		脑血管疾病、癫痫

本节主要以多巴胺受体系统为例介绍神经递质和受体显像。

多巴胺受体系统是脑功能活动最重要的系统，而且还可能是运动性疾病治疗药物或精神神经中枢抑制药物的主要作用部位。多巴胺受体分为 D1、D2、D3、D4 和 D5 五种亚型，因 D1、D5 受体亚型结构同源性，统称为 D1 样受体，而 D2、D3、D4 三种亚型性质相近，统称为 D2 样受体。用放射性碘标记的 D1 受体配基（^{123}I-IBZP、^{123}I-SCH23982、^{123}I-FISCH、^{123}I-TISCH）进行 SPECT 受体显像均表现基底核有较高的放射性浓聚；D1 受体 PET 造影剂有 ^{11}C-SCH23390、^{11}C-NNC756、7-氯-8-^{18}F-氟代-3-甲基-1-(3'-氨基苯基)-2,3,4,5-四氢-1H-3-苯并吖庚酮，但远不如多巴胺 D2 受体应用广泛。

(一)多巴胺 D2 受体显像

D2 受体 PET 造影剂的研究非常活跃，品种很多，主要包括螺哌隆（spiperone）类衍生物、苯甲酰胺（benzamide）类衍生物、Pride 类和麦角乙脲（lisuride）类衍生物。目前临床研究较多的有 ^{11}C-雷氯必利（^{11}C-raclopride）、3-N-^{11}C-甲螺哌隆（^{11}C-MSP）、^{18}F-N-甲螺哌隆（^{18}F-MSP）、3-N-^{18}F-氟乙螺哌隆（^{18}F-FESP）。Wagner 于 1983 年用 ^{11}C 标记的 N-甲螺哌隆（^{11}C-N-methylspiperone，^{11}C-NMSP）在自己身体上进行试验并获得世界上第一张多巴胺 D2 受体图像。^{11}C-NMSP 与多巴胺 D2 受体和 5-羟色胺受体均可结合，后者亲和力仅占前者的 1/5。这种缺乏完全特异性也可作为一种优点，当在静脉注射 ^{11}C-NMSP 前给予一定剂量的冷配基阻断 D2 受体但并不阻断 5-羟色胺受体的氟哌啶醇，就可获得完全的 5-羟色胺受体的特异性结合。体内受体结合分析表明，^{11}C-NMSP 在富含有多巴胺 D2 受体的纹状体结合最高，在很少有多巴胺受体的小脑结合最少，因此常用小脑放射性作为非特异性结合对照区。正常人于注射 740MBq ^{11}C-NMSP 后即刻可见造影剂积聚于血流量最大的大脑灰质，并迅速与特异性和非特异性受体位点结合。此后，随血放射性下降，造影剂以最快速度离开小脑非特异性结合部位，以中等速度离开额、颞、顶和枕叶皮质的 5-羟色胺受体结合部位，以低速率离开纹状体（包括尾状核和豆状核）的多巴胺 D2 受体特异结合部位。静脉注射造影剂后 6 分钟，PET 多巴胺受体显像的图像与 rCBF 灌注影像相似，2 小时后纹状体与小脑放射性有明显的区别，即纹状体多巴胺 D2 受体结合明显。静脉注射后连续 2 小时 PET 显像，借助尾状核和豆状核与小脑放射性比和注射造影剂后时间函数表示豆状核与小脑放射性比，估算多巴胺 D2 受体的结合量，利用投予多次不同或相同量的造影剂和测定血浆造影剂浓度估算绝对受体密度和亲和力，发现某些脑疾患的特异脑受体数目和结合力有明显的改变。多巴胺 D2 受体在尾状核和豆状核的数量随年龄增长而显著降低，男性比女性略明显，而正常人的 CT 未显示尾状核和豆状核大小随年龄增长而明显缩小。原因可能是随年龄增长，纹状体突触后神经元细胞、传入神经和受体合成减少，研究发现这些患者的 D2 受体结合能力比 rCBF 减少更为突出。

^{11}C-雷氯必利（^{11}C-raclopride）D2 受体显像示纹状体与大脑皮质（特异性/非特异性）摄取比值很高。正常人该配体在基底核呈现特异的局部摄取，而皮质和小脑摄取较少，以静脉注射后 1~2 小时特异性最高，服用抗精神病药物者特异性结合较低。有人对 PD 患者药物治疗期间连续进行受体显像发现，症状改善患者的纹状体正常，即放射性分布均匀。因此，PET 多巴胺 D2 受体显像是一种有望作为诊断和鉴别诊断锥体外系疾病的工具，且可用于监测疗效和预测预后。

目前，临床上应用多巴胺 D2 受体 PET 或 SPECT 显像主要见于 PD、各种运动性疾病、精神分裂症、认知功能研究和药物作用及其疗效评价等。^{18}F 或^{11}C-NMSP、^{11}C-雷氯必利、^{123}I-IBZM[^{123}I-标记的 N-（1-乙基-2-四氢吡咯基）甲基-5-碘-2-甲氧基苯甲酰胺] 等多巴胺 D2 受体显像发现 PD 患者黑质和纹状体（特别是豆状核）D2 受体数目轻度甚至明显减少，效力明显减低，PD 患者基底核（特别是尾状核）多巴胺 D2 受体密度和活性明显减低，故可早期诊断 PD（包括亚临床型），并可检测临床上用 L-多巴治疗 PD 患者的疗效，同时对神经精神药物的药理学研究和指导用药、研究影响多巴胺受体的生理性因素具有重要意义。有研究报道，^{123}I-IBZM SPECT 多巴胺 D2 受体显像观察到 PD 症状初期病损侧纹状体 D2 受体活性无明显变化，在 PD 中、晚期，即 PD 症状明显时纹状体的多巴胺受体活力增强。分析认为 D2 受体超敏与多巴胺神经元失神经支配严重程度有关。D2 受体显像能鉴别原发性 PD（纹状体浓聚 IBZM）和 PD 综合征（摄取减少），前者经多巴胺治疗效果明显，后者无效，这对 PD 和 PD 综合征诊断和鉴别诊断，以及制订合理个体化治疗方案具有重要临床意义。多巴胺 D2 受体显像是一种有望作为诊断和鉴别诊断锥体外系疾病的新技术和新方法，且可用于监测疗效和判断预后。

（二）多巴胺能神经递质显像

^{18}F-多巴（^{18}F-dopa）为多巴胺能神经递质造影剂，它为 L-多巴的类似物，作为多巴胺神经递质的合成前体，可通过血脑屏障进入脑内，被多巴胺脱羧酶脱羧生成 6-^{18}F-L-氟代多

巴胺,经摄取、贮存、释放及代谢而发挥生理作用。根据^{18}F-多巴在纹状体内摄取和清除率及其在中枢和外周血中代谢变化规律,可测定芳香族氨基酸脱羧酶(AAAD)活性和神经递质DA在脑内的分布,用于评价突触前DA功能失调疾患的鉴别诊断。研究观察到神经毒素(MPTP)实验猴在不同时间点测定的血浆未代谢^{18}F-多巴放射性均较对照组高,PET脑显像示MPTP猴纹状体呈放射性降低或缺损区。可见在多巴胺能神经递质显像的同时,测定血浆未代谢放射性配体的变化,可获取更多有关神经递质及受体特异性结合参数,并提供附加信息。国外学者用PET研究PD患者运动和认知行为与黑质和尾状核^{18}F-多巴摄取的关系,发现^{18}F-多巴的速率常数Ki在纹状体显著减少,黑质大于尾状核,Ki与PD进程呈负相关。有人对有不同程度认知损害的PD患者与正常对照组进行^{18}F-多巴PET显像,结果显示PD患者与正常对照组比较,尾状核、豆状核、额叶皮质^{18}F-多巴摄取减少,但认知损害程度与^{18}F-多巴摄取量之间并无重要联系,反映尾状核^{18}F-多巴摄取量(Ki)与注意力集中程度呈负相关,额叶皮质的Ki值与语言流利、词语即刻回忆、数字能力呈正相关,而豆状核Ki值与认知无明显联系;在对一系列认知损害的PD患者测试中,^{18}F-多巴的摄取量在尾状核及额叶皮质均减少,表明多巴胺功能障碍是引起PD患者认知损害的一个因素。用^{18}F-多巴对正常对照和PD、亨延顿病、Pick病、精神分裂症进行显像,发现注药后90~120分钟正常对照者的纹状体放射性浓聚,影像结构清晰;而各种神经精神病患者纹状体呈不同程度的放射性降低或缺损,给予积极治疗后临床症状改善或明显改善者的再次显像显示纹状体放射性呈不同程度的摄取增高。PET研究活体人脑化学神经传递过程的能力,使得神经递质的化学过程与解剖结构,以及精神和行为功能联系起来成为可能。

(三)多巴胺转运蛋白显像

中枢神经系统多巴胺转运蛋白(dopamine transporter,DAT)是位于多巴胺神经元突触前膜的一种膜蛋白,主要功能是再摄取突触间隙内的多巴胺,是控制脑内多巴胺水平的关键因素,DAT变化要比DA受体的变化更为灵敏、更为直接。

目前研制的比较成功的DAT配体多为可卡因系列衍生物,如β-CIT(RIT-55)。静脉注射70.3~114.7MBq(1.9~3.1mCi)^{123}I-β-CIT进行猴脑SPECT显像,获得脑最大摄取量为注射量的14%,实验观察到β-CIT除了对DAT具有很高亲和力,对5-羟色胺转运蛋白(5-HTT)也具有较高的亲和力(Kd为0.47nmol/L)。5-HTT、DAT活体人脑显像,发现^{123}I-β-CIT在5-HTT丰富的额叶中部皮质、下丘脑、中脑、枕叶皮质有明显的放射性浓聚,其与额叶中部皮质5-HTT的特异性结合为0.377±0.0031。^{123}I-β-CIT在DAT丰富的基底核区域呈明显的放射性浓聚,与DAT的特异性结合为0.916±0.007,这为在活体同时检测与5-HTT和DAT有关的神经系统疾病提供了有价值的辅助手段。15例Hoehn-Yahr分级为Ⅰ~Ⅲ级的PD患者和12例正常对照者^{123}I-β-CIT SPECT显像,发现PD组与对照组纹状体/非纹状体摄取比值分别为3.01±1.14和6.71±1.89,PD组较对照组摄取比值下降55%;15例PD患者中有14例与对照或偏侧PD的正常一侧脑区对比,其壳核部位放射性明显降低,提示^{123}I-β-CIT DAT显像可用于PD的诊断。1997年,美籍华人孔繁渊教授首次成功地用^{99m}Tc标记DAT(^{99m}Tc-TRODAT-1)获得活体人脑DAT断层影像,放射自显影示其在大鼠脑纹状体特异性分布,注射后60分钟纹状体与小脑放射性的比值为1.8。目前国内外已开始广泛用于临床,对PD的早期诊断、治疗决策及疗效判断有重要意义(图11-6,图11-7)。

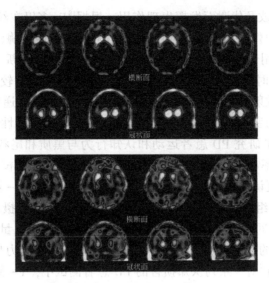

图 11-6 正常人(上图)与 PD 患者(下图) ^{99m}Tc-TRODAT-1 显像

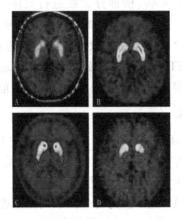

图 11-7 正常人与不同病期 PD 患者 ^{18}F-FP-β-CIT PET 显像

A.正常人 ^{18}F-FP-β-CIT PET 和 MRI 融合图像;B.正常人 ^{18}F-FP-β-CIT PET 图像;

C.早期 PD 患者 ^{18}F-FP-β-CIT PET 图像;D.晚期 PD 患者 ^{18}F-FP-β-CIT PET 图像

DAT PET 造影剂有无托烷环类(如 ^{11}C-诺米芬辛)、可卡因类(如 ^{11}C-可卡因)、苯基托品烷类、苯托品类和哌嗪类(GBR 类),对 DAT 亲和力顺序为 GBR 类<无托烷环类<苯托品类<可卡因类<苯基托品烷类。由于后者具有较高的亲和力、特异性,纹状体/小脑放射性比值高,研究报道较多。苯基托品烷类造影剂有 ^{11}C-β-CIT、^{18}F-CFT(^{18}F-WIN35)、^{18}F-FP-β-CIT、^{18}F-FECNT,其均由可卡因的母体结构托烷作为基本结构加以改造而得,其中 ^{18}F-CFT 与 DAT 具有较高的结合动力学,选择性高,但其在纹状体的摄取随时间增加不能达到坪浓度,因此不能用于定量分析。^{18}F-FP-β-CIT 人体 PET 显像结果示,纹状体/小脑比值高,在显像过程中出现短暂的平衡,因此可用于 DAT 的定量。而 ^{18}F-FECNT 比 ^{18}F-FP-β-CIT 具有更好更快的结合动力学,2 小时内纹状体摄取达峰值,豆状核、尾状核摄取高,小脑摄取低且清除很快,该化合物标记简单、放化产额高、纯度好,人体照射剂量较小。国外学者 ^{18}F-

FECNT 恒河猴脑 PET 显像结果显示,给药后 60 分钟,壳核/小脑、尾状核/小脑摄取比值可达到 10.5,是一种有发展前景的 DAT PET 造影剂。国外学者[18]F-FP-β-CIT PET 帕金森病患者显像结果表明,药物注射后 90 分钟,纹状体/枕叶比值为 3.5,正常人纹状体/枕叶分布容积比(DVR)与年龄有关,尾状核和豆状核每 10 年下降 7.7% 和 6.4%,经过年龄校正的 PD 患者 DVR 与临床症状评分(UPDRS)呈负相关,表明其可用于 PD 的早期诊断和病情严重程度的评估。有学者应用[11]C-FECIT PET 研究早发(<40 岁)和迟发(>50 岁)隐性帕金森功能障碍患者的 DAT 结合情况,早发病例 Parkin 基因的突变与隐性帕金森功能障碍有关,两组病例可见纹状体 DAT 结合减少,而携带 Park2 突变基因的患者纹状体 DAT 结合的减少呈现广泛与双侧性。[11]C-雷氯必利 PET 显像纹状体/小脑摄取比值高,对 D2 受体具有高选择性和强的亲和力,给药 30 分钟后纹状体/小脑摄取比值为 10,其选择性优于螺哌隆类衍生物,国外已广泛用于 PD 患者 PET 显像。有学者对 9 例多系统萎缩患者和 10 例 PD 患者分别进行[18]F-FDG、[18]F-多巴、[11]C-雷氯必利 PET 显像,结果发现[18]F-多巴可以鉴别正常人与 PD 综合征,但不能区分多系统萎缩与 PD;[18]F-FDG 与[11]C-雷氯必利可以鉴别多系统萎缩与正常人和 PD 患者,认为[18]F-FDG 与[11]C-雷氯必利是确诊多系统萎缩灵敏而有效的显像方法。

自 Gamett 等 1983 年首次报道 PET 可以观察人基底核的多巴胺代谢以来,有许多关于 SPECT 与 PET 研究不同病程 PD AADC(L-多巴转化为多巴胺的酶)、多巴胺 D2 受体和多巴胺转运蛋白(DAT)的文献报道,以揭示其潜在的病理生理过程。随着 PD 新的治疗手段的进展,如神经保护药物、基因或细胞为基础的治疗及高频刺激,对内源性有效基因表达、细胞及介导的基因表达显像是非常重要的。有人应用[11]C-雷氯必利和 microPET 研究[11]C-雷氯必利在多巴胺 D2 敲除(knockout,KO)和野生型(WT)小鼠的结合情况,结果表明 D2-/-KO 鼠[11]C-雷氯必利纹状体结合明显低于 WT 鼠,首次证实 microPET 是一种有效的无创性研究 PD 工程鼠模型的手段。有学者应用[18]F-多巴 PET 无创性评价病毒载体介导的细胞系来源的神经营养因子(GDNF)治疗灵长目 PD 模型的疗效,测定内源性 AADC 酶活性的变化。PET 所测定的 lenti-GDNF 介导的黑质纹状体功能的改善与独立测试的运动功能的好转、GDNF 阳性表达,以及黑质纹状体神经元表达的酪氨酸羟化酶数目的增加相关,提示内源性激动基因(AADC)体内分子显像可有效评价基因治疗的成功与否。相似的研究报道,腺相关病毒载体介导的 AADC 基因增强传送在非人类灵长目 PD 模型可获得直接转导。基因转导的效率可通过 PET 与组织学和免疫组织化学的对比进行评价。

不典型帕金森综合征如多系统萎缩(multiple system atrophy,MSA)、进行性核上性麻痹(progressive supranuclear palsy,PSP)和皮质基底核变性(corticobasal degeneration,CBD)等的临床表现与 PD 多有类似,尤其在病程早期难以鉴别。由于 PD、MSA、PSP 和 CBD 突触前多巴胺能损伤的模式基本相同,所以目前普遍的观点是多巴胺能 PET 显像不能用于上述疾病的鉴别诊断。脑葡萄糖代谢 PET 显像目前最常用和有效的鉴别诊断方法,无论是 SPM 分析还是 PCA 分析,均发现 PD、MSA、PSP 和 CBD 存在不同的脑代谢变化特征:PD 相关脑代谢模式的主要特征是壳核/苍白球、丘脑、脑桥和小脑代谢相对升高,而运动前区、辅助运动区和后顶叶代谢相对减低;MSA 相关脑代谢模式的主要特征表现为双侧壳核和小脑的葡萄糖代谢减低;PSP 相关脑代谢模式的主要特征表现为双侧内侧前额叶、腹外侧前额叶、尾状核、丘脑和中脑的葡萄糖代谢减低;CBD 相关脑代谢模式的主要特征表现为双侧不对称的代谢减低,涉及额叶和顶叶皮质、丘脑和尾状核。复旦大学附属华山医院研究发现,单病例脑 ^{18}F-FDG PET 显像 SPM 分析对于 PD、MSA、PSP 和 CBD 的诊断灵敏度分别是 93.5%、92.3%、84.0%和 88.2%,特异度则分别是 95.6%、95.5%、96.3%和 100%;且在早期亚队列中,该分析方法也达到了相似的鉴别诊断效能,这与国外研究的结论一致。而基于 PCA 分析的脑代谢模式诊断 PD 的灵敏度、特异度、阳性预测值和阴性预测值分别达到 84%、97%、98%和 82%,而对于 MSA(灵敏度 85%、特异度 96%、阳性预测值 97%和阴性预测值 83%)和 PSP(灵敏度 88%、特异度 94%、阳性预测值 91%和阴性预测值 92%)的诊断效能同样出色,是极具潜力的鉴别诊断方法。

二、乙酰胆碱受体显像

乙酰胆碱受体(acetylcholine receptor)包括 M(毒蕈碱)和 N(烟碱)两种。^{11}C-或^{123}I-奎宁环基苯甲酸(^{11}C-或^{123}I-QNB)作为 M 受体造影剂和^{11}C-尼古丁(^{11}C-nicotine)作为 N 受体造影剂,已用于人体 PET 和 SPECT 乙酰胆碱受体显像。AD 患者的大脑皮质和海马 M 受体密度明显减低,脑皮质摄取^{11}C-尼古丁亦显著降低。

三、苯二氮䓬受体显像

苯二氮䓬受体(benzodiazepine receptor)是脑内主要的抑制性受体。^{11}C-Ro-15-1788(氮杂苯类药物中毒的解毒剂)和^{123}I-Ro-16-0154 (Ro-15-1788 类似物)为较理想的苯二氮䓬受体造影剂,并已用于活体显像。目前研究结果表明:亨延顿病、AD、躁狂症和原发性癫痫等均与它的活性减低有关。

四、5-羟色胺受体显像

5-羟色胺(5-hydroxytryptamine,5-HT)分为 5-HT1A、B、C 和 5-HT2、3 亚型,5-HT 受体与躁狂/抑郁型精神病有关,用^{123}I-2-酮色林、^{123}I-β-CIT 对正常对照和抑郁症患者进行脑 5-HT 受体显像,观察到单纯或轻度抑郁症患者顶叶皮质放射性摄取增高,额叶下部右侧较左侧增高,而重度抑郁症或躁狂/抑郁型精神病患者脑 5-HT 受体密度和亲和力降低,同时还观察到西酞普兰抗抑郁症治疗后脑内 5-HT 摄取增加。^{123}I-β-CIT 脑 SPECT 显像可同时观察到 DAT 和 5-HT 再摄取抑制剂类抗抑郁药西酞普兰对脑内 5-羟色胺再摄取部位的阻断作用。

五、阿片受体显像

阿片受体(opiate receptor)生理作用极为广泛,与麻醉药物成瘾密切相关。国外己用^{11}C-DPN(^{11}C-二丙诺啡)、^{11}C-CFN(^{11}C-4-碳-甲氧基-芬太尼)和^{123}I-DPN 或^{123}I-O-IA-DPN(^{123}I-O-碘烷-二丙诺啡)进行人脑阿片受体显像,发现颞叶癫痫灶阿片受体密度增加,呈现明显异常放射性浓聚灶。同时阿片受体显像还可用于吗啡类药物成瘾与依赖性,以及药物戒断治疗的临床研究。

六、神经递质和受体显像的难点、热点及其对策

脑内受体含量仅 10^{-12}mol/g,即 pmol 水平,因此神经递质和受体显像首要解决的问题是得到具有高亲和力、高比活度的放射性配体。理想的放射性配体必须符合以下几个要求:①选用半衰期适中,并能保证供货的发射正电子或单光子放射性核素,放射性活度大于

3.7TBq/mmol,易穿透血脑屏障。②其在外周血中代谢和在活体脑内的作用机制清楚、特异性高、亲和力好、选择性强,标记后的放射性配体仍具有合成前体的完整生物学性能和药理活性。③动态显像时,借助生理数学模型可行受体密度的模拟定量测定。要得到符合上述条件的配体只有通过化学、放射化学、药学、生物学、核医学和生物医学工程人员的通力协作完成。近年来用价廉易得、物理性能很好的^{99m}Tc标记的放射性配体进行脑受体显像获得了较大的突破,我国科学工作者在受体造影剂制备方面做了大量研究工作。北京大学第一医院成功合成和标记一种新的碘烷阿片配基(7α-O-IA-DPN),其亲和力高(Ki=4×10^{-4}μmol/L),体内、外研究表明其有可能成为一个优秀的SPECT阿片受体造影剂。相信国产化的受体造影剂一旦成功,我国临床核医学脑受体显像将展现新的局面。

脑受体显像需要建立适合生理数学模型。受体特异性结合分布取决于受体密度和配体与受体之间结合解离常数,且配体受外周血和中枢各种酶的作用而直接影响其人脑生物利用度。因此,脑受体显像是一个复杂的过程。影像采集利用从动态影像获取的随时间变化的数据,根据一定的生理数学模型,可以计算出很多特征参数。用于半定量和定量地评价上述各种生物学过程。文献报告有多种房室模型,其计算比较复杂,常规临床应用难以推广。北京大学研究团队在PET/^{18}F-多巴胺神经递质功能显像中对上述多房室模型进行了简化,采用二室二参数模型,即血浆和脑组织构成。评价特征参数是从血到脑内的放射性配体转运速率K_1和造影剂从脑组织返回血清除速率K_2,这两个参数比例提供了一个估算脑内放射性配体的分布容量(distribution volume,DV)的可能,主要反映受体特异性结合情况。

神经递质和受体显像是一种无创的、能在活体内、从受体分子水平上研究神经生物学的新方法,并对与脑功能活动有关的疾患的病因学探讨、早期诊断和指导治疗具有重要的临床价值。然而,神经递质和受体显像是一个复杂过程,涉及多学科知识,有待于解决面临的如何研制合成理想的放射性配体直到真正能为临床诊疗解决问题等一系列问题,还要做相当大量的工作。随着特异性的放射性配体和显像仪器发展,神经递质受体显像必将得到迅速发展。

第四节 Aβ淀粉样斑块和Tau蛋白显像

阿尔茨海默病(AD)是一种起病隐袭的进行性发展的神经细胞退行性疾病,临床上以记忆障碍、失语、失用、失认、视空间功能损害、抽象思维和计算损害、人格和行为改变等表现为特征,给家庭和社会带来沉重的负担,是一个严重的社会和医疗卫生问题。AD是最常见的老年期痴呆类型,占50%~70%。国外研究表明,在≥60岁人口中痴呆的患病率0.75%~4.96%,其中AD发病率(69%)远高于血管性痴呆(vascular dementia,VD)(11%)。国内学者等曾对上海一组社区老年人在5年内进行2次调查,结果显示65岁以上AD发病率为0.89%。AD的神经病理变化有以下特点:①大脑皮质、海马、某些皮质下神经核,如杏仁核、前脑基底神经核和丘脑有大量的老年斑,特别是神经炎性老年斑。诊断AD所需老年斑数量随年龄增加而增加,病理学家根据老年斑的数量可做出肯定的AD、可能的AD、可考虑的AD三种诊断。②大脑皮质和海马存在大量神经元纤维缠结,神经元纤维缠结有的位于神经细胞外,有的位于细胞内,含神经元纤维缠结的细胞多已呈退行性变化。神经元纤维缠结也常见于杏仁核、前脑基底核、某些下丘脑神经核、脑干的中缝核、脑桥的蓝斑。轻度AD患者,神经元纤维缠结可能仅限于内侧皮质和海马。③几乎所有 AD 病例的软脑膜和皮质血管壁都有 β 淀粉样蛋白(amyloid β protein,Aβ)沉积。沉积的程度和范围变化很大,严重者可有继发性血管病变,如血管阻塞、血管周围轻度出血或侧支灌流腔隙等。④在海马常可见颗粒样空泡变性及大量的平野小体。伴随上述病理变化的是大量的神经细胞脱失,容易形成神经元纤维缠结的神经细胞,如新皮质和海马的锥体细胞可脱失 30% 以上。痴呆的严重程度与皮质和海马的神经元纤维缠结数量及细胞脱失程度密切相关。细胞脱失伴星形细胞和小胶质细胞增生。AD 患者的脑重量减轻,脑体积减小,以大脑半球最明显。白质和深部灰质的体积也变小,杏仁核、海马和海马旁回可能受累更明显,脑室前角扩大。

目前 AD 诊断的标准主要有三种:2011 年美国国家老年研究所(National Institute on Aging,NIA)-阿尔茨海默病协会(Alzheimer′s Association,AA)联合工作组的 NIA-AA2011 诊断标准,2014 年国际工作组(International Working Group,IWG)的 IWG-2 标准和 2016 年梅奥诊所提出的 ATN 标准。2018 年 1 月,美国 FDA 推荐阿尔茨海默病的研究采用 ATN 标准(表 11-4),ATN 标准中的生物标志物包括:Aβ(A);病理性 Tau,包括总 Tau 和磷酸化 Tau (T);神经变性(N)。A:Aβ 沉积,PET 可于皮质见到配体结合的淀粉样蛋白或 CSF Aβ42 降低;T:纤维状 tau 蛋白,PET 可于皮质见到与配体结合的 tau 蛋白,或 CSF P-tau 升高;N:神经变性或神经损伤,FDG PET 低代谢率,MR 脑萎缩。临床上 AD 的诊断主要依据临床症状并结合各种神经心理学的量表进行判断,包括 Aβ 显像、脑葡萄糖代谢显像(^{18}F-FDG)和脑萎缩等神经影像学检查已被列为 AD 诊断标准。脑 CT 和 MRI 结构影像可以显示正常老年人的脑变化,如脑萎缩、脑室扩大、铁沉积、血管周围腔隙增大及白质损害、豆状核和尾状核的低信号等。其中 MRI 的 T_2WI 图像对软组织有很强的灵敏度。SPECT 能够测定脑的局部血流变化。PET 为目前较为有发展前途的功能影像学技术之一,可以在血流灌注、代谢、受体及淀粉样斑块、Tau 蛋白显像及神经炎症等多个方面探测 AD 患者的病理改变。

表 11-4　AD 的 ATN 诊断标准

ATN 主物标志物	是否为 AD
A-T-(N)-	正常
A+T-(N)-	AD 疾病谱系
A+T+(N)-	
A+T+(N)+	
A+T-(N)+	
A-T-(N)-	非 AD 病理改变
A-T-(N)+	非 AD 病理改变
A-T+(N)+	非 AD 病理改变

一、淀粉样斑块显像概述

Aβ 为 AD 老年斑的主要核心成分,被认为是神经退行性变的原因及重要的病理特征之一。Glenner 和 Wong 等在 1984 年第一个将其分离和序列化,其结构成分是由 APP 在加工修饰过程中,经不同的剪切方式形成的 39~43 个氨基酸残基所组成的疏水非糖基化多肽,在异常的神经轴突的周围以淀粉样纤维出现(多为 Aβ40 与 Aβ42),可在细胞内、外沉积,形成片层聚合物,常称为"Aβ 负载",由于其具有一定的特异性,已成为研究 AD 的重要生物学指标。

二、淀粉样斑块造影剂类型

(一)单克隆抗体

在小分子淀粉样造影剂首次报道之前,Friedland 与 Majocha 等报道 Aβ 鼠单克隆抗体的制备并检测 AD 淀粉样血管病变,筛选出理想的抗体后,应用酶切方法制备 Fab 片段进行了 ^{99m}Tc-SPECT 显像。在尸检组织标本中,可见放射性标记的 Fab 片段保持其活性并特异性结合淀粉样沉积的血管与老年斑。Friedland 等 1997 年进行了抗 Aβ 抗体的人脑显像,其研究小组经过筛选出特定的抗体片段(命名为 10H3),针对 Aβ 蛋白的单克隆抗体 Fab 段,可进行 SPECT 显像。6 例可疑 AD 注射后进行 0~24 小时的动态显像,Fab 其半衰期为 2~3 小时,然而令人失望的是,SPECT 显像显示仅在脑周围摄取,颅骨与骨髓 6 例均见摄取,未见标记抗体在脑组织摄取。颅骨活检 6 例见颅骨的 10H3 弥散性滞留,与对照组不能鉴别,AD 颅骨的淀粉样沉积没有被其他抗 Aβ 抗体所证实,可能系 10H3 与另外一个蛋白之间的交叉反应。虽然初期的淀粉样斑块显像并没有成功,但为以后有关显像方法学的建立打下了基础,有关问题尚需进一步解决。其技术关键在于:对 Aβ 沉积具有高亲和力的放射性造影剂,足够高的脑摄取,体内特异性结合好,非特异性结合的快速清除等。近年来,随着抗体工程的进展,设法使抗体的分子最小化及增加在机体内穿透能力,研究包括可与 Aβ 肽 N 末端的四个氨基酸(3~6 位)EFRH 特异性定位的抗体、重组的 Fab(1E8-4b)抗体、阳离子化 AMY33 抗体(Kd= 3.1nM)等这些抗体在特异性、脂溶性及穿透血脑屏障的能力得到提高。

(二)小分子显像

1.^{18}F-FDDNP　Barrio 等在 1999 年提出 AD 患者淀粉样显像的初步计划,2002 年有人首次报道应用 ^{18}F-FDDNP 对 9 例轻至中度 AD 与 7 例正常人进行淀粉样斑块显像。DDNP 是一种荧光染料,在正常生理溶液中不带电荷,脂溶性和黏滞性强,易透过细胞膜,结合的部位可能在 Aβ1-40 纤维的疏水表面裂缝。^{18}F-FDDNP 时间活度曲线显示 AD 患者在注射后 60~120 分钟的平衡期,造影剂在额叶、顶叶、颞叶和枕叶的聚集超过参照区域(脑桥)的 10%~15%,其中最高的区域为海马、杏仁核和内嗅皮质(高于脑桥约 30%)。这与 AD 病理学显示神经原纤维缠结的分布一致。合成的 ^{18}F-FDDNP 和 ^{18}F-FENE 与 Aβ1-40 的高亲和部分结合的 Kd 值均为 0.12nM,与低亲和力部分的 Kd 值分别为 0.86nM、71.2nM。临床试验显示 ^{18}F-FDDNP 在产生 sPs 和 NFTs 的脑低代谢区和萎缩区呈现放射性高浓聚,局部显像与临床记忆功能方面的障碍密切相关。有学者应用 ^{18}F-FDDNP 对 13 例可疑 AD 和 10 例正常人进行 PET 显像,AD 患者内颞叶、顶叶、前额叶标准化摄取值(standardized uptake value,SUV)高于正常对照,FDG PET 显像颞顶叶葡萄糖代谢平行性降低,与 ^{18}F-FDDNP 结合的增加相关。提示 ^{18}F-FDDNP 显像可以判定受累的脑区,更重要的是受累脑区影响的程度,有助于 AD 的早期诊断、监测和评价药物的治疗效果。^{18}F-FDDNP 不仅与细胞外 Aβ 结合,也与细胞内 Tau 蛋白结合,与 ^{11}C-PIB 和 ^{18}F-FDG 的纵向对比研究显示,该造影剂难以诊断 AD 的发展进程。

2.硫磺素 T 和 S 与其衍生物　硫磺素 T 和 S(thioflavin T and S)可特异性标记 AD 脑组

织切片的淀粉样物质(Kd=116nM),与Aβ1-40结合的亲和力为890nM,分子结构的噻唑环上氮原子带正电荷。其衍生物形成主要是在不影响苯丙噻唑的骨架前提下,对其结构进行修饰改造,使呈电中性,这些分子结构中包含一个N-甲基胺基苯或N,N-双甲基胺基苯,这与Aβ斑块的特异性结合有关。William等合成了6-Me-BTA-2、6-Me-BTA-O和[N-Methyl-^{11}C]6-Me-BTA-I三种电中性衍生物,脂溶性是硫磺素T的600倍,与Aβ1-40结合的亲和力20.2nM。经动物实验示2分钟脑摄取为7.61%ID/g,脑血比值为2,清除速率快(60分钟清除非特异性结合的84%)。国外学者成功进行了首例人体活体的放射性药物^{11}C-BTA-I(或称Pittsburgh Compound-B,简称PIB)的Aβ分子PET显像,放射性药物明显滞留于淀粉样物沉积的相关区域,如额叶皮质最强,顶叶、颞叶、枕叶、纹状体均有放射性的摄取。Price等应用^{11}C-PIB对4例AD和3例正常人进行PET显像,发现^{11}C-PIB滞留于AD相应病变脑区,AD皮质DVR(侧颞叶2.1±0.7,后扣带回2.2±0.7)高于正常人(侧颞叶1.3±0.1,后扣带回1.3±0.2)。

目前^{18}F标记的3种分子探针包括^{18}F-flobetapir、^{18}F-flutemetamol和^{18}F-flobetaben,均通过美国食品药品监督管理局(Food and Drug Administration,FDA)和欧洲药品管理局(European Medicines Agency,EMA)的审批,使得Aβ显像的普遍使用成为可能。近几年研制的^{18}F-2-[2-氟代-6-(甲基氨基)3-吡啶基]-1-苯并呋喃-5-醇(AZD4694)与^{11}C-PIB有类似的Aβ结合力,具有皮质保留度高,以及低的白质非特异性结合能力。国内部分医院已将^{11}C-PIB和^{18}F探针的PET显像用于AD诊断和研究。

三、^{11}C-PIB淀粉样斑块显像在正常人群和AD中的应用

(一)PIB在正常人群的分布

正常人群动态显像早期分布相(0~15分钟)显示,静脉注射PIB后穿透血脑屏障快速进入脑内,形成早期的血流相并迅速到达高峰,大脑皮质区、皮质下核团、脑干及小脑的放射性分布较高,随着时间的推移,PIB逐渐开始在大脑内洗脱,20分钟后所有的脑实质区域的放射性活性均低于脑白质,理想状况下30~40分钟后大脑皮质、神经核团、小脑的PIB洗脱后仅少许分布,白质区本底水平分布。但文献报道"正常"老年人有不同程度的皮质PIB摄取增高,最高比例竟然达到51%,尸检结果表明30%健康老年人(年龄超过75岁)有Aβ淀粉样蛋白沉积,这些人群可能就是临床前期的AD患者。华逢春等^{11}C-PIB显像结果表明脑灰质区PIB分布是早期、快速、相对均一的血流分布相,达到高峰后并逐渐下降;晚期(30~60分钟)分布小脑洗脱明显,正常对照组脑灰质区PIB因被清除而滞留少;AD患者额叶、外侧颞叶、后扣带回及楔前叶等PIB滞留较多。从视觉分析法及SUVR曲线分析表明,30分钟后PIB是正常人及AD分布差异的分界线,40分钟后图像是疾病诊断及分析的最佳时间开始点。

国外学者对34例已经进行过多年的神经行为和词表记忆能力测试的老年人,根据量表分为认知稳定组和认知下降组,结果显示10例认知下降组中7例PIB阳性,而认知稳定组只有4例阳性;PIB分布区域以额前回的腹侧、后扣带回/楔前叶为最明显。PIB阳性组的PIB滞留随着每10年的年龄增长而增加的比例:20%(61~71岁)、35%(71~80岁)、50%(大于81岁)。在认知下降组中(不包括AD),脑区域性和全部新皮质Aβ淀粉样蛋白沉积量与记忆受损和词汇回忆斜率(word-recall slopes)高度相关,其中顶叶的PIB与加州语言学习测试量表(California verbal learning test-second edition,CVLT-Ⅱ)的相关系数为-0.93($P<$

0.000 1)、与词汇回忆斜率的相关系数为-0.81($P=0.004$ 6),而在认知稳定组并无相关性。同时 Aβ 淀粉样蛋白沉积与记忆受损(CVLT-Ⅱ)有高度的相关性($r=-0.60,P=0.0003$)。对于认知受损组 3 例 PIB 阴性者,其认知的损害可能并不是 AD 的前兆症状,其中 1 例可能是额颞叶痴呆的前驱症状,其他 2 例还需进一步观察;而认知稳定组的 4 例 PIB 阳性者需要进一步随访其认知能力是否继续下降。

(二)在 AD 中的应用

AD 患者脑皮质中有不同程度的淀粉样蛋白沉积,典型图像 PIB 分布特点为额前叶(包括眶回)、内侧顶叶(特别是楔前叶)、外侧顶叶、部分外侧颞叶皮质、纹状体呈高分布区域;岛叶、丘脑、枕叶相关皮质相对低摄取;初级视觉皮质及周围区域、内侧颞叶、初级感觉/运动区域呈更低区域分布;小脑基本无 PIB 分布。有研究表明 PIB PET 显像,AD 的额前回、扣带回、顶叶、楔前叶的 PIB 潴留增多,以楔前叶 PIB 的结合力为诊断指标,对 AD 诊断的灵敏度和特异度都为 94.4%,而以顶叶 FDG 代谢为诊断指标,对 AD 诊断的灵敏度和特异度分别为 87.5% 和 88.2%。与正常人比较,楔前叶 PIB 滞留量的受试者操作特征曲线(receiver operator characteristic curve,ROC 曲线)为 93.8%,顶叶葡萄糖代谢率为 91.5%,两者联合可达到 98.9%。早期 AD,楔前叶有明显的 PIB 结合增加,表明楔前叶对 AD 的病理生理改变可能有潜在的重要价值。华逢春等[11]C-PIB PET 显像结果表明,AD 患者与正常对照组比较,PIB 增加的区域为双侧额叶(包括眶回)、双侧顶叶及楔前叶、后扣带回、外侧颞叶,双侧基底核区域亦可见 PIB 滞留。部分轻度认知功能损害(mild cognitive impairment,MCI)患者可出现双侧额叶(包括眶回)、双侧顶叶及楔前叶、后扣带回、外侧颞叶滞留,右侧基底核区域亦可见 PIB 滞留。[11]C-PIB 对 AD 诊断(相对于正常人)的灵敏度、特异度、准确性均为 100%;而 FDG 分别为 84.6%、75%、89.4%,PIB 要优于 FDG。对 MCI 的诊断上有较大的差异,6 例 MCI 中有 4 例 PIB 呈类 AD 表现,PIB 对 MCI 诊断的灵敏度为 66.6%,特异度为 75%,准确性为 83.3%;而这 6 例 MCI 的 FDG 视觉分析无明显特异性的改变。富丽萍等对[11]C-PIB 双时相显像(灌注+Aβ 显像)的最优化时间设定进行了研究,比较了[18]F-FDG 和[11]C-PIB 两种造影剂在 AD、MCI 及正常对照组的临床应用价值,通过联合[11]C-PIB 的灌注显像和 Aβ 显像,检测神经元活动状态及 Aβ 斑块沉积将增加 AD 诊断的准确性,通过联合[11]C-PIB 和[18]F-FDG 两种造影剂可提供神经功能及病理学信息,能够更有效地鉴别 MCI 患者,[11]C-PIB 的灌注显像与[18]F-FDG的代谢显像结果具有较高的一致性。

(三)在轻度认知功能损害中的应用

MCI 是介于正常老年人和痴呆间的过渡性时期,特别是健忘型被认为是 AD 的前驱期,每年有 10%~15% 的 MCI 转变为 AD,而正常老年人仅为 1%~2%。国外学者对 21 例 MCI(63.3 岁)PIB 和 FDG PET 显像后进行随访后的回顾性分析,其中 7 例 MCI 转化为 AD(8.1±6.0 个月),其 PIB 摄取明显高于未转化为 AD 的 MCI 和正常对照组($P<0.01$),与未转化的 MCI 比较,MCI 转化组的 MMSE 低、脑脊液的 Aβ1-42 低($P<0.05$)、携带 ApoEε4 基因的要高(85% 和 57%);MCI 的后扣带回 PIB 的摄取介于正常人和 AD 组之间,7 例后转化为 AD 的 PIB 摄取值均高于其平均值,但 1 例 PIB 摄取最明显的随访 25 个月仍未转化为 AD。MCI 组的额叶、顶叶、颞叶和后扣带回 PIB 摄取要低于 AD 组($P<0.01$),与正常组比较无差异。MCI 转化组的脑皮质 PIB 摄取都明显增高,与正常组比较 MCI 转化组的额叶、顶叶和颞叶皮

质的 PIB 明显增高（$P<0.01$），与 AD 组比较无差异。与未转化的 MCI 比较，MCI 转化组的后扣带回增高有差异性（$P<0.01$）。MCI 的葡萄糖代谢率要高于 AD 组，与正常对照组无差异；但是 MCI 转化组的葡萄糖代谢率与 AD 组无差异，而未转化组 MCI 与 AD 比较有明显差异性。MCI 患者的后扣带回（$P=0.043$）、额叶（$P=0.034$）和颞叶（$P=0.0064$）的 PIB 摄取量与情景记忆分数呈负相关，同时额叶和后扣带回的 PIB 摄取量与脑脊液的 Aβ1-42 和总 Tau 蛋白量有相关性（$P<0.0042$），PIB 探测 MCI 是否转化为 AD 将是一个重要的研究方向。

第十二章　心血管系统核医学检查

核心脏病学是核医学的重要分支,也是心血管疾病现代诊断与研究中的简便而无创的重要手段。1926年,美国内科医师 Blumgard 等人利用天然放射性核素氙测定动静脉血管床之间的"循环时间",开创了人体循环系统示踪研究的先河。后随着射线探测仪器如 SPECT、PET 及 ^{99m}Tc 和 ^{18}F 标记的离子或化合物为造影剂的应用,推动心血管核医学进入了一个崭新的发展阶段,在心血管疾病特别是冠心病的早期诊断、指导临床治疗、疾病危险度分层、疗效评价和预后判断中发挥重要作用。

第一节　心肌灌注显像

一、显像原理及病理生理基础

正常或有功能的心肌细胞可选择性摄取某些离子或化合物,其摄取量与该区域冠状动脉血流量呈正相关,与局部心肌细胞的功能或活性密切相关。用放射性核素标记该离子或化合物静脉注入人体后,使用相关显像设备即可显示该造影剂在心肌的分布。正常心肌显影,而局部心肌缺血、损伤或坏死时,摄取造影剂功能降低甚至丧失,则出现局灶性造影剂分布稀疏或缺损,据此可判断心肌缺血的部位、程度、范围,并提示心肌细胞的存活性。

二、造影剂种类及显像技术

(一)造影剂种类

1.单光子核素心肌灌注造影剂

(1) ^{201}Tl: ^{201}Tl 的生物学特性类似 K^+,首次通过心肌的摄取率约85%,借助心肌细胞膜上 Na^+-K^+-ATP 酶以主动转运机制被心肌细胞摄取,因此心肌对 ^{201}Tl 的摄取不仅与局部心肌血流量呈正相关,也是存活心肌细胞存在完整细胞膜的标志。静脉注射 ^{201}Tl 后 5~10 分钟,正常心肌摄取量即达平衡,而缺血心肌摄取减少,心肌局部造影剂分布稀疏、缺损。此后,由于正常心肌细胞清除 ^{201}Tl 明显快于缺血心肌细胞,在 3~4 小时进行延迟显像时,可见稀疏、缺损区有造影剂"再分布",据此现象可诊断心肌缺血,而梗死心肌则无"再分布"。该显像的优点是一次静脉注射后能获得负荷和静息心肌灌注影像,分别反映在负荷状态下局部心肌血流灌注情况和心肌的活性。缺点是 ^{201}Tl 由回旋加速器生产,供应不方便,物理半衰期相对较长(73 小时),γ射线能量较低(主要 60~80keV),影响对下后壁心肌病灶的检测。

(2) ^{99m}Tc 标记化合物:是目前国内最常用的心肌灌注造影剂,主要有以下两种。

1) $^{99m}Tc-MIBI$(甲氧基异丁基异腈):是一种脂溶性、正一价的小分子化合物,首次通过心肌的摄取率约为66%,静脉注射后通过扩散作用进入心肌细胞线粒体,并牢固地与细胞膜结合,而滞留在细胞内,一般可稳定存在 5 小时以上,故心肌内无"再分布",进行负荷和静息心肌血流灌注显像时需在这两种状态下两次注射 $^{99m}Tc-MIBI$。但 ^{99m}Tc 的物理特性佳,影像质量更高,允许使用较大剂量,可进行门控心肌断层显像,在了解心肌血流灌注的同时,观察心室功能和局部室壁运动等。^{99m}Tc-MIBI 主要从肝胆系统和肾排出,注射 30 分钟后进食脂肪餐可加速其排泄,以减少对心肌影像的干扰。

2)^{99m}Tc-tetrofosmin(1,2-双[双-(2-乙氧乙基)膦基]乙烷,P53):是一种带正电荷的脂溶性二膦络合物,经被动扩散机制迅速被心肌摄取,心肌内的动力学分布与^{99m}Tc-MIBI 相似,4 小时内保持稳定。但标记时不需加热,注射后约 30 分钟即可显像,适合于进行一日法显像。

2.正电子核素心肌灌注造影剂　主要有^{13}N-NH$_3$(氨水)、^{82}Rb(铷)、^{15}O-H$_2$O(^{15}O 水)等,其共同特点是心肌首次摄取率高,分别为 100%、65%~70% 及 96%,这几种核素的物理半衰期很短,分别为 9.96 分钟、1.26 分钟、2.07 分钟,静脉注射后需即刻进行显像,可 1 天内多次重复检查。其中^{13}N-NH$_3$半衰期相对较长,可以满足负荷试验显像的要求,应用较为广泛。

(二)显像技术

显像类型按显像仪器分为 SPECT 或 PET 心肌灌注显像。通常根据图像采集方法及药物分为断层显像、门控心肌断层显像及正电子心肌断层显像(按照单光子和正电子分类与药物部分相对应)。

1.断层显像　静脉注射^{201}Tl 74~111MBq(2~3mCi)后 10 分钟或静脉注射^{99m}Tc-MIBI 740MBq(20mCi)后 60 分钟,应用 SPECT 进行断层采集,使探头贴近胸壁,探头从右前斜 45°开始到左后斜 45°顺时针旋转 180°,采集 32 帧,或 6°采集一帧,共 30 帧。根据计数率高低,采集 20~30 秒/帧。应用心脏专门断层处理软件及合适的滤波进行断层重建,可获得左心室心肌短轴、水平长轴和垂直长轴断层图像。

2.门控心肌灌注显像　以心电图 R 波作为门控信号,平面显像时,每个心动周期采集 8~16帧。断层显像每个心动周期采集 8 帧,从右前斜 45°至左后斜 45°旋转采集 180°,每 5.6°~6°采集一个投影面,共采集 30~32 个投影面,矩阵 64×64,放大倍数 1.33~2.0。采集结束后应用专用软件进行图像处理和断层重建。获得左心室在收缩期及舒张期的平面或系列的心肌断层影像,该显像方法可以在一次采集的信息基础上同时获得心脏的心肌血流灌注、心肌活力、室壁运动、射血功能和收缩协调性等有关参数。

3.^{13}NH$_3$-PET/CT 心肌灌注显像　注射^{13}NH$_3$前无须空腹。注射造影剂后立即应用 PET/CT 进行心肌显像,也可采用药物负荷后行心肌灌注显像。一般先以 CT Scout 扫描图对扫描部位定位后行 CT 扫描,再行 PET 采集。最后选择适当的重建参数(重建方式、滤波函数、矩阵大小、放大因子、截止频率等)进行图像重建。PET/CT 心肌灌注显像的优势是较 SPECT 图像的分辨率高、均匀性好、图像质量好,通过衰减校正,可消除由于膈肌、乳腺衰减和病变位置深所导致的心肌下后壁、间壁及部分前壁的假阳性,特异度明显高于 SPECT。若动态采集可定量测定每分钟内流经每克心肌组织的血流量,评价心肌血流储备。

三、心肌负荷方法与原理

心肌负荷显像包括运动心肌灌注显像,药物负荷心肌灌注显像(双嘧达莫、腺苷或多巴酚丁胺等)。

1.运动负荷试验

(1)原理:在运动过程中,为了满足心肌对供氧量的需求,通过舒张冠状动脉血管来满足这种要求,常使冠状动脉血流量增加到静息状态的 2~3 倍。当冠状动脉狭窄时,在运动状态下,病变的冠状血管不能进一步扩张,血流量不能相应增加来满足运动状态下心肌正常收缩所需的心肌耗氧量,从而导致狭窄冠状动脉支配区的心肌缺血。

(2)运动负荷试验的适应证和禁忌证

适应证:疑诊冠心病的患者,冠心病患者心肌缺血范围、程度及预后的估测,心肌梗死患者的预后估测,药物或血管重建术治疗的疗效观察,心脏疾患的心脏储备功能的估测等。

禁忌证:急性心肌梗死(小于 4 天),不稳定型心绞痛,严重室性心律失常及高度房室传导阻滞,左心功能不全及失代偿性心力衰竭,严重的主动脉瓣狭窄,急性肺栓塞或肺梗死,严重的梗阻型肥厚性心肌病等。

(3)方法

1)Bruce 方案:次极量运动试验以最大心率的 85% 为标准(或 195−年龄)。常采用活动平板运动试验或踏车运动试验。检查前停服 β 受体阻滞药、硝酸酯类药物等减慢心率的药物 24~48 小时。

2)活动平板运动试验:通过增加转速和坡度逐渐增加运动量,每 3 分钟增加一级平板的转速和坡度,直至达到其年龄预计的次极量级运动量。

3)踏车运动试验:患者坐于或仰卧于自行车功量计运动床上,起始负荷量为 25W,如年轻可从 50W 开始,每级递增 25W,每级运动 3 分钟,直至达到其年龄预计的次极量级运动量。

达标标准为达到目标心率或以下情形之一:①出现典型心绞痛症状;出现严重心律失常(频发室性期前收缩,多源性室性期前收缩,室性心动过速)。②血压较运动前下降 ≥10mmHg,或上升至 ≥200mmHg。③出现头晕眼花、面色苍白、步态不稳;下肢无力不能继续运动。此时立即给患者从预先建立的静脉输液通道中注射造影剂,并继续运动 1 分钟。

阳性评定标准:①运动过程中出现典型心绞痛、血压明显下降。②运动过程中或运动后 ST 段在原有基础上水平或下斜型下移 ≥0.1mV。

2.双嘧达莫和腺苷药物负荷试验

(1)原理:双嘧达莫和腺苷负荷原理大致相同。通过与血管平滑肌细胞上的腺苷 A_2 受体结合,腺苷酸环化酶活化,K^+ 通道受抑,细胞膜对 Ca^{2+} 摄取降低,从而使冠状动脉血管扩张,使正常无狭窄的冠状动脉血流量增加 4~5 倍,但狭窄病变的冠状动脉不能扩张,造成冠状动脉"窃血现象"。因此,正常冠状动脉与病变冠状动脉的血流量出现差异,当差值达到一定程度时,心肌显像即可表现为心肌缺血。

(2)适应证和禁忌证:①适应证:可疑冠心病而不能运动或不能达到次极量的患者。②禁忌证:不稳定型心绞痛,急性心肌梗死早期,支气管哮喘,低血压和严重的房室传导阻滞及氨茶碱过敏。

(3)方法:检查前 48 小时内停服氨茶碱类药物,检查当天忌服咖啡类饮料。患者取仰卧位,记录血压、心率及 12 导联心电图。静脉注射双嘧达莫 0.14mg/(kg·min),共 4 分钟(相当于 0.568mg/kg),3~4 分钟后静脉注射心肌灌注造影剂。或静脉滴注腺苷 0.14mg/(kg·min),共 6 分钟。静脉滴注腺苷 3 分钟末时,静脉注射造影剂。

(4)双嘧达莫和腺苷试验的不良反应:双嘧达莫和腺苷试验患者有不同程度的不良反应,双嘧达莫约 50%,腺苷约 80%。常见不良反应有轻微的胸痛或胸闷、头痛、面部潮红、头晕、恶心、气短。严重的不良反应为心源性死亡、非致死性心肌梗死、支气管痉挛、血压升高或降低。解救的主要方法是将氨茶碱 250mg 加在 25% 葡萄糖溶液或生理盐水 10mL,缓慢静脉注射,一旦症状缓解即可停止。

3.多巴酚丁胺试验

(1)原理:多巴酚丁胺是 β 受体的兴奋剂,有正性肌力作用,使心率增快,心肌收缩力增强,心肌耗氧量增加,冠脉血流量也相应增加 2~3 倍,起到与运动试验相类似的效果。当出现冠状动脉狭窄时,冠脉血流量不能相应增加,使局部心肌的氧供应不能满足心肌需要,氧供需不平衡,导致心肌缺血。

(2)适应证与禁忌证:对支气管哮喘、血压偏低和心功能不全的患者较为适用。但对高血压和心律失常患者不宜使用。

(3)方法:检查前 48 小时停服 β 受体阻滞药。使用微量泵并对心率、血压和动态心电图监测。静脉内给药,以 $5\mu g/(kg \cdot min)$ 作为起始量,根据患者的反应逐级增量,每 3 分钟递增 $5\mu g/kg$,最大量可增加到 $40\mu g/(kg \cdot min)$,静脉注射造影剂并持续滴注 1 分钟。

终止试验的指标:达到次极量心率,或者出现心绞痛、严重心律不齐、心电图 ST-T 段改变、血压明显升高(收缩压>200mmHg,舒张压>110mmHg),或血压降低>20mmHg。

四、图像分析

1.正常图像

(1)断层显像:心脏的长、短轴影像形态各不相同,短轴断层影像是垂直于心脏长轴从心尖向心底的依次断层影像,第一帧图像为心尖,最后一帧为心底部,影像呈环状,该层面能较完整地显示左室各壁及心尖的情况;心脏的长轴断层影像均类似于马蹄形,水平长轴断层是平行于心脏长轴由膈面向上的断层影像,能较好地显示间壁、侧壁和心尖;而垂直长轴断层是垂直于上述两个层面由室间隔向左侧壁的依次断层影像,可显示前壁、下壁、后壁和心尖。左心室心肌的各断面影像,除心尖区和左心室基底部造影剂分布稍稀疏外,其余各壁分布均匀,边缘整齐。

(2)心肌节段与冠状动脉供血的关系:心肌各壁的血流灌注及造影剂的摄取情况取决于相应区域的冠状动脉血供,前壁、前间壁及部分心尖的心肌供血来自左前降支,侧壁心肌的供血来自左回旋支,下壁、后壁心肌供血主要来自右冠状动脉。后间壁心肌节段的供血是来自后降支冠状动脉,但在 85% 的患者后降支是右冠状动脉的分支,而 15% 的患者后降支是左回旋支的分支,因此,在这个区域的冠状动脉供血有一定重复(图 12-1、图 12-2)。

2.异常图像 与正常心肌细胞的摄取相比,缺血心肌细胞摄取造影剂的量少、摄取速度和洗脱较慢,因此异常心肌图像表现为造影剂分布稀疏或缺损,缺损的程度可有不同,从局部轻度造影剂分布减低(稀疏)至几乎无造影剂分布(缺损)。心肌灌注断层显像异常的判断标准:同一心肌节段在两个不同方向的断面上连续两个或两个以上层面出现异常。

根据静息和负荷状态下造影剂分布状态的对比分析,临床上可将异常图像分为可逆性缺损、部分可逆性缺损、固定性缺损、反向再分布几种类型。

(1)可逆性缺损:在负荷影像存在缺损,而静息或延迟显像又出现造影剂分布或填充(恢复到正常),应用 ^{201}Tl 显像时,这种随时间的改善称为"再分布",这种情况常提示心肌可逆性缺血。

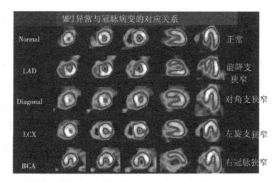

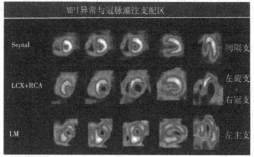

图 12-1　SPECT 正常与异常心肌灌注短轴、垂直、水平长轴图像与冠状动脉的关系

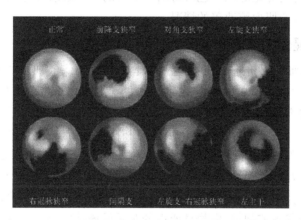

图 12-2　SPECT 正常与异常靶心图与冠状动脉的关系

（2）部分可逆性缺损：负荷影像呈现缺损，而再分布或静息显像时心肌造影剂增加，但仍低于正常水平，或缺损区部分缩小。此种情况提示存在部分心肌不可逆性缺血。

（3）固定性缺损：负荷或静息（或延迟）影像均存在造影剂分布缺损而无变化。此种情况常提示存在心肌梗死或瘢痕组织。但是，在某些用 201Tl 显像的 2~4 小时延迟影像有固定缺损的患者，24 小时的再分布图像或再注射图像上，固定缺损区心肌摄取有改善，提示心肌仍然存活。

（4）反向再分布：负荷图像为正常，而静息或延迟显像出现新的放射性缺损；或负荷图像存在放射性缺损，静息或再分布显像缺损更严重。此种情况常见于严重的冠状动脉狭窄、稳定型心绞痛及急性心肌梗死接受了溶栓治疗或经皮冠状动脉成形术治疗的患者，也可出现在个别的正常人。此种现象的原因目前尚无定论。

3.心肌灌注影像的定量分析 对于心肌灌注显像图像的目测分析往往受人为因素影响,不利于客观地评价病情的变化和疗效,随着计算机的应用,许多计算机专用软件的开发,为图像的定量分析和质量改善提供了重要条件,减少了图像分析的误差。

(1)缺血程度分级:通过简单肉眼法进行半定量分析。一是根据造影剂分布缺损或稀疏的严重程度不同采用记分法半定量估计:0为正常,1为轻度或可疑减低,2为中度减低,3为严重减低。可根据负荷显像缺损的总积分进行危险度分级,通常总积分<4为正常或大致正常;4~8为轻度异常;9~13为中度异常;大于13为重度异常。二是根据造影剂分布缺损的大小不同,将缺损分为大、中、小面积。

(2)极坐标靶心图分析:是临床最常用而简便的心肌断层图像定量分析法,其目的是生成一幅包含整个左室心肌造影剂相对分布的图像,但靶心图并非一幅真实的图像而是一幅拟影像的简单彩色编码衍生物。其原理是根据圆周剖面分析法的原理将短轴断层影像以极坐标展开成二维图像,并以不同的颜色显示心肌各壁相对计数值的定量分析法。影像的中心为心尖,周边为基底,上部为前壁,下部为下壁和后壁,左侧为前、后间壁,右侧为前、后侧壁。通常将负荷影像与静息或再分布影像同时显示在一个画面上进行比较,并进行影像相减处理,则可逆性缺损的数量可以被显示出来并量化,也可将相对计数值与建立的正常参考值相比较,将低于正常下限(均值-2.5标准差)的区域用黑色显示,使阅片者更容易观察病变的程度与范围,称为变黑靶心图。也可将治疗前后的两次心肌显像的靶心图相减,获得相减靶心图,以定量估计心肌血流改善的情况。

五、心肌灌注显像的临床应用

1.冠心病心肌缺血的评价 心肌灌注显像是诊断冠心病心肌缺血简便而且准确的方法,其灵敏度和特异度可达到90%以上,心肌缺血的典型表现是负荷试验心肌灌注影像出现造影剂分布稀疏或缺损,而静息或再分布影像呈正常或明显充填,提示为可逆性心肌缺血。负荷心肌灌注显像诊断冠心病心肌缺血的灵敏度和特异度明显高于静息显像。

(1)冠心病心肌缺血的诊断:心肌显像(运动/静息或再分布)对冠心病心肌缺血诊断具有独特的价值,其灵敏度和特异度可达到90%左右,并能大致提示冠状动脉病变的部位和范围,明显优于心电图等检查。心肌缺血患者,运动和药物负荷心肌显像时,冠状动脉病变的心肌区呈放射性分布稀疏或缺损,而静息或再分布显像该部位有充填或分布正常,提示为可逆性心肌缺血改变。

(2)冠状动脉疾病的危险度分层:危险度评估是指基于核素心脏显像的结果,推测其未来发生心脏事件的概率。评估的意义在于指导临床医师采取及时、有效和适当的治疗方法,减少不必要的医疗支出。对于心肌灌注显像表现正常的低危者,不需要特殊处理,可以避免不必要的医疗行为,节省大量的医疗成本;对于心肌灌注显像异常者,可根据危险度等级,采取适当、有效的治疗措施,使患者最大程度受益。

(3)协助血运重建治疗病例的选择:冠状动脉血运重建适用于经强化药物治疗仍有缺血症状或存在较大范围心肌缺血(缺血面积>左心室的10%)证据的稳定型冠心病患者。缺血证据的获得可以依靠无创性功能性检查或有创性血流储备分数(fractional flow reserve,FFR)测量。由于运动负荷心电图对心肌缺血诊断的灵敏度相对较低,因此功能性影像检查是无创性方法的首选,其中核素心肌灌注显像在国内外都是应用广泛、循证医学证据最充分的无创性方法。对于稳定型冠心病患者,利用核素心肌灌注显像明确冠状动脉狭窄是否引起心肌缺血,明确缺血的部位、程度和范围,对于指导血运重建治疗具有重要的意义。研究表明,稳定型冠心病患者在血运重建术前利用核素心肌灌注显像明确缺血的程度和范围并指导治疗,可以显著降低心肌梗死发生率和全因病死率。

2.心肌梗死的评价　对于临床症状和常规检查不典型的心肌梗死或已经确诊的心肌梗死需要进一步了解病变范围、侧支循环建立情况及其心肌细胞是否存活等,可采用心肌灌注显像。心肌梗死时,典型的影像变化为运动或药物负荷影像梗死心肌均为分布缺损,而静息或再分布影像该区域无充填或再分布,呈固定性缺损病灶。急性心肌梗死为负荷试验的禁忌证,只能做静息显像。

(1)急性心肌梗死的诊断:心肌灌注显像对急性心肌梗死的早期诊断是极其灵敏而可靠的方法,通常在心肌梗死后 6 小时几乎均表现为灌注异常。然而,某些患者在胸痛后有一段时间内可呈正常灌注影像,也有一些急性心肌梗死的患者,梗死灶大小随着时间延长而变小,这种现象的发生可以解释为自发性溶栓的结果,约有 20% 的急性心肌梗死患者有自发性溶栓发生。

(2)急性胸痛的评估:由于常规心电图检查的灵敏度和特异度很低,临床上某些急性胸痛的处理非常困难。因为 10% 的急性胸痛患者在出院后 48 小时内可能发展为急性心肌梗死,而医院的监护室又不可能容纳如此大量的患者。静息心肌灌注显像的应用为这类患者发现心肌缺血和梗死提供了一种有效的手段,可作为急诊首诊方法。通常在患者到达急诊室后先经过必要的临床处理,然后注射 ^{99m}Tc-MIBI 370MBq,待病情稳定后再行心肌灌注显像。在这种情况下,由于 ^{99m}Tc-MIBI 没有明显的再分布而优于 ^{201}Tl。

(3)指导溶栓治疗:治疗急性心肌梗死的主要目的是迅速使梗死相关血管血运重建,从而恢复心肌的血流,挽救濒死的心肌,改善患者的预后。早期静脉溶栓治疗是当今治疗急性心肌梗死的有效方法之一。过去对溶栓治疗后冠状动脉再通与否的评价主要依靠心电图 ST 段降低、心肌酶峰提前、胸痛缓解及再灌注性心律失常等,而这些指标均缺乏特异度和客观的定量,在实际应用中比较困难。在急性心肌梗死后,动态的心肌灌注显像能观察到心肌灌注缺损的大小随着患者成功的再灌注而缩小。尤其是 ^{99m}Tc-MIBI 因缺乏明显的再分布,允许在溶栓治疗开始之前注射造影剂,并进行溶栓治疗,待病情稳定后再进行心肌显像,无创性提供心肌再灌注成功的证据,有利于制订进一步处理方案。

(4)急性心肌梗死预后的早期评估:负荷心肌灌注显像可为心肌梗死后患者的危险度分级和预后提供重要的信息,为临床医师采取相应处理对策提供帮助。对于低危患者,一般不需要做进一步评价,可以考虑出院;而高危患者,还需要做进一步估计,并考虑采用适当的血运重建治疗措施。所谓高危患者的指征主要包括梗死周围有明显的残留缺血灶(危险心肌)、急性梗死的远处出现缺血(多支血管病变)和心肌造影剂肺摄取增高等。相反,心肌显像为正常及表现为单支血管病变的小而固定的缺损都提示为低危患者。心肌梗死后为低危的患者,心脏事件的年发生率大约为 6%。如果左心室壁与心尖底部出现分离,则应怀疑为心肌梗死后室壁瘤形成。在梗死后病情稳定的患者,心肌灌注缺损的大小也是反映预后的指标。静息时或溶栓后心肌灌注缺损范围较大的患者比灌注缺损较小的患者预后明显差。在急性心肌梗死后,当心肌灌注显像显示为单个、较小和固定的缺损时,预示患者在出院后心脏事件的发生率较低;相反,当显示为可逆性缺血、多个缺损及造影剂在肺部摄取增加时,其心脏事件的发生率较高。但是,在急性心肌梗死患者接受溶栓治疗后,心肌灌注显像的预测价值可能会降低。

3.缺血性心脏疾病的疗效评估 心肌灌注显像定量分析是评价冠心病疗效的首选方法。目前已较广泛地应用于评价冠状动脉旁路移植手术、经皮腔内冠状动脉成形术(percutaneous translumind coronarg angioplasty,PTCA)、体外反搏治疗、激光心肌打孔治疗前后及药物治疗前后心肌血流量的变化。在冠状动脉血运重建治疗之后出现的胸痛可能是心源性的,也可能与心脏无关,两者的区别非常重要。术后心脏原因的胸痛可能与搭桥移植血管或成形血管的闭塞有关,也可能因为原受累血管病情的进一步发展。术后进行负荷心肌灌注显像并与手术前结果比较,可以获得血管再通术后血流动力学是否成功的信息。

4.微血管性心绞痛 由冠状动脉微血管病变所致的心绞痛,常称为微血管性心绞痛,临床上表现为典型的心绞痛症状,主要见于原发性高血压伴左心室肥大的患者及特纳综合征患者。这类患者尽管临床上表现为典型的心绞痛症状,但冠状动脉造影为正常,运动心电图和心肌灌注显像为异常,心肌灌注显像约有半数的患者表现为不规则的放射性分布异常,提示心肌有缺血改变。应用^{201}Tl心肌显像时,多数患者伴有洗脱减低。由此可见,心肌灌注显像异常不仅见于由于大的冠状动脉狭窄所导致的心肌缺血患者,也可见于冠状动脉造影正常的冠状微血管的病变,过去人们常把这类病例当作假阳性,实际上,心肌灌注显像真实地反映了心肌微循环的异常。心肌显像发现可逆性缺血改变,即使患者有典型的心绞痛症状,并不一定就代表冠心病,还必须结合灌注显像缺损区的形态与冠状动脉供血的解剖关系等资料进行全面分析,排除微血管障碍所致心肌缺血。

5.心肌病的鉴别诊断 扩张型心肌病的心肌影像表现为普遍性分布稀疏,伴有心室腔扩大,心肌壁厚度变薄;肥厚型心肌病的心肌壁增厚,心室腔变小,非对称性间壁肥厚者,心肌显像可见室间壁与左室后壁的厚度比值大于1.3。而由于冠状动脉粥样硬化引起的心肌缺血,则心肌显像的变化与冠状动脉血管分布的节段一致,有助于鉴别。

6.心肌炎的辅助诊断 病毒性心肌炎患者的心肌灌注显像可表现为不规则放射性分布稀疏,可累及多个室壁,严重者可出现分布缺损。

第二节 心肌存活显像

常用的检测心肌存活的方法:①心肌灌注显像对心肌血流状态和心肌细胞膜完整性的评估。②心肌代谢显像,包括葡萄糖、脂肪酸和有氧代谢显像。③多巴酚丁胺介入超声心动图对局部心肌收缩储备功能的检测。④磁共振成像对局部心肌收缩储备功能的检测。⑤增强磁共振成像延迟显像识别存活心肌与梗死心肌。评估心肌存活的指标:局部心肌灌注、心肌细胞膜的完整性、心肌细胞的代谢、局部室壁运动的收缩储备功能等。^{18}F-FDG PET心肌葡萄糖代谢显像目前被认为是探测心肌存活的"金标准",而应用SPECT心肌血流灌注显像结合介入法判断心肌细胞活性,方法相对简便,易于推广。

一、心肌葡萄糖代谢显像检测存活心肌

1.显像原理及病理生理基础 葡萄糖是心肌细胞的重要能量来代谢底物,用^{18}F标记的脱氧葡萄糖(^{18}F-deoxyglucose,^{18}F-FDG)是当前最常用和最重要的葡萄糖代谢造影剂。^{18}F-

FDG 的结构类似于葡萄糖,与葡萄糖不同的是,在己糖激酶作用下经磷酸化后,不再参与进一步的代谢过程,而滞留在心肌细胞内,因此可以应用 PET 或符合线路 SPECT 获得心肌葡萄糖代谢显像。

心肌葡萄糖代谢显像在不同的生理及病理情况下,表现各异:①正常人禁食后在空腹状态下,血浆中胰岛素水平较低,脂肪酸是心脏的主要能量来源,心肌摄取^{18}F-FDG 减少,显影不清,而脂肪酸代谢显像则清晰。②正常人进餐后,血浆葡萄糖和胰岛素水平上升,血浆脂肪酸水平降低,心脏主要利用葡萄糖作为能源物质,因此,心肌葡萄糖代谢显像清晰。③在病理情况下,如发生急性心肌缺血,血流量减少导致心肌氧供不足,而细胞线粒体内的脂肪酸代谢对氧供不足非常敏感,因此心肌组织的脂肪酸有氧氧化明显受抑制。为了使心肌细胞获得足够的能量以保证细胞存活,心肌的能量代谢由有氧代谢转化为以无氧代谢-糖酵解为主,因而,缺血心肌对葡萄糖的摄取明显增加。④如果心肌血流量进一步减少,导致心肌细胞坏死,心肌能量代谢活动停止,此时不能摄取葡萄糖,因此梗死心肌不能摄取^{18}F-FDG,局部显像表现为缺损。综上所述,在不同条件下进行葡萄糖代谢显像,可了解心肌的代谢状态,结合心肌灌注显像用于心脏疾病的诊断和心肌细胞存活的判断。

2.显像技术　用于^{18}F-FDG 葡萄糖代谢显像的仪器主要有经典的 PET 设备和具有符合线路的多探头 SPECT 装置,这里主要介绍 PET 心肌代谢显像。注射造影剂前禁食至少 12 小时,检查前避免服用咖啡类饮料,测定空腹葡萄糖水平,若<150mg/dL,患者口服葡萄糖 50~75g;如糖尿病患者血糖水平较高,可用胰岛素将血糖控制在 120~160mg/dL。注射^{18}F-FDG 185~370MBq(5~10mCi),45 分钟后先行透射显像采集,用以校正显像中的组织衰减,后进行静态断层显像。

3.图像分析　心肌代谢显像需要与心肌灌注显像的影像进行对比分析。正常时,葡萄糖负荷心肌^{18}F-FDG 影像与心肌血流灌注影像基本相同,均呈现造影剂分布均匀。临床上一般血流-代谢显像异常图像有两种(图 12-3)。

(1)灌注-代谢不匹配:灌注-代谢不匹配即心肌灌注显像稀疏、缺损区,葡萄糖代谢显像示^{18}F-FDG 摄取正常或相对增加。这是局部心肌细胞缺血但仍然存活的有力证据,是 PET 诊断"冬眠"心肌的标准。

(2)灌注-代谢匹配:灌注-代谢匹配即心肌灌注显像稀疏、缺损区,葡萄糖代谢显像示^{18}F-FDG 摄取呈一致性稀疏或缺损。此为局部心肌无存活或为瘢痕组织的标志。

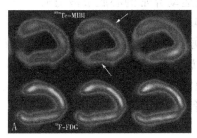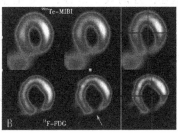

图 12-3　血流-代谢显像异常

A.左室垂直长轴,箭头所示下壁及前壁心尖段肌中段部分心肌灌注-代谢不匹配,提示为存活心肌;B.左室短轴,箭头所示下壁灌注-代谢匹配性减低,提示心肌梗死

二、心肌灌注显像检测存活心肌

代谢活动是反映心肌细胞存活最可靠的标志,而一定量的血流则是保证代谢活动的基础,由于存活的细胞有赖于细胞膜的完整性,只有保留完整膜的存活细胞才能蓄积和保留MIBI等心肌灌注造影剂。因此,心肌对某些血流造影剂的摄取也间接反映了心肌存活的信息。然而,应用常规的方法(如^{99m}Tc-MIBI运动/静息显像或^{201}Tl运动/再分布显像)虽然能够很好地诊断心肌缺血,但明显低估了心肌细胞的活性。因此,目前相继建立了许多改进后的心肌灌注显像方法估计心肌活性,尽管这些方法的准确性不如PET葡萄糖代谢显像,但较常规法有明显提高。

1.硝酸甘油介入 ^{99m}Tc-MIBI心肌灌注显像方法是先行常规^{99m}Tc-MIBI心肌静息显像,隔日行介入显像,给患者舌下含服硝酸甘油片0.5~1.0mg,监测血压、心率和心电图变化,5分钟后静脉注射^{99m}Tc-MIBI 740MBq,1小时后行心肌断层显像。如介入后显像,原缺损区有放射性充填,则表明心肌细胞存活。

2.^{201}Tl再分布/延迟显像或^{201}Tl再注射显像 ^{201}Tl再分布显像出现分布缺损者,再行18~24小时的延迟显像,原缺损区有充填,提示心肌存活。如果为使血液中^{201}Tl浓度增加,有利于其再分布到严重灌注减低的区域,常规^{201}Tl负荷-延迟显像呈不可逆缺损者,立即再次注射^{201}Tl 37MBq,15~30分钟后再做静息心肌显像。原缺损区出现填充,表明该处心肌细胞存活。

三、评价心肌存活临床应用

随着冠状动脉血运重建技术在冠心病治疗中的应用越来越广泛,心肌细胞存活的评价显得更为重要。运动负荷与静息显像的综合分析、硝酸甘油介入试验显像等,特别是心肌代谢显像可有效判断心肌的存活性,这对决定冠心病患者是否应做冠脉血运重建术,对再灌注治疗疗效的评估具有重要意义。

1.指导临床再血管化治疗 对于心肌梗死患者,术前准确预测心肌血流灌注减低区及室壁活动消失区心肌是否存活,是再通术后局部心室功能能否恢复的重要依据。已有资料表明,^{18}F-FDG PET心肌断层显像检测心肌存活的阳性和阴性预测值达80%~90%,灌注-代谢不匹配的特征对于冠脉血运重建术后收缩功能改善的阳性预测值为78%~85%,阴性预测值达78%~92%。尤其是心肌灌注显像呈缺血改变,葡萄糖代谢显像有摄取的冬眠心肌节段,冠脉血运重建治疗的效果最佳,局部室壁运动异常的心肌节段射血分数可迅速得到恢复;而葡萄糖摄取减低的心肌节段,术后心室功能改善不明显。

2.预后估计 ^{18}F-FDG代谢显像对冠心病左心室功能障碍患者的预后估计也有重要价值。有学者研究现,灌注-代谢显像不匹配的患者接受血运重建手术治疗后,心脏事件发生率明显低于药物治疗患者(8% vs 41%),而灌注-代谢匹配的患者两种治疗方法心脏事件的发生率没有明显差异,提示有存活心肌的患者,手术治疗的效果优于药物治疗。

第三节 心肌梗死显像

心肌显像中能使急性梗死的心肌组织显影,而正常心肌及陈旧性梗死的心肌不显影的方法称作心肌梗死显像。

一、常用心肌梗死显像造影剂显像原理及病理生理基础

急性梗死的心肌组织可选择性地浓聚以下两类显像药物,使梗死灶显影,正常心肌不显影,达到诊断急性心肌梗死的目的。一是 ^{99m}Tc-焦磷酸盐(^{99m}Tc-pyrophosphate, ^{99m}Tc-PYP)。急性心肌梗死后,钙离子迅速进入病灶,并在其线粒体内形成羟基磷灰石晶体沉积下来, ^{99m}Tc-PYP 可通过与该结晶进行离子交换、化学吸附或和钙离子相似的方式聚集在坏死的心肌细胞内,从而使急性梗死灶显影。二是 ^{111}In 或 ^{99m}Tc 标记的抗肌凝蛋白重链单克隆抗体(ant myosin McAb,AM),但由于造影剂制备或来源困难还未广泛用于临床。

二、方法及图像分析

静脉注射 ^{99m}Tc-PYP 550～740MBq(15～20mCi)后 60～90 分钟、24 小时和 48 小时进行心前区平面或断层显像。 ^{99m}Tc-PYP 显像时,由于其也为骨造影剂,故胸骨、肋骨及脊柱等骨骼可清晰显影,肝脏不显影。急性心肌梗死病变可出现局限性或弥漫性造影剂异常浓聚,通常其浓聚程度分为五级。

0 级:心肌病变部位无造影剂浓聚,即胸骨左侧心前区出现比右侧相应区增高而模糊的浓聚影。

Ⅰ级:心肌病变部位可疑或有很低的造影剂浓聚。

Ⅱ级:心肌病变部位造影剂浓聚程度低于胸骨水平。

Ⅲ级:心肌病变部位造影剂浓聚程度同胸骨水平。

Ⅳ级:心肌病变部位造影剂浓聚程度高于胸骨水平。

局部造影剂浓聚Ⅱ级或弥漫性造影剂浓聚Ⅲ级以上者为阳性。透壁性心梗多为局限性异常浓聚,心内膜下心梗多为弥漫性浓聚。典型的"轮圈征"多见于穿透性广泛前壁心肌梗死。一般局限性摄取异常诊断心梗的特异度高于弥漫性摄取异常。 ^{99m}Tc-PYP 显像探测急性心肌梗死的灵敏度取决于梗死后显像的时间,通常在发生胸痛后 4～8 小时即可出现阳性,48～72 小时阳性率最高,5 天内可持续显影,2 周内的阳性率为 95% 左右,特异度大于90%(图 12-4),两周后转阴性。

三、临床应用

1.急性心肌梗死的诊断　 ^{99m}Tc-PYP 显像对于急性心肌梗死的灵敏度取决于梗死后显像的时间,在发病后 2 周内的阳性率为 95% 左右,特异度大于 90%。但对于较小的和非穿透性(如心内膜下)梗死的阳性率较低。本法尤其适用于心电图和常规酶学检查诊断有困难的非典型急性心肌梗死患者。应用抗肌凝蛋白单克隆抗体显像的特异度要明显优于焦磷酸盐,但由于造影剂制备或来源困难还未广泛用于临床。

2.急性心肌梗死灶大小及预后的估计　估计梗死面积大小对了解急性心肌梗死患者的病情及预后有重要价值。用 ^{99m}Tc-PYP 显像计算的梗死面积与组织学测量的梗死重量之间有良好相关性($r=0.96$)。

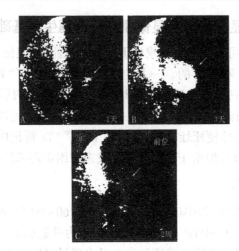

图 12-4 ^{99m}Tc-PYP 急性心肌梗死显像

A.出现胸痛后第 1 天可疑阳性;B.出现胸痛后第 3 天为强阳性;C.出现胸痛后 2 周时为阴性

第四节　心脏交感神经显像

一、显像原理、病理生理基础及适应证

心脏神经分布十分丰富,受交感神经和副交感神经的双重支配,两者分别通过末梢释放去甲肾上腺素(NE)、肾上腺素作用于心肌 β_1-肾上腺受体(β_1 受体),乙酰胆碱(Ach)作用于心肌中的胆碱能受体(M 受体),发挥调节心肌的作用。心脏受体功能障碍与不同类型的心脏疾病如心力衰竭、心肌梗死等有密切关系。心脏神经受体显像(cardiac receptor imaging)利用 ^{123}I 或 ^{131}I 标记 NE 类物质,或应用 ^{11}C 标记 M 受体的配基,静脉注射后与心肌细胞中 β_1 受体或 M 受体结合,并可被神经末梢/突触前束重摄取,储存于囊泡中,从而可显示心肌中相应受体的分布、密度及亲和力,反映心肌神经功能的完整性及神经元的活性。

二、造影剂及方法

造影剂包括用于 SPECT 交感神经受体显像的 ^{123}I-MIBG、^{123}I-吲哚洛尔(PIN);用于 PET 交感神经受体显像的 ^{11}C-羟基麻黄素(HED)、^{18}F-氟间羟胺(FMR)和用于 M 受体显像的 ^{11}C-MIRB、^{11}C-MQNB。目前临床应用最广泛的是用 ^{123}I-MIBG 进行的心肌肾上腺素受体显像。

正常人静脉注射 ^{123}I-MIBG 148~370MBq(4~10mCi)或 ^{131}I-MIBG 74~111MBq(2~3mCi)后 10~20 分钟采集早期相静态和断层心肌影像,反映心脏受体的可饱和性和配体的特异性;静脉注射后 4~24 小时,^{123}I-MIBG 几乎全部储存于交感神经中,此时心脏的浓聚量反映心脏神经功能的完整性,清除速率则反映神经元的分泌功能及神经元的活性。

三、图像分析

正常 ^{123}I-MIBG 影像显示心肌显影清晰,造影剂分布均匀,与心肌灌注影像相似。异常影像可根据心肌部位造影剂浓聚程度分为四级。①0 级:心肌部位无明显的造影剂浓聚。②1 级:心肌有造影剂浓聚,但强度低于肝左叶水平。③2 级:心肌造影剂浓聚大致同肝左叶水平。④3级:心肌造影剂浓聚与肝右叶相似。

半定量分析方法可在心脏位置(H)、肺(L)或间隔部位(S)、上纵隔(M)设置感兴趣区(region of interest,ROI),计算 H/L 或 S/M 值,估价其在心脏中的浓聚程度。

四、临床应用

心脏神经受体显像可以无创性地评价心脏的交感神经支配状态、心脏的病理生理过程,对心脏疾病的诊断、治疗及药物作用机制研究提供极有价值的信息。充血性心力衰竭患者,MIBG 的摄取减低,通过测定心脏-纵隔比值,对于预测患者存活是一项具有独立价值的预后指标。特发性心肌病患者,心肌^{123}I-MIBG 的摄取活性与心内膜活检标本测定结果有较好的相关性,^{123}I-MIBG 摄取减低与左心室射血分数、心排血指数和心室内压力等密切相关。急性心肌梗死、缺血性心脏病患者的病变心肌部位均可表现出^{123}I/^{131}I-MIBG 摄取缺损或减低,其范围较^{201}Tl 心肌血流灌注显像的缺损区更大,经治疗后其造影剂的充填也明显滞后于血流灌注的恢复,表明急性心梗和缺血性心脏病患者的病变心肌在急性发病期和恢复期的去神经区均较血流缺损区更大、恢复更慢,所以^{123}I/^{131}I-MIBG 心脏神经受体显像可以更灵敏地反映心肌梗死或缺血的程度、疗效和预后。

第十三章 其他系统核医学诊断

第一节 呼吸系统

一、肺灌注显像

呼吸系统由呼吸道、肺泡、血管及间质组织组成,其功能主要是进行气体交换以维持血氧饱和度的稳定。呼吸系统核素检查主要有肺灌注显像和肺通气显像,前者用于检查肺动脉血流灌注情况,后者用于检查气道的通畅性,两者联合应用可对肺部疾病进行诊断和鉴别诊断并评估肺功能,本节将重点介绍。肺灌注显像自 20 世纪 60 年代中期建立以来,经过 50 多年的临床应用,目前已经成为非常成熟的无创性肺栓塞诊断方法。呼吸系统核素检查还包括呼吸道黏液-纤毛清除功能测定和肺上皮细胞通透性测定等,其临床应用不广,本书不予介绍。

1.显像原理 静脉注射颗粒直径略大于肺毛细血管直径的^{99m}Tc 大分子聚合人血清白蛋白(macroaggregates of albumin,MAA)后,造影剂暂时随机栓塞在毛细血管床内,局部栓塞的颗粒数与该处的血流灌注量成正比。得到的肺血流灌注平面影像或断层影像代表着肺动脉血流分布。当肺血管出现狭窄或栓塞时,该血管辖区的肺血流减少或无血流,放射性颗粒不能随血流进入该区域,则在肺影像的相应区域出现放射性分布稀疏或缺损。通过对图像肺血流灌注分布状态的分析,结合临床症状、体征和其他检查结果,可以协助诊断肺栓塞等多种肺部疾病。肺灌注显像一般无危险性,因被堵塞的毛细血管数只占两肺总数的 1/10 万,而且堵塞是暂时的,放射性颗粒可生物降解,其分解产物被机体网状内皮系统吞噬。

2.造影剂 肺灌注造影剂主要包括核素标志的大颗粒聚合人血清白蛋白(MAA)或微球等。MAA 目前应用更广泛。

3.显像方法

(1)平面显像

1)患者准备:患者于检查前安静平卧,可给予吸氧 10 分钟,以避免因肺血管痉挛所造成的局部肺放射性减低。

2)注射造影剂:患者一般取平卧位,注射前将^{99m}Tc-MAA 悬浮液振荡摇匀,静脉缓慢注射,成年人使用活度一般为 111~185MBq(3~5mCi),含蛋白颗粒(2~7)×10^5个,平均 3.5×10^5个,注射体积≥1mL,注射后 5 分钟即可显像。如检查是否有肺动脉高压血流分布图像时,可采用坐位注射。

3)检查体位:根据临床实际需要,一般平面显像常规取 8 个体位,即前后位(ANT)、后位(POST)、左侧位(LL)、右侧位(RL)、左后斜位(LPO)30°、右后斜位(RPO)30°、左前斜位(LAO)30°和右前斜位(RAO)30°。

4)仪器条件:将双肺同时包括在探头视野内,选用低能通用型准直器,建议每个体位采集计数为 500K,采集矩阵为 128×128 或 256×256,如采用 256×256 矩阵,计数应增加。能峰为 140keV,窗宽为 20%。

（2）断层显像:患者准备与注射造影剂同平面显像。患者取仰卧位,双臂抱头,使探头尽量贴近胸部。探头配以低能高分辨率或低能通用型准直器,旋转 360°,每 6°或 5.6°采集一帧,每帧采集 20～30 秒,共采集 60 帧或 64 帧,能峰为 140keV,窗宽为 20%,采集矩阵 64×64 或 128×128。采集过程中嘱患者平稳呼吸,以减少呼吸运动对肺显像的干扰。为避免呼吸运动对图像的影响,还可以采取呼吸门控采集。原始数据经滤波后行反向投影等断层图像处理,得到肺水平切面、冠状切面及矢状切面断层图像,层厚 3～6mm。

（3）注意事项

1）一次检查注射的蛋白颗粒数不宜过大,对一侧肺缺如、肺叶切除或已知肺血管床明显受损害者,注射颗粒数要相应减少。

2）标记后的 ^{99m}Tc-MAA 一般要在 4 小时内使用,否则会降解失效。

3）准备氧气和急救药品。

4）儿童做肺灌注显像时要按每千克体重 2～3MBq(0.05～0.08mCi)。

5）^{99m}Tc-MAA 为悬浮液,抽取药时和注射前需振荡摇匀,注射时尽量避免回血,以防止血液与 MAA 凝聚成更大颗粒,引起不应有的栓塞,或造成持续不退的肺内大"热点"。

6）由于 MAA 入血后受重力的影响,易向肺的低下部位沉降,故注射时应采用平卧位。只有在检查是否有肺动脉高压时,才使用坐位注射。

7）注射速度要缓慢,特别是在肺血管床破坏严重的患者,如在慢性肺心病时,绝不可采用"弹丸"注射,以免引起急性肺动脉压增高造成意外。

4.适应证

（1）肺动脉血栓栓塞症的诊断与疗效判断,结合肺通气显像及下肢深静脉核素造影可明显提高诊断的准确性。

（2）慢性阻塞性肺疾病等肺疾病肺减容手术适应证的选择、手术部位和范围的确定及残留肺功能的预测。

（3）原因不明的肺动脉高压或右心负荷增加。

（4）先天性心脏病合并肺动脉高压及先天性肺血管病变患者,了解肺血管床受损程度及定量分析,药物与手术疗效的判断,手术适应证的选择。

（5）全身性疾病(胶原病、大动脉炎等)可疑累及肺血管者。

（6）判断成人呼吸窘迫综合征和慢性阻塞性肺疾病患者,肺血管受损程度与疗效判断。

（7）肺部肿瘤、肺结核、支气管扩张症等患者,观察病变对肺血流影响的程度与范围,为选择治疗方法提供适应证及对疗效的判断。

5.诊断和鉴别诊断

（1）肺栓塞(pulmonary embolism,PE):是临床急症之一,若能早期诊断并治疗,可挽救 80%以上患者的生命。

虽然 X 线血管造影是诊断该病的主要检查方法,但其为侵入性检查,可产生一些并发症,不能作为常规检查,而肺灌注显像作为非侵入性检查方法,对该病诊断的符合率达 70%～80%,若与肺通气显像结合,诊断肺栓塞的准确性达 95%～100%,可作为诊断肺栓塞的首选方法,对治疗后患者可再次检查以观察疗效。

用肺灌注显像诊断 PE,通常需与肺通气显像或胸部 X 线检查结合。根据通气/灌注显像改变,可将疑有 PE 的患者分为三类。

1)PE 可能性很大(>90%):①有一个以上大的(相当于肺段解剖面积的 75% 以上)或两个以上中等大小(相当于肺段面积的 25%~75%)的血流灌注缺损,而胸部 X 线片和通气显像正常,或通气显像的放射性缺损范围比灌注缺损小得多。②灌注缺损面积明显大于胸部 X 线片异常的范围,其周围肺通气功能正常。

2)PE 的可能在 20%~33%:①严重的弥散性呼吸道梗阻的通气显像,难以判断与灌注显像上放射性缺损是否一致。②放射性灌注缺损面积与胸部 X 线片异常面积相当。

3)PE 可能性很小(<10%):①灌注显像正常。②灌注显像有小的缺损(面积小于 25% 肺段面积)。③灌注和通气显像的放射性缺损面积相似,而且无相应的 X 线改变。④灌注缺损明显小于胸部 X 线片异常改变的范围。

(2)肺部占位性病变的诊断:灌注显像可提供病变区血流灌注情况及肺门血管的受累情况,对决定手术治疗及化疗提供有价值的信息,但不能做出病变性质的诊断,对病变性质判断有赖于纤维支气管镜检查、痰细胞学检查、穿刺活检及肿瘤阳性显像等。

(3)早期诊断慢性阻塞性肺疾病(chronic obstructive pulmonary disease,COPD):在我国 COPD 是常见病、多发病,其进展的最终结局是肺心病,直接威胁着患者的生命。早诊断、早治疗对延长患者寿命有着重要的意义。疾病早期胸部 X 线片有肺纹理增强,而无特异性改变,灌注显像可见不同程度的肺血流受阻,与通气显像缺损区相一致,或小于通气显像缺损区;晚期血流受损范围增大,如果伴有肺动脉高压,可表现为肺血流分布逆转。

二、肺通气显像

肺通气显像为一种无创性检查方法,能了解肺的通气状态,在诊断慢性阻塞性肺疾病时较胸部 X 线片及常规的肺功能试验更灵敏,特别是与灌注显像结合时对诊断 PE 有重要价值。

1.显像原理　肺通气显像是将放射性气体或气溶胶经呼吸道进入双肺,其在肺内的分布与肺的通气量成正比。通过体外放射性显像装置,显示双肺各部位的放射性分布及动态变化影像,并可应用影像数据处理计算局部通气功能参数,评估肺的局部通气功能、气道通畅及肺泡气体交换功能状况。

2.显像方法　以放射性气溶胶通气显像为例。

(1)造影剂:常用的放射性气溶胶为 ^{99m}Tc-DTPA 溶液,也可使用相类似的放射性药物溶液(如 ^{99m}Tc-EHIDA 等)。用气溶胶雾化器雾化为直径<10μm 的颗粒(3~10μm 的颗粒沉积于细支管,1~3μm 的颗粒可达肺泡),一次吸入的气溶胶颗粒肺内沉积 5%~10%。有条件者也可使用 ^{99m}Tc 气进行肺通气显像,由于其颗粒小且更为均匀,故中央气道沉积较少,肺组织显像质量更优,显像方法与前者基本相同。

(2)显像仪器条件

1)气溶胶雾化器:接通雾化器各管口及医用氧气,使之处于工作状态。

2)γ 照相机或 SPECT:探头配置低能通用准直器,能量为 140keV,窗宽为 20%。图像矩阵同灌注显像条件,采集 500K/帧计数。

(3)操作程序

1)显像前准备:向受检者解释检查程序,嘱用嘴咬住口管,使用鼻夹,试吸氧气,使之适应此种呼吸。

2）放射性气溶胶吸入：将 740~1480MBq（20~40mCi）^{99m}Tc-DTPA 溶液，体积为 2~4mL，注入雾化器，控制气流量为 8~10L/min，使其充分雾化，经过过滤，产生雾粒大小合适的气溶胶。嘱受检者尽可能多地吸入气溶胶雾粒，吸入时间为 5~8 分钟。

3）图像采集：受检者取卧位，采集前位、后位、左侧位、右侧位 4 帧影像或增加前后斜位共 6~8 帧影像。

（4）注意事项

1）放射性造影剂应符合放化纯度要求，放射性活度总量不应低于 110MBq，体积不大于 4mL。

2）影响放射性气溶胶在肺内分布的因素包括气溶胶颗粒大小、受检者吸入过程中的呼吸方式和气管的解剖结构。因此，应让受检者在吸入气溶胶时平稳呼吸，以免呼吸频率加快，使气溶胶均匀分布于末梢肺组织，减少中央气道沉积增多。同时应嘱受检者减少吞咽动作，以免放射性气溶胶进入上消化道，影响图像质量，氧气流量应低于 7L/min，以保证雾粒质量。

3）受检者要练习空白吸入。如有痰时，应随时咳出后再行吸入雾粒。对哮喘患者必要时可在雾化剂中加入少量解痉药。

3.适应证

（1）了解呼吸道的通畅情况及各种肺疾病的通气功能变化，诊断气道阻塞性疾病。

（2）评估药物或手术治疗前后的局部肺通气功能，观察疗效和指导治疗。

（3）与肺灌注显像配合鉴别诊断肺栓塞和肺阻塞性疾病。

（4）COPD 患者肺减容手术适应证选择、手术部位和范围确定及预测术后残留肺功能。

4.诊断和鉴别诊断

（1）气道阻塞性疾病：因肿瘤、支气管吸入异物、黏液栓堵塞等引起的气道阻塞均可产生不同程度的通气显像异常。阻塞一旦发生，显像即可显示异常，当阻塞解除后，显像又可恢复正常。

（2）通气与灌注显像联合应用（V/P 显像）诊断呼吸系统疾病

1）PE：单纯使用灌注显像对 PE 的诊断符合率为 75%~80%，应用 V/P 显像诊断符合率可提高到 95% 以上，特别是大的病灶诊断率接近 100%。

2）PE 与 COPD 的鉴别诊断：灌注显像正常者，可排除 PE 的诊断；灌注显像有局限性放射性缺损稀疏时，行通气显像如正常则 PE 的诊断可成立；如灌注与通气显像均异常（相匹配），多为 COPD 所致的肺实质性疾病；如既有相匹配的改变，又有不匹配的征象，应考虑在 COPD 基础上发生 PE 的可能。

第二节　消化系统

一、消化道出血显像

消化道出血可分为上消化道出血（Vater 壶腹以上、食管胃十二指肠镜检查范围内）、中消化道出血（Vater 壶腹到回肠末端的小肠，可通过胶囊内镜或双气囊小肠镜检查评估）和下消化道出血(可通过结肠镜检查评估)。消化道出血的及时诊断和评估对患者预后很重要。消化道出血显像(gastrointestinal bleeding imaging,GIBI)是一种非侵入性的检查,1977年开始用于临术,其目的包括明确是否有活动性出血,定位出血部位,估计失血量,检查结果可为临床的治疗计划和消化道出血危险度分层提供依据。

(一)显像原理

静脉注射不能透过血管壁的^{99m}Tc标记的造影剂后,腹部可见大血管及血容量丰富的器官显影,如腹主动脉、左右髂总动脉、肝、脾、肾等,而胃肠壁血容量相对较低,一般不显影。当胃肠壁出现破损出血时,造影剂可随血液在出血部位不断渗出进入胃肠道内,导致局部放射性造影剂异常浓聚,通过γ照相机或SPECT显像可在体外判断出血部位。

(二)造影剂种类

理想的消化道出血造影剂需满足以下条件:①在循环中停留时间足够长,有利于探测间断性出血。②在肠道的吸收、排泄尽可能少,以避免视野干扰。③从本底中清除速度快,以提高靶/本底比值。④清除或排泄部位需远离肠道以免干扰肠道显像。⑤注射剂量尽可能小,以降低辐射剂量。目前应用的造影剂包括^{99m}Tc-SC、^{99m}Tc-HAS、^{99m}Tc-RBC等,分为两类。

1.血池滞留型 这类造影剂以^{99m}Tc-RBC为代表,特点是在血池中滞留时间长,显像时间窗长,有利于探测间断出血。^{99m}Tc-RBC的标记方法包括体内法、改良体内法和体外法,通过氧化还原反应将^{99m}Tc标记在红细胞中血红蛋白的β链上。体内法的标记率较低,为75%~80%,未标记的游离^{99m}Tc可被胃及小肠摄取、分泌,造成假阳性,一般不推荐体内法标记。改良体内法标记率85%~90%。体外法标记率>97%,图像靶本-比高。血细胞比容过低、镰状细胞贫血、一些药物(如甲基多巴、奎宁、阿霉素、碘造影剂等)可能影响标记率。

^{99m}Tc-RBC消化道出血显像中,约80%的出血于注射后90分钟内出现;若为间断性出血,延迟显像时的阳性发现可能不易准确判断出血部位。^{99m}Tc-RBC能够探测的最小出血速率为0.1mL/min。文献报道^{99m}Tc-RBC探测消化道出血的灵敏度为93%,特异度为95%。目前临床上消化道出血显像常用此类造影剂。

2.循环快速清除型 这类造影剂以^{99m}Tc-SC为代表,特点是注射后快速被肝、脾、骨髓等网状内皮系统摄取,在循环中的半衰期2.5~3.5分钟,注射后15分钟基本从循环中清除。这类造影剂的优点是本底清除快、靶/本底比值高,研究报道^{99m}Tc-SC能探测的最低出血速率为0.05mL/min;此外由于标记简单,对于急诊的活动性消化道出血易于及时进行检查。这类造影剂的缺点是可能漏诊间断性的出血,若要延长显像时间窗,则需多次注射,因此其最佳适应证是检查时有明确的活动性消化道出血;另外由于肝、脾、骨髓的生理性摄取,可能降低临近肝、脾或与骨盆重叠部位的肠道出血探测的灵敏度。除^{99m}Tc-SC外,循环快速清除型的造影剂还包括^{99m}Tc-热变性RBC,注射后放射性快速被脾摄取,循环半衰期6~11分钟,与^{99m}Tc-SC类似,可能漏诊间断性出血。

(三)显像方法及图像分析

进行消化道出血显像前需仔细采集患者临床信息,如症状、呕血或便血的颜色、体征、肛门指诊和鼻胃管冲洗的情况,胃镜或结肠镜的结果,以及评估是否可以耐受核医学的检查并建立静脉通路。另外需注意患者近期是否有腹部、肠道手术(可能造成修复的伤口充血,相应部位摄取增高);若近期进行过钡餐检查不应行消化道出血显像。

1.^{99m}Tc-RBC　成年人注射剂量为 555~1110MBq(15~30mCi);18 岁以下的儿童注射剂量为 56MBq(1.51mCi)乘以基于体重的倍数[3kg 的儿童最低注射剂量为 80MBq(2.16mCi),68kg 最大注射剂量为 784MBq(21.19mCi)]。推荐的最小图像矩阵为 128×128,建议连续动态采集,并宜先采血流相(1~3 秒/帧,采集 60 秒),之后 10~20 秒/帧采集(至少需<60 秒/帧,以提高时间分辨率;每帧图像 50 万计数,图像可叠加),采集时间宜足够长(1~4 小时)。若无阳性发现,可延迟采集至 24 小时。

2.^{99m}Tc-SC　检查前患者无需特殊准备。注射剂量 370~555MBq(10~15mCi),视野不包含肝脏上半部。先采集血流灌注期,后连续平面采集至 20~30 分钟,若有阳性发现,则需采集延迟相以明确放射性移行部位;若无阳性发现,建议采集左前斜位(以尽量减低肝脏放射性)、直肠部位以提高检出率。异位脾或副脾、髓外造血组织、骨盆佩吉特病等可能造成假阳性结果。

诊断消化道出血需满足以下 4 条标准:①采集期间新出现血管外的局灶性摄取,随时间延长摄取增高,摄取增高区沿肠道顺行或逆行移行,摄取增高区定位于肠腔。②通常小肠出血的肠道移行比结直肠快(与肠道内容物有关)。③有时小肠出血也可在显像阳性后逐渐消失。④小肠出血移行多为不规则环状,结直肠移行多为线形。

3.正常影像

(1)^{99m}Tc-RBC 各帧均可见腹主动脉、下腔静脉、左右髂动脉等腹部大血管影像及肝、脾影像,肾略显影,膀胱逐渐显影,腹部其他部位仅有少量放射性本底,胃、十二指肠、空肠、回肠及各部位结肠基本不显影。如甲状腺同时显影,则为造影剂放射化学纯度不合格所致,本次显像无效。

(2)^{99m}Tc-SC 仅肝、脾很快显像,腹部和其他部位放射性极低。

4.异常影像　胃肠道某处出现异常放射性浓聚影像,其特点依出血量和出血速度大小而不同。

(1)呈点状放射性浓聚,其浓度类似肾影且时隐时现,部位较固定,出现时间较晚,其下游肠区一般见不到条状放射性浓聚影。

(2)呈片状放射性浓聚,随时间逐渐增浓,其浓度与大血管影近似,出现时间较早,其下游肠区常可见长条状放射性浓聚影。

(3)呈团块状放射性浓聚,很快变大变浓,其浓度与肝、脾影近似,出现时间非常早,甚至于注入造影剂后即刻可见,其下游肠区亦很快显影,并逐渐清楚。

最早出现的异常浓聚影往往是出血灶,根据影像所在部位可大致判定出血部位。

(四)临床应用

上消化道出血常见病因为消化性溃疡、出血性胃炎,其次为胃食管静脉曲张、食管炎、食管裂孔疝和胃息肉等。下消化道出血病因多为直、结肠息肉,其次为结肠炎、肠套叠、麦克尔憩室炎、过敏性紫癜、溃疡性结肠炎、急性坏死性小肠炎、小肠血管瘤、血管畸形、肠结核和全身出血性疾病等。

^{99m}Tc-RBC 消化道出血显像能探测出血率低达 0.1mL/min 的消化道出血,诊断正确率

80%~95%,这取决于正确选用造影剂和显像时机的捕捉;能定位出血部位,估计失血量,为临床治疗计划的制订和危险度分层提供依据。消化道出血显像最佳的适应证是中、下消化道出血,但隐匿的仅大便潜血阳性者、缓慢间断出血者、近期行钡餐者不适合进行消化道出血显像来定位出血部位。

除了消化道出血显像,多种技术用于消化道出血的诊断。①大便潜血试验:对消化道出血的诊断有肯定价值。②胃镜、结肠镜检查:消化道内镜是消化道出血病因诊断的首选方法,灵敏度高,可发现活动性病变,结合活检病理检查可判断病变性质。③胃肠钡剂造影:钡剂造影和钡灌肠可以观察全消化道的形态和功能,但对出血定位诊断帮助不大,在急性活动性出血时或出血终止48小时内不宜采用,因此,胃肠造影应在内镜检查后作为补充手段。④小肠镜检查:对于推测病变在小肠者,可以应用小肠镜检查。由于小肠位于胃肠道深部且迂曲重叠,活动度大,因此检查难度较大。⑤选择性动脉血管造影:对于反复消化道出血,而内镜检查和胃肠道钡剂造影未获确诊者,可做选择性动脉血管造影,常选择腹腔动脉、肠系膜上动脉和肠系膜下动脉造影,由血管病变引起的出血,此法是唯一的诊断方法。检查时机选择在出血的活动期,当出血量>0.5mL/min时,可显示造影剂外溢,从而确定出血部位。对于血管畸形、动脉瘤及一些富血管性肿瘤即使在出血间歇期,也可从血管形态异常而明确诊断。该方法操作迅速、定位较准确且可应用于介入性治疗达到立即控制出血的目的,但为有创性检查,不作为首选方法。⑥腹腔镜检查:腹腔镜能有效诊断麦克尔憩室,腹腔镜首先辨别出回盲部,然后用钝性抓钳逆行检查回肠,发现憩室。

与其他消化道出血定位诊断技术相比,消化道出血显像的优点是能够做到全消化道实时成像、连续动态观察、探测出血时间窗长、探测出血的灵敏度高;不足是空间分辨率低且缺乏精确解剖定位、平面成像受前后重叠影响、当采集时间点不连续时可能误判出血部位。SPECT/CT可提供准确的解剖定位信息,有利于准确定位异常摄取部位,并能够帮助判断如异位脾、非肠道的出血或血肿、富血供肿瘤等引起的假阳性情况。但由于SPECT/CT采集时间长,消化道出血有沿肠道移行的特点,SPECT/CT在消化道出血定位诊断中的价值仍有待商榷。在消化道出血中,核医学检查的目的不是判断有无出血,而是准确定位出血部位,因此连续、动态、实时、快速的全消化道断层融合成像是对核医学提出的更高的要求。在硬件上PET成像可达到上述要求,近年亦有一些正电子核素标记的血池造影剂的出现,如^{18}F-AIF-NEB、^{68}Ga-NEB等。这类正电子血池造影剂是否有助于更准确地定位消化道出血部位,还有待今后探索。

二、异位黏膜显像

(一)显像原理

正常胃黏膜具有快速摄取高锝酸盐(^{99m}TcO$_4^-$)的特性,异位的胃黏膜(ectopic gastric mucosa)也具有这种特性,故在静脉注射^{99m}TcO$_4^-$后异位胃黏膜可很快聚集^{99m}TcO$_4^-$形成放射性浓聚灶,通过γ照相机或SPECT显像可以在体外进行诊断和定位,因此本检查的阳性结果具有病因诊断价值。

(二)病理生理基础

异位胃黏膜是指胃黏膜柱状上皮出现于正常胃壁以外的其他位置,由于异位的胃黏膜缺乏有效的黏膜-黏液保护屏障,并且也具有分泌胃酸和胃蛋白酶的功能,可引起邻近食管或肠黏膜产生炎症、溃疡和出血。异位胃黏膜主要好发于胃以外的消化道部分,包括麦克尔憩室(Meckel diverticulum)、巴雷特食管(Barrett esophagus)和小肠重复畸形(enteric duplications)。麦克尔憩室是卵黄管的残余,是胃肠道最常见的先天性异常,在一般人群中发病率为1%~3%。大约57%的麦克尔憩室含有异位胃黏膜。巴雷特食管是食管下段的鳞状上皮细胞被胃的柱状上皮细胞所取代的一种病理现象,是反流性食管炎的并发症之一,多于反流性食管炎病程超过1年以后发生(也可能不发生)。小肠重复畸形是指在小肠的近系膜缘侧出现的一种圆形或管状结构的空腔器官,与其毗邻的小肠有相同的组织结构,其血液供应亦非常密切。小肠重复畸形腔内多衬以主肠管的肠黏膜,20%~35%为异位消化道黏膜或呼吸道黏膜,异位黏膜中以胃黏膜最多见,偶见同时含有两种以上的异位黏膜。小肠重复畸形可发生于小肠任何部位,但以回肠最为多见。重复畸形在小儿为良性疾病,但于成年期可发生癌变。按临床外观分型可分为肠外囊肿型重复畸形、肠壁内囊肿型重复畸形、管状型重复畸形、憩室状重复畸形、胸腹腔重复畸形。

(三)显像方法及图像分析

检查不需要禁食,不过禁食3~4小时可以减小胃轮廓的大小,提高检查异位胃黏膜的灵敏度。如果可能,在检查前2~3天停用所有可能刺激胃肠道的药物。明确患者近期是否进行过体内红细胞标记是非常重要的,其会影响麦克尔憩室显像,因为亚锡还原剂的影响会持续数天,使静脉注射的$^{99m}TcO_4^-$标记于红细胞而不是聚集在异位胃黏膜。

成年人静脉注射$^{99m}TcO_4^-$ 296~444MBq(8~12mCi);儿童1.85MBq/kg(0.05mCi/kg),最小注射量为9.25MBq(0.25mCi)。采用低能高分辨率的平行准直器,能峰140keV,窗宽20%,进行平面或SPECT显像。

患者取仰卧位,扫描范围为腹部和盆腔(包括胃和膀胱)。在婴儿和幼儿(最大2岁)中,应将胸腔包括在内,以评估可能的异位黏膜支气管肺前肠畸形。

获得前腹部血流动态图像(1~5秒/帧,长达1分钟)以识别可能与异位胃黏膜混淆的血管血池的浓聚影。以30~60秒/帧采集前腹部动态图像至少30分钟。临床高度怀疑,但早期图像为阴性时可采集至60分钟。超过60分钟,由于放射性核素由胃排到肠腔,会影响图像的判读。在动态采集结束时,建议采集静态图像(前位、前斜位、侧位和后位)。侧位像可用于定位肾盂的放射性。后位像可能有助于检测被膀胱遮挡的麦克尔憩室中的放射性。

如果麦克尔憩室靠近膀胱且患者不能自主排空膀胱,可以考虑导尿。呋塞米(1mg/kg静脉注射)可用于消除扩张的输尿管中的放射性浓聚,尤其当延迟显像受限时。

1.正常影像

(1)正常结构在注射$^{99m}TcO_4^-$后的血流灌注像即刻显示,包括心、肺(通常不包括在视野中)、大血管、富血供器官(肝、脾、肾)。

(2)胃影在动态显像早期出现,并且在10~15分钟最明显。

(3)输尿管、膀胱常可见显影。

(4)在胃影出现时腹部和胸部无局限性和固定的放射性浓聚灶。

2.异常影像　异位胃黏膜的影像特点:局灶性放射性浓聚影,位置相对固定;与正常胃黏膜中的放射性浓聚影同时出现;随着胃黏膜放射性摄取的增浓,异位胃黏膜的放射性摄取也增浓。

（1）麦克尔憩室：在腹部脐周，最常见在右下腹出现位置相对固定的灶状浓聚影，与胃同步显影，随着时间延长，影像渐浓。也可见于腹部的其他部位，位置可能随体位的改变而改变。

（2）巴雷特食管：在胃影上方可见食管下段有异常造影剂浓聚影，与胃同步显影，随时间延长，局部浓聚影渐浓，饮水后局部影像无明显变化。

（3）小肠重复畸形：腹部出现条状浓聚影，与胃同步显影，随时间延长，影像渐浓且逐渐呈现肠型。

（四）临床应用

当患者没有活动性出血时，应选择异位胃黏膜显像。对于活动性出血的患者，包括儿童，^{99m}Tc-RBC 闪烁扫描将是最佳的方法。异位胃黏膜显像可应用于以下几个方面。

1.小儿下消化道出血病因筛查　麦克尔憩室是婴儿下消化道出血的最常见原因。超过 50% 的患儿在 2 岁时出现出血。几乎所有下消化道出血的儿童，憩室都含有异位胃黏膜。麦克尔憩室好发于小肠的回肠部位。检查的总体灵敏度和特异度约为 90%。

2.小儿慢性腹痛。

3.肠梗阻或肠套叠疑与麦克尔憩室或小肠重复畸形有关　麦克尔憩室和小肠重复畸形都可表现为肠梗阻。憩室所致肠梗阻主要为低位，且多为绞窄性，与其他粘连带所致小肠梗阻难以鉴别。憩室作为起点内翻所引起的肠套叠多在手术中或手术后检查病理标本时始能确定；急性憩室炎亦可引起粘连性肠梗阻。小肠重复畸形引起的肠梗阻常为与主肠管不交通的囊肿型重复畸形的临床表现，尤其是肠壁内囊肿。囊肿向肠腔突出，堵塞肠腔引起不同程度的肠梗阻。囊肿容易成为套入点诱发肠套叠，表现为突发的呕吐、腹痛、果酱样血便等急性肠梗阻症状。

4.成年人食管炎（或出血），疑异位胃黏膜。

5.反流性食管炎患者了解有无巴雷特食管　巴雷特食管发生于 11%~44% 的慢性胃食管反流者，文献报道有 8%~15% 的巴雷特食管发生食管腺癌。通常，巴雷特食管区域越大，发生癌的危险也越大。巴雷特食管是一种癌前病变，应该及时治疗并定期复查。如有重度异型增生或早期癌变，应手术治疗。平时可按一般胃食管反流病治疗。

药物干预可提高麦克尔憩室扫描的灵敏度。H 受体阻断药（西咪替丁、法莫替丁或雷尼替丁）可阻断高锝酸盐从异位胃黏膜中释放出来，五肽胃泌素增强黏膜摄取 ^{99m}Tc-高锝酸盐，胰高血糖素减少小肠（憩室）蠕动。

目前，随着 SPECT/CT 的应用，SPECT 和 CT 的融合影像有助于更精准地显示和定位病灶，并且排除或确定其他的引起腹痛和出血的病因。

三、唾液腺显像

唾液腺显像是了解唾液腺摄取、分泌、排泄功能及有无占位性病变的常用方法。唾液腺小叶内导管上皮细胞具有从血液中摄取和分泌 ^{99m}TcO$_4^-$ 的功能，静脉注射后 ^{99m}TcO$_4^-$ 随血流到达唾液腺，被小叶细胞从周围毛细血管中摄取并积聚于腺体内，并在一定的刺激下分泌出来，随后逐渐分泌到口腔。因而对唾液腺进行显像，可了解唾液腺位置、大小、形态和功能，包括摄取功能、分泌功能及导管通畅情况。

(一)显像原理

唾液腺小叶上皮细胞能从血液中摄取、浓聚并分泌碘和锝。通过静脉注射$^{99m}TcO_4^-$可获得唾液腺核医学影像和时间-放射性活度曲线,了解唾液腺的位置、大小、形态和功能(摄取功能、分泌功能和导管通畅情况)。

(二)显像方法

1.静态采集　患者无须特殊准备,静脉注射$185 \sim 555MBq$ $^{99m}TcO_4^-$后,即可行快速动态显像,观察唾液腺血流灌注并于5分钟、10分钟、20分钟、40分钟时进行前后、左右侧位静态显像,视野包括甲状腺。然后口含枸橼酸钠盐或维生素C 500mg,促使唾液腺分泌,漱口清洗口腔中的放射性药物后,再行静态显像。前后保持同一体位可得到时间-放射性曲线,并定量分析。

2.动态采集　采用"弹丸式"静脉注射造影剂,2秒/帧,共30帧;之后60秒/帧,共25帧。保持体位不动情况下,于采集结束前5分钟舌下含服维生素C 300~500mg,直至采集结束。取各个唾液腺及口腔为感兴趣区,生成各自的时间-放射性曲线。

3.注意事项　①患者体位要摆正,否则会影响影像对称性判断。②避免体位移动,否则会影响时间-放射性曲线的生成。③采集时,探头应尽可能贴近患者,左右侧位采集保持探头距离患者的一致性。④腮腺造影可影响唾液腺摄取高锝酸盐的能力,故应在造影之前或在造影1周后再行本项检查。⑤Graves病患者会因甲状腺摄取过多造影剂,使唾液腺摄取不良。⑥给患者口含维生素C后,应注意不要使患者将唾液溢出口外,以免污染探头。

(三)临床应用

1.唾液腺炎。

2.干燥综合征。

3.系统性红斑狼疮等影响唾液腺功能的疾病。

(四)诊断和鉴别诊断

1.双侧唾液腺疾病　①两侧唾液腺摄取亢进,见于病毒、细菌感染、放射治疗后的炎症反应。②两侧唾液腺摄取低下,见于干燥综合征(Sjögren syndrome,SS),严重时双侧唾液腺可不显影。

2.唾液腺肿瘤　良性唾液腺肿瘤多表现为摄取放射性多,肿块部位有功能。恶性肿瘤摄取放射性降低,表现为"冷"区。

3.唾液腺导管阻塞　表现为梗阻部位上端放射性滞留,在酸刺激下更明显。

第三节　骨骼系统

骨显像是临床上应用最为广泛的核医学检查项目,常用于肿瘤骨转移、创伤、感染等骨骼系统疾病的诊断及疗效评估等方面,并发挥了重要作用。骨骼组织由有机物和无机物等成分构成。有机物包含骨细胞、细胞间质(主要由葡糖醛酸和氨基己糖的聚合物组成)和胶原,而构成无机物的主要成分是羟基磷灰石晶体,它大部分沉积在骨胶质纤维中。成年人骨骼组织中羟基磷灰石晶体总面积可达 $3 \times 10^6 \, cm^2$，因此它对体液可交换的离子或化合物能充分发生离子交换或化学吸附。

放射性核素骨骼显像显示病变是基于局部骨骼血流和骨盐代谢的情况，在病变的早期即可发现病灶，因此通常能较 X 线片提前 3~6 个月显示，对骨骼病变，特别是对无症状转移性骨肿瘤的早期诊断具有特殊的价值。

一、显像原理

应用某种亲骨性核素或其标志化合物，通过离子交换和化学吸附方式，显示全身各部位骨、关节的造影剂分布与吸收情况。常用的骨造影剂为 ^{99m}Tc 标记的膦酸盐化合物，骨骼摄取膦酸盐化合物的机制主要涉及下列内容：①化学吸附，^{99m}Tc 标记的膦酸盐化合物可与碱性的羟基磷灰石晶体的钙离子（Ca^{2+}）结合，进行离子交换。②与有机质结合，^{99m}Tc 标记的膦酸盐化合物可直接与有机基质，特别是未成熟的胶原结合。③酶和酶受体结合位点的影响和作用，碱性磷酸酶对 ^{99m}Tc 标记的膦酸盐化合物在有机基质中的沉积起着重要的作用。目前，国内普遍使用的骨造影剂是 ^{99m}Tc 标记的亚甲基二膦酸盐（^{99m}Tc-methylenediphospho-nate，^{99m}Tc-MDP）。局部骨骼摄取 ^{99m}Tc-MDP 程度与其血流量、代谢活跃程度和交感神经状态等有关。当骨代谢活性增强、骨的局部血流量增加、成骨细胞活跃和新骨形成时，局部骨组织可浓聚更多的 ^{99m}Tc-MDP，而呈现"热区"（放射性分布浓聚区）；反之，当骨的局部血流量减少或病变区发生溶骨性改变时，^{99m}Tc 标记的膦酸盐化合物随之减少，呈现放射性"冷区"（放射性分布稀疏缺损区）。因此，当骨骼组织发生病理性改变时，骨显像于相应部位呈现异常的放射性分布，从而对骨骼疾病进行诊断。

静脉注射 ^{99m}Tc-MDP 剂量：成年人为 740~1110MBq（20~30mCi），显著肥胖者可按照 11~13MBq/kg（300~350μCi/kg）标准给药，儿童为 9~11MBq/kg（250~300μCi/kg），最低为 20~40MBq（0.5~1.0mCi）。

二、显像方法

常用检查方法：根据不同的检查目的选用合适的准直器进行显像，可分为全身或局部骨显像、SPECT 断层显像、SPECT-CT 融合显像、骨动态显像（即三时相骨显像）。

全身骨显像首先静脉注射 ^{99m}Tc-MDP，待 2~6 小时后，患者取仰卧位，利用显像仪器从足尖到头顶进行全身前位和后位显像，采集矩阵为 256×1024，能峰为 140keV，窗宽为 20%，扫描速度为 12~20cm/min。注射 ^{99m}Tc-MDP 后大量饮水（注射造影剂后至显像前饮水不少于 400mL）可加速血液中 ^{99m}Tc-MDP 经肾排出，显像前排尿以减少膀胱内尿液的放射性对骨盆影像的干扰，并取出衣袋内的金属物品。^{99m}Tc-MDP 骨显像最有利于探测全身骨转移瘤和观察全身性骨病，若只为观察局部病变，进行相应部位的局部骨显像。

SPECT 骨断层显像，可以改善图像的对比度和分辨率，克服平面显像结构重叠的不足，对于深部和较小的病变的探测更为灵敏和准确，SPECT 只是在一定程度上提升了对骨骼病变的诊断价值。SPECT-CT 融合显像通过 CT 图像所提供的解剖和诊断信息，与 SPECT 图像整合，丰富诊断信息，大大提升骨骼影像的可读性和诊断的可靠性及准确性。

三时相骨显像即骨动态显像，获得局部骨骼的血流相、血池相和延迟相三种影像。

1.血流相 探头将感兴趣区包含在 SPECT 视野内，注射造影剂后待显示器出现组织血流影后立即采集，采集矩阵为 64×64 或者 128×128，采集速度为 3 秒/帧，共采集 2 分钟；静脉注射显像后 8~12 秒,可见局部较大动脉显影,随后软组织轮廓逐渐显示。骨骼部位放射性较软组织明显减低,左右两侧动脉显影出现时间及局部放射性分布浓度基本一致。

2.血池相　是指继血流相之后 3 分钟时采集,采集矩阵为 128×128 或者 256×256,采集计数约为 500K/帧;软组织轮廓清晰显示,放射性分布均匀,两侧对称,大血管可持续显示,此期骨骼放射性仍较低。

3.延迟相　相当于骨局部显像,也可以行全身骨显像;骨骼显示清晰,软组织影消退。

新技术:^{18}F-氟化钠(^{18}F-NaF)也被应用于骨显像,其骨骼中摄取更高,血液清除快,骨与本底放射性比值更高,显示解剖结构更为清晰,但由于^{18}F 必须由加速器生产,价格昂贵,且为正电子发射体,需用 PET 进行显像。成年人静脉注射剂量为 185~370MBq(5~10mCi),0.5~2 小时后显像。

三、临床应用(适应证)

①骨转移瘤的筛查和诊断。②原发性骨肿瘤良、恶性的诊断。③骨感染性疾病的诊断。④骨坏死的诊断。⑤骨创伤的诊断。⑥骨移植的监测。⑦关节疾病的诊断。⑧骨代谢性疾病的诊断。⑨骨痛的病因诊断。

四、诊断和鉴别诊断

1.骨转移瘤

(1)诊断:骨转移瘤最常见的典型表现是在全身骨影像上出现多发的、大小和形态各异的放射性浓聚灶,多发生在中轴骨。这种表现常见于以成骨性转移为主的恶性肿瘤,如前列腺癌、成神经管细胞瘤、甲状腺髓样癌等,或成骨和溶骨性转移同时存在的恶性肿瘤,如肺癌、乳腺癌、胃癌、鼻咽癌、结肠直肠癌等。还有由于弥漫性骨转移所致的骨影普遍增浓、软组织本底很低和泌尿系统不显影的"超级影像";而以溶骨性转移为主的肿瘤,如肾癌、消化道肿瘤、皮肤鳞癌等可表现为放射性稀疏灶,多发或单发,较少见。对全身骨显像放射性异常分布的部位进行有的放矢的 SPECT-CT 显像,借助于 CT 的准确定位及显示放射性异常分布部位的溶骨或成骨性改变,有助于提高骨转移瘤的诊断准确性。

(2)鉴别诊断:呈现上述典型的多发性放射性浓聚灶的表现,对已知的肿瘤患者,首先要考虑为骨转移瘤,但也要注意与其他骨病的鉴别诊断。

1)骨关节病:最多见,是一种退行性增生性骨病,多发生在负重骨关节边缘,如下肢各大关节、骶髂关节和脊柱小关节等处,发生在这些部位的骨转移瘤罕见。SPECT-CT 可以显示放射性浓聚部位的骨质增生、骨赘形成等,可以鉴别诊断。

2)骨创伤:较多见的是被遗忘的创伤所致的肋骨多发放射性浓聚灶,其特点是邻近几根肋骨有典型的从上往下排列的串珠样浓聚影,或浓聚影在肋骨和肋软骨连接处。若肋骨上呈现沿肋骨走行的条状影像,则多提示为骨转移瘤。SPECT-CT 可以显示放射性浓聚部位的骨折线、骨痂形成等,可以鉴别诊断。

3)代谢性骨病:主要包括原发性和继发性甲状旁腺功能亢进性骨病、软骨病和骨质疏松症。

原发性甲状旁腺功能亢进症的临床表现有骨痛、血清高钙低磷、血甲状旁腺激素增高,有的反复发作尿路结石。其骨显像具有骨骼摄取放射性普遍增高的特点,并以颅盖骨和下颌骨尤为明显,肋软骨呈串珠状浓聚影,领带样胸骨影,肾影不清,肺和胃等软组织异常钙化影像,常伴有散在的假性骨折影像。软骨病的骨影像所见类似。骨质疏松症的典型表现为骨普遍性放射性减低,常伴有个别椎体的终椎板呈条状放射性增高,为压缩性骨折早期,晚期为整个椎体增浓而变形,SPECT-CT可以显示骨小梁的稀疏、压缩性骨折等,有助于鉴别诊断。结合患者临床表现、血清甲状旁腺激素水平和骨密度检测等有助于明确诊断。

骨转移瘤也有5%~10%可表现为孤立性放射性增高灶,需要与单发骨创伤、退行性病变、原发性骨肿瘤等鉴别。"超级影像"除恶性肿瘤弥漫性骨转移外,也可见于代谢性骨病和肾衰竭患者。放射性分布稀疏灶也可见于多发性骨髓瘤、骨缺血性坏死、骨囊肿和骨梗死。

结合临床病史,借助于SPECT-CT显示放射性异常分布部位的骨骼形态学改变,有助于鉴别诊断。

2.原发性骨良、恶性肿瘤　在骨显像影像上良性、交界性和恶性骨肿瘤常都表现为异常放射性浓聚,缺乏特征性表现,而X线片、CT或MRI等常可根据一些特征性影像表现对病变做出准确诊断。因此,骨显像对于原发性骨肿瘤的诊断、良恶性的鉴别并非首选方法,骨显像对于原发性骨肿瘤的意义如下。

(1)可以早期检出病变,骨显像可在出现临床症状或形态学表现出现异常前显示肿瘤病灶的存在。

(2)可准确显示原发性肿瘤的累及范围,骨显像显示的肿瘤侵犯范围往往较X线检查显示的范围大,这对于术前准确确定手术范围和放疗时合理选择照射野等具有重要意义。

(3)骨显像灵敏度高,对于一些特殊部位的骨肿瘤,如脊柱、骨盆、股骨颈等X线不易发现的部位,尤其是一些良性骨肿瘤,结合SPECT-CT显像,往往能做出准确诊断。

(4)全身骨显像有利于发现原发恶性骨肿瘤以外的骨转移病灶。

(5)有助于手术或其他治疗后疗效的监测与随访,三相骨显像如病灶部位血流灌注减少、延迟相显示病灶放射性浓聚程度减淡、SPECT-CT显像提示骨质损坏范围缩小等往往提示病情好转,反之则提示病情恶化。

(6)三相骨显像对于鉴别肿瘤的良恶性有一定的价值。一般而言,恶性骨肿瘤血供丰富,在三相骨显像的各时相均表现为异常放射性浓聚,而良性骨肿瘤在血流相及血池相放射性浓聚常不明显,再结合SPECT-CT融合显像中CT的形态学改变可进一步提升对骨骼病灶良恶性的鉴别,而且对于骨骼肿瘤性病变SPECT-CT显像能够明确其累及的范围,以及周围是否伴有软组织肿块的形成。

3.骨与关节感染性疾病　任何部位的骨与关节感染过程中,引起早期血管供血的改变,出现局部血供丰富,同时伴有骨质破坏或成骨反应,因此骨造影剂在病变部位高度浓聚。因而骨显像早期诊断骨感染特别有意义,尤其是骨感染发病后,在X线检查尚未发现有骨破坏和骨膜新骨形成的时候即可发现病灶。

骨的感染性疾病包括化脓性和非化脓性两种:前者包括化脓性骨髓炎和骨脓肿,后者主要包括结核性骨髓炎或骨结核。

(1)化脓性骨髓炎:依据病程可分为急性和慢性骨髓炎,最多见的是急性骨髓炎,较多见于小儿。X线片对早期诊断此病有困难,一般要在发病1~2周后发生了溶骨性病变才能显示,但骨显像却能在骨髓炎发病后的24小时内显示出异常。最常见的征象是在病变部位出现局限性的放射性异常浓聚的"热区"。

急性骨髓炎和蜂窝织炎在临床症状上比较难以鉴别,常采用骨三时相显像的方法来鉴别,骨髓炎的三时相显像可见血流相、血池相、延迟相三个时相内放射性的异常浓聚部分主要都局限在骨髓的病变部位,并随时间延长在病变区的骨骼内浓聚更加明显。蜂窝织炎三时相显像在血流相、血池相时表现为病变区弥漫性的放射性增强,随时间延长而逐渐减低,延迟相时主要见放射性弥散在病变区的软组织内,骨的摄取很少,甚至根本见不到骨的影像。

(2)骨与关节结核:好发于儿童和青少年,是一种继发性病变,大约90%继发于肺结核。涉及的最常见部位为脊柱,其次为髋关节、膝关节和肘关节。骨显像对骨与关节结核的探查灵敏度高,特异度差。多发的骨结核病灶在骨显像上可呈现多发性造影剂异常浓聚,这与转移性骨肿瘤的骨显像表现相似,因此在诊断骨结核时,骨显像并非首选,结合SPECT-CT显像,对于脊柱病灶可以显示病灶的确切部位、发现椎旁脓肿及椎间盘受累情况,有助于与转移瘤的鉴别诊断。

4.骨坏死 最常见于股骨头、远端股骨髁和肱骨头,常为无菌性骨坏死,又称为缺血性骨坏死,是临床常见的骨关节病。无菌性骨坏死是由于多种原因导致邻近关节面组织血液供应缺失,造成成骨细胞和骨髓生血细胞的缺血性坏死。最常见的是股骨头缺血性坏死。

(1)股骨头缺血性坏死:确切发病机制尚不清楚,凡使股骨头产生血循环障碍的因素,如外伤所致股骨颈骨折、髋关节脱位,长期服用大量糖皮质激素和过度酗酒等均可导致股骨头缺血性坏死。相对X线检查而言,骨显像对股骨头缺血性坏死的早期诊断,有着明显的优势,常可以在X线片出现异常前的数月内发现病变,可协助临床更早地确定治疗方案。

股骨头缺血性坏死的早期,三时相骨显像则更为灵敏,血流相、血池相、延迟相均表现为病灶部位造影剂的摄取减少。但在中后期血管再生修复过程中,成骨作用加强,骨显像可见在坏死区周边的造影剂摄取增加,但坏死中心仍呈缺血状态,而出现典型的"炸面包圈"样改变。结合SPECT-CT显像的CT形态学改变,有助于诊断及其分期。而且还可以利用SPECT-CT显像进行半定量分析研究股骨头血流动力学改变,患侧、健侧股骨头人工勾画感兴趣区进行放射性计数比值的计算,有助于分析股骨头血供情况。

(2)儿童股骨头骨软骨病:又称为无菌性股骨头骨骺坏死症或骨软骨炎、Legg-Calve-Perthes病或Legg-Perthes病。此病通常发生于4~8岁男孩,最常见为单侧病变,髋部出现轻度疼痛并可涉及膝关节。本病的病理特征为股骨头骨骺的骨化和缺血性坏死,导致股骨头不同程度的畸形与髋关节活动受限,最后导致骨性关节炎。骨显像的特征性表现为股骨头骨骺部位造影剂摄取减低,髋臼部位由于伴随滑膜炎而呈现造影剂摄取增高,骨显像的改变可早于X线检查数月。

5.骨创伤的诊断

(1)创伤性骨折:临床中大多数骨折不需要行骨显像,X线片就可以明确诊断。但是对于不全性骨折或者是隐性骨折,尤其是发生于解剖结构复杂的骨折,X线片的诊断价值有限。此时,CT作为断层图像具有一定的补充价值,能够使多数解剖结构复杂部位的骨折得以显示,但是对于轻微骨折或者是不完全性骨折,CT也难以显示。此时,MRI具有明显的优势,在绝大多数情况下可以灵敏地显示异常。其不足之处在于其为局部检查,检查费用相对较高,部分患者,如幽闭综合征、体内有非钛合金的金属植入物者无法进行检查等。

骨显像对骨折的诊断与评估,是对X线片、CT等常规诊断方法的有效补充。主要应用领域:①解剖结构复杂部位的骨折及各种类型的不完全性骨折,如青枝骨折、疲劳性骨折等。②因骨质疏松或者其他代谢疾病导致的骨折,尤其是伴有全身多发性骨折者。但是,骨显像具有高灵敏度,对于骨折诊断的特异度不高,结合临床症状、相关病史及其他影像学资料进行综合分析非常重要。

骨平面显像与SPECT-CT的联合应用,借助于骨平面显像的高灵敏度,有的放矢地进行局部小范围的CT扫描,既有效减少了辐射剂量,又提高了对病变的探测效率。除陈旧性骨折外,绝大多数的骨折线部位表现为放射性异常浓聚,与毗邻结构对比鲜明,与单纯的诊断CT相比,使得诊断更加准确。例如,膝关节、踝关节及腕关节等部位具有解剖结构复杂的特点,细微的骨折诊断难度较大,借助于融合图像中骨折部位局部放射性浓聚而易于诊断;再如肋骨骨折,因其特殊的前倾走行和前后重叠影像,使得CT和X线片对于该部位骨折的诊断效能有限,通过骨平面显像发现放射性聚集部位后,再借助于SPECT-CT融合图像中的曲面重建技术或者是最大密度重建技术,就可以清晰地显示骨折,弥补单纯CT图像的不足。同时骨平面显像还可以评估骨折愈合情况的全过程,鉴别骨折为新鲜骨折或者是陈旧性骨折,在司法鉴定方面具有积极的意义。

(2)应力性骨折:又称为疲劳性骨折或行军性骨折,常发生于军事训练、运动或劳动过程中,是一种超负重引起的骨折,应力性骨折与急性骨折不同,骨的实质未断裂,它能刺激骨质重塑,在重塑过程中骨质被吸收而变薄,此时如继续增加负荷,可使原来细微的骨折加重为明显的骨折。

应力性骨折通常发生在胫骨和腓骨干、股骨颈的内侧面、耻骨支下面、距骨、跟骨、籽骨和舟骨等部位,但胫骨干上1/3更多见。骨显像是主要的诊断方法,可比X线早数周发现病变,骨显像不仅能灵敏地探查应力性骨折,还可了解损伤的程度和转归,为制订治疗方案提供重要信息,尤其是对运动员意义重大。

6.骨移植的监测　骨移植是骨科常用的治疗手段,放射性核素骨显像主要反映骨的局部血流与代谢活性信息,较X线片可以更加早期、准确地评估移植骨的存活状况,骨显像对放射性移植骨是否成活具有独特价值,是监测骨移植术后疗效的可靠手段。

炎症反应、血管再生、新骨形成及骨改建是移植骨成活经历的4个基本阶段。骨移植术后1周因无菌炎症,局部毛细血管增生,植骨区放射性浓聚,致使移植骨/健侧骨放射性计数值增高;2周时破骨细胞活跃、血管重建等因素,导致移植骨/健侧骨放射性计数值进一步增高;4周后,植骨区与受骨床之间骨痂形成,新的骨样组织形成,骨密度有所改善,植骨区的放射性浓聚较2周时明显减低,但仍高于健侧骨;8周后新骨组织已形成,骨的血流量及代谢趋于正常,此时放射性浓聚与健侧骨接近,放射性计数比值略大于正常。因此,骨移植术后2~8周,通过放射性核素骨显像观察造影剂分布的范围及摄取量可显示成骨的整体状况,全面反映移植骨的形成状态,是判断移植骨是否存活的最佳时间。骨显像检查,如移植骨本身放射性不低于周围正常骨组织及对侧相应正常骨组织,骨床连接处放射性增浓,提示血运通畅,存活良好。如移植骨本身放射性低于正常骨组织,则表明血运不良,存活的可能性较低。SPECT-CT融合影像学检查可以更加准确地评估移植骨的代谢、骨质密度、骨痂及新生骨的形成状况等,可以更加准确地评估移植骨的活性。

7.关节疾病的诊断　骨关节病常在出现临床症状之前骨显像即可见到在关节部位有异常放射性积聚,较X线片灵敏。若有坏死存在,病灶部位可有放射性分布稀疏,缺损。

(1)类风湿关节炎(rheumatoid arthritis,RA):是一种自身免疫性疾病,主要表现为周围对称性的多关节慢性炎症性的疾病,可伴有关节外的系统性损害。其病理为关节的滑膜炎,当累及软骨和骨质时出现关节畸形。类风湿关节炎的早期当关节骨和软骨仍未破坏时,骨显像就能在关节区见到造影剂摄取明显增加,故骨显像先于 X 线检查出现异常。但骨显像所见到的关节区造影剂摄取增加是非特异性的,必须结合临床表现进行诊断。当骨显像出现整个腕部有弥漫性的造影剂摄取增加,伴发指间和掌指间关节的侵犯,可考虑类风湿关节炎的诊断。骨显像还可显示全身关节受累情况和范围。

(2)骨关节炎或退行性关节病:在老年人群中普遍存在,病变常累及膝、踝及手、足、骶髂、腰椎等关节,骨、关节显像时局部造影剂摄取不对称性增高;老年性膝关节炎是临床最常见的退行性关节病。关节炎显像表现为关节部位较浓聚,第一腕掌关节造影剂摄取增高是骨关节炎的特异性征象,远端指(趾)关节造影剂摄取也可增高。

(3)肺性肥大性骨关节病(hypertrophic pulmonary osteoarthropathy,HPO):发生机制不明,一般认为其与组织缺氧感染产生的有毒物质和局部血循环量增加有关,多继发于胸部疾病,如慢性感染、良性或恶性肿瘤、先天性心脏病等。少数继发于其他系统慢性疾病,如消化系统或血液病等。此病为多发性和对称性,以小腿和前臂最常受累。X 线检查示四肢长骨有骨膜下新骨增生,呈葱皮状或花边状,可波及全部骨干,以骨干远端最明显,骨皮质和髓腔正常。骨显像的特征性表现是管状骨骨皮质造影剂摄取对称性增浓,呈“双轨征”改变,多见于肘以下的上肢骨和膝以下的下肢骨。有时骨转移也可合并肺性肥大性骨关节病。

(4)假体松动与感染:人工骨关节置换术后假体松动、感染是最常见并发症,X 线检查可判断是否存在松动,但难以判断是否存在感染。由于金属假体植入限制了 MRI 的应用,而骨显像可以应用于假体感染与假体松动的鉴别,关节假体松动的典型骨显像特征呈假体两端局限性放射性浓聚,而人工髋关节感染则表现为假体周围弥漫性放射性浓聚,骨三相显像结合 SPECT-CT 可观察假体周围骨质的改变情况,有助于其鉴别诊断。

8.代谢性骨病 是指一组以骨代谢异常为主要表现的疾病,包括原发性和继发性甲状旁腺功能亢进、畸形性骨炎(Paget 病)、骨质疏松症、肾性营养不良综合征等。

代谢性骨病的放射性核素骨显像有下列特征:①全身骨骼对称性造影剂摄取增高。②中轴骨造影剂摄取增高。③四肢长骨造影剂摄取增高。④颅骨的下颌骨造影剂摄取增高。⑤关节周围组织造影剂摄取增高。⑥胸骨造影剂摄取增高,呈“领带征”样的放射性浓聚。⑦肋骨软骨连接处造影剂摄取增高,呈“串珠样”的放射性浓聚。⑧肾显影不清晰或不显影。而各种代谢性骨病在各自的骨显像上又有其自身的特点。

(1)骨质疏松症:原发性骨质疏松症是以低骨量和骨组织细微结构破坏为特征的全身性骨骼疾病,包括绝经后骨质疏松(Ⅰ型)和老年性骨质疏松(Ⅱ型)。骨质疏松症患者行骨显像通常不用来诊断,而是寻找骨折灶,解释骨痛的原因。在严重骨质疏松症患者中,骨显像时可出现弥漫性造影剂摄取减少,表现为图像质量差、本底高。骨质疏松症患者在一定阶段常会出现背痛的症状,椎体压缩性骨折是常见原因,但在 X 线片中常无明显异常征象,而骨显像则可由于微小骨折而显示出一个长条形的局部造影剂摄取增高影。骨显像也可用于骨质疏松症治疗过程中的疗效监察,治疗前骨显像可见骨质疏松部位通常在脊椎造影剂摄取增高,肋骨或其他外周骨造影剂摄取较少,治疗后可见外周骨出现新的造影剂摄取增高,增高区可扩展到骨骺区。

(2)骨质软化症:是新形成的骨基质不能正常矿化的一种代谢性骨病。主要病因是维生素 D 缺乏和其他原因导致的钙磷代谢障碍。全身骨显像典型征象为椎体多发横向型放射性增高和椎间隙增宽,假骨折部位放射性浓聚。成年人低血磷骨质软化症的全身骨显像表现与多发性骨转移瘤相似,均表现为多发性的局部骨代谢异常病灶,但骨质软化症肋骨上病灶为小圆点状多个浓聚点,而肋骨转移瘤表现为沿肋骨走行的条索状,如再结合血磷、血钙和碱性磷酸酶(alkaline phosphatase,AKP)结果等容易鉴别,SPECT-CT 融合显像通过观察病灶在 CT 上有无骨质破坏、骨折线及 SPECT 有无放射性浓聚及浓聚灶形态来与骨转移瘤鉴别。

(3)甲状旁腺功能亢进症:主要分为原发性和继发性两种,前者是由于甲状旁腺本身病变(肿瘤或增生)引起甲状旁腺素(parathyroid hormone,PTH)合成与分泌过多,通过其对骨与肾的作用,导致高钙血症和低磷血症。继发性甲状旁腺功能亢进症是由于各种原因所致的低钙血症,刺激甲状旁腺,使之增生肥大,分泌过多 PTH,常见于肾功能不全、骨软化症。原发性甲状旁腺功能亢进症患者的核素骨显像图根据其特点分为 4 种类型:①Ⅰ型,骨显像阴性。②Ⅱ型,骨显像局部骨异常,即局灶型,又再分为 2 个亚型:ⅡA 型颅骨和下颌骨放射性浓聚,ⅡB 型表现为除有ⅡA 型特点外,还存在其他局部骨代谢异常。③Ⅲ型,全身骨放射性摄取增加。④Ⅳ型,表现为全身+局部骨代谢异常。SPECT-CT 显像不仅能显示骨骼的放射性核素分布情况,而且还能显示骨质改变及周边结构变化,给诊断提供依据。但原发性甲状旁腺功能亢进症患者溶骨性病变的 SPECT-CT 图像缺乏特异性,难以与骨转移瘤等鉴别,需要结合典型的代谢性骨病的全身骨显像图像、其他实验室、影像学检查结果才能提高诊断的准确性。

(4)肾性骨营养不良综合征:是由于慢性肾衰竭、钙磷代谢障碍和维生素 D 代谢障碍导致造骨功能紊乱。病理改变主要为骨样组织增生而矿化不良,出现广泛性骨质疏松;骨质软化,可出现对称性假性骨折,多发生于颅骨、骨盆及脊椎。SPECT-CT 融合显像能借助 CT 图像的表现提供更多的诊断信息。

(5)Paget 病(佩吉特病):即畸形性骨炎,此病是临床常见骨病,是一种慢性进行性的局灶性骨代谢异常疾病。早期病变多局限于骨,随着病程发展大多累及多骨,但累及全身者少见。病变部位以骨盆最为常见,其次为胸腰椎、骶骨、股骨、肩胛骨、颅骨和肱骨等。病变具有非对称性,长骨一般受累较弥漫,从骨骺端开始向骨干扩展,单独累及骨干的极少。Paget 病由于临床表现不明显不典型,易与其他慢性疾病混淆,给早期诊断带来困难,因此实验室检查和影像学检查是极为重要的诊断依据。一般患者血钙、血磷正常,部分患者尿钙高,血清碱性磷酸酶升高而酸性磷酸酶正常。血清碱性磷酸酶可因病变范围从活动性不同而有不同程度的增高,是诊断的重要依据。Paget 病骨显像表现为病变骨骼造影剂摄取增高,通常早于 X 线出现异常;Paget 病活动期三相骨显像可见血流相造影剂摄取增高,比延迟相更灵敏。Paget 病骨显像的特征可归纳如下:病灶放射性异常浓聚,最高可达正常摄取的 10 倍;特殊表现如椎骨病变呈倒三角的"米老鼠征"或"小鼠面征",下颌单骨病变呈"黑胡征",脊柱、骨盆和股骨上段病变呈"短罩征"等。全身骨显像不足以排除 Paget 病造成的骨折和恶性病变,有时与骨转移瘤难以区分,SPECT-CT 融合显像可以进一步通过病灶的 CT 表现来鉴别骨转移瘤。

9.骨痛的病因诊断 除骨转移瘤外,部分骨病常以局部或全身骨痛为主要症状,包括原发性骨肿瘤、炎症、骨折、缺血性骨坏死、代谢性骨病、关节疾病及退行性病变等。骨痛的病因诊断具有一定难度,尤其是病史复杂者。一般具有恶性肿瘤病史的患者出现了骨痛症状,首先考虑到的诊断就是肿瘤骨转移,但事实上,这类患者同时并发其他疾病也并非罕见。因此,综合分析各种因素,寻求可靠证据是获得准确诊断的必要前提。

影像学检查是骨痛病因辨析的重要手段。X 线片、CT 或 MRI 等解剖影像学检查是首选的检查方法。其优势在于方法简便、图像清晰,对于具有明显结构改变者易于发现和诊断,然而其检查部位是临床医师依据疼痛部位等综合因素分析而定,对于具有多部位疼痛症状者,或者是具有放射性疼痛者,局部检查往往难于包括全貌,或者是检查部位是非病因所在处,使得检查无阳性发现。

全身骨平面显像对于骨痛原因的筛查具有突出优势,对于全面、综合分析骨痛原因有帮助,其具有高灵敏度,易于发现各种病变。导致骨痛的原因往往具有各种炎性因子存在,这些因素多伴有局部血流增加或者骨骼代谢的异常,这正是骨显像能够灵敏探测并导致局部放射性异常浓聚的主要因素,为早期明确骨痛原因奠定了基础。骨平面显像也有其明显不足,因为是功能性显像,缺乏必要的解剖信息,同样是放射性异常分布,即使结合病史,往往也难于给出准确的病因诊断。SPECT-CT 依托于全身骨平面显像的高灵敏度,在明确病灶位置的前提下,有的放矢地进行局部显像获得功能图像与解剖影像信息,为骨痛病因诊断提供了“一站式”诊断的新模式。由于全身骨显像是重叠影像,部分病灶在全身平面显像的图像上没有或仅见轻微的放射性的异常分布,此时可以结合患者的临床症状,经过查体确定疼痛部位进行 SPECT-CT 检查,获得局部 SPECT-CT 图像所提供的诊断信息。

第四节　泌尿系统

肾脏的主要生理功能:①廓清作用,血浆中的某种物质经肾小球自由滤过至肾小管,既不被重吸收也不被分泌,而被完全清除,随尿液排出,核医学方法测定肾小球滤过率(glomerular filtration rate,GFR)及肾有效血浆流量造影剂的研制主要基于此基础。正常人每分钟心排血量约为 5L,肾血流量约为 1L,肾血浆流量约为 600mL,经肾小球滤出的滤液(原尿)约为 120mL。②排泄作用,通过分泌尿液排泄废物、毒物和药物等。③内分泌功能,肾脏可具有分泌肾素、促红细胞生成素、1,25-二羟胆固化醇、前列腺素及血管舒缓素等激素,调节机体的生命活动。

目前用于肾脏的放射性药物主要有三类:①肾小球滤过型药物,一些完全经肾脏的肾小球过滤而排出的放射性药物,则能用于测定肾小球滤过率。菊粉和多聚果聚糖(相对分子质量为 5000,分子直径为 12μm)能满足以上要求,迄今仍然作为人体化学分析和 ^{3}H 标记菊粉动物试验研究的“金标准”。^{99m}Tc-DTPA、^{51}Cr-EDTA 等络合物也基本能满足上述条件,已用于评估肾小球滤过功能,并具有对人体辐照剂量低等优点,作为菊粉最适合的替代物广泛用于临床。②肾小管分泌型药物,对氨马尿酸(para-aminohippurate,PAH)的肾脏提取率高,肾脏有效清除快,静脉血中残留量极低,被认为是最适合作为测定肾血浆流量(renal plasma flow,RPF)的物质。假若已知某物质的提取分数(该物质在动静脉中浓度差和动脉中浓度的比值,ER),则由该物质的清除可以测定真实的肾血浆流量(RPF = 某物质的清除/ER)。某物质的清除定义为单位时间从肾脏清除的血浆量,并且以该物质在尿中的量(尿中浓度乘以尿容积)除以其在血浆中的浓度而计算出该物质的清除。实际上,没有一种物质能完全被肾脏提取,即 ER 不能为 100%,假定 PAH 的 ER 为 90%,即 PAH 的清除比真实肾血浆流量低 10%,称为有效肾血浆流量(effective renal plasma flow,ERPF)。邻碘马尿酸(ortho-iodohippurate,OIH)类似于 PAH,能用于测定 ERPF。③肾皮质显像药物,放射性药物^{99m}Tc-DMSA 和^{99m}Tc-GH 是经肾小球过滤、周围肾小管摄取和肾小管分泌等复杂的作用过程而排出。这种过程也称为肾小管固定,而^{99m}Tc-DMSA 和^{99m}Tc-GH 这类化合物属于可以用来评估与 GFR 和 ERPF 密切相关的"功能性肾中物质",并且也可用于测定相对肾脏功能。由于这些化合物从肾脏排出缓慢,故在一定时间内能提供高质量的肾皮质静态图像,已经广泛用于肾脏疾病特别是肾脏感染性疾病的诊断。

肾功能测定是利用显像和非显像方法,应用仪器配备的计算机感兴趣区(ROI)技术获得肾脏 ROI 曲线和(或)肾功能定量参数,以评估分肾的血流灌注、肾实质(肾小球、肾小管)的功能及上尿路的通畅性。

一、肾小球滤过率

肾小球滤过率(GFR)指单位时间内经肾小球滤过的超滤液量,由肾小球毛细血管网内血流动力学及血管壁滤过特性决定。若某一物质于体内只经肾小球滤过排泄,且无肾小管分泌或重吸收,则该物质的血浆或尿液清除率等同于 GFR。定量分析肾小球滤过率(GFR)是临床分析和判断肾脏功能状态重要的参考指标。^{99m}Tc-DTPA 是目前临床最常用的测量 GFR 药物。

1.测定原理 ^{99m}Tc-DTPA 主要经肾小球滤过而不被肾小管重吸收或分泌,故肾脏对它的清除率即等于 GFR。经静脉注射^{99m}Tc-DTPA 后,应用 ROI 技术,可以获得不同时间的计数和时间-放射性曲线,以此来计算 GFR。

2.适应证 全面了解双肾大小、形态、位置、功能和上尿路通畅情况;对各种肾病肾功能判断;对各种肾病的疗效观察;肾移植的监测。

3.方法 GFR 的测定方法有持续静脉滴注法、一次静脉注射法、单次血浆标本法和显像法(快速测定法)。显像法(快速测定法)又称 Gates 法,由于方法简便易行、准确可靠而广泛应用于临床,下面重点进行介绍。

具体操作方法:①检查前测量受检者的身高和体重。②用注射器抽取 3~5mCi(111~185MBq)^{99m}Tc-DTPA,于配备低能平行孔准直器的 SPECT 探头下 30cm 处测其放射性。③受检者仰卧于检查床上,探头后移并尽可能靠近检查床,探头视野应准确包括双肾。④经肘静脉弹丸式注射^{99m}Tc-DTPA,同时启动 GFR 采集程序。

为了准确测定 GFR,肾脏放射性计数必须分别进行本底校正和肾脏深度校正。本底校正的目的是准确获得肾脏的真实放射性计数,因此本底和肾脏 ROI 的设定非常重要。肾脏的 ROI 应沿肾实质边缘画出,本底的 ROI 应在肾下极避开输尿管,离肾脏下缘 2~3 个像素的距离,设定一半环形。从肾脏的放射性计数减去本底计数,即为校正后的肾脏放射性计数。深度校正是用校正后的肾脏放射性计数除以 $e^{-\mu Y}$,Y 为每个肾脏的中间平面到体表的距离,即肾脏的深度。约 6 分钟检查完毕后,再将注射^{99m}Tc-DTPA 后的注射器按照上述条件置于 SPECT 探头下测定其放射性计数,然后根据下述公式计算 GFR。

$$SU(\%)=100\%\times(C_X/e^{-\mu}Y_X)/D$$

$$DU(\%)=100\%\times(C_R/e^{-\mu}Y_R+C_L/e^{-\mu}Y_L/D$$

$$GFRt(mL/min)=DU\times9.81-6.83$$

$$GFRs(mL/min)=GFRt\times SU(\%)/DU(\%)$$

式中 SU(%)为单肾摄取率,DU(%)为双肾摄取率;C_X 为左或右肾 2~3 分钟净放射性计数;GFRt(mL/min)为总肾小球滤过率;GFRs(mL/min)为单个肾小球滤过率;$\mu=0.153$,为 ^{99m}Tc 在组织内的衰减系数;Y_L 和 Y_R 分别为左、右肾脏深度。肾脏深度可用下述公式求得,右肾深度(Y_R,cm)= 13.3[体重(kg)/身高(cm)]+0.7;左肾深度(Y_L,cm)= 13.2[体重(kg)/身高(cm)]+0.7。也可通过 CT 和超声检查测定,特别是患者偏胖、偏瘦时用公式法计算肾脏深度有较大误差时,推荐影像学方法实测肾脏深度。

推荐 ^{99m}Tc-DTPA 显像法测定的 GFR 正常参考值,男性为(125±15)mL/min,女性为(115±15)mL/min。GFR 测定值与年龄有关,随着年龄增长,因肾脏解剖结构及生理功能的变化,40 岁以后 GFR 开始有所下降,大约每年平均下降 1%。

4.临床价值 GFR 是评估肾脏功能比较灵敏的指标。对无尿或尿少的患者,当其 GFR 下降到 40~50mL/min 时,血浆肌酐和尿素氮水平才会出现异常,故测定 GFR 能较早地判断肾小球功能的异常变化。GFR 可用于评估透析患者的肾脏残留功能,并提示透析的适当时间,当所测 GFR 约为 10mL/min 时,则应开始透析。GFR 还用于移植肾监护,评估各种治疗方法疗效。

对 GFR 结果的解释上应特别慎重,必须充分了解受检者的各种病理生理情况,以及心排血量、血压、输尿管阻塞、肾动脉狭窄、肾性水肿和血浆蛋白浓度等因素。

二、卡托普利试验

1.原理与方法 肾动脉轻度狭窄时,入球小动脉血流量减低,刺激患侧肾脏的进球小体,肾素释放增多,血管紧张素 I(angiotensin I,AT I)生成增多,AT I 在血管紧张素转化酶的作用下生成血管紧张素 II(AT II),收缩出球小动脉,维持肾小球毛细血管滤过压,保持 GFR 正常。卡托普利是血管紧张素转化酶抑制剂,防止 AT I 转化为 AT II,从而出球小动脉扩张,降低了肾小球毛细血管滤过压,GFR 减低,肾图和肾动态显像异常。而正常肾血管对卡托普利无反应,健肾的肾图及肾动态显像无明显变化。

检查前 5 天停用利尿药,48 小时前停用血管紧张素转化酶抑制剂或钙通道阻滞药。常规肾图或肾动脉显像检查后次日,口服卡托普利(成年人 25~50mg;儿童 0.5mg/kg,不超过 25mg),1 小时后进行第二次肾图或肾动态显像。严密监测服用卡托普利前、后血压和脉搏,防止血压突然降低。

2.图像分析 正常肾脏在口服卡托普利前、后肾图和肾动态显像均无明显变化。若服用卡托普利后,患侧肾脏显影和峰时均较前延迟,肾影小且放射性分布减低,GFR 降低,则提示卡托普利试验阳性,支持单侧肾动脉狭窄的诊断。

3.临床应用

(1)肾动脉狭窄的诊断:卡托普利试验为诊断肾动脉狭窄的非侵入性方法,诊断灵敏度高达 80%~94%,特异度达 93%~100%。需要注意当肾动脉狭窄高达 90% 以上时卡托普利试验也不会有明显反应,可出现假阴性的结果。

(2)预测肾动脉狭窄手术的疗效:术前卡托普利试验阳性预示手术治疗将有效,阴性则预示疗效差。

(3)指导血管紧张素转化酶抑制剂的应用:卡托普利试验阴性,提示降压的同时并没有影响肾脏血流,可以保护肾脏的功能。而卡托普利试验阳性则提示不能保护肾脏,因此禁用血管紧张素转化酶抑制剂。

三、肾有效血浆流量测定

肾脏在单位时间内完全清除某种物质的血浆毫升数称为该物质的肾清除率(mL/min)。若血浆中某些物质(如酚红或马尿酸类衍生物等)一次流过肾脏时,经肾小球过滤和从肾小管排出完全被清除而不被重吸收,此为肾脏的最大清除率。这种情况下,每分钟该物质通过尿液排出的量应等于流经肾脏血浆中所含的量。由于流经肾单位以外的血流无清除造影剂的作用,所以测得的肾最大清除率低于实际每分钟肾脏的血浆流量,故称为肾有效血浆流量(ERPF),即单位时间内流经肾单位的血浆容量(mL/min)。

1.测定原理　同 GFR 测定。事实上,ERPF 可简单理解为肾小球滤过和肾小管分泌或排泄的总和,若无肾小管排泄则 GFR 将等于 ERPF。

只经肾小管分泌,没有或仅少量由肾小球滤过而无肾小管重吸收,且不参与代谢的化合物是测定 ERPF 最理想的造影剂,如 ^{131}I-OIH、^{99m}Tc-MAG$_3$ 和 ^{99m}Tc-EC 等。^{131}I-OIH 肾脏清除排泄最快,其中 20% 经由肾小球滤过,80% 由肾小管排泌,适合测定肾小管功能但不适用于显像。

^{99m}Tc-MAG$_3$ 的主要优点是 ^{99m}Tc 标记适于显像,主要缺点是血浆蛋白结合率高。^{99m}Tc-EC 是 ^{99m}Tc-MAG$_3$ 的替代物,其与血浆蛋白结合少,故清除率接近 ^{131}I-OIH。

2.适应证　各种急慢性肾脏疾病时的肾功能测定;各种肾外疾病时的肾功能测定;观察正常和病理状态下各种药物和生理性介入对肾功能的影响。

3.测定方法　目前临床常用的操作步骤同 GFR 测定(见前述)。

ERPF 计算方法(Schlegel 法)如下。

$$SU(\%) = 100\% \times (C_X \times Y_X^2)/D。$$

$$DU(\%) = 100\% \times (C_R \times Y_R^2 + C_L \times Y_L^2)/D。$$

$$ERPFt(mL/min) = 5.03 \times (DU \times 0.37 - 2.31 \times 10^{-4} \times DU^2)。$$

$$ERPFs(mL/min) = ERPFt \times [C_X/(C_R+C_L)]。$$

式中:SU(%)为单肾摄取率;DU(%)为双肾摄取率;C_X 为左肾或右肾 2~3 分钟净放射性计数;ERPFt(mL/min)为总肾有效血浆流量;ERPFs(mL/min)为单个肾有效血浆流量;D 为注入的净总计数率;Y_L 和 Y_R 分别为左、右肾脏深度,右肾深度(Y_R,cm) = 13.3[体重(kg)/身高(cm)]+0.7,左肾深度(Y_L,cm) = 13.2[体重(kg)/身高(cm)]+0.7。

正常影像所见同常规肾动态影像,ERPF 正常参考值为 600~750mL/min。ERPF 正常值可因年龄、仪器与实验条件等不同而有较大差异,各实验室应建立自己的正常值。

4.临床应用　ERPF 可以反映肾脏的血流动力学,是判断肾功能的重要指标。测定 ERPF 可用于判断各种肾脏疾病的肾功能情况及观察疗效,与 GFR 结合有助于病变部位的诊断。

四、肾图

静脉注射由肾小球滤过或肾小管上皮细胞分泌而不被再吸收的放射性造影剂后,应用探测仪器连续记录造影剂到达双肾,并被肾脏浓聚和排出的全过程,该过程以时间-放射活性曲线表示,称为放射性肾图,简称肾图。肾图可由专门的肾图仪检查获得,也可应用 ROI

技术由肾动态显像的系列影像获得(参见肾动态显像)。常用的造影剂有^{131}I-OIH、^{99m}Tc-DTPA、^{99m}Tc-MAG$_3$和^{99m}Tc-EC 等。

1.适应证 ①了解肾脏功能状态。②患肾残留肾功能的判断。③观察尿路通畅情况。④肾输尿管术后疗效观察随访。⑤尿路反流的诊断。⑥移植肾的监护。

2.方法

(1)患者准备:正常饮食,尽可能检查前 3 天停服利尿药物,前 2 天不进行静脉肾盂造影;检查前 30~60 分钟常规饮水 300~500mL 或 8mL/kg;检查前排空小便。

(2)肾图仪法:肾脏定位通常采用体表解剖定位法,必要时采用超声或 X 线定位法。两个放射性探测器在后腰部对准双肾区,静脉弹丸式注射^{131}I-OIH 185~370kBq(5~10μCi),连续描记 15~20 分钟或根据需要适当延长。

(3)显像法:参见肾动态显像。

3.正常肾图及分析指标

(1)正常肾图:典型的肾图包括三个节段,以^{131}I-OIH 为例,其他药物肾图大致相仿。

1)造影剂出现段(a 段):静脉注射^{131}I-OIH 后 10 秒出现的急剧上升段,此段的放射性计数 60%来自肾外血管床,10%来自肾血管床,30%来自肾小管上皮细胞的摄取,其高度在一定程度上反映肾脏的血流灌注量,又称血管段。

2)浓集段(b 段):继 a 段之后逐渐上升的斜行段,正常 5 分钟以内达高峰,其上升的斜率和高度,反映肾上管上皮细胞从血中摄取^{131}I-OIH 的速度和数量,主要与肾有效血浆流量、肾小球滤过率和肾小管功能有关。

3)排泄段(c 段):曲线的下降段,一般前部下降较快,后部稍缓慢,下降的斜率反映^{131}I-OIH 从肾盂、输尿管排出的速度,主要与尿流量和尿路通畅情况有关。因尿流量的大小受肾有效血浆流量和肾小球滤过率的影响,所以在尿路通畅情况下,c 段也反映肾功能和肾血流量的情况。

(2)肾图分析指标:对肾图进行定量分析,有助于客观判断肾图是否正常和进行比较。可根据不同情况选用肾图的分析指标。一般认为,在尿路通畅情况下,肾脏指数(renal index,RI)是反映肾功能的较好指标。正常人 RI>45%,30%~45%者为肾功能轻度受损,20%~30%者为中度受损,<20%者为严重受损。分浓缩率是尿路梗阻时判断肾功能的参考指标。

4.异常肾图及其临床意义 异常肾图包括分侧肾图自身异常和双侧对比异常(图 13-1)。

(1)肾图自身异常的类型

1)持续上升型:a 段基本正常,b 段持续上升,之后不见下降的 c 段。出现在单侧者,多见于急性上尿路梗阻;双侧同时出现,多见于急性肾衰竭或继发于下尿路梗阻所致的双侧上尿路引流不畅。

2)高水平延长线型:a 段基本正常,b 段稍有上升,后基本上呈水平直线,不见明显下降的 c 段。其多见于上尿路不全梗阻伴明显肾盂积水。

3)抛物线型:a 段正常或稍低,b 段上升缓慢,峰时后延,c 段下降缓慢,峰型圆钝。其主要见于脱水、肾缺血、肾功能受损和上尿路引流不畅,伴轻、中度肾盂积水。

4)低水平延长线型:a 段低,从 b 段开始呈一近似水平的直线,无 a 段、b 段之分。其常见于肾功能严重受损和急性肾前性肾衰竭,也可见于慢性上尿路严重梗阻。

5)低水平递降型:a 段低,无 b 段,自 a 段后曲线递降。其见于肾脏无功能、肾功能极差、肾缺如或肾切除。

6)阶梯状下降型:a、b段基本正常,c段呈规则的或不规则的阶梯状下降。其见于输尿管痉挛所致的功能性尿路梗阻或尿反流。

7)单侧小肾图:其幅度明显低于对侧,但图形保持正常,多见于一侧肾动脉狭窄或先天性小肾。

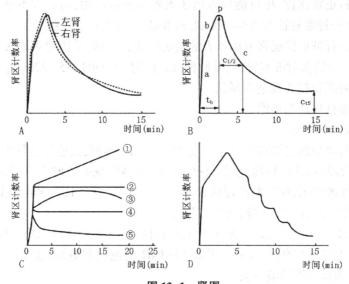

图13-1　肾图

A.正常肾图;B.肾图分析(p峰值;t_b峰时;$C_{1/2}$半排时;C_{15} 15分钟计
数率);C.异常肾图各种类型:①持续上升型。②高水平延长线型。
③抛物线型。④低水平延长线型。⑤低水平递降型;D.阶梯状下降型

(2)双侧对比异常:无论两侧肾图自身是否异常,只要两侧肾图曲线差别显著,RI差或峰时峰值差超过正常,即为双侧对比异常,表明两侧肾功能或尿路通畅情况有明显差异。

由于肾图是各种病理生理因素的综合性结果,因此肾图各段的病理生理意义无严格的特异性,各类异常肾图的临床意义有一定的交叉。在临床实践中,必须密切联系受检者的临床情况进行综合分析,不能只根据一个异常肾图做病理生理的解释和疾病的诊断。

5.临床应用

(1)肾功能的判断:肾图检查的特点能同时反映左、右分侧肾功能。肾盂肾炎、慢性肾病、肾病综合征、原发性高血压、药物性肾损害等多累及双肾,肾图呈双侧性改变。对单侧肾结核、肾肿瘤、肾动脉狭窄等病变,肾图除了判断患侧肾功能损害程度外,还能提供对侧肾脏功能的情况,帮助临床选择治疗方案。

(2)尿路梗阻的诊断和鉴别诊断:肾图检查能灵敏地探测上尿路梗阻或引流不畅(结石、输尿管狭窄、前列腺肥大、肿瘤浸润或压迫等)时尿流动力学的异常变化,且评估尿路通畅恢复过程较简便、可靠。尿路梗阻时通常肾图显示c段下降不良,其改变取决于梗阻时间、部位、程度及肾功能状态。

急性上尿路完全梗阻尚未明显影响肾功能时,肾图表现为持续上升型,梗阻解除后肾图可恢复正常;若伴有肾功能减退肾,图则呈高水平延长线型。不完全机械性梗阻表现为抛物

线型肾图。长时间尿路梗阻者,肾盂、肾小管内压力增加,同时肾小管上皮细胞不可逆损伤,肾图表现为低水平延长线型或无功能递减型。

(3)肾血管性高血压(renal vascular hypertension,RVH)的诊断:结合 Captopril 介入试验可提高诊断的灵敏度与特异度。

(4)移植肾的监护:肾移植术后,移植肾功能正常者,其肾图曲线正常或基本正常,30 分钟时膀胱与移植肾区放射性计数比值(B/K)≥4,是移植成功的有力证据。

(5)观察疗效:利用肾图对比手术或药物治疗前后肾功能变化。

五、利尿肾图

肾盂扩张积水可由机械性尿路梗阻和非梗阻性尿路扩张引起,静脉肾盂造影(intravenous pyelogram,IVP)、超声及常规肾动态显像均难以鉴别,利尿试验则是简便、有效的鉴别方法。

1.原理与方法 非梗阻性尿路扩张引起的肾盂积水,在应用利尿剂后,短时间内尿液增加,尿流速率增加,加速排出淤积在上尿路的造影剂。机械性尿路梗阻在应用利尿剂后,由于梗阻未解除,并不能加速造影剂的排出。因此通过注射利尿剂后,观察肾图曲线的不同变化可鉴别诊断肾盂积水的原因。本试验可采用一次法或二次法。

(1)一次法:常规肾图或肾动态显像 15~20 分钟,若呈"梗阻型"肾图时或肾盂有明显放射性滞留,保持原有体位,静脉注射呋塞米 0.5mg/kg,继续采集利尿肾图或行动态显像。

(2)二次法:先行常规肾图或肾动态显像,显像提示存在尿路梗阻。待造影剂排出后,静脉注射呋塞米 0.5mg/kg,3 分钟后注入放射性药物,再进行一次肾图或肾动态显像。

2.图像分析

(1)一次法:非梗阻性肾盂积水在注射利尿剂 2~3 分钟后肾区放射性迅速减低,c 段曲线下降。梗阻性肾盂积水肾动态影像及 c 段曲线不会下降甚至还会上升。

(2)二次法:利尿肾图正常者为非梗阻性肾盂积水,c 段没有改善或升高为梗阻性肾盂积水,c 段有改善但仍不正常者为不全梗阻型(图 13-2~图 13-4)。

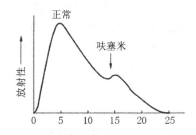

图 13-2 正常利尿肾图的时间-放射性曲线

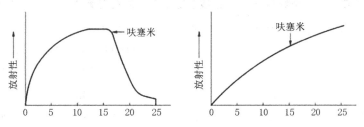

图 13-3 非梗阻性肾盂积水利尿肾图的时间-放射性曲线

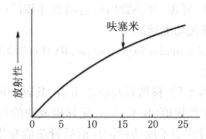

图 13-4 机械性梗阻肾盂积水利尿肾图的时间-放射性曲线

3.临床应用 利尿试验主要用于梗阻性肾盂积水与非梗阻性肾盂积水的鉴别诊断,能够明确诊断大约85%的可疑尿路梗阻。需要注意的是,轻度梗阻与单纯尿路扩张对利尿剂的反应相似,结合临床进行全面分析方可做出慎重判断。此外,肾功能状态影响利尿剂的效果,当肾功能严重受损时,原尿减少,可不出现明显的利尿作用,直接影响结果的判断。

第五节 内分泌系统

一、甲状腺显像

甲状腺位于颈前,紧贴甲状软骨,一般由两叶及峡部构成,是人体内重要的内分泌腺体。其分泌的甲状腺激素主要促进骨骼、脑、生殖器官的发育,对人体非常重要。核医学检查是甲状腺疾病诊断和治疗的传统优势项目,能够从形态和功能两个方面提供相关诊断信息,为临床诊断和治疗甲状腺疾病提供重要依据。

1.显像原理 正常甲状腺组织具有选择性摄取和浓聚碘的能力。将放射性^{131}I或^{123}I引入人体内后,即可被有功能的甲状腺组织所摄取。在体外用显像仪(γ照相机、SPECT或SPECT-CT)探测^{131}I或^{123}I所发出的γ射线的分布情况,可观察甲状腺或有甲状腺功能组织的位置、形态、大小及功能状态。锝和碘属于同一族元素,也能被甲状腺组织摄取和浓聚,而且^{99m}Tc具有物理半衰期短、射线能量适中、发射单一γ射线、甲状腺接受的辐射剂量小等良好的物理特性,目前临床上多使用^{99m}Tc进行常规甲状腺显像。但是^{99m}Tc不参与甲状腺激素的合成,且^{99m}Tc还能被其他一些组织摄取(如唾液腺、口腔、鼻咽腔、胃等的黏膜),故特异度不如^{131}I或^{123}I高。

目前临床常用的甲状腺造影剂有3种,具体物理特性见表13-1。

表 13-1 常用甲状腺造影剂

造影剂	半衰期	射线种类	γ射线能量/keV	给药剂量/MBq	显像开始时间
^{131}I	8.02 天	β射线、γ射线	364	1.85~3.70	24 小时
				74~148(寻找甲状腺癌转移灶)	24~48 小时(寻找甲状腺癌转移灶)
^{123}I	13.27 小时	γ射线	159	7.4~14.8	6~8 小时
^{99m}TcO$_4^-$	6.04 小时	γ射线	140	74~185	20~30 分钟

^{131}I半衰期较长,射线能量高,对患者的辐射剂量较大,临床上主要用于诊断异位甲状腺

或甲状腺癌转移灶。^{131}I 发射纯 γ 射线,物理半衰期短,射线能量适中,对患者的辐射剂量小,是理想的造影剂,但需加速器生产,价格昂贵,常规使用受限。^{99m}TcO$_4^-$ 显像特异度不如 ^{131}I 或 ^{123}I 高,但具有良好的物理特性、辐射剂量小等优点,故在临床常规使用进行甲状腺显像。

2.检查方法和新技术

(1)常用检查方法

1)甲状腺 ^{99m}TcO$_4^-$ 显像:静脉注射 ^{99m}TcO$_4^-$ 74～185MBq,20～30 分钟后进行甲状腺显像。患者取仰卧位,伸展颈部,充分暴露甲状腺。显像仪器一般采用 SPECT,采用低能通用准直器或针孔准直器,能峰为 140keV,窗宽为 20%,矩阵 256×256 或 512×512,放大 2～4 倍。采用预置时间或预置计数采集图像,根据计数率大小确定采集时间,通常预置计数 200～500K 或采集 150～200 秒。常规采集前后位影像,必要时采集斜位或侧位影像。临床上怀疑甲状腺结节而平面显像不能明确诊断或结节性甲状腺肿等特殊情况时,需进行断层显像。

2)异位甲状腺显像:空腹口服 ^{131}I 1.85～3.70MBq,24 小时后采用高能通用型准直器,能峰为 364keV,窗宽为 20%;或 ^{123}I 7.4～14.8MBq,48 小时后采用低能通用型平行孔准直器,能峰为 159keV,窗宽为 20%;分别在拟检查部位和正常甲状腺的部位显像。

3)甲状腺癌转移灶显像:显像前患者血清促甲状腺激素(thyroid-stimulating hormone,TSH)测定值>30mU/L,术后停服甲状腺素制剂 4 周或三碘甲状腺原氨酸(triiodothyronine,T$_3$)制剂 2 周以上。空腹口服 ^{131}I 74～148MBq,24～48 小时后采用高能通用型准直器,能峰为 364keV,窗宽为 20%,进行全身显像或颈部局部显像。

(2)新技术:既甲状腺 SPECT-CT 显像。静脉注射 ^{99m}TcO$_4^-$ 296～370MBq 后 20 分钟应用 SPECT 行断层显像,采用低能高分辨准直器,矩阵 64×64 或 128×128,放大 2 倍,探头旋转 360° 共采集 64 帧;对于摄取 ^{99m}TcO$_4^-$ 功能良好者,每帧采集 15～20 秒,或每帧采集 80～120K 计数。采集结束后进行断层重建,获得横断面、矢状面和冠状面影像。SPECT-CT 显像时 CT 扫描如仅用于衰减校正和定位,可采用低毫安秒(mAs)设置,以减少患者的辐射剂量;如用于诊断,采用标准 mAs 设置,具体扫描条件参照《临床技术操作规范:影像技术分册》标准执行。

3.临床应用

(1)了解甲状腺的位置、大小、形态及功能状态。

(2)异位甲状腺的诊断。

(3)甲状腺结节功能及性质的判定。

(4)寻找甲状腺癌转移灶及疗效评估。

(5)甲状腺术后残余组织及其功能的估计。

(6)甲状腺功能亢进症 ^{131}I 治疗前估计甲状腺质量。

(7)判断颈部肿块与甲状腺的关系。

(8)甲状腺炎的辅助诊断。

(9)妊娠、哺乳期妇女禁用 ^{131}I 显像。

4.诊断和鉴别诊断

(1)异位甲状腺的诊断:异位甲状腺常见部位有舌根部(图 13-5、图 13-6)、喉前、舌骨下、胸骨后等。甲状腺显像图像表现为正常甲状腺部位不显影,上述异位部位显影,影像多为团块样。异位甲状腺多功能较低,若用$^{99m}TcO_4^-$显像可能被较高的生理本底和组织衰减所掩盖,因此临床主张用^{131}I进行显像,本法有助于舌根部和甲状舌骨部位肿物的鉴别诊断。发现上纵隔内肿物,若其摄取^{131}I,则提示来自甲状腺,多为颈部甲状腺肿大向胸腔内延伸或先天性位置异常。若不摄取甲状腺造影剂,不能完全排除胸骨后甲状腺肿,因其摄^{131}I或$^{99m}TcO_4^-$的功能较差而不显像。

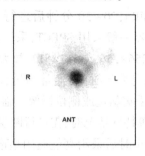

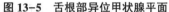

图 13-5　舌根部异位甲状腺平面

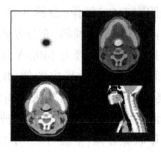

图 13-6　舌根部异位甲状腺 SPECT-CT 融合

(2)甲状腺结节的功能及性质的判定:甲状腺显像图上的造影剂分布,可以反映结节的功能状态。根据甲状腺结节摄取造影剂的情况,可将结节分为 4 种类型,即热结节(结节造影剂分布增高)、温结节(结节造影剂分布无异常)、凉结节(结节造影剂分布降低)、冷结节(结节几乎无造影剂分布)。不同结节的临床意义见表 13-2。

表 13-2　甲状腺结节核素显像的表现和临床意义

结节类型	常见疾病	恶性概率
热结节	功能自主性甲状腺腺瘤、先天性一叶缺如的功能代偿	1%
温结节	功能正常的甲状腺腺瘤、结节性甲状腺肿、甲状腺炎	4%~5%
凉结节	甲状腺囊肿、腺瘤囊性变、大多数甲状腺癌	7.2%~54.5%(单发结节)
冷结节	慢性淋巴细胞性甲状腺炎、甲状腺结节内出血或钙化	0~18.3%(多发结节)

判断甲状腺结节功能时,^{131}I 显像和$^{99m}TcO_4^-$ 显像结果绝大部分一致,但有 3%~8% 的结果不一致,即$^{99m}TcO_4^-$ 显像表现为热结节或温结节的病变,^{131}I 显像时可表现为凉结节或冷结节。其原因目前认为是病变结节存在碘有机化障碍,但尚具有摄取造影剂的能力。$^{99m}TcO_4^-$ 显像是在静脉注射造影剂 20 分钟后进行,它反映甲状腺摄取锝的功能,而^{131}I 显像是在口服造影剂后 24 小时进行,它反映的是甲状腺摄碘和碘的有机化过程,因此出现了$^{99m}TcO_4^-$ 显像和^{131}I 显像不一致的情况。出现此变化的结节多为良性结节。

1)热结节:常见为自主性高功能甲状腺腺瘤(autonomous hyperfunctional thyroid adenoma,Plummer 病)。其腺瘤组织功能自主,不受 TSH 调节,其分泌的甲状腺激素可通过 TSH 反馈抑制周围正常的甲状腺组织,使血液 T_3、T_4 水平暂时维持正常,此时临床上无甲状腺功能亢进症状。但当正常甲状腺组织被完全抑制,功能自主的腺瘤继续分泌过多的甲状腺激素,则血液 T_3、T_4 水平增高,出现甲状腺功能亢进症状。

本病的早期的影像表现为单个热结节伴正常甲状腺组织不同程度的造影剂摄取减低,随着病情进展,周围正常甲状腺组织可完全被抑制,影像学表现为孤立的热结节。

本病确诊后,手术切除或用大剂量的^{131}I破坏腺瘤可以治愈。但治疗前必须排除先天性一叶缺如、一叶发育不全伴对侧代偿性增生、非功能自主性腺瘤等情况。

功能自主性甲状腺腺瘤与先天性一叶缺如、一叶发育不全伴对侧代偿增生的鉴别可用TSH 刺激显像,方法为肌内注射 TSH 10U,每天 3 次,连续 3 天,末次注射 24 小时后以相同条件再次行常规甲状腺静态显像。若"热结节"周围甲状腺影像出现,则为前者;如影像无变化,则为后者。

也可用 ^{99m}Tc-MIBI 显像加以鉴别,于常规显像后,待甲状腺内放射性接近本底,再静脉注射 ^{99m}Tc-MIBI 370MBq,1 小时后进行显像,可显示受抑制的甲状腺组织。此方法简便、无过敏反应,完全达到了 TSH 刺激试验的诊断效果,可作为 TSH 刺激试验的替代方法常规应用。

功能自主性甲状腺腺瘤与非功能自主性腺瘤的鉴别可用甲状腺激素抑制显像,方法为口服甲状腺素片 60mg,每天 3 次,连服 2 周(或 T_3 20μg,每天 4 次,连服 1 周),重复甲状腺显像,若结节影像不变,周围正常甲状腺组织不显影或影像减淡,则为前者;若结节与周围甲状腺组织造影剂分布呈一致性降低,则为非功能自主性腺瘤或仅为甲状腺局部的增生。

2)冷结节与凉结节的良恶性鉴别:无功能的甲状腺腺瘤、甲状腺癌、局部组织功能降低、组织分化不良、囊性变、钙化等都表现为冷结节与凉结节。冷结节与凉结节的良恶性鉴别见表 13-3。

表 13-3　冷结节与凉结节的良恶性鉴别

项目	良性病变	恶性病变
影像学特征	结节轮廓清晰,边界规则	结节轮廓不清,甲状腺变形 结节所在侧叶无肿大 分布缺损区横贯一侧叶,呈断裂样改变;一侧叶整体呈分布缺损区,且向对侧扩展
肿瘤阳性显像	阴性显像	阳性显像
甲状腺动态显像	血流灌注减少	血流灌注增加

对冷结节与凉结节的良恶性判断还应结合患者的病史、症状、体征及其他检查来综合判断。CT 分辨率高,结构显示清晰,可清晰地显示甲状腺和甲状腺与周围组织器官的关系。当怀疑甲状腺癌时,CT 显示甲状腺结节边缘不清,密度不均匀,呈浸润性生长,结节内见沙粒样微小钙化是其特征性改变。超声灵敏度高,可以发现直径 2mm 的结节,并可分辨结节为实性、囊性或是混合性,有无完整包膜等,确定结节的数量、大小和分布。甲状腺癌,尤其是甲状腺乳头状癌病变内可见微小钙化灶,伴或不伴声影,血流丰富,此现象在良性病变中较少见,因此对于甲状腺癌的诊断意义较大。此外,目前比较先进的技术还有彩色多普勒血流显像(color Doppler flowing imaging,CDFI)、超声造影(contrast-enhanced ultrasound)、实时组织弹性成像(real-time tissue elastography,RTE)等,都为甲状腺病变的良恶性判断提供了重要诊断信息,特别是超声引导下细针抽吸活检(fine-needle aspiration biopsy,FNAB)提高了甲状腺癌的确诊率。

(3)寻找甲状腺癌转移灶:分化型甲状腺癌(乳头状癌和滤泡状癌)及其转移灶有不同程度的浓聚 ^{131}I 能力,故用 ^{131}I 全身显像寻找转移灶。但它们摄取 ^{131}I 的功能不如正常甲状腺组织,故在寻找转移灶之前需去除(通过手术或 ^{131}I 治疗)残留的正常甲状腺组织。还可通过提高自身 TSH 或外源注射 TSH 增强病灶摄取 ^{131}I 的量,提高对较小病灶的检出率。

低分化甲状腺癌转移灶无摄碘功能,故不能用^{131}I显像来寻找其转移灶或复发灶,根据不同病理类型采用不同的造影剂更有利于疾病的检出,如甲状腺髓样癌可用^{201}Tl、^{131}I-MI-BG、^{131}I-MIBG、^{99m}Tc[V]-DMSA显像,未分化癌可采用^{201}Tl显像或^{18}F-FDG PET-CT显像。

(4)在甲状腺功能亢进症中的应用:甲状腺功能亢进症患者的甲状腺显像多表现为甲状腺弥漫性肿大,腺体内造影剂分布弥漫性异常浓聚,周围组织本底较低。

甲状腺显像可用于估算甲状腺的重量,用于计算^{131}I治疗时的给药剂量。

甲状腺重量(g)= 正面投影面积(cm^2)×左右叶平均高度(cm)×K

K为常数,介于0.23~0.32,随显像条件不同而有差异。

(5)判断颈部肿块与甲状腺的关系:如甲状腺影像轮廓完整,肿块在甲状腺影像之外且不摄取^{131}I或^{99m}TcO$_4^-$,则认为肿块与甲状腺无关。如甲状腺轮廓不完整,肿块在甲状腺轮廓之内,与甲状腺造影剂浓聚(或稀疏)部位重叠,则为甲状腺肿块。需要注意鉴别的是甲状腺外肿块压迫甲状腺、甲状腺内肿块向外生长等少数特殊表现,通过甲状腺断层显像及SPECT-CT图像融合技术可更好地进行鉴别诊断。

(6)甲状腺炎的辅助诊断

1)亚急性甲状腺炎:由于甲状腺细胞被破坏,造影剂分布弥漫性降低。在亚急性甲状腺炎的不同阶段,可有不同的影像学表现。在病程初期,甲状腺显像表现为局限性稀疏、缺损区,或双叶弥漫性稀疏改变甚至完全不显影,此时血中甲状腺激素水平升高且甲状腺摄^{131}I率降低,为典型的分离现象。如病情恢复,甲状腺显像可逐渐恢复正常。

2)慢性淋巴细胞性甲状腺炎:甲状腺造影剂分布可正常、稀疏或不均匀。由于存在碘的有机化障碍,可出现^{99m}TcO$_4^-$显像与^{131}I显像结果不一致,即^{99m}TcO$_4^-$显像为"热结节",而^{131}I显像为"冷结节"。

(7)甲状腺肿瘤阳性显像:一些肿瘤阳性造影剂也可用于甲状腺疾病的辅助诊断,具体见表13-4。

表13-4 甲状腺肿瘤阳性造影剂及临床应用

造影剂	剂量/MBq	显像时间	临床应用
^{201}TlCl	55.5~74	5~15分钟;3~5小时	甲状腺未分化癌及转移灶
^{99m}Tc-MIBI	370~555	10~30分钟;2~3小时	甲状腺癌及转移灶
^{99m}Tc(V)-DMSA	370	2~3小时	甲状腺髓样癌及转移灶
^{131}I-MIBG	37	24~48小时	甲状腺髓样癌及转移灶
^{123}I-MIBG	111	24小时	甲状腺髓样癌及转移灶

二、甲状旁腺显像

正常成年人甲状旁腺一般有4个,上下各一对,附着于甲状腺两叶背侧上、下极。甲状旁腺的功能主要是合成、储存和分泌甲状旁腺激素(parathyroid hormone,PTH),对血液中的钙离子和磷离子的浓度进行调节。20世纪80年代初,核素甲状旁腺显像及减影显像技术的应用,为临床上定位诊断甲状旁腺功能和位置的异常提供了有效方法。

1.显像原理 ^{201}Tl和^{99m}Tc-MIBI能被功能亢进或增生的甲状旁腺组织摄取,而正常的甲状旁腺组织摄取极低,因此可用于诊断甲状旁腺功能亢进症。^{201}Tl和^{99m}Tc-MIBI在甲状旁腺细胞内聚集的机制可能与病变局部血流增加、组织功能亢进及 Na^+-K^+-ATP 酶活性增高有关。同时，^{201}Tl 和 ^{99m}Tc-MIBI 也能被正常的甲状腺组织摄取。$^{99m}TcO_4^-$ 只能被甲状腺组织摄取，而不能被甲状腺摄取。通过计算机图像处理的减影技术，将 ^{201}Tl 和 ^{99m}Tc-MIBI 图像减去 $^{99m}TcO_4^-$ 的图像，即可获得甲状旁腺影像。

此外，^{99m}Tc-MIBI 能同时被正常的甲状腺组织和功能亢进的甲状旁腺组织摄取，但由于在正常甲状腺组织和甲状旁腺病变组织中的代谢速率不同，甲状腺对 ^{99m}Tc-MIBI 的摄取在 3~5 分钟达到高峰，其生物半清除率约为 60 分钟；而功能亢进的甲状旁腺病变组织能浓聚更多的 ^{99m}Tc-MIBI，且能保持其高浓度 2 小时以上，所以进行双时相法，将早期影像和延迟显像进行比较，由此来获得功能亢进的甲状旁腺病灶。

2.检查方法和新技术

（1）常用显像方法

1）^{201}Tl/$^{99m}TcO_4^-$ 显像减影法：静脉注射 ^{201}Tl 74MBq，10 分钟后患者取仰卧位，颈部伸展，视野包括颈部及上纵隔，应用配备有低能高分辨率或低能通用平行孔准直器的 SPECT 进行前位甲状腺部位显像，采集 300 秒（或预置计数 100K），能峰为 80keV，窗宽为 20%，矩阵 256×256 或 512×512，放大 2~4 倍，患者体位及头颈部保持不动，然后再静脉注射 $^{99m}TcO_4^-$ 185MBq，15 分钟后将 SPECT 能峰调节至 140keV，重复甲状腺部位显像，除采集能峰不一样，两次采集的条件应保持一致。最后应用计算机图像处理软件将 ^{201}Tl 影像减去 $^{99m}TcO_4^-$ 的影像，即得到甲状旁腺影全像。也可将两种造影剂同时注射，15 分钟后应用双核素显像法同时进行采集，再做相减处理。

2）^{99m}Tc-MIBI/$^{99m}TcO_4^-$ 显像减影法：其方法与 ^{201}Tl/$^{99m}TcO_4^-$ 显像减影法基本相同，能峰无须更改，患者体位和准直器同前，静脉注射 ^{99m}Tc-MIBI 370MBq，10~15 分钟后显像。之后，再静脉注射 $^{99m}TcO_4^-$ 185MBq，15 分钟后再次行甲状腺部位显像。将前者甲状腺部位影像减去后者，即为甲状旁腺影像。

3）^{99m}Tc-MIBI 双时相法：显像条件及造影剂用量与前相同。静脉注射 ^{99m}Tc-MIBI 370MBq，15 分钟和 2~3 小时分别在甲状腺部位采集早期和延迟影像。早期相往往甲状腺影像较为明显，延迟相可见甲状腺影像明显减淡，而甲状旁腺腺瘤或增生病灶则清晰显示。此方法弥补了减影法时患者需保持约 30 分钟体位不动的缺点，对于病情较重的患者，可用双时相法获得患者更好的配合。

（2）新技术

1）SPECT-CT 显像：^{99m}Tc-MIBI 双时相法早期相和延迟相可以直接做颈胸部 SPECT-CT 显像，利用 SPECT-CT 图像融合技术对甲状旁腺腺瘤及增生能给予更准确的诊断和定位。

2）PET-CT 显像：^{11}C-MET（蛋氨酸）和 ^{18}F-choline（胆碱）PET-CT 显像在甲状旁腺功能亢进诊断方面国外也有少量应用，文献报道对甲状旁腺腺瘤诊断灵敏度可达 90% 以上，特异度为 100%，但研究病例数均较少。

3.临床应用

（1）甲状旁腺功能亢进的诊断与术前定位。

（2）异位甲状旁腺的诊断。

（3）无明确禁忌证。

4.诊断和鉴别诊断

（1）甲状旁腺功能亢进症的诊断与术前定位：甲状旁腺显像主要用于诊断和定位功能亢进的甲状旁腺，尤其是原发性甲状旁腺功能亢进症。原发性甲状旁腺功能亢进症是由于甲状旁腺本身的病变引起的甲状旁腺激素（PTH）合成和分泌过多，导致高钙、低磷血症而引起一系列的临床表现。其病因包括甲状旁腺腺瘤（单发约占80%，多发占1%~5%），甲状旁腺增生（占12%），甲状旁腺腺癌（占1%~2%）。甲状旁腺腺瘤、癌多为单个造影剂浓聚区，增生则多为一个以上浓聚区。

继发性甲状旁腺功能亢进是由于各种原因所致的低钙血症，刺激甲状旁腺增生，部分可转变为腺瘤，显像上多表现为一个以上的造影剂浓聚区。

甲状旁腺显像时，如病灶较小、部位较深、病变 MIBI 清除快于或等同于甲状腺时，可出现假阴性。一般对腺瘤的检出率高于增生病灶。行断层显像及术中 γ 探测有利于对小病灶的诊断和定位。

外科手术是治疗原发性甲状旁腺功能亢进的有效方法。甲状旁腺显像特别是SPECT-CT 图像融合技术能为手术提供病灶位置、大小、功能等信息，可缩小探查范围、缩短手术时间及降低手术并发症。

（2）异位甲状旁腺的诊断和定位：异位甲状旁腺可见于纵隔内、气管和食管间、颌下等部位（图 13-7）。影像学表现为相应部位单发造影剂浓聚区。诊断异位甲状旁腺时，纵隔区等部位出现的局限性造影剂浓聚区应注意与肺部恶性肿瘤及其转移灶鉴别。SPECT-CT 图像融合技术更有利于鉴别诊断和准确定位。

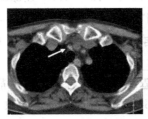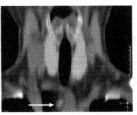

图 13-7 异位甲状旁腺定位：上纵隔异位甲状旁腺

第十四章　放射性核素治疗

第一节　^{131}I 治疗甲状腺功能亢进症

甲状腺功能亢进症(简称甲亢)是由于甲状腺腺体本身功能亢进,合成和分泌过多的甲状腺激素导致的以神经、循环、消化等系统兴奋性增高和代谢亢进为主要表现的一组临床综合征。

随着医疗实践经验的不断积累,越来越多的循证医学证据表明不同病因和病情的甲亢患者宜采取不同的治疗方法,治疗方案的个体化和最优化已逐渐发展成为当今甲亢治疗决策过程中的关键环节。目前,全球普遍采用的三种治疗方法包括^{131}I治疗、抗甲状腺药物治疗和手术治疗。三种方法各有其优点和不足,最佳适应证有别,任何一种方法不可能适用于所有的甲亢患者。在临床工作中应该根据甲亢的病因、病情等实际情况并结合患者的主观偏好合理推荐和选择有效治疗方法,使患者的甲状腺功能尽早恢复正常,并最大限度地降低医疗风险,减少并发症的发生。

^{131}I治疗甲亢始于1942年,迄今已有70多年的历史,现已经成为美国和西方国家治疗成年人甲亢的首选方法。我国自1958年开始用^{131}I治疗甲亢,经过中国医学界多年来的大力宣传和进修培训,国内医院开展^{131}I治疗迅猛增加,越来越多的甲亢患者选择接受^{131}I治疗。需要强调的是:①此法安全简便,费用低廉,效益高,总有效率达95%,一次治愈率在85%以上,复发率低于10%。②该方法不会增加罹患甲状腺癌和白血病等癌症的风险。③该方法不会影响患者的生育能力或增加遗传缺陷的发生率。④^{131}I在体内主要蓄积在甲状腺内,不会对其他脏器(如心脏、肝脏、血液系统等)造成急性辐射损伤,可以比较安全地用于治疗患有这些脏器合并疾病的重度甲亢患者。⑤我国专家对年龄的适应证比较慎重,通常推荐用于成年患者。在美国等北美国家对20岁以下的甲亢患者用^{131}I治疗已经屡有报道。英国对10岁以上甲亢儿童,特别是具有甲状腺肿大和(或)对抗甲状腺药物(antithyroid drug,ATD)治疗依从性差者,也用^{131}I治疗。中华医学会核医学分会拟定的Graves病患者^{131}I治疗的专家共识,对具体治疗方法、疗效评估和患者管理等进行临床指导。

一、原理和治疗目标

甲状腺细胞可通过钠-碘同向转运体(Na^+-I^- symporter, NIS)克服电化学梯度从血循环中摄取^{131}I并参与甲状腺激素的合成。Graves病、Plummers病、毒性结节性甲状腺肿导致甲状腺部分或整体摄取^{131}I的能力增加。滞留在甲状腺内的^{131}I衰变时所发射的平均射程为1mm的β粒子的电离辐射能量几乎全部被甲状腺吸收,破坏部分甲状腺组织,降低甲状腺激素合成水平。

^{131}I治疗的主要目标:根治甲亢(甲状腺功能恢复正常或减退)、甲状腺缩容和缓解甲亢并发症。

二、适应证

根据中华医学会内分泌学分会最新版《中国甲状腺疾病诊治指南》，除妊娠期和哺乳期患者外，所有甲亢患者均可采用该治疗方法，即大多数甲亢患者均为该治疗方法的绝对适应证和相对适应证。该治疗方法特别适合治疗以下 9 类甲亢患者（符合一条即可）：①年龄在 20 岁以上，甲状腺Ⅱ度及以上肿大。②抗甲状腺药物治疗失败、过敏或出现白细胞减少等禁忌。③甲亢术后复发。④甲亢性心脏病或伴有其他原因的心脏病。⑤甲亢伴白细胞和（或）血小板或全血细胞减少。⑥年老甲亢。⑦甲亢伴糖尿病。⑧毒性多结节性甲状腺肿。⑨功能自主性甲状腺结节合并甲亢。

三、禁忌证

参考最新版《美国甲状腺学会诊治指南》，以下 7 种情形列为 ^{131}I 治疗甲亢的相对或绝对禁忌证。如遇此类情况，建议优先选择抗甲状腺药物或手术治疗甲亢：①妊娠或哺乳期。②甲状腺极度肿大伴有压迫症状。③急性心肌梗死。④伴发甲状腺癌。⑤不能遵守辐射安全规定。⑥计划在 4~6 个月内妊娠。⑦未获知情同意。

四、患者准备

1.停服影响甲状腺摄取 ^{131}I 的药物，忌食含碘丰富的食物；完善常规辅助检查，包括血尿常规、肝肾功能、心电图等；心率快和精神紧张者，可给予 β 受体阻滞药或镇静剂。

2.检测血清甲状腺激素、TSH 及甲状腺相关抗体水平，测定甲状腺 ^{131}I 摄取率和有效半衰期，从而明确病因诊断。

3.甲状腺质量计算　通过甲状腺显像结合扪诊确定甲状腺重量，也可通过超声或 CT 测定甲状腺大小计算重量。

4.有甲状腺毒症者均可考虑使用 β 肾上腺素能阻滞药。特别是年老、重症甲亢、静息心率>90 次/分、合并心血管疾病等甲状腺毒症者必须给予 β 肾上腺素能阻滞药。重症甲亢患者 ^{131}I 治疗前应考虑给予甲巯咪唑（MMI）进行预处理。实施 ^{131}I 治疗前暂停 MMI 3~5 天，治疗后 3~7 天重启，其后每 4~6 周减量一次至甲状腺功能正常。必要时，可收住院处理。

5.向患者充分介绍甲亢的三种治疗方法的原理及其优缺点；回答患者及家属提出的问题；详细介绍 ^{131}I 治疗的注意事项、疗效、可能出现的近期反应及远期并发症；做到充分知情同意并签署知情同意书。

6.如甲亢合并心脏病、周期性瘫痪、活动性突眼等，应采用相应治疗措施对症处理以使病情稳定，提高 ^{131}I 治疗过程的安全性。

五、^{131}I 使用活度的确定

确定 ^{131}I 治疗用量（活度）的方法很多，目前国内外采用的剂量决策方法主要有三种：计算剂量法、固定剂量法和半固定剂量法。

1.计算剂量法　主要根据甲状腺质量和甲状腺摄碘率进行的剂量计算方法。公式如下。

$$剂量（Bq 或 \mu Ci）=\frac{目标剂量（Bq 或 \mu Ci/g 甲状腺组织）\times 甲状腺质量（g）}{24 小时摄碘率}$$

其中，目标剂量范围：50~200μCi/g。

2.固定剂量法　给予固定剂量的 ^{131}I（370～555MBq）。简单方便，一次治愈率高，甲状腺功能减退症（简称甲减）的发生率也高。据文献报道，370MBq（10mCi）所致的甲减的发生率为69%；而555MBq（15mCi）所致的甲减的发生率可达75%。

3.半固定剂量法　是一种基于甲状腺质量的固定剂量法。较小的甲状腺（30g 以内）用185MBq（5mCi），中等大小的甲状腺（30～50g）用 370MBq（10mCi），较大的甲状腺（50g 以上）用 555MBq（15mCi）。

固定剂量法和半固定剂量法的优点是简单方便，治愈率高，缺点是早发甲减的发生率较高，在北美和部分欧洲国家应用较多。计算剂量法必需的参数是甲状腺重量和 24 小时甲状腺摄碘率，早发甲减的发生率较低，但其一次治疗的治愈率也较低。为了提高治愈率并避免剂量过度，业界有学者提出一些指标对最终给药剂量进行进一步修正。遗憾的是，尚无法对这些指标进行量化以提高其精准程度和可重复性。

六、给药方法及注意事项

1.给药方法　一般采用一次口服法。空腹口服 ^{131}I，服 ^{131}I 后 2 小时方能进食。

2.治疗后注意事项　^{131}I 治疗后应休息 4～6 周，防止感染和避免精神刺激，勿挤压甲状腺；2～4 周内避免与婴幼儿及孕妇密切接触。甲亢未治愈前应低碘饮食。3～6 个月后未痊愈或疗效差的患者根据病情需要可再次进行 ^{131}I 治疗。

七、治疗反应及处理

1.早期反应　部分患者服 ^{131}I 后几天内可出现乏力、食欲差、恶心、皮肤瘙痒、甲状腺肿胀等反应，无须特殊处理，多数可自行消失，也可进行对症处理。个别病情严重的患者或服 ^{131}I 后并发感染的患者，应注意预防甲亢危象。一旦出现，则应按内科治疗甲亢危象的方法处理。

2.甲状腺功能减退症（甲减）　甲亢 ^{131}I 治疗后容易发生甲状腺功能减退。甲减分为早发甲减与晚发甲减。幸运的是，甲减的诊断和治疗比甲亢简单和容易，只要进行甲状腺激素生理性替代治疗即可治愈，患者的生活质量不受影响。

（1）早发甲减：指 ^{131}I 治疗后 1 年内发生的甲减。早发甲减发生的原因是射线对甲状腺细胞的直接破坏，与给予的 ^{131}I 剂量、个体对射线的敏感性等因素有关。目前对早发甲减的发生无法预测和避免，即使采用较低剂量 ^{131}I 治疗甲亢也无法避免早发甲减的发生。然而，通过降低 ^{131}I 剂量来降低早发甲减的发生率，则必然使治愈率降低。随访发现甲减后应及时给予甲状腺激素替代治疗。部分早发甲减患者甲状腺功能也可自行恢复。

（2）晚发甲减：指 ^{131}I 治疗 1 年以后发生的甲减。通常以每年 2%～3% 的比例递增。晚发甲减发生的原因尚不明确，可能与自身免疫功能紊乱有关，与 ^{131}I 的剂量大小无关。晚发甲减并非 ^{131}I 治疗所特有，抗甲状腺药物和外科手术治疗后也可发生甲减；即使不治疗，16%～20% 的甲亢也可自发性地变为甲减。因此，有人认为甲减可能是甲亢病程发展的自然转归之一。

八、随访

一般情况下，^{131}I 治疗后应每 6～8 周随访复查 1 次。随访和检查的内容包括症状、体征、血清甲状腺激素、TSH 等。甲亢治愈后，随访间隔时间可延长。^{131}I 治疗后 6 周，即使血液中甲状腺激素仍处于高水平,但若甲状腺体积明显缩小、摄碘率显著下降仍是治疗成功的可靠征象。治疗后患者出现双膝酸痛、肌肉抽搐现象并不少见,可能和甲亢治疗后骨对钙的需求量上升有关,可以补钙防治。体重显著增加、持续畏寒和便秘等的出现提示发生甲减的可能,需要及时医治。若治疗 6 个月后甲亢持续存在或治疗 3 个月后治疗反应微弱,建议再次进行^{131}I 治疗。重复治疗无累计剂量、时限等限制。多次治疗无效者可以考虑手术治疗。

九、疗效评估

1.对甲亢的疗效 ^{131}I 治疗后甲状腺将发生一系列组织学变化:服^{131}I 后 14~24 天,甲状腺中央部分已有明显破坏性变化,如基质水肿、变性、急性血栓性和出血性脉管炎、上皮细胞肿胀并有空泡形成、滤泡破坏。2~3 个月,甲状腺内开始有纤维组织增生,腺体实质有淋巴细胞浸润,小动脉管壁变厚并有透明变性,滤泡上皮脱落以致逐渐死亡。1~3 年后甲状腺的正常结构完全为致密的纤维组织所代替。上述组织学变化过程说明,甲亢患者从口服^{131}I 到开始出现各种甲状腺组织学变化大约需要 2 周的时间,因此^{131}I 治疗效果的出现常在 2 周以后。此外,甲状腺细胞从发生不同程度的破坏性变化,以致最后被结缔组织所代替,这个过程需要 2~3 个月及以上的时间,故^{131}I 治疗的成败至少要 3 个月,甚至长达 1 年以后方能做出结论。

^{131}I 治疗后 2~3 周疗效逐渐出现,表现为甲亢的症状减轻,甲状腺缩小。2~3 个月后,症状基本缓解,体征上主要以甲状腺缩小最为明显,大部分患者治疗后突眼也有所缓解,体重增加。6 个月到 2 年症状及体征全部消失。由于治疗方法和治疗目标不同,国内外报道^{131}I的一次治愈率为 50%~80%不等,总有效率在 95%以上,复发率仅为 1%~4%,无效率为2%~4%。治愈率与^{131}I 剂量呈正相关,剂量小一次治愈率低,早发甲减的发生率低;剂量大,一次治愈率高,早发甲减的发生率也高。根据患者血清中甲状腺激素的变化及临床症状的改善情况,可将^{131}I 治疗甲亢的疗效评估标准分为三种类型。痊愈:甲亢症状和体征完全消失,血清甲状腺激素及 TSH 恢复正常(部分患者需要甲状腺素替代)。好转:甲亢症状减轻,体征未完全消失,血清甲状腺激素未降到正常或降到正常又上升超过正常值。无效:甲亢症状和体征无变化或加重,血清甲状腺激素一直高于正常水平。

2.对甲亢合并疾病的疗效

(1)甲亢性肌病:包括肌力减退、周期性瘫痪和重症肌无力等。其发病机制不清楚。已知甲亢患者肌力减退与大量甲状腺激素直接抑制磷酸肌酸激酶,使肌细胞内的磷酸肌酸及ATP 等能量物质减少有关。有人认为其与低血钾有关,或认为甲状腺激素分泌增加可诱发周期性瘫痪。^{131}I 治愈甲亢后,肌无力或肌萎缩绝大多数可好转或恢复,周期性瘫痪一般不再发作。重症肌无力较少见,一般认为治疗甲亢对其帮助不大,但也有报道^{131}I 治疗后有明显好转者。

(2)甲状腺相关眼病:是 Graves 病的常见表现。可以单眼球突出,也可以双眼球突出。常见的症状有眼内异物感、视物不清、畏光、流泪、复视、深部压迫感。典型的体征包括突眼、眼外肌功能障碍、眼周和眼睑水肿、眼结膜充血水肿、上睑挛缩和暴露性结膜炎等。甲状腺相关眼病的发病机制尚未完全阐明,可能与促甲状腺激素受体抗体(thyroid stimulating hormone receptor antibody,TRAb)有关。

组织学研究发现甲状腺相关眼病患者眼眶脂肪组织和结缔组织中聚集有大量的黏多

糖,这些大分子水溶性物质由眼眶内的成纤维细胞产生。在 Graves 病患者中,有 13%~45% 的患者伴有甲状腺相关眼病,但大多数患者无症状,不需特殊治疗。

甲状腺相关眼病与甲亢既相互独立又互相关联。甲状腺相关眼病可以发生于甲状腺激素水平正常的患者,也可发生于甲亢治疗后数年的患者,甚至可以发生于甲减患者。本病中有 39% 与甲亢同时发生,20% 发生在甲亢出现前,41% 发生在甲亢出现后。轻度突眼一般在 ^{131}I 治疗后 3~6 个月逐渐减轻或消失。临床治疗甲状腺相关眼病主要有三种方法,即免疫抑制治疗、放疗和眼眶减压术。

不伴有突眼的甲亢患者,^{131}I 治疗后诱发突眼的概率很小。治疗前伴有突眼的甲亢患者,^{131}I 治疗后多数恢复正常、好转或保持稳定,仅极少数中重度,甚至威胁视力的活动性突眼可能出现恶化。^{131}I 治疗时联合应用糖皮质激素,及时应用左甲状腺素防止或纠正临床甲减或亚临床甲减,可有效地防止突眼加重或预防突眼。同时,应告知患者戒烟并提高 ^{131}I 治疗后的随访频率,以及时发现和处理可能出现的甲减。

(3)甲亢合并肝脏损害、糖尿病、精神病:不论是甲亢引起代谢障碍所致的肝功能异常或是甲亢合并其他肝脏疾病(如慢性肝炎、肝硬化等),在甲亢痊愈后,肝功能均有所改善,尤其是前者更为明显。甲亢合并糖尿病者,甲亢 ^{131}I 治疗缓解后,部分患者的糖尿病可获得改善,因为甲状腺激素有对抗胰岛素的作用,故可使血糖增高,甲亢缓解能改善糖尿病患者的糖类代谢。甲亢性精神病经 ^{131}I 治疗后可痊愈。

第二节　^{131}I 治疗分化型甲状腺癌

甲状腺癌是内分泌系统最为常见的恶性肿瘤,绝大部分为分化型甲状腺癌(differentiated thyroid cancer,DTC)。DTC 的发病率呈逐年上升趋势,近 30 年来,DTC 的发病率增加了 2~3 倍,女性发病率高于男性,男女发病率约之比为 1∶3。美国 DTC 的发病率由 2013 年的 3.6/10 万上升到 2020 年的 8.7/10 万,增加了 2.4 倍,其中以乳头状甲状腺癌的发病率增加为主,而其余类型的 DTC 发病率并未显著增加。DTC 的病死率并未由于其发病率的增加而增加,仍保持在 0.5/10 万左右的低水平。美国统计发现,人一生中被诊断为甲状腺癌的风险为 1% 左右。

甲状腺癌的病理学分类一般分为乳头状甲状腺癌、滤泡状甲状腺癌、髓样癌和未分化甲状腺癌 4 种类型。2017 年 WHO 对甲状腺癌进行了新分类,乳头状癌的组织病理学分型中保留了滤泡型、乳头状微小癌、弥漫硬化型、嗜酸性粒细胞型、高细胞型和柱状细胞型,删除了包膜内型,增加了大滤泡型、实体型、筛状型、乳头状癌伴筋膜炎样间质、乳头状癌伴灶性岛状成分、乳头状癌伴鳞化或黏液表皮样癌、乳头状癌伴梭形细胞和巨细胞癌、乳头髓样癌联合型等亚型。其中弥漫硬化型、高细胞型、柱状细胞型和乳头状癌伴灶性岛状成分认为是具有高侵袭性的分化程度较差的乳头状癌亚型。

滤泡癌是浸润性滤泡肿瘤,缺乏乳头状癌的特征,这些肿瘤的诊断和分类是甲状腺癌病理最有争议的问题。肿瘤自身既无组织结构的非典型性也无细胞学的非典型性,即可靠的恶性标准,恶性的诊断标准主要依靠侵犯包膜和血管(包膜内和包膜外血管)。WHO 对甲状腺癌的 2017 年分类中,滤泡癌组织学类型和亚型全部保留,经典的滤泡癌分为微小浸润型和广泛浸润型。

甲状腺癌的分期方法有多种,如 TNM、AMES、AGES、MACIS、EORTC、NTCTCS 等。最常用的是美国癌症联合委员会(American Joint Committeeon Cancer, AJCC)的 TNM 分期法。DTC 的 TNM 分期与年龄密切相关,年龄<45 岁者,只有 Ⅰ 期和 Ⅱ 期;年龄≥45 岁者,可有 Ⅰ期、Ⅱ期、Ⅲ期和Ⅳ期。Ⅳ期又可分为ⅣA 期至ⅣC 期。

分化型甲状腺癌的危险性分级:DTC 按复发的危险程度可以分为低危患者、中危患者和高危患者。

一、基本原理

碘是合成甲状腺激素的原料之一,甲状腺组织具有摄取碘、合成和分泌甲状腺激素的功能。碘通过表达于甲状腺滤泡细胞膜上的钠-碘同向转运体(NIS)摄取而进入甲状腺滤泡细胞内,其在甲状腺内的有效半衰期为 3~5 天。^{131}I 与稳定性碘一样,能被甲状腺滤泡细胞选择性摄取。当口服^{131}I 后,术后残留的甲状腺组织通过滤泡细胞上表达的 NIS 摄取^{131}I。一次口服治疗剂量而吸收的^{131}I 对甲状腺的持续照射作用时间可达 30~50 天。^{131}I 在衰变过程中释放 β 射线,具有较强的电离辐射能力,其在生物组织中的平均射程约为 0.8mm,进入甲状腺后其能量几乎全部被甲状腺组织吸收,致使甲状腺滤泡细胞变性和坏死,以此达到彻底摧毁残留甲状腺的目的。

DTC 由于病理分化相对良好,大部分 DTC 及其转移病灶同样具有摄取碘的功能,并受 TSH 的调节,属于功能性甲状腺组织。虽然其摄碘能力不如正常甲状腺组织强,但在去除正常甲状腺组织后,以及高水平的 TSH 刺激下,甲状腺癌转移灶仍能摄取足够的^{131}I,借助^{131}I 发射的 β 射线的持续照射,以此达到有效地破坏转移病灶的治疗目的。

^{131}I 治疗是绝大部分 DTC 患者手术后的首选治疗方法,能有效降低 DTC 术后的复发与转移。^{131}I 治疗为内照射治疗,其显著的优势在于:^{131}I 被残留甲状腺或转移病灶选择性摄取后,将对病灶产生持续不间断的照射,直到^{131}I 经衰变而逐步完全消失,^{131}I 治疗后病灶一般会受到 4~6 周甚至更长时间的^{131}I 持续照射,因此病灶受到的辐射剂量非常大。此外,^{131}I 一般只被 DTC 转移灶摄取,具有很好的靶向性,因此^{131}I 对正常组织的照射十分轻微。^{131}I 治疗 DTC 及其转移灶的以上优势,是体外放射治疗无法比拟的。

二、适应证和禁忌证

1.适应证 ①DTC 术后需清除残留甲状腺组织者。②DTC 术后伴癌组织残留和局部浸润者。③DTC 伴颈部淋巴结转移术后。④DTC 伴肺、骨骼等远处转移者。

2.禁忌证 ①严重肝肾功能不全或伴有其他系统严重疾病者。②血白细胞计数低下者。③转移灶不摄取^{131}I 者。④多次^{131}I 治疗后无效者。

目前主张根据 DTC 的危险性程度决定术后是否进行^{131}I 治疗,对于^{131}I 治疗高危和中危 DTC 的价值和意义,目前基本没有争议。但对于低危 DTC 是否需要^{131}I 治疗,尚存在争议。美国甲状腺协会相关指南推荐^{131}I 治疗甲状腺癌应遵循如下原则:甲状腺原发肿瘤为 T_1(<1cm)者不建议^{131}I 治疗;肿瘤为 T_2(1~2cm)并有高危因素者选择性应用^{131}I 治疗;肿瘤为 T_3(2~4cm)并有高危因素者选择性应用^{131}I 治疗;肿瘤为 T_4(>4cm)及以上者术后应当行^{131}I 治疗。对于伴有淋巴结转移并有高危因素者同样是选择性使用^{131}I 治疗。有远处转移者应当行^{131}I 治疗。

三、治疗方法

1.治疗前准备　外科手术及其原则:对绝大部分 DTC 而言,手术+^{131}I 治疗+甲状腺激素治疗是最佳综合治疗方案,有利于术后的^{131}I 治疗,提高疗效和减少复发,手术时应尽可能将甲状腺组织完全切除。由于甲状腺癌具有多灶性的特点,如果甲状腺切除不完全,术后残留的甲状腺组织中往往还有镜下癌组织,容易复发,导致再次甚至多次手术。甲状腺再次或者多次手术发生喉返神经损伤和甲状旁腺损伤的可能性显著增加,大大增大了外科手术的难度。因此,减少甲状腺手术次数,显得十分重要。能一次手术彻底解决的,尽量不要选择再次或者多次手术来完成。部分外科医师主张保留一部分甲状腺组织,以保留部分甲状腺功能,实际上是没有价值的。甲状腺部分或大部分切除后,患者的甲状腺功能均需要外源性补充甲状腺激素来实现,单靠残留的小部分甲状腺组织是不能代偿的。残留的甲状腺往往是甲状腺肿瘤复发的潜在根源。临床上称的“甲状腺全切术”实际上是“甲状腺近全切除术”,为了保护甲状旁腺组织,甲状腺实际上是做不到完全切除的,只能是“近似完全切除”。这也是为什么甲状腺全部切除后,还需要^{131}I 治疗清除残留甲状腺癌的原因。仅有单发微小甲状腺肿瘤,且病理分化良好,无包膜浸润和淋巴转移者,才主张行单侧甲状腺腺叶切除。

使 TSH 升高的方法:^{131}I 治疗前,应使血清 TSH 升高,一般要求达 $30\mu IU/mL$ 以上。方法:^{131}I 治疗前停服左甲状腺素(L-T$_4$)3~4 周。90%以上的患者停服 L-T$_4$ 3 周,部分患者停服 2 周,TSH 即可大于 $30\mu IU/mL$ 以上。因此,停服 L-T$_4$ 的时间可以因人而异,尽可能减少患者的停药时间,长时间停药对患者不利,目前一般推荐患者停 L-T$_4$ 3 周。儿童、青少年一般停服 2 周即可。

低碘饮食:由于体内稳定性的碘可竞争性抑制^{131}I 的摄取,因此^{131}I 治疗前患者应低碘饮食 2 周左右,以降低体内稳定性碘的水平。低碘饮食主要指禁食含碘丰富的食物,尤其是海产品,以及含碘的药物等。

治疗前相关检查:^{131}I 治疗前,一般需要检查血常规、肝肾功能、血甲状腺功能(包括 FT$_3$、FT$_4$、TSH、Tg、TgAb 等)、颈部超声,必要时可行 CT、MRI、骨扫描、FDG PET-CT 等检查。需要注意的是,由于 CT 造影剂含有大量稳定性碘,增强 CT 检查后应间隔至少 6 周再进行^{131}I治疗,以免影响转移灶对^{131}I 的摄取。

2.治疗剂量及给药方法　^{131}I 治疗甲状腺癌一般采用经验给药法,一次性口服,服用前 2 小时应空腹,服用后 2 小时内不宜进食固体食物。甲状腺癌术后第一次^{131}I 治疗,一般都以清除残留甲状腺组织为主要目的,通常给予^{131}I 1110~3700MBq(30~100mCi)即可。对于残留甲状腺较少的患者,可以适当减少剂量。对于甲状腺基本全部切除,并伴有明确远端转移者,如肺、骨转移,第一次治疗应适当增加^{131}I 的剂量。

残留甲状腺清除后,即以治疗甲状腺癌转移灶为主要目的。DTC 伴淋巴结转移和局部软组织转移者,每次一般予以 1110~5550MBq(100~150mCi)治疗。DTC 伴肺转移者,每次一般予以 5550~7400MBq(150~200mCi)治疗,DTC 伴骨转移者,每次一般予以 7400~9250MBq(200~250mCi)治疗,最大剂量一般不宜超过 9250MBq(250mCi)。此外,^{131}I 服用剂量还应考虑转移灶的摄碘能力、病灶的多少等其他因素,对于病灶摄碘较差、转移灶数目多者,应适当增加^{131}I 的服用剂量。

通过个体化的剂量估算法制订的^{131}I 治疗剂量最为准确,此法根据最大“安全”剂量,即

48 小时内血液中低于 2.0Gy 和滞留低于 400MBq（120mCi）。清除正常甲状腺腺体的最小吸收剂量为 30 000cGy（rad），也可高达 50 000cGy（rad），每克甲状腺组织约需 37MBq（1.0mCi）。但这种方法程序复杂、耗时，临床推广具有一定难度，可行性差。

3.治疗后的医学观察及处理　患者服用^{131}I 后，应在专用核素治疗病房内隔离 1 周左右，以减少对他人及公众的辐射及环境污染。^{131}I 口服后，未被甲状腺和转移灶摄取的^{131}I 绝大部分通过尿液排出体外。一般服用 48 小时后，80% 以上的未被吸收的^{131}I 可通过尿液排出体外。

4.治疗后^{131}I 全身扫描　患者口服^{131}I 后 5~7 天，进行全身^{131}I 扫描（^{131}I-WBS），这是甲状腺癌^{131}I 治疗非常重要的，也是必不可少的一步。通过^{131}I-WBS，可以观察^{131}I 在体内的分布及被残留甲状腺和转移灶摄取的情况。由于小剂量^{131}I 诊断性扫描往往难以发现转移灶，且容易导致甲状腺顿抑发生，影响后续的^{131}I 治疗。因此，不主张在^{131}I 治疗前进行小剂量诊断性扫描，应以大剂量^{131}I 治疗后扫描为准。

近年来，随着 SPECT-CT 的普及，^{131}I-SPECT-CT 在诊断甲状腺癌及其转移灶方面的应用价值也逐渐体现出来。^{131}I-WBS 虽可判断^{131}I 的全身摄取分布情况，但难以对病灶进行解剖定位。^{131}I-SPECT-CT 图像融合技术整合^{131}I 功能显像及 CT 解剖影像于一体，对甲状腺癌转移灶能同时进行定性和定位诊断，在甲状腺癌颈部与纵隔淋巴结转移、骨转移及其他脏器转移的诊断中均具有重要临床价值。因此，当^{131}I-WBS 疑有不能确定的转移灶时，应在相应部位进一步进行^{131}I-SPECT-CT 图像融合扫描。

5.重复治疗及间隔时间　对于清除术后残留甲状腺组织，80% 以上的患者一般一次^{131}I 治疗即可将残留甲状腺完全清除，少数患者 2 次^{131}I 治疗后均能清除成功。转移灶一般需要 2 次以上^{131}I 治疗，肺转移、骨转移一般需要多次^{131}I 治疗。每次治疗需要间隔 4~6 个月甚至更长时间。

6.甲状腺激素替代抑制治疗　服用^{131}I 48 小时后，即可恢复服用甲状腺激素，以尽快降低血 TSH 水平，缓解和改善患者甲状腺功能减退的症状。对于残留甲状腺较多的患者，由于^{131}I 治疗后腺体破坏导致甲状腺激素释放入血中，可于服用^{131}I 1~2 周后再服用甲状腺激素。DTC 患者服用甲状腺激素的目的除了生理替代治疗以外，更为重要的作用是抑制 TSH 水平，以最大限度地减少 TSH 对肿瘤细胞的刺激，从而抑制肿瘤细胞的生长。因此，DTC 患者服用甲状腺激素的剂量较生理替代治疗要高一些，成年人一般按 2.0μg/kg 服用左甲状腺素，儿童酌情增加剂量，老年人酌情减量。由于个体差异，应主要根据患者的血 TSH 水平调整左甲状腺素的服用剂量。TSH 的水平应根据患者的危险程度不同而决定，对于临床痊愈的患者，TSH 应控制在 0.3~2.0μIU/mL。对于中危患者，TSH 应控制在 0.1~0.5μIU/mL。对于高危患者，TSH 应控制在 0.1μIU/mL 以下。

四、清除残留甲状腺的意义及疗效评估

DTC 术后还需进一步^{131}I 清除残留甲状腺的意义在于：①彻底摧毁手术后残留的甲状腺组织，尤其是残留的微小癌组织，降低复发率。②残留甲状腺清除后，血中甲状腺球蛋白（thyroglobulin，Tg）成为监测 DTC 复发和转移的灵敏肿瘤标志物。③残留甲状腺清除后，甲状腺组织对^{131}I 的竞争摄取被消除，有利于提高转移灶对^{131}I 摄取，从而提高^{131}I 全身扫描（WBS）发现转移灶的灵敏度，也有利于治疗转移灶。

疗效评估：如果仅仅是清除术后残留甲状腺，通常在^{131}I治疗后6~12个月进行疗效评估，除^{131}I治疗前刺激性Tg水平就已经极低的低危患者外，一般应停服甲状腺激素3周后，测量血Tg水平，与^{131}I治疗前相同条件下测量的血Tg水平进行比较。如果Tg很低或者测不出，则认为残留甲状腺清除成功。对于抗Tg抗体(TgAb)增高导致Tg被低估者，则应同时观察TgAb的变化。

五、DTC 转移灶的治疗及疗效评估

对于DTC伴有局部或远处转移者，残留甲状腺清除后，转移灶的治疗更为重要。部分患者由于甲状腺残留较多或者甲状腺摄碘能力过强，可以竞争抑制转移灶摄取^{131}I，使得转移灶在清除残留甲状腺时(即术后第一次^{131}I治疗)常常不摄取^{131}I。因此，对于这类患者，清除残留甲状腺时转移灶无法得到治疗，在甲状腺被清除后的第二次^{131}I治疗时转移灶方可摄取^{131}I而得到治疗。甲状腺全切或近全切除后，大部分患者的转移灶可与残留甲状腺同时摄取^{131}I，因此^{131}I清除残留甲状腺时，可同时对转移灶起到治疗作用。

乳头状甲状腺癌容易发生淋巴结转移。对于^{131}I扫描发现的转移淋巴结，尤其是较大的淋巴结，能手术切除的应尽量手术切除。对于小于1.0cm的淋巴结，如果病灶具有较好的摄取^{131}I功能，也可继续^{131}I治疗，多次治疗后，观察血Tg的变化及^{131}I摄取变化评估治疗效果。Tg逐步降低，以及^{131}I摄取逐步降低，则提示治疗有效。对于超声发现的不具有^{131}I摄取功能的转移淋巴结，则应首选手术治疗。

滤泡状癌和部分乳头状癌容易发生远处转移，通常以肺、骨转移最为常见，也可转移至脑、肝、肾、肌肉等其他器官和组织。单发的远处转移灶，如单发骨转移，可以先考虑手术治疗或介入治疗，然后再辅以^{131}I治疗。对于多发的远处转移灶，只要病灶具有摄取^{131}I功能，则应首选^{131}I治疗。远处转移灶通常需要多次^{131}I治疗，多次治疗后，根据影像学检查、血Tg的动态变化、转移灶^{131}I摄取情况及症状改善情况等综合评价治疗效果。由于^{131}I治疗前停服左甲状腺素后TSH水平会升高，将刺激转移灶生长，对患者产生不利影响，因此必须权衡^{131}I治疗给患者带来的益处和甲状腺功能减退致血TSH水平升高给患者带来的损害。如果治疗有效则可继续^{131}I治疗，如果多次治疗后无效，则应终止^{131}I治疗，考虑其他治疗方法。DTC肺转移灶一般为多发，应首选^{131}I治疗，只要病灶摄取^{131}I，经过多次^{131}I治疗后，应以解剖影像学(如CT)变化和血Tg水平变化评估治疗效果，如果治疗后病灶明显缩小或数量减少，血Tg逐步下降，^{131}I摄取逐步减弱，则为治疗有效，可继续^{131}I治疗。如果多次治疗后病灶未见缩小，或反而增大、增多，血Tg未见下降或反而升高，则为治疗无效，即使转移灶摄取^{131}I，也不宜继续^{131}I治疗。^{131}I还能发现CT呈阴性表现的肺转移灶，这类转移灶一般为早期转移，病灶很小，CT难以发现或不明显，但肺部摄取^{131}I良好，^{131}I治疗可以取得显著疗效。此外，部分DTC肺部转移灶本身并不具有^{131}I摄取功能，这类患者^{131}I治疗也无效，不应采取^{131}I治疗。对于肺转移灶不摄取^{131}I者，应主要以甲状腺激素抑制治疗为主，大部分患者病灶发展仍较为缓慢，定期复查即可，无须采用化疗，因为化疗效果并不佳。对于少数病情进展较快的肺转移患者，在甲状腺激素抑制治疗的同时，也可以考虑分子靶向治疗。

参考文献

[1]赵葵,潘建虎,张联合,等.PET/CT PET/MR 与 SPECT 疑难病例集萃[M].杭州:浙江大学出版社,2020.

[2]康亨植.肿瘤影像学 骨肿瘤[M].广州:广东科学技术出版社,2021.

[3]王培军.中华影像医学 分子影像学卷[M].北京:人民卫生出版社,2020.

[4]何文,唐杰,王健,等.血管超声诊断学[M].北京:人民卫生出版社,2019.

[5]陈晶.CTMR 特殊影像检查技术及其应用[M].北京:人民卫生出版社,2020.

[6]汪联辉,宋春元,吴江.分子影像与精准诊断[M].上海:上海交通大学出版社,2020.

[7]黄耀华.肌骨系统影像诊断实战经验集要[M].北京:中国医药科技出版社,2019.

[8]郑传胜,程英升.中华影像医学 介入放射学卷[M].第 2 版.北京:人民卫生出版社,2019.

[9]龚启勇,卢光明,程敬亮.中华影像医学 中枢神经系统卷[M].第 3 版.北京:人民卫生出版社,2019.

[10]许乙凯,陈曌.急诊影像诊断学[M].北京:科学出版社,2019.

[11]金征宇,吕滨.中华影像医学 心血管系统卷[M].第 2 版.北京:人民卫生出版社,2019.

[12]宋彬,严福华.中华影像医学 肝胆胰脾卷[M].第 3 版.北京:人民卫生出版社,2019.

[13]陈琴,岳林先.胎儿超声心动图实用手册[M].第 2 版.北京:人民卫生出版社,2020.

[14]刘红梅.肌骨超声临床诊疗学[M].北京:科学出版社,2020.